普通高等教育中医药类创新课程"十三五"规划教材
全国高等中医药院校教材

主　编

陈殿学

副主编

卢芳国　雷　萍　梅　雪　汪长中　叶荷平　张学敏

主　审

关洪全

医学免疫学
与病原生物学

（第 2 版）

供护理·康复等专业用

上海科学技术出版社

普通高等教育中医药类创新课程"十三五"规划教材
全国高等中医药院校教材

图书在版编目（ＣＩＰ）数据

医学免疫学与病原生物学 / 陈殿学主编. -- 2版.
-- 上海 ：上海科学技术出版社，2020.5（2024.8重印）
普通高等教育中医药类创新课程"十三五"规划教材
全国高等中医药院校教材
ISBN 978-7-5478-4810-4

Ⅰ．①医… Ⅱ．①陈… Ⅲ．①医学—免疫学—中医院
校—教材②病原微生物—中医院校—教材 Ⅳ．①R392
②R37

中国版本图书馆CIP数据核字(2020)第037128号

医学免疫学与病原生物学(第 2 版)
　　主编　　陈殿学

上海世纪出版(集团)有限公司
上 海 科 学 技 术 出 版 社　出版、发行
(上海市闵行区号景路 159 弄 A 座 9F - 10F)
邮政编码 201101　　www.sstp.cn
常熟市华顺印刷有限公司印刷

开本 787×1092　1/16　印张 20.75
字数：540 千字
2012 年 9 月第 1 版
2020 年 5 月第 2 版　2024 年 8 月第 11 次印刷
ISBN 978 - 7 - 5478 - 4810 - 4/R·2031
定价：48.00 元

本书如有缺页、错装或坏损等严重质量问题，
请向工厂联系调换

普通高等教育中医药类创新课程"十三五"规划教材

全国高等中医药院校教材

医学免疫学与病原生物学

编委会名单

主　编

陈殿学

副主编

卢芳国　雷萍　梅雪　汪长中　叶荷平　张学敏

主　审

关洪全

编　者　（以姓氏笔画为序）

马　萍（成都中医药大学）　　　　王　林（福建中医药大学）

卢芳国（湖南中医药大学）　　　　叶荷平（江西中医药大学）

李　丹（天津中医药大学）　　　　李　欣（长春中医药大学）

汪长中（安徽中医药大学）　　　　张军峰（南京中医药大学）

张学敏（福建中医药大学）　　　　陈文娜（辽宁中医药大学）

陈海英（广西中医药大学）　　　　陈殿学（辽宁中医药大学）

范　虹（湖北中医药大学）　　　　胥　冰（陕西中医药大学）

夏　瑾（浙江中医药大学）　　　　郭　羽（山西中医药大学）

梅　雪（河南中医药大学）　　　　彭桂英（北京中医药大学）

雷　萍（辽宁中医药大学）　　　　蔡文辉（黑龙江中医药大学）

编写说明

本书为普通高等教育中医药类创新课程"十三五"规划教材、全国高等中医药院校教材，主要供高等中医药院校护理、康复、针灸及中医和中西医临床等专业学生使用。第一版于2012年9月出版，至今已在全国各中医药院校广泛使用7年。为了进一步适应我国高等医学教育模式改革的需要，来自全国各中医药院校的骨干教师总结了护理、康复以及其他各专业学生的学习特点，对初版进行了精心修订。根据教学大纲和教学要求，第二版增加了新的内容，删除了陈旧内容，并根据新的疾病谱、流行病、常见病的发生情况，对内容进行了适当调整，使得教材更加适用于中医药院校各专业本科学生使用。

本书在内容上仍然保持第一版内容"全、精、实"的特点。

1. **内容全**　全书共分3篇。第一篇为医学免疫学，共设6章，将免疫分子部分编写在免疫细胞的前面，更符合学生认知的先后顺序；第二篇为医学微生物学，共设7章，其中部分病原体的致病性以表格形式呈现，更加简明易懂；第三篇为医学寄生虫学，仍设为4章。编写原则是以专业培养为目标，使学生不仅对本学科知识有系统性的认识、形成科学的思维方法和学习能力，还可为培养各专业学生专业技能奠定基础。

2. **内容精**　本书内容紧扣教学需要，根据课时确定总篇幅，尽量采用图表形式，语句精炼，便于学习。

3. **内容实**　内容适合现代大学生的实际情况，注重与相关课程的衔接。知识点符合临床的实际，便于学生理论联系实际、学以致用。

本书具有较强的科学性、先进性、启发性和实用性，是为培养现代中医药护理、康复人才提供的教材。在编写过程中，虽然全体编委反复修改，但难免存在疏漏，敬请同道批评指正。

《医学免疫学与病原生物学》编委会

2020年1月

普通高等教育中医药类创新课程"十三五"规划教材
全国高等中医药院校教材

目　录

第一篇

医学免疫学

第二篇

医学微生物学

第三篇

医学寄生虫学

附　录

第一篇

医学免疫学

第一章

医学免疫学绪论

 导学

掌握：免疫和免疫应答的概念；免疫系统的组成；免疫应答的类型及免疫的功能。

熟悉：免疫学和医学免疫学的研究范畴、目的。

了解：免疫学的发展简史。

免疫学（immunology）是人类长期与传染病斗争过程中逐渐建立起来的学科，是一门既古老而又新兴的科学。说其古老，是因为人类利用免疫原理进行疾病预防可以追溯到 11 世纪我国用种人痘技术预防天花病的记载。在经历 10 个世纪，特别是近数十年的发展，免疫学已成为多学科交叉的生命科学的前沿学科和现代医学的支撑学科之一，在生命科学和医学领域有着重要的作用和地位。

第一节 免疫的基本概念及功能

一、免疫与免疫学

免疫（immunity）一词源于拉丁文"免除"，意味着免除赋税或徭役，免疫学借用引申为免除疾患的科学术语。现代的免疫概念是指机体识别和排除抗原性异物，维持机体生理平衡与稳定的功能。机体的免疫反应多数情况下对机体是有利的，但在某些情况下也会造成机体损伤，称为病理免疫。

免疫学是研究免疫系统的组织结构和生理功能的一门学科，其研究内容包括免疫系统的组织结构，免疫系统对自身和非己的识别及应答，免疫系统对非己的排异效应及其机制，免疫耐受的诱导、维持、破坏及其机制等。医学免疫学（medical immunology）研究人体免疫系统结构与功能，并探讨免疫功能异常所致的病理过程及其机制，以及免疫学理论、方法和技术在疾病预防、诊断和治疗中的应用。

二、免疫系统的组成

本章仅就免疫系统的基本概貌进行介绍，具体内容将在后续各章节中介绍。机体的免疫系统（immune system）由免疫器官、免疫细胞和免疫分子构成。

（一）免疫器官

免疫器官由中枢免疫器官和外周免疫器官组成。

3

1. 中枢免疫器官　人类和哺乳动物的中枢免疫器官由骨髓、胸腺组成。骨髓是所有免疫细胞的发源地和 B 细胞分化、发育和成熟的场所；胸腺是 T 细胞分化、发育和成熟的场所。

2. 外周免疫器官　包括脾脏、淋巴结及黏膜免疫系统（也称黏膜相关淋巴组织）。脾脏和淋巴结是成熟淋巴细胞的定居地，也是免疫应答发生的主要场所；黏膜免疫系统由呼吸道、消化道、泌尿生殖道的黏膜上皮中的淋巴细胞、固有层中非被膜化弥散的淋巴组织及扁桃体、肠道派氏集合淋巴结及阑尾等被膜化淋巴组织组成。黏膜免疫系统对经黏膜入侵的病原微生物产生免疫应答，发挥局部免疫作用。

（二）免疫细胞

免疫细胞是免疫系统的功能单位，几乎涉及所有血细胞，包括淋巴细胞（T 细胞、B 细胞、NK 细胞）、抗原提呈细胞（树突状细胞、巨噬细胞等）、粒细胞（中性粒细胞、嗜酸性粒细胞、嗜碱性粒细胞）、单核细胞、肥大细胞、红细胞及血小板。它们在机体的免疫应答和效应中发挥着重要的作用。

（三）免疫分子

免疫分子种类繁多，涉及抗原识别及免疫效应有关的各种分子物质均为免疫分子。包括多种可溶性分子，如血液中的补体、各种活化细胞产生的多种效应分子（免疫球蛋白、各种细胞因子），以及表达于免疫细胞表面的各类膜分子，如 CD 分子、黏附分子、主要组织相容性分子、抗原受体（TCR、BCR）、模式识别受体等。

三、免疫应答及类型

免疫应答（immune response）是机体免疫系统对抗原刺激所产生的以排除抗原为目的的生理过程。这个过程是免疫系统各部分生理功能的综合体现，包括了抗原提呈、淋巴细胞活化、效应细胞和免疫分子形成及免疫效应发生等一系列的生理反应。通过有效的免疫应答，以维护机体内环境的稳定。

机体的免疫应答有两种类型，即固有免疫（又称非特异性免疫、天然免疫）应答和适应性免疫（又称特异性免疫、获得性免疫）应答。

（一）固有免疫应答

固有免疫应答（innate immune response）是人类在长期的种系发育和进化过程中逐渐建立起来的一系列天然免疫防御功能，是机体抗感染免疫的第一道防线。

1. 机体固有免疫系统的组成　由生理屏障（皮肤和黏膜屏障、血脑屏障、胎盘屏障）、固有免疫细胞（包括吞噬细胞、树突状细胞、自然杀伤细胞、γδ T 细胞等）和补体等一些体液中的分子因素构成。

2. 固有免疫应答的特点　①先天存在，并能遗传给后代。②作用缺乏特异性。③应答反应无记忆性。④免疫应答反应发生快。

（二）适应性免疫应答

适应性免疫应答（adaptive immune response）是指机体与抗原物质接触后免疫细胞识别抗原分子，导致其活化、增殖与分化，产生抗体或致敏 T 细胞，并对抗原物质产生免疫效应的过程。根据参与的细胞类型和产生的效应机制，将适应性免疫应答分为 T 细胞介导的免疫应答和 B 细胞介导的免疫应答；根据同一抗原刺激的先后，免疫应答又分为初次应答和再次应答。适应性免疫应答在正常情况下具有抗感染、抗肿瘤等免疫效应，但在特殊情况下可造成免疫损伤而引起疾病。

1. 机体适应性免疫系统的组成　参与机体适应性免疫应答的成分有淋巴细胞及其产物。淋巴细胞包括 T 淋巴细胞（T lymphocyte），也称 T 细胞，介导细胞免疫；B 淋巴细胞（B lymphocyte），也称 B 细胞，介导体液免疫。不论是 T 细胞介导的细胞免疫应答还是 B 细胞介导的体液免疫应答,其过程都包括抗原识别、细胞活化及效应三个阶段。

2. 适应性免疫应答的特点 ①接受抗原刺激后获得;②作用具有特异性;③应答反应有记忆性;④免疫细胞间相互作用受 MHC 限制。

固有免疫和适应性免疫不是截然分开的,而是相辅相成、密不可分的。固有免疫是适应性免疫发生的先决条件。如树突状细胞和吞噬细胞对进入机体的病原生物的吞噬作用,实际上是一个加工和提呈抗原的过程,为适应性免疫应答准备了必要的条件;适应性免疫的效应分子又可促进固有免疫应答的过程,如抗体可促进吞噬细胞的吞噬能力或促进 NK 细胞的细胞毒作用。总之,免疫应答是个复杂的过程,将在相关章节详细介绍。

四、免疫的功能

机体的免疫功能主要有以下三个方面(表1-1-1)。

表1-1-1 免疫的功能及其表现

功能	正常时的表现	异常时的表现
免疫防御	抵抗病原生物和其他抗原性异物的侵入	超敏反应、免疫缺陷病
免疫稳定	清除衰老死亡、损伤的细胞	自身免疫病
免疫监视	清除突变细胞和被病毒感染的细胞	发生肿瘤和病毒持续性感染

(一)免疫防御功能

免疫防御功能(immune defense)即识别和清除病原生物(如细菌、病毒、真菌、支原体、衣原体、寄生虫等)和其他抗原性异物的功能。这种功能过低或缺陷则可导致免疫缺陷病和发生反复感染,而反应过强或持续时间过长则在其清除病原体的同时,导致机体的组织损伤或功能异常等超敏反应性疾病。

(二)免疫稳定功能

免疫稳定功能(immune homeostasis)即机体识别和清除损伤或衰老的自身细胞,进行免疫调节,维持自身稳定的功能。一般情况下,免疫系统有区别"自己"和"非己"的能力,对自身组织细胞不产生免疫应答,称为自身耐受。机体通过自身免疫耐受和免疫调节两种主要的机制来达到免疫系统内环境的稳定。一旦免疫耐受被打破,免疫调节功能紊乱,会导致自身免疫性疾病的发生。

(三)免疫监视功能

免疫监视功能(immune surveillance)即识别和清除机体内出现突变细胞的功能。如果监视功能降低或失调,有可能发生肿瘤和持续性感染。

五、免疫学在医学中的应用

免疫学理论和技术与医学实践相结合,为疾病的诊断和防治提供理论指导和技术方法。免疫诊断可应用免疫学理论、技术与方法诊断疾病和测定机体免疫状态,现已成为临床各科中诊断疾病的最重要手段之一。通过疫苗接种预防乃至消灭传染病是免疫学的一项重要任务,如通过接种牛痘疫苗,最终消灭了天花这一烈性传染病,这是免疫学对人类具有里程碑意义的贡献;通过计划免疫,我国在控制多种传染病方面已取得了显著成绩。免疫治疗也成为临床治疗疾病的重要手段之一,目前已广泛应用于免疫缺陷病、自身免疫病、病毒感染和肿瘤等疾病的治疗,并已发展成一门新兴学科——免疫治疗学。

第二节 免疫学的发展简史

免疫的发展经历了数个世纪,但总体来说是人类在与传染病斗争过程中逐渐发展和建立起来的,可将其分为三个时期。

一、经验免疫学时期

11 世纪在我国宋代已有种人痘技术。17 世纪,我国以人痘苗预防天花,并先后经丝绸之路传入朝鲜、日本及东南亚、欧亚各国。18 世纪,英国乡村医生 Jenner 观察到挤牛奶女工得过牛痘以后,并没再患天花。为证实牛痘苗能预防天花的发生,他将牛痘苗接种于人体手臂,发现只引起局部反应,并未引起全身天花。并且,接种牛痘苗者,可预防天花的发生。这一发现为后来疫苗的研究与应用奠定了基础。

二、科学免疫学时期

19 世纪中叶开始,由于微生物学的发展,相继地发现了许多病原微生物,免疫学也随之迅速发展。其中 Pasteur 通过理化和生物学方法制备了减毒活疫苗或死疫苗,如狂犬病疫苗、炭疽菌苗等。19 世纪 80 年代后期,Behring 和 Kitasato 用白喉脱毒外毒素注射动物,在血清中发现有一种能中和白喉外毒素的物质,称为抗毒素。抗毒素可用于临床治疗,效果良好,以后很多人从免疫动物或传染病患者血清中发现有多种能与微生物或其产物发生结合反应的物质,通称为抗体,而引起抗体产生的物质称为抗原。抗原和抗体因能发生特异性结合,为诊断传染病建立了血清学诊断方法。19 世纪末对于抗体免疫机制的认识,存在着两种不同的学术观点。Ehrlich 提出免疫反应必须具有其化学反应基础,血清中的抗体是抗感染免疫的重要因素,即体液免疫学说;Mitchnikoff 提出了细胞免疫学说,认为免疫由体内的吞噬细胞所决定。体液免疫和细胞免疫学说两种理论在当时曾有着不同程度的争论,但都推动了免疫学的发展。

三、现代免疫学时期

20 世纪中期以后,免疫学众多新发现频频向传统免疫学观念挑战。1945 年 R. Owen 发现同卵双生的两只小牛的不同血型可以互相耐受,1948 年 C. Snell 发现了组织相容性抗原,1953 年 R. Billingham 等人成功地进行了人工耐受试验,1956 年 Witebsky 等人建立了自身免疫病动物模型。这些免疫生物学现象迫使人们必须跳出抗感染的圈子,甚至站在医学领域之外去看待免疫学。

Burnet 提出的克隆选择学说(clonal selection theory),全面推动了细胞免疫应答和免疫耐受理论的形成及机制的研究,并使免疫学关于识别抗原、免疫记忆、自身免疫性等现象也有了适当的解释,进而推动了免疫学的发展。

1972 年,Jerne 提出免疫网络学说。网络学说探讨了免疫调节机制,提出由抗原刺激引起的免疫应答不是无休止地进行,而是受独特型抗体的制约,以维持机体的生理稳定和平衡。

1975 年后,单克隆抗体技术和分子生物学技术应用于免疫学的研究,从整体、器官、细胞、分子、基因等不同层次上,揭示了免疫细胞的起源、分化、特征和功能,以及免疫细胞活化、信号转导、细胞凋亡等生物活性调节分子与效应机制,使免疫学的发展达到了一个新的高度。

20 世纪 80 年代克隆出许多有重要生物学功能的细胞因子,它们在造血、细胞活化、生长和分化、免疫调节、炎症等许多重要生理和病理过程中发挥重要作用。到了 90 年代,由于人类基因组计划的突飞猛进和生物信息学的应用,不仅人们对新的细胞因子及其受体结构和功能的研究达到了前所未有的高度,而且迅速被应用到临床医学中,成为免疫生物治疗的一项重要内容。

　　自 1901 年诺贝尔奖首次颁奖以来,先后 17 届 29 位科学家因在免疫学领域中的卓越贡献而获生理学或医学奖,他们的成就是免疫学发展史上一座座里程碑,推动着免疫学的发展。2018 年 10 月 1 日,美国免疫学家詹姆斯·艾利森(James P Alison)和日本免疫学家本庶佑(Tasuku Honjo)因为在肿瘤免疫领域做出的贡献,荣获 2018 年诺贝尔生理学或医学奖,以表彰他们在"发现负性免疫调节治疗癌症的疗法"所做出的贡献。他们的发现开辟了癌症治疗的新途径。

　　目前,免疫学正在以前所未有的蓬勃态势向前发展。基础免疫学理论研究不断出现新的突破,新型免疫学技术不断涌现,同时,免疫学与其他生命科学及医学学科的交叉更加广泛和深入,从而极大地推动了免疫学理论与技术在重大临床疾病发病机制研究与疾病诊断及防治中的应用。

（陈殿学）

第二章

抗　　原

导学

掌握：抗原的定义及两个基本特性；抗原特异性与抗原表位的关系。
熟悉：抗原免疫原性的影响因素；抗原的分类。
了解：非特异性免疫刺激剂的种类及医学意义。

免疫是机体通过区分"自己"和"非己"，对"自己"物质进行识别和耐受，对"非己"物质进行识别、应答和清除。抗原（antigen，Ag）是指能刺激机体免疫系统产生免疫应答，并能与免疫应答产物（抗体或致敏淋巴细胞）发生特异性结合的物质。一般来说，免疫系统识别的抗原物质主要是蛋白质，也包括多糖、脂类和核酸等。

第一节　抗原的性质与分子结构基础

一、抗原的基本特性

抗原具有免疫原性（immunogenicity）和免疫反应性（immunoreactivity）两个基本特性。免疫原性是指抗原刺激机体发生免疫应答，诱导机体产生抗体或致敏淋巴细胞的能力；免疫反应性是指抗原与其诱导产生的抗体或致敏淋巴细胞在体内外发生特异性结合的能力，这是免疫学检测、诊断和治疗技术的基础。同时具备免疫原性和免疫反应性的物质称为完全抗原（complete antigen），仅具有免疫反应性而无免疫原性的物质称为半抗原（hapten）或不完全抗原（incomplete antigen）。

一般而言，结构复杂的蛋白质大分子是完全抗原；许多结构简单的小分子化合物（分子量＜4 kD），如化学药物、芳香化合物等，本身并无免疫原性，属于半抗原。半抗原若与大分子蛋白质等载体交联或结合，可成为完全抗原。

二、抗原的特异性

抗原诱导的免疫应答具有抗原特异性（specificity），包括免疫原性的特异性和免疫反应性的特异性，是指抗原刺激机体产生免疫应答及其与应答产物发生反应所显示的专一性。某一特定抗原只能刺激机体产生特定的抗体或致敏淋巴细胞，且仅能与该抗体或淋巴细胞发生特异性结合。抗原的特异性是免疫应答和免疫反应中的一个重要特点，是进行免疫预防和免疫诊断的基本依据，根据抗原-抗体反应的特异性，可借助免疫检测技术区分那些甚至用精细的化学方法都难以区分的物质之间的细微差异，如病毒、细菌的分型检测。

（一）决定抗原特异性的分子结构基础

决定抗原特异性的分子结构基础是抗原表位。抗原表位（epitope）是指抗原分子中决定抗原特异性的特殊化学基团，又称为抗原决定簇（antigenic determinant）。抗原表位是抗原与抗体及 T/B 细胞抗原受体（T/B cell receptor，TCR/BCR）特异性结合的基本单位，单个表位通常由 5～15 个氨基酸残基或 6～8 个核苷酸构成。单个抗原分子拥有的表位总数称为抗原结合价（antigenic valence）。大多天然抗原（细菌、病毒、疫苗等）为多价抗原，含不同种类和数量的抗原表位，可诱导机体产生多种特异性抗体，与相应抗原表位发生特异性结合反应；半抗原相当于一个抗原表位，仅能同抗体与致敏淋巴细胞的一个结合部位发生结合反应。抗原表位的性质、数目和空间构型决定抗原的特异性（表 1-2-1）。

表 1-2-1　化学基团的组成、空间位置对抗原表位-抗体反应特异性的影响

抗血清	基团的位置 / 反应 / 基团的组成	NH_2—R（邻位）	NH_2—R（间位）	NH_2 / R（对位）
抗 NH_2 SO_3H 血清	R＝SO_3H	++	+++	±
	R＝AsO_3H	−	+	−
	R＝COOH	−	±	−

（二）抗原表位的类型

根据抗原表位的结构特点，可分为构象表位（conformational epitope）和顺序表位（sequential epitope）。构象表位是由序列上不相连的多肽或多糖的空间构象形成，一般位于抗原分子表面，可被 BCR 或抗体识别；顺序表位又称为线性表位（linear epitope），是由一段序列相连续的多肽形成，可位于抗原分子内部或表面，主要被 TCR 识别。在免疫应答中，根据识别表位的细胞受体不同，抗原表位可以分为 T 细胞表位和 B 细胞表位（表 1-2-2）。T 细胞表位是顺序表位，一般位于抗原分子内部，必须经抗原提呈细胞（APC）加工处理为小分子多肽并与 MHC 分子结合表达在 APC 表面，然后才能被 T 细胞识别。B 细胞表位可为线性表位或构象表位，一般位于抗原分子表面，可直接被 B 细胞识别。因此，当天然大分子蛋白质发生变性或基因突变致氨基酸改变，可导致 B 细胞表位发生改变，不能再与原来的对应抗体或 BCR 结合（图 1-2-1）。

表 1-2-2　T 细胞表位和 B 细胞表位的特点比较

特点	T 细胞表位	B 细胞表位
受体	TCR	BCR
来源	主要为蛋白质	蛋白质、多糖、小分子化合物、脂类等
位置	抗原分子任意部位	抗原分子表面
性质	8～17 个氨基酸的线性多肽	5～15 个氨基酸、5～7 个单糖的天然构象
APC 处理	需要	不需要
MHC 限制性	有	无

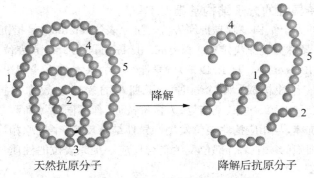

天然抗原分子　　　　　降解后抗原分子

图 1-2-1　抗原分子中 T、B 细胞表位

1. B 细胞表位(线性);2. 隐蔽表位;3. B 细胞表位(构象表位);4、5. T 细胞表位(线性表位)
天然抗原被酶水解后,构象表位 3 易失活。

(三)共同抗原和交叉反应

天然抗原一般是复杂的大分子,表面有多种抗原表位,每种抗原表位都可以刺激机体产生对应的特异性抗体。在两种或两种以上天然抗原中,各自具有特有的抗原表位,但也可能存在相同或相似的抗原表位,这种存在于不同抗原中的相同或相似的表位称为共同抗原表位;带有共同抗原表位的不同抗原称为共同抗原(common antigen)。因此,某些抗原诱生的特异性抗体或致敏淋巴细胞,不仅可与自身抗原表位特异性结合,而且可与其他抗原中相同或相似的表位反应,此反应称为交叉反应(cross reaction)。

人、微生物存在的共同抗原与某些免疫性疾病发生相关。A 群链球菌与人肾小球基底膜、心脏瓣膜和心肌组织之间存在共同抗原,感染 A 群链球菌产生的抗体不但能与 A 群链球菌结合,还可与肾小球基底膜等自身组织结合,引起急性肾小球肾炎、风湿性心脏病等疾病。应用牛痘病毒与人天花病毒之间存在共同抗原可刺激机体产生免疫交叉反应的原理,给人接种牛痘疫苗预防天花,最终使天花这种烈性传染病在全世界被消灭。

第二节　影响抗原免疫原性的因素

机体对抗原的应答受到多种因素影响,一方面取决于抗原本身的理化和结构性质;另一方面取决于宿主机体对抗原刺激的反应性,主要可以概述为以下三个方面。

一、抗原的理化与结构性质

(一)异物性

异物性是指一种物质被机体免疫系统识别为非己异物的特性。在生物系统进化过程中,抗原与宿主种系关系越远,组织结构差异越大,异物性越强,免疫原性就越强。如鸡卵蛋白对鸭是弱抗原,对啮齿类动物是强抗原。即使是同一种属,不同个体之间仍存在异物性,如不同人体之间的器官移植物具有很强的免疫原性。自身组织细胞因感染、损伤或突变与正常组织细胞存在差异时,也具有异物性。此外,自身的某些组织细胞在胚胎时期未与免疫细胞充分接触,没有诱导特异性免疫耐受,这样的物质免疫系统也将其视为异物。如眼晶状体蛋白如因外伤逸出,与免疫细胞接触后,可诱导免疫应答导致交感性眼炎的发生。

（二）化学性质

抗原本身的化学性质决定了免疫原性。天然抗原多为大分子有机物，蛋白质通常是良好的抗原，免疫原性较强。多糖、脂多糖等也有一定的免疫原性。脂类、组蛋白、核酸等在真核细胞的物种间化学结构差异较小，通常无免疫原性，但在某些病理状态下能诱导自身抗体生成。

（三）分子量

具有免疫原性的物质分子量一般在 10 kD 以上。一般而言，分子量越大，抗原表位越多，不易被破坏和清除，在体内停留时间越长，越容易被机体免疫系统识别，因而免疫原性越强。

（四）结构复杂性

蛋白质和多糖抗原的化学结构复杂性是由氨基酸和单糖的类型、数目等决定的。天然蛋白质和部分多糖（如血型抗原、肺炎球菌荚膜多糖）结构复杂，属于良好的抗原。抗原的结构越复杂，则稳定性越强。如含有大量芳香族氨基酸，尤其是含酪氨酸的蛋白质免疫原性更强；而以非芳香族氨基酸为主的蛋白质（如胶原），其免疫原性较弱。此外，多肽类激素如胰岛素虽为小分子量（6kD），但含较多芳香族氨基酸，亦具有免疫原性。

（五）分子构象和易接近性

抗原表位的构象决定此分子是否能与淋巴细胞的抗原受体结合而启动免疫应答。抗原物质由于变性而构象改变，可导致其免疫原性发生相应改变。易接近性（accessibility）是指抗原表位与淋巴细胞表面对应抗原受体相互接触的难易程度。如图 1-2-2 所示，以多聚赖氨酸为抗原骨架、以多聚丙氨酸为侧链的抗原物质，当特殊化学基团（酪氨酸和谷氨酸）位于侧链内部时，淋巴细胞抗原受体虽然与之相应，但无法结合；当侧链间距加大，或化学基团暴露在外端，则形成理想的易接近性。

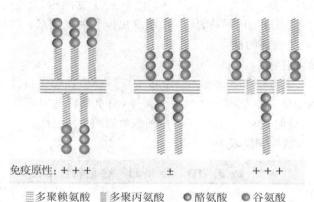

免疫原性：+ + +　　　±　　　+ + +

▤多聚赖氨酸　▨多聚丙氨酸　●酪氨酸　●谷氨酸

图 1-2-2　特殊化学基团的位置和间距与免疫原性的关系

（六）物理状态

一般而言，聚合状态的蛋白质的免疫原性较单体强，颗粒性抗原较可溶性抗原强。因此，常将免疫原性弱的抗原吸附在某些大颗粒表面，以增强其免疫原性。

二、宿主方面的因素

（一）遗传因素

机体对抗原的应答是受遗传控制的。研究发现，宿主的遗传背景对抗原的免疫原性有明显的影响。例如，应用人工合成抗原二硝基苯-多聚-左旋-赖氨酸（DNP-poly-L-L）在荷兰猪品系 2（GP

11

strain 2)可以引起应答,而对品系 13(GP strain 13)则不能引起应答。控制机体免疫应答的基因主要是主要组织相容性复合体(MHC)。

(二)年龄、性别与健康状态

一般而言,青壮年动物的免疫系统功能比较完善,对抗原刺激引起的免疫应答比幼年和老年动物强;雌性比雄性动物抗体生成水平高(怀孕动物除外);宿主机体的健康和营养状况也是重要的影响因素。

三、抗原的剂量与进入途径

抗原进入机体的剂量、途径、频次等都可以影响免疫应答类型和强度。动物实验证明,同一抗原物质经不同途径进入机体,产生免疫应答的强度依次为皮内>皮下>肌内>腹腔>静脉,口服抗原易引起免疫耐受或因蛋白酶降解失去免疫原性。

第三节 抗原的分类

抗原物质种类繁多,根据不同的分类原则可以将抗原分为不同种类,主要介绍以下三种分类方法。

一、根据抗原诱生抗体是否需要 Th 细胞辅助分类

(一)胸腺依赖性抗原

胸腺依赖性抗原(thymus-dependent antigen,TD‐Ag)刺激 B 细胞产生抗体时依赖 T 细胞辅助,又称为 T 细胞依赖性抗原。绝大多数抗原如病原微生物、血细胞、血清蛋白等均属 TD‐Ag,由 B 细胞表位和 T 细胞表位组成,可诱导机体产生细胞免疫和免疫记忆。因此,机体胸腺功能缺陷时,TD‐Ag 诱导机体产生抗体的能力明显低下。

(二)胸腺非依赖性抗原

胸腺非依赖性抗原(thymus-independent antigen,TI‐Ag)在刺激机体产生抗体时,不需 T 细胞辅助,又称为 T 细胞非依赖性抗原。多数为多聚体,由重复性的 B 细胞表位组成,如多糖类物质。可刺激 B 细胞产生早期 IgM 类抗体,不产生细胞免疫和免疫记忆。

TD‐Ag 和 TI‐Ag 的区别见表 1‐2‐3。

表 1‐2‐3　TD‐Ag 和 TI‐Ag 的特性比较

特性	TD‐Ag	TI‐Ag
化学性质	多为蛋白质	主要为某些多糖
结构特点	结构复杂,同时具有 B 细胞表位和 T 细胞表位	结构简单,具有重复 B 细胞表位
免疫应答类型	体液免疫和细胞免疫	体液免疫
抗体类型	IgM、IgG、IgA 等	IgM
活化的 B 细胞	B2 细胞	B1 细胞
免疫记忆	有	无

二、根据抗原与机体的亲缘关系分类

(一)异种抗原

异种抗原(xenoantigen)是指来自另一物种的抗原性物质。各种微生物及其代谢产物(如外毒

素）、动物免疫血清（如破伤风抗血清）等对人体来说都是异种抗原，可以诱导免疫应答。临床上常用的各种抗毒素血清，一般都是用相应类毒素免疫大型哺乳动物马后分离制备的马血清。一方面，抗毒素是抗体，能中和其相应的外毒素，起到紧急预防或治疗的作用；另一方面，它又是异种抗原，能刺激人体产生抗马血清蛋白的抗体，当再次接受马血清时，有可能发生超敏反应。

（二）同种异型抗原

同种异型抗原（alloantigen）是指同一种属不同个体间所存在的不同抗原，也称为同种抗原或同种异体抗原。对于人类，主要包括红细胞表面的血型抗原（ABO 血型抗原、Rh 血型抗原）和主要组织相容性抗原（MHC 分子），可介导输血反应和移植排斥反应。

（三）自身抗原

正常情况下，机体对自身组织细胞成分不会产生免疫应答，即自身耐受。但在感染、理化因素、某些药物等影响下，自身组织细胞抗原发生改变和修饰，或者外伤导致免疫隔离的自身抗原释放，均可使自身来源物质成为自身抗原（autoantigen），诱导特异性自身免疫应答。

（四）异嗜性抗原

异嗜性抗原（heterophile antigen）是指存在于人、动物、植物、微生物之间的共同抗原，最初由 Forssman 发现，又称为 Forssman 抗原。某些微生物与人体组织细胞间存在共同抗原，当感染这些微生物后，人体所产生的抗体或致敏淋巴细胞与自身组织细胞间发生交叉反应，严重者可引起自身免疫性疾病。在临床诊断中，可采用异嗜性抗原作为疾病检测的手段，如从牛心肌中提取的心肌类脂与梅毒螺旋体有共同抗原，利用牛心肌提取液检测患者体内是否存在抗梅毒抗体，以此作为梅毒的诊断参考依据。

（五）独特型抗原

T 细胞抗原识别受体（TCR）、B 细胞抗原识别受体（BCR）或抗体的可变区内含有独特空间构型的氨基酸序列，可诱导机体产生相应的抗体，这些独特的氨基酸序列称为独特型抗原（idiotypic antigen）。独特型抗原所诱生的抗体称抗独特型抗体，抗独特型抗体在机体内构成复杂的网络系统，对免疫应答起重要调控作用。

三、根据抗原是否在抗原提呈细胞内合成分类

根据抗原是否在抗原提呈细胞（APC）内合成，分为外源性抗原（exogenous antigen）和内源性抗原（endogenous antigen）。

外源性抗原是指细菌蛋白等外来抗原，经胞吞、胞饮和受体介导的内吞等作用进入抗原提呈细胞，在溶酶体中被降解为抗原肽，与 MHC Ⅱ类分子形成复合物，表达于 APC 表面，供 CD4$^+$ T 细胞的 TCR 识别。

内源性抗原是指在 APC 内新合成的抗原，如病毒感染细胞合成的病毒蛋白、肿瘤细胞内合成的肿瘤抗原等，在胞质中被降解为抗原肽，与 MHC Ⅰ类分子形成复合物，表达于 APC 表面，供 CD8$^+$ T 细胞的 TCR 识别。

第四节　非特异性免疫刺激剂

某些物质可非特异性激活 T/B 细胞应答，称为非特异性免疫刺激剂（stimulator），包括超抗原、丝裂原和佐剂等。

一、超抗原

超抗原（superantigen，SAg）是指一类只需极低浓度（1～10 ng/ml）即可激活大量（2%～20%）T 细胞或 B 细胞，产生极强免疫应答的抗原物质，而普通抗原只能激活万分之一至百万分之一的 T 细胞。现已发现的超抗原有热休克蛋白、葡萄球菌肠毒素、金黄色葡萄球菌蛋白 A、小鼠乳腺瘤病毒蛋白和人类免疫缺陷病毒 gp120 等。

超抗原可激活多克隆淋巴细胞，引起强烈的免疫效应，可能参与机体的多种生理和病理效应过程，与微生物的致病作用、机体的抗肿瘤免疫及自身免疫病的发生有关。

二、丝裂原

丝裂原（mitogen）亦称有丝分裂原，是一类非特异性淋巴细胞多克隆刺激剂，可与淋巴细胞表面相应受体结合，刺激静止淋巴细胞转化为淋巴母细胞并进行有丝分裂，从而激活某一类淋巴细胞的全部克隆。T 细胞、B 细胞表面表达多种丝裂原受体，可对丝裂原刺激产生增殖反应，被广泛应用于体外免疫细胞活性的检测。

刀豆蛋白 A（concanavalin A，ConA）和植物血凝素（phytohaemagglutinin，PHA）可刺激 T 淋巴细胞发生有丝分裂，美洲商陆有丝分裂原（pokeweed glucosamine，PWM）可刺激 T/B 淋巴细胞发生有丝分裂。

三、佐剂

佐剂（adjuvant）是非特异性免疫增强剂，当与抗原一起注射或预先注入机体时，可增强机体对抗原的免疫应答或改变免疫应答类型。佐剂种类很多，可分为无机佐剂（如氢氧化铝）、有机佐剂（如卡介苗）、合成佐剂（如双链多聚肌苷酸）、油剂（如羊毛脂）等。动物实验最常用的佐剂包括弗氏完全佐剂和弗氏不完全佐剂。

佐剂作用机制包括：改变抗原的物理性状，延长抗原在机体内保留时间；刺激单核-巨噬细胞对抗原的处理和提呈能力；刺激淋巴细胞增殖分化，增强免疫应答能力。

（张军峰）

第三章

免 疫 系 统

 导学

掌握：免疫器官的组成和主要功能；固有免疫细胞的种类、表面标志及主要生物学作用，T、B细胞的表面标志、亚群及功能，抗原提呈细胞的概念、种类及特性；各种免疫分子的概念及生物学功能，5类Ig的功能特点。

熟悉：T细胞在胸腺内的发育过程，B细胞在骨髓内的发育过程，免疫细胞间的相互作用；Ig的结构；补体3条激活途径的过程及特点；细胞因子的分类和共同特性；MHC的基因组成和遗传特征。

了解：免疫器官的结构，淋巴细胞归巢和再循环；免疫细胞的来源和分化，CD1分子提呈途径和抗原交叉提呈途径的机制；基因工程抗体，补体激活的调节，参与免疫应答与效应的CD分子、黏附分子，MHC与临床医学。

第一节　免疫器官与组织

免疫系统（immune system）是机体执行免疫应答及发挥免疫功能的一个重要系统，该系统由免疫器官和组织、免疫细胞和免疫分子等组成。本节将重点介绍免疫器官与组织。

免疫器官按其功能不同，分为中枢免疫器官和外周免疫器官。中枢免疫器官由骨髓和胸腺组成，多能造血干细胞在其中发育为成熟免疫细胞，后者通过血液循环输送至外周免疫器官。外周免疫器官发生相对较晚，由淋巴结、脾脏及黏膜相关淋巴组织等组成，是成熟免疫细胞定居、增殖及对抗原产生免疫应答的部位。

一、中枢免疫器官

中枢免疫器官（central immune organ）或称初级淋巴器官（primary lymphoid organ）是免疫细胞发生、分化、发育、成熟的场所，对外周免疫器官的发育也起主导作用，某些情况下（如相同抗原再次刺激或自身抗原刺激）还是产生免疫应答的场所。人和其他哺乳类动物的中枢免疫器官包括骨髓和胸腺。

（一）骨髓

1. **骨髓的结构与造血微环境**　骨髓（bone marrow）是重要的中枢免疫器官，也是人和哺乳动物的造血器官。骨髓位于骨髓腔中，分为红骨髓和黄骨髓。红骨髓具有活跃的造血功能，由造血组织和血窦构成。造血组织由基质细胞和造血细胞组成。

15

骨髓功能的发挥与其造血诱导微环境(hemopoietic inductive microenvironment，HIM)密切相关。造血诱导微环境由基质细胞(网状细胞、成纤维细胞、血窦内皮细胞、巨噬细胞等)及其所分泌的多种细胞因子(IL-3、IL-4、IL-6、SCF、GM-CSF等)与细胞外基质共同构成，是介导造血干细胞黏附、分化发育、参与淋巴细胞迁移和成熟的必需条件。

2. 骨髓的功能

(1)各类血细胞和免疫细胞发生的场所：骨髓中的造血干细胞具有分化成不同血细胞的能力，称为多能造血干细胞(pluripotent hematopoietic stem cell，HSC)。在骨髓微环境中，HSC分化为髓样干细胞(myeloid progenitor)和淋巴样干细胞(lymphoid progenitor)。髓样干细胞经不同阶段最终分化成熟为各种粒细胞(中性粒细胞、嗜酸性粒细胞、嗜碱性粒细胞)、单核细胞、树突状细胞、红细胞和血小板；淋巴样干细胞则分化发育为各种淋巴细胞(T细胞、B细胞、NK细胞)的前体细胞。

(2)B细胞分化成熟的场所：淋巴样干细胞分化为祖T细胞和祖B细胞，祖T细胞随血流进入胸腺发育为T细胞，祖B细胞则直接在骨髓微环境内继续分化，经前B细胞、未成熟B细胞发育为成熟B细胞。其发育过程中发生抗原受体(B cell receptor，BCR)等表面标志的表达及选择性发育或凋亡等。成熟的B细胞进入血液循环，最终定居在外周免疫器官。部分淋巴样干细胞在骨髓中发育为成熟的NK细胞。

(3)发生再次体液免疫应答的主要部位：骨髓还是发生再次免疫应答的主要部位。在外周免疫器官中的记忆性B细胞，受到相同抗原再次刺激后活化，一部分经血液和淋巴返回骨髓，并在其中分化成浆细胞，缓慢而持久地产生大量抗体(主要是IgG)，从而成为血清中抗体的主要来源。另一部分记忆性B细胞，在外周免疫器官中发生再次应答，其产生抗体速度快，但持续时间短。因此，骨髓既是中枢免疫器官，也兼有外周免疫器官的功能。

由于骨髓既是人体重要的造血器官又是免疫器官，故而若骨髓功能遭到破坏，不仅会损伤机体的造血功能，也会导致免疫功能缺陷。如大剂量放射线照射会使骨髓的造血与免疫功能抑制或丧失，此时只有进行骨髓移植才能实现造血和免疫功能重建。

新近研究表明，在一定的微环境中，骨髓中的造血干细胞和基质干细胞还可分化为其他组织的多能干细胞如神经干细胞、心肌干细胞等，这一突破性进展开拓了骨髓生物学作用的研究，并可望在组织工程和医药学中得到广泛应用。

(二)胸腺

人胸腺(thymus)位于胸骨柄之后，其大小和结构随年龄不同而有明显差别。新生儿胸腺重量为15～20 g，以后逐渐增大，至青春期(14～15岁)可达30～40 g，其后随年龄增长而逐渐退化。老年期的胸腺明显缩小，大部分被脂肪组织取代，功能衰退，造成免疫力下降，相对容易发生肿瘤和感染。胸腺是T细胞分化、成熟的场所，其功能状态直接决定机体的细胞免疫水平，并间接影响体液免疫功能。

1. 胸腺的组织结构　胸腺的外表面由一层结缔组织被膜覆盖，并被深入其内的结缔组织分隔成许多小叶。被膜下小叶的外层为皮质(cortex)，内层为髓质(medulla)，皮-髓质交界处含大量血管(图1-3-1)。

(1)皮质：胸腺皮质分为浅皮质区和深皮质区。皮质内85%～90%的细胞为未成熟T细胞(即胸腺细胞)，也有少量上皮细胞、巨噬细胞和树突状细胞等。胸腺浅皮质内是发育早期的胸腺上皮细胞，也称胸腺抚育细胞(thymus nursing cell)，对胸腺细胞分化有重要作用。

(2)髓质：髓质内含大量上皮细胞和少量散在分布的胸腺细胞、巨噬细胞、树突状细胞以及呈环状的胸腺小体(hasssall's body，哈索尔小体)。胸腺小体由上皮细胞、巨噬细胞和细胞碎片形成，

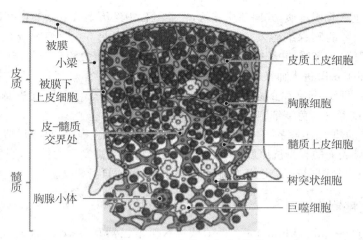

图 1-3-1 胸腺的组织结构

是胸腺结构的重要特征和正常发育的标志,其小体在胸腺发生炎症或肿瘤时消失。发育成熟的 T 细胞存在于髓质中。

2. **胸腺的细胞组成** 胸腺内的细胞主要由胸腺细胞和胸腺基质细胞组成。

(1) 胸腺细胞(thymocytes):源自骨髓的前 T 细胞经血流进入胸腺成为胸腺细胞。胸腺细胞绝大多数为处于不同分化阶段的未成熟 T 细胞,其形态学及表面标志等各异。按其 CD4、CD8 分子表达情况可分为 4 个亚群,即 CD4$^-$CD8$^-$、CD4$^+$CD8$^+$、CD4$^+$CD8$^-$ 和 CD4$^-$CD8$^+$。如按表达的 TCR 类型,有 αβ$^+$ 胸腺细胞和 γδ$^+$ 胸腺细胞,其中 95% 以上的胸腺细胞是 αβ$^+$ 胸腺细胞。

(2) 胸腺基质细胞(thymus stromal cell, TSC):以胸腺上皮细胞(thymus epithelial cell, TEC)为主,还有巨噬细胞、树突状细胞和成纤维细胞等。TSC 互相连接成网,并表达多种表面分子、分泌多种胸腺激素及细胞因子等。以 TSC 为主所构成的胸腺微环境是决定 T 细胞分化、增殖和选择性发育的重要条件。

3. **胸腺微环境** 胸腺细胞的发育离不开重要的胸腺微环境,胸腺微环境由 TSC、细胞外基质、胸腺激素和细胞因子等组成,而 TEC 是胸腺微环境的最重要组分,其参与胸腺细胞分化的机制如下。

(1) 分泌胸腺激素和细胞因子:TSC 能分泌多种细胞因子,如 SCF、IL-1、IL-2、IL-6、IL-7、TNF-α、GM-CSF 和趋化因子等,这些细胞因子通过与胸腺细胞表面相应受体结合,调节胸腺细胞发育和细胞间相互作用。TEC 分泌的胸腺肽类分子包括胸腺素(thymosin)、胸腺刺激素(thymulin)、胸腺体液因子(thymus humoral factor)、胸腺生成素(thymopoietin, TP)、血清胸腺因子(serum thymic factor)等,具有促进胸腺细胞增殖、分化和发育等功能。上述胸腺激素和细胞因子是诱导胸腺细胞分化为成熟 T 细胞的必要条件。

(2) 胸腺上皮细胞与胸腺细胞密切接触:通过 TEC 与胸腺细胞间表面黏附分子及其配体、细胞因子及其受体、抗原肽-MHC 分子复合物和 TCR 等相互作用,有利于胸腺细胞的分化发育。

(3) 细胞外基质(extracellular matrix, ECM):也是胸腺微环境的重要组成部分,含有多种胶原、网状纤维蛋白、葡萄糖胺聚糖等成分。ECM 可促进上皮细胞与胸腺细胞接触,并参与胸腺细胞在胸腺内移行和成熟。

4. **胸腺的功能**

(1) T 细胞分化成熟的场所:胸腺最主要的功能是 T 细胞发育的主要场所。来源于骨髓的前

T细胞,经被膜下进入胸腺皮质,并向髓质移行,在此过程中经历十分复杂的选择性发育(阳性选择和阴性选择),约95%的胸腺细胞发生凋亡(apoptosis),仅不足5%的细胞分化为成熟的功能性CD4$^+$或CD8$^+$单阳性T细胞,并获得MHC限制性的抗原识别能力和自身免疫耐受。发育成熟的初始T细胞(naive T cell)进入血液循环,最终定居于外周免疫器官。

(2)免疫调节:TSC所产生的多种细胞因子和胸腺肽类分子不仅能促进胸腺细胞的分化发育,而且对外周免疫器官与免疫细胞也有调节作用。

(3)自身耐受的建立与维持:T细胞在胸腺微环境内发育过程中,自身反应性T细胞的抗原受体(TCR)与TSC表面的自身抗原肽-MHC分子复合物发生高亲和力结合,引发阴性选择,启动了细胞程序性死亡,导致自身反应性T细胞克隆被消除,形成自身耐受。

二、外周免疫器官

外周免疫器官(peripheral immune organ)或称次级淋巴器官(secondary lymphoid organ)既包括淋巴结、脾脏和黏膜相关淋巴组织等,也包括散在分布于各器官(除中枢神经系统外)结缔组织中的淋巴细胞聚集群。外周免疫器官是成熟T细胞、B细胞等免疫细胞定居的场所,也是这些免疫细胞针对抗原产生免疫应答的主要场所。

(一)淋巴结

人体全身有500~600个淋巴结,广泛分布于全身的淋巴通道上(图1-3-2)。

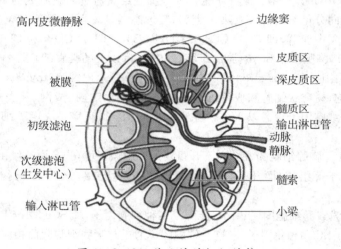

图1-3-2 淋巴结的组织结构

1. 淋巴结的组织结构 淋巴结表面由结缔组织被膜覆盖,被膜深入实质形成小梁,作为淋巴结的支架。淋巴结分为皮质和髓质两部分,彼此通过淋巴窦相通。

(1)皮质区:被膜下为皮质,包括浅皮质区、深皮质区和皮质淋巴窦。

浅皮质区:又称为非胸腺依赖区(thymus-independent area),是B细胞定居的场所,该区内有淋巴滤泡(或称淋巴小结)。未受抗原刺激的淋巴滤泡内无生发中心,称为初级滤泡(primary follicle),主要含未受抗原刺激的初始B细胞;受抗原刺激的淋巴滤泡内出现生发中心(germinal center),称为次级滤泡(secondary follicle),内含大量增殖分化的B淋巴母细胞,此细胞向内迁移至淋巴结髓质,分化为产生抗体的浆细胞。

深皮质区:位于浅皮质区和髓质之间,也称副皮质区或胸腺依赖区(thymus-dependent area),

为 T 细胞(主要是 CD4$^+$T 细胞)定居的场所,还有树突状细胞和少量巨噬细胞。该区有许多由柱状内皮细胞组成的毛细血管后微静脉,又称高内皮微静脉(high endothelial venule,HEV),在淋巴细胞再循环中起重要作用。随血流而来的淋巴细胞由此部位进入淋巴结。

(2)髓质区:髓质由髓索和髓窦组成。髓索内含有 B 细胞、浆细胞、T 细胞、肥大细胞和巨噬细胞。髓窦内巨噬细胞较多,有较强滤过作用。

2. 淋巴结的功能

(1)T 细胞及 B 细胞定居的场所:分化成熟的 T 细胞定居于淋巴结的深皮质区,而 B 细胞分布在浅皮质区。T 细胞占淋巴结内淋巴细胞总数的 75%,B 细胞占 25%。

(2)免疫应答发生的场所:深皮质区的树突状细胞将进入淋巴结内的抗原提呈给 CD4$^+$T 细胞,或血流中的淋巴细胞进入淋巴结,在抗原提呈细胞与 T、B 细胞相互作用后,T、B 细胞活化、增殖、分化为效应 T 细胞或浆细胞,产生细胞免疫或体液免疫,故淋巴结是发生免疫应答的主要场所之一。

(3)参与淋巴细胞再循环:淋巴结深皮质区的 HEV 在淋巴细胞再循环中发挥重要作用。血液循环中的淋巴细胞以其膜上的淋巴细胞归巢受体与 HEV 上的配体即地址素结合,穿越 HEV 间隙,进入淋巴结实质,然后经输出淋巴管进入胸导管,入上腔静脉而返回血液循环。

(4)过滤作用:侵入机体的病原微生物、毒素或其他有害物质等进入淋巴液,流经淋巴结时,可被巨噬细胞吞噬或通过其他机制清除。因此,淋巴结具有重要的过滤清除作用。

(二)脾脏

1. 脾脏的组织结构　脾脏(spleen)是人体最大的免疫器官,脾实质可分为白髓和红髓(图1-3-3)。

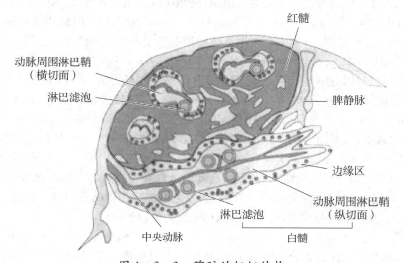

图 1-3-3　脾脏的组织结构

(1)白髓:白髓由密集的淋巴组织构成,包括动脉周围淋巴鞘和淋巴滤泡。动脉周围淋巴鞘为 T 细胞居住区;淋巴鞘的旁侧有淋巴滤泡,为 B 细胞居住区,未受抗原刺激为初级滤泡,受抗原刺激后出现生发中心,为次级滤泡。

(2)红髓:红髓分布于白髓周围,包括脾索和脾血窦。脾索主要为 B 细胞居住区,也含巨噬细胞和树突状细胞;脾血窦内为循环的血液。白髓与红髓交界的狭窄区为边缘区(marginal zone),该区内含 T 细胞、B 细胞和较多巨噬细胞,是血液及淋巴细胞进出的重要通道。

2. 脾脏的功能

(1) T、B细胞定居的场所：成熟的淋巴细胞可定居于脾脏，B细胞约占脾脏中淋巴细胞总数的 60%，T细胞约占 40%。

(2) 免疫应答的场所：脾脏也是淋巴细胞接受抗原刺激并发生免疫应答的重要部位。同为外周免疫器官，脾脏与淋巴结的差别在于前者是对血源性抗原产生应答的主要场所。

(3) 合成多种生物活性物质的场所：脾脏可合成并分泌补体、干扰素和细胞因子等生物活性物质。还能合成吞噬细胞增强素，又称 Tuftsin（由美国 Tuft 大学发现），它是由苏氨酸、赖氨酸、脯氨酸和精氨酸组成，能增强巨噬细胞和中性粒细胞的吞噬作用。

(4) 滤过作用：体内约 90% 的血液循环要流经脾脏，脾脏的巨噬细胞和树突状细胞具有较强的吞噬作用，可清除血液中的病原体、衰老死亡的自身血细胞、免疫复合物等，使血液得到净化。

此外，脾脏也是机体储存红细胞的血库。

(三) 黏膜相关淋巴组织

黏膜相关淋巴组织（mucosal-associated lymphoid tissue，MALT）又称黏膜免疫系统（mucosal lymphoid system，MIS），包括呼吸道、肠道及泌尿生殖道黏膜固有层和上皮细胞下散在的无被膜淋巴组织，以及某些带有生发中心的器官化的淋巴组织，如扁桃体、小肠的派氏集合淋巴结（Peyer patche，PP）、阑尾等。

人体黏膜总表面积约为 400 m^2，能有效阻止病原微生物等的侵入，因此黏膜免疫系统是机体重要的免疫防御屏障。另外，机体近 50% 淋巴组织存在于黏膜系统，因此这些部位是发生局部特异性免疫应答的主要部位。

1. 组成　MALT 主要包括鼻相关淋巴组织、肠相关淋巴组织和支气管相关淋巴组织。

(1) 鼻相关淋巴组织（nasal-associated lymphoid tissue，NALT）：包括咽扁桃体、腭扁桃体、舌扁桃体及鼻后部其他淋巴组织，其主要作用是防御经空气侵入的病原微生物感染。

(2) 肠相关淋巴组织（gut-associated lymphoid tissue，GALT）：包括派氏集合淋巴结、淋巴滤泡、上皮间淋巴细胞和固有层淋巴组织等，其主要作用是防止经肠道入侵的病原微生物感染。

肠道黏膜上皮间还散在分布一种扁平上皮细胞，称为 M 细胞（膜性细胞，membranous cell）或微皱褶细胞（microfold cell），又称特化的抗原转运细胞（specialized antigen transporting cell）。M 细胞的基底部凹陷成小袋，其中容纳 T 细胞、B 细胞、巨噬细胞、树突状细胞等。M 细胞可通过吸附、胞饮或内吞等方式摄入抗原，并将未经降解的抗原转运给小袋中的巨噬细胞或树突状细胞，由其携带抗原至集合淋巴结，激活 T 细胞、B 细胞，启动肠道黏膜免疫应答。肠黏膜固有层浆细胞主要产生 IgA，后者与肠黏膜上皮细胞基底面或侧面的膜表面相应受体结合，并经胞吐转运而分泌至肠黏膜表面，产生大量分泌型 IgA（SIgA），从而执行黏膜免疫应答（图 1-3-4）。

(3) 支气管相关淋巴组织（bronchial-associated lymphoid tissue，BALT）：主要分布于各肺叶支气管上皮下，其结构与派氏集合淋巴结相似，滤泡中淋巴细胞受抗原刺激增生成生发中心，其中主要是 B 细胞。

2. 功能和特点

(1) 参与黏膜局部免疫应答：MIS 构筑了消化道、呼吸道和泌尿生殖道黏膜的一道免疫防御屏障，在黏膜局部抗感染免疫防御中发挥重要作用。

(2) 产生 SIgA：B 细胞在黏膜局部受抗原刺激后所产生的 SIgA 在黏膜局部发挥重要免疫防御作用。

(3) 参与口服抗原介导的免疫耐受：口服蛋白质抗原常可刺激黏膜免疫系统导致免疫耐受，其机制尚未阐明，但可为某些自身免疫性疾病的治疗提供新的途径。

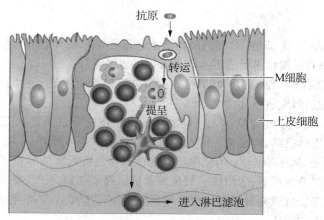

图 1-3-4 肠黏膜 M 细胞功能的模式图

三、淋巴细胞归巢和再循环

（一）淋巴细胞归巢

成熟淋巴细胞离开中枢免疫器官后经血液循环迁移至外周免疫器官或组织的特定区域,称为淋巴细胞归巢(lymphocyte homing)。成熟 T 细胞进入外周淋巴器官后定居于深皮质区,B 细胞则定居于浅皮质区,不同功能的淋巴细胞亚群也选择性地迁移至不同的淋巴组织。

淋巴细胞归巢的机制为淋巴细胞表面的归巢受体与内皮细胞表面相应的黏附分子即地址素之间相互作用,促使淋巴细胞黏附并穿越 HEV 进而迁移至淋巴结等免疫器官或组织。因淋巴细胞为不均一群体,不同淋巴细胞亚群所表达的归巢受体不同,分布或定居的淋巴器官和组织也各异。

（二）淋巴细胞再循环

淋巴细胞在血液、淋巴液、淋巴器官或组织间反复循环的过程称为淋巴细胞再循环(lymphocyte recirculation),通过再循环使淋巴细胞在机体内不停地迁移和流动是发挥免疫功能的重要条件。完成一次淋巴细胞再循环需 24～48 小时(图 1-3-5)。

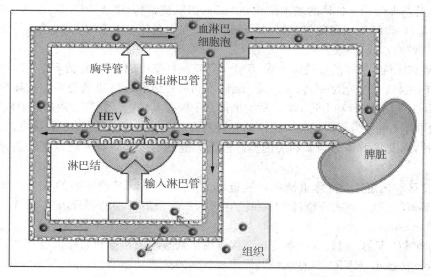

图 1-3-5 淋巴细胞再循环模式图

21

1. 通路

(1) 淋巴结中的通路：T 细胞、B 细胞随血液流入淋巴结深皮质区，穿越 HEV 进入相应区域定居，然后再移向髓窦并经输出淋巴管汇入胸导管返回血液循环。

(2) 脾脏中的通路：淋巴细胞由脾动脉进入脾脏并穿过血管壁进入白髓，然后移向脾索，再入脾血窦，最后由脾静脉返回血液循环。

(3) 其他组织中的通路：随血流进入毛细血管的淋巴细胞穿过毛细血管壁进入组织间隙，随淋巴液回流至局部引流淋巴结，再经输出淋巴管进入胸导管和血液循环。

2. 意义 通过淋巴细胞再循环：①使淋巴细胞在外周免疫器官的分布更趋合理；②使淋巴细胞不断从循环池中得到补充更新；③增加了与抗原及抗原提呈细胞（APC）更多接触的机会；④促使某些部位淋巴细胞在接受抗原刺激后通过再循环返回至原位发挥效应；⑤将机体所有免疫器官与组织联系成为一个有机的整体。

第二节　免疫分子

所有与免疫应答和免疫效应相关的分子均为免疫分子。免疫分子种类繁多，本节主要介绍可溶性的免疫分子抗体、补体和细胞因子，以及膜表面的免疫分子，如白细胞分化抗原、黏附分子和主要组织相容性抗原。

一、抗体

抗体（antibody，Ab）是 B 细胞接受抗原刺激后增殖分化为浆细胞所产生的、可与相应抗原发生特异性结合的免疫球蛋白（immunoglobulin，Ig），为介导体液免疫的重要效应分子。主要分布于血清中，也分布于组织液、外分泌液和某些细胞膜表面。

在对血清蛋白电泳研究时，发现抗体活性主要存在于 γ 区，故以往认为抗体即是 γ 球蛋白。1968 年、1972 年 WHO 和国际免疫学会联合会的专门委员会决定，将具有抗体活性或化学结构与抗体相似的球蛋白统称为免疫球蛋白。

（一）抗体的结构

1. 抗体的基本结构　抗体的基本结构是"Y"形四肽链结构（图 1-3-6），由两条相同的重链（heavy chain，H）和两条相同的轻链（light chain，L）以二硫键连接而成。四条肽链的氨基端（N 端）和羧基端（C 端）方向一致。

(1) 重链和轻链：抗体的重链由 450～550 个氨基酸残基组成，分子量为 50～75 kD。根据结构和免疫原性的差异，重链分为 μ、γ、α、δ 和 ε 链，不同的重链和轻链组成完整的抗体分子，分别被称为 IgM、IgG、IgA、IgD 和 IgE 5 类。每类抗体分子根据其铰链区氨基酸残基的组成和二硫键数目、位置的不同，又可分为不同亚类。抗体的轻链约含 210 个氨基酸残基，分子量约为 25 kD，分为 κ 和 λ 链两种，据此将抗体分为 κ 和 λ 两型。根据 λ 链恒定区个别氨基酸残基的差异，分为 4 个亚型。

(2) 可变区和恒定区：抗体重链和轻链近 N 端约 110 个氨基酸序列的变化很大，称可变区（variable region，V 区），约占重链的 1/4 和轻链的 1/2；其余近 C 端的部分，氨基酸序列相对恒定，称为恒定区（constant region，C 区）。

重链和轻链的 V 区（VH、VL）各有 3 个区域的氨基酸组成和排列顺序高度可变，称为高变区（hypervariable region，HVR），这些区域共同组成抗体的抗原结合部位，与抗原表位的三维结构互补，故又称为互补决定区（complementarity determining region，CDR），分别用 CDR1、CDR2 和

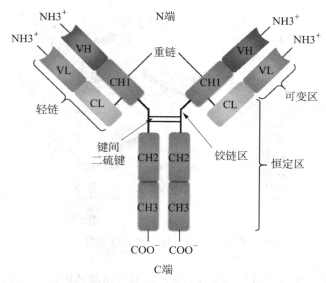

图1-3-6 抗体分子的基本结构

CDR3表示(图1-3-7)。高变区的高度异质性决定了抗体的多样性,即可识别不同的抗原表位。CDR以外区域的氨基酸组成和排列顺序相对不易变化,称为骨架区(framework region,FR),VH和VL各有FR1、FR2、FR3和FR4 4个骨架区。

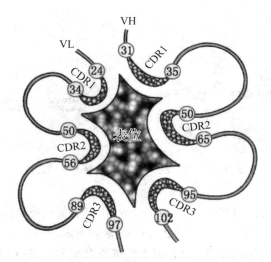

图1-3-7 抗体的互补决定区与抗原表位结合

(3)铰链区:位于CH1和CH2之间,含较多脯氨酸残基,易伸展弯曲,其转动有利于与两个不同抗原表位结合,并有利于暴露抗体的补体结合位点。IgM和IgE无铰链区。

2. 抗体分子的水解片段 铰链区对蛋白酶敏感,易被水解,经蛋白酶处理后,抗体多在此区被水解(图1-3-8)。

木瓜蛋白酶(papain)作用于铰链区重链间二硫键的近N端,将抗体裂解为两个完全相同的Fab段和一个Fc段。Fab即抗原结合片段(fragment of antigen binding),一个Fab片段为单价,可

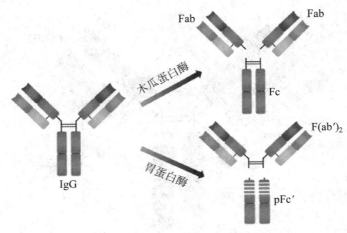

图 1-3-8　IgG 的水解片段

与抗原结合,但不形成凝集反应或沉淀反应;Fc 片段即可结晶片段(fragment crystallizable),无抗原结合活性,是抗体与效应分子或细胞相互作用的部位。

胃蛋白酶(pepsin)作用于铰链区重链间二硫键的近 C 端,将抗体水解为一个大片段 F(ab')₂ 和一些小片段 pFc'。F(ab')₂ 为双价,可同时结合两个抗原表位,故能形成凝集反应或沉淀反应。pFc'最终被降解,无生物学作用。

3. 抗体的其他成分　除轻链和重链组成的基本结构以外,某些类别抗体还含有其他辅助成分(图 1-3-9)。

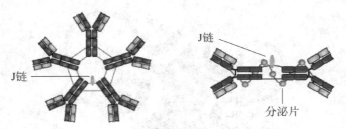

图 1-3-9　抗体分子的 J 链和分泌片

(1) 连接链(joining chain, J 链):由浆细胞合成,主要功能是将单体抗体分子连接为多聚体。IgA 二聚体和 IgM 五聚体均含 J 链;IgG、IgD 和 IgE 常为单体,无 J 链。

(2) 分泌片(secretory piece, SP):由黏膜上皮细胞合成和分泌,以非共价键形式结合于 IgA 二聚体上,使其成为分泌型 IgA(SIgA)。SP 的作用是辅助 IgA 分泌到黏膜表面,发挥黏膜免疫作用,以及保护 SIgA 免遭黏膜表面蛋白酶降解。

4. 抗体分子的功能区　抗体的功能区(domain)为蛋白质的三级结构,也称之为结构域。功能区为肽链反复折叠形成的立体结构,这些结构在机体内担负着不同的生物学功能。L 链有两个功能区(VL 和 CL),IgG、IgD 和 IgA 的 H 链有 4 个功能区(VH、CH1、CH2 和 CH3),IgM 和 IgE 的 H 链有 5 个功能区(VH、CH1、CH2、CH3 和 CH4)。

抗体分子功能区的功能分别是:①VH 和 VL 是特异性识别和结合抗原的部位。②CH1 和 CL 是抗体遗传标志所在部位,同种异体间的 Ig 在该区存在着个别氨基酸排列的差异。③IgG 的

CH2 和 IgM 的 CH3 含有补体结合位点,可启动补体活化的经典途径;IgG 的 CH2 与穿过胎盘屏障相关。④IgG 的 CH3 和 IgE 的 CH4 具有亲细胞性,能与多种细胞表面的 Fc 受体结合,发挥不同的免疫效应。

(二)抗体的异质性

尽管所有的抗体均由 V 区和 C 区组成,但不同抗原刺激 B 细胞所产生的抗体在特异性和类型等方面均不尽相同,出现明显的异质性(heterogeneity)。自然界中的抗原种类繁多,刺激机体产生的抗体呈现多样性,既包括针对不同抗原表位的特异性抗体,又包含针对同一抗原表位不同类型的抗体。

抗体既可与相应抗原发生特异性结合,其本身又具备免疫原性可激发机体产生特异性免疫应答。这种免疫原性可用血清学方法测定和分析,故称其为抗体的血清型。根据抗体引起的是异种、同种异体还是自身性免疫应答,将抗体分子分为三种不同的抗原表位,即同种型、同种异型和独特型抗原表位。

1. 同种型　不同种属来源的抗体分子对于异种动物来说具有免疫原性,可刺激异种动物产生针对该抗体的免疫应答。这种存在于同种抗体分子中的抗原表位即为同种型(isotype),是同一种属所有个体抗体分子共有的抗原特异性标记。

2. 同种异型　同一种属不同个体来源的抗体分子也具有免疫原性,可刺激不同个体产生特异性免疫应答。这种存在于同一种属不同个体抗体中的抗原表位,称为同种异型(allotype),是同一种属不同个体间抗体分子所具有的不同抗原特异性标记。

3. 独特型　独特型(idiotype)是同一个体内不同抗体分子的免疫原性各异,是每个抗体分子所特有的抗原特异性标记。独特型在异种、同种异体甚至自体内均可引起特异性免疫应答,产生相应抗体,即抗独特型抗体。

(三)抗体的生物学功能

1. V 区的功能　抗体 V 区的功能主要是特异性识别、结合抗原。V 区的 CDR 组成其特异性的抗原结合位点,可与相应抗原上的表位互补结合,这种结合借助非共价键形成。由于抗体可为单体、二聚体和五聚体,故其结合抗原表位的数目不同,抗体结合抗原表位的个数称为抗原结合价。抗体 V 区在体内可结合病原微生物及其产物,具有中和毒素、阻断病原体入侵等免疫防御功能;在体外发生抗原抗体特异性结合反应,可用于免疫学检测。

2. C 区的功能

(1)激活补体:IgG1～3 和 IgM 与相应抗原结合后,可因构型改变而使其 CH2/CH3 功能区内的补体结合点暴露,从而激活补体经典途径。IgG4、IgA 和 IgE 的凝聚物可激活补体旁路途径。

(2)结合细胞表面 Fc 受体:抗体可通过其 Fc 段与表面有相应受体的细胞结合,产生不同的生物学作用(图 1-3-10)。①调理作用(opsonization):IgG 类抗体的 Fab 段与细菌等颗粒性抗原结

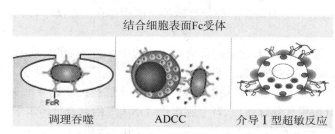

结合细胞表面Fc受体

| 调理吞噬 | ADCC | 介导 I 型超敏反应 |

图 1-3-10　抗体结合细胞表面 Fc 受体产生生物学效应

25

合,其 Fc 段可与巨噬细胞、中性粒细胞表面的 Fc 受体结合,促进吞噬细胞对颗粒性抗原发挥吞噬作用。②抗体依赖性细胞介导的细胞毒作用(antibody dependent cell-mediated cytotoxicity,ADCC):IgG 类抗体的 Fab 段与带有相应抗原的靶细胞(肿瘤细胞、病毒感染的细胞)结合后,其 Fc 段与具有杀伤作用的效应细胞(NK 细胞、巨噬细胞和中性粒细胞)表面相应 IgG Fc 受体结合,从而触发和增强效应细胞对靶细胞的杀伤效应。③介导 I 型超敏反应:IgE 的 Fc 段可与肥大细胞和嗜碱性粒细胞表面 IgE Fc 受体(FcεR)高亲和力结合,使细胞致敏。当相同变应原再次进入机体,与致敏细胞表面的 IgE 特异结合,即可使之脱颗粒,释放组胺等生物活性介质,引起 I 型超敏反应。

(3)穿过胎盘和黏膜:IgG 类抗体的 Fc 段与胎盘滋养层细胞的 Fc 受体可逆性结合,促使 IgG 类抗体转移到滋养层细胞内,进入胎儿血循环,形成自然被动免疫,在胎儿及新生儿期抗感染免疫中发挥重要的作用。SIgA 穿过呼吸道、消化道上皮细胞分泌至黏膜表面,是黏膜局部免疫的主要因素。

(四)各类抗体的特性和功能

同一种属的个体可以产生 5 类抗体分子,不同类别的抗体在体内含量、分子结构、主要功能等方面均不相同,显示出各自的特征。

1. IgG 以单体形式存在,主要由脾脏、淋巴结中的浆细胞合成和分泌,人 IgG 分为 IgG1、IgG2、IgG3 和 IgG4 4 个亚类。婴儿出生后 3 个月开始合成,3～5 岁接近成年人水平。IgG 是血清和细胞外液中含量最高的抗体,在血浆和组织液中约各占 50%,约占血清总抗体的 75%。IgG 的半衰期相对较长,为 20～30 日。IgG 是机体抗感染的主要抗体,在抗感染过程中发挥主力作用,同时也是机体再次免疫应答产生的主要抗体。IgG 与外毒素结合能中和其毒性;IgG1～3 与抗原形成免疫复合物,通过经典途径活化补体,发挥溶菌、溶细胞等作用;通过 Fc 段可与吞噬细胞、NK 细胞等表面的 FcR 结合,发挥调理吞噬和 ADCC 作用。IgG 是唯一能够通过胎盘的抗体,形成新生儿的天然被动免疫,在新生儿抗感染中起重要作用。此外,许多自身抗体属于 IgG,参与自身免疫性疾病的病理损伤过程。同时,IgG 与 II、III 型超敏反应相关。

2. IgM 血清 IgM 为五聚体,是 5 类抗体中分子量最大者,又称巨球蛋白。多在脾脏和淋巴结产生,主要分布于血液中,占血清总抗体的 5%～10%。表达于 B 细胞表面的 IgM 为单体,构成 B 细胞抗原受体(BCR)。由于有较高的抗原结合价和 5 个 Fc 段,并有多个补体结合点,因此 IgM 属高效能抗微生物抗体,其中和毒素和病毒、激活补体、杀菌、溶菌、溶血、促吞噬以及凝集作用比 IgG 高 500～1 000 倍,具有较强的抗全身感染的作用。IgM 是在个体发育中最早出现的抗体,胚胎晚期已能合成,故新生儿脐血中 IgM 升高,提示有宫内感染。IgM 是初次体液免疫应答早期阶段产生的主要抗体,在感染早期发挥重要作用,检测 IgM 水平可用于感染的早期诊断。IgM 亦为引起 II、III 型超敏反应的抗体。巨球蛋白血症、SLE 等患者血清中有较高浓度的 IgM,类风湿因子、冷凝集素、天然血型抗体等均为 IgM。

3. IgA 人体内的 IgA 有血清型和分泌型两种。前者存在于血清中,以 IgA 表示;后者存在于分泌液,以 SIgA 表示。

(1)血清型 IgA:为单体结构,含量占血清总抗体的 10% 左右,半衰期为 5～6 日。具有抗菌、抗毒素、抗病毒作用,对支原体和某些真菌可能也有作用。近年来研究发现,IgA 与组织抗原具有特殊结合力,从而可消除进入血液循环中的此类抗原,防止这些抗原诱导的炎症或自身免疫应答。体内 IgA 缺乏,可伴有抗甲状腺球蛋白、肾上腺组织、DNA 等的自身抗体水平升高。

(2)分泌型 IgA(secretory IgA,SIgA):为二聚体,由呼吸道、肠道、泌尿生殖道等处黏膜固有层中的浆细胞所产生,通过黏膜或浆膜上皮细胞向外分泌时,与上皮细胞所产生的分泌片连接成完整的 SIgA，释放到分泌液中，主要存在于初乳、唾液、泪液、胃肠液、支气管分泌液等外分泌液中。SIgA 可阻抑黏附、中和毒素等，具有抗菌、抗病毒、抗毒素等作用，是机体黏膜防御感染的重要因素。幼儿易患呼吸道或消化道感染及老年性支气管炎可能与 SIgA 水平降低有关。新生儿可从母乳中获得母体 SIgA，形成自然被动免疫。此外，SIgA 还具有免疫排除作用，对食入或吸入的某些抗原物质具有封闭作用，使这些抗原游离于分泌物，易被排除，或使抗原物质限制于黏膜表面，不致进入机体，从而避免超敏反应的发生。

4. IgD 正常人血清中 IgD 含量很低，仅占血清总抗体的 0.2%。IgD 的铰链区较长，易被蛋白酶水解，故半衰期很短，仅 2.8 日，血清 IgD 功能尚不清楚。膜 IgD(mIgD)是 B 细胞成熟的重要标志，未成熟 B 细胞仅表达 mIgM，成熟 B 细胞同时表达 mIgM 与 mIgD。

5. IgE 血清中含量极低，仅占血清总抗体的 0.002%，是正常人血清中含量最少的抗体，主要由呼吸道和肠道等处黏膜固有层中的浆细胞产生。IgE 具有很强的亲细胞性，其 CH2 和 CH3 可与肥大细胞、嗜碱性粒细胞表面高亲和力 FcεR 结合，引起 I 型超敏反应。此外，IgE 可能与机体抗寄生虫免疫有关。过敏患者和某些寄生虫感染患者血中 IgE 水平升高。

（五）人工制备抗体

抗体不仅在疾病诊断和免疫防治中发挥重要作用，而且广泛用于实验室研究。人工制备抗体是大量获得抗体的重要途径，目前人工制备的抗体有三大类。

1. 多克隆抗体 在含多种抗原表位的抗原物质刺激下，体内多个 B 细胞克隆被激活并产生针对各种不同抗原表位的抗体，其混合物即为多克隆抗体(polyclonal antibody, PcAb)。多克隆抗体的制备方法主要是从抗原免疫动物的血清中获得特异性抗体，临床上可用动物免疫血清（如破伤风抗毒素、白喉抗毒素等）用于传染病的紧急预防或治疗，但动物血清可能引起人的超敏反应，而人源免疫血清来源有限且有传播血源性传染病的危险。多克隆抗体来源广泛、制备容易，但其特异性不高、易发生交叉反应、不易大规模制备，从而应用受到限制。

2. 单克隆抗体 由单一 B 细胞克隆产生的针对抗原物质单一表位的抗体为单克隆抗体(monoclonal antibody, McAb)。1975 年，Kohler 和 Milstein 建立了可产生单克隆抗体的杂交瘤细胞和单克隆抗体技术。

单克隆抗体技术基本原理是：将能产生特异性抗体的免疫小鼠的脾细胞与能无限增殖的骨髓瘤细胞在聚乙二醇(PEG)作用下进行细胞融合，加入 HAT 选择培养基后，未融合的骨髓瘤细胞死亡，融合细胞可在 HAT 选择培养基中存活和增殖。融合形成的杂交细胞系称为杂交瘤(hybridoma)，其既有骨髓瘤细胞大量扩增和永生的特性，又具有 B 细胞合成和分泌特异性抗体的能力。应用有限稀释法等技术，从杂交瘤细胞中筛选出能分泌特异性抗体的细胞并将其克隆化，则可获得单克隆抗体。

单克隆抗体具有纯度高、特异性强、效价高、少或无血清交叉反应、制备成本低等特点，已广泛应用于生物医学各领域。例如，用于检测各种抗原，包括肿瘤抗原、细胞表面抗原及受体、激素、神经递质和细胞因子等活性物质；McAb 与放射性物质、抗癌药物或毒素耦联，用于肿瘤患者的肿瘤体内定位诊断和免疫导向治疗；应用抗 T 细胞的 McAb 可防治器官移植排斥反应等。但目前用于临床上的均为鼠源性 McAb，可引起超敏反应。

3. 基因工程抗体(genetic engineering antibody) 是应用 DNA 重组和蛋白质工程技术，在基因水平上对 Ig 分子进行切割、拼接或修饰，重新组装而成的新型抗体，其保留了天然抗体的特异性和主要生物学活性，去除或减少了无关结构。目前基因工程抗体技术主要用于两方面：①将鼠源抗体人源化以减少对人体的免疫原性，防止超敏反应发生。②对抗体的功能加以改进，使之更有效地应用于临床治疗。

27

迄今已成功构建出的基因工程抗体有人-鼠嵌合抗体、改型抗体、小分子抗体、噬菌体抗体和胞内抗体等。例如，人-鼠嵌合抗体(chimeric Ab)是将鼠源性抗体的 V 区与人抗体的 C 区融合而成的抗体，此类抗体保留了鼠源性抗体的特异性和亲和力，显著减少了其对人体的免疫原性，并可对抗体进行不同亚类的转换，从而产生特异性相同但可介导不同效应的抗体分子。改型抗体(reshaping Ab)也称人源化抗体(humanized Ab)，是将鼠源性抗体 CDR 植入人源抗体的 V 区，取代人源抗体的 CDR 而重构的抗体，此类抗体分子中异源性蛋白质的含量较低，免疫原性比嵌合抗体显著减弱。小分子抗体(minimolecular Ab)是由 Fab 或 Fv(由 VH 和 CH1 组成)或单一肽链构成的抗体，其大小仅为 IgG 分子的 1/12～1/3，免疫原性低，穿透能力强。

二、补体系统

19 世纪末 Bordet 发现，人和动物新鲜血清中存在一种不耐热成分，可辅助特异性抗体介导的溶菌作用。Ehrilich 认为，该成分是抗体发挥溶细胞作用的必要补充条件，因此称为补体(complement，C)。后来发现补体并非单一成分，既有补体固有成分，又有多种调节蛋白和补体受体，包括 30 多种可溶性蛋白和膜结合蛋白，故称为补体系统(complement system)。补体不仅是机体固有免疫防御体系的重要组分，也是抗体发挥免疫效应的重要机制之一，并在不同环节参与适应性免疫应答及其调节。

(一) 补体系统的组成和理化性质

1. 补体系统的组成　目前已发现的补体系统成分有 30 多种，按其生物学功能可分为 3 类。

(1) 补体系统的固有成分：指存在于体液中参与补体激活酶促级联反应的补体成分，包括参与经典途径的 C1q、C1r、C1s、C2、C4；参与旁路途径的 B 因子、D 因子；参与凝集素(MBL)途径的 MBL 和 MBL 相关丝氨酸蛋白酶(MASP)；以及参与三条途径共同末端通路的 C3、C5、C6、C7、C8 和 C9。

(2) 补体调节蛋白：①血浆中可溶性因子，如备解素(properdin, P 因子)、C1 抑制物、C4 结合蛋白、H 因子、I 因子、S 蛋白等。②细胞膜结合蛋白，如衰变加速因子(DAF)、膜辅助蛋白(MCP)、同源限制因子等。

(3) 补体受体(CR)：表达在多种细胞膜上，能与补体激活过程中所形成的活性片段结合，从而介导多种生物学效应。已发现的补体受体有 CR1～5、C3aR、C4aR、C1qR 等。

2. 补体系统的命名　参与补体激活经典途径的固有成分，按其被发现的先后分别命名为 C1(q、r、s)、C2～9；参与补体激活旁路途径的成分以因子命名，如 B 因子、D 因子等；补体调节蛋白多以其功能命名，如 C1 抑制物、C4 结合蛋白等；补体活化后的裂解片段以该成分后面附加小写英文字母表示，如 C3a、C3b 等；灭活的补体片段在其符号前加英文字母 i 表示，如 iC3b。

3. 补体系统的生物合成和理化性质　约 90% 的血浆补体成分由肝脏合成，少数成分由肝脏以外的细胞合成，如 C1 由肠上皮细胞和单核-巨噬细胞产生，D 因子由脂肪组织产生，其他组织和细胞(如内皮细胞、淋巴细胞、神经胶质细胞、生殖器官等)也能合成补体的某些成分。多种促炎症细胞因子(如 IFN-γ、IL-1、TNF-α、IL-6)等可促进补体的合成。

补体系统的大多数组分都是糖蛋白。血清中补体蛋白总量相对稳定，但各组分含量相差较大，其中 C3 含量最高，D 因子含量最低。补体性质不稳定，易受多种理化因素影响，56 ℃作用 30 分钟即可被灭活。

(二) 补体系统的激活

生理情况下，血清中大多数补体成分均以无活性的酶原形式存在，在某些启动因素作用下，补体的各成分可依次被激活。被激活的补体成分，即具备裂解后续组分的活性，由此形成扩大的酶促级联反应,最终产生一系列生物学效应。

现已发现 3 条补体激活途径:即经典途径、旁路途径和 MBL 途径,它们有不同的激活物和前端反应,也有共同的末端效应阶段(图 1-3-11)。

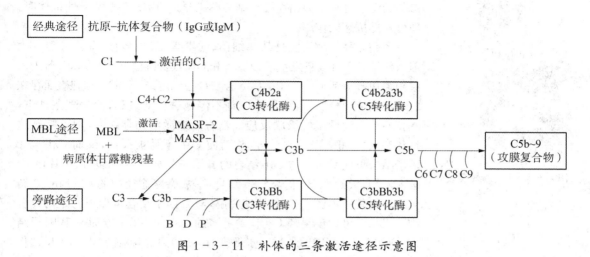

图 1-3-11 补体的三条激活途径示意图

1. **经典途径** 经典途径的激活物主要是抗原-抗体复合物,其中抗体主要为 IgG1、IgG2、IgG3 和 IgM。单个的 IgM 和两个以上的 IgG 与 C1 结合才能有效地启动经典途径。

C1 是经典途径中的起始成分,它是由 1 个 C1q 分子和 2 个 C1r、2 个 C1s 分子借 Ca^{2+} 连接而成的大分子复合物。C1q 为具有识别作用的亚单位,C1r 和 C1s 为具有催化作用的亚单位。

抗原、抗体结合后,抗体铰链区发生构型改变,使 Fc 段的补体结合部位暴露,C1q 与之结合并被活化(图 1-3-12),C1r 在 C1 分子中起着连接 C1q 和 C1s 的作用,C1q 活化后可引起 C1r 构型的改变,成为有活性的 C1r,活化的 C1r 激活 C1s 的丝氨酸蛋白酶活性。

在 Mg^{2+} 存在的条件下,活化的 C1s 的第一个底物为 C4,产生的小片段 C4a 为激肽样作用物质,释放入液相,大片段的 C4b 附着于与抗体结合的细胞或颗粒表面;活化的 C1s 的第二个底物为 C2,C2 可与 C4b 结合先形成 C4b2 复合物,继而 C2 被 C1s 裂解为 C2a 和 C2b。C2b 释放入液相,C2a 继续结合在 C4b 上,形成 C4b2a,即 C3 转化酶,从而导致 C3 的酶解。C3 被裂解后所产生的小片段 C3a 释放入液相,C3a 也是具有过敏毒性的激肽成分,C3b 分子与 C4b2a 结合,形成 C4b2a3b,即 C5 转化酶。

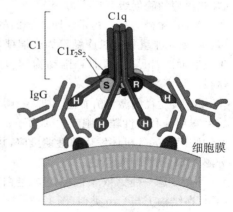

图 1-3-12 C1 分子结构及与抗原-抗体复合物结合示意图

C5 转化酶形成后,进入补体激活的末端效应阶段,即 C5 转化酶裂解 C5,形成 C5a 和 C5b。C5a 释放入液相,是重要的炎症介质,C5b 依次与 C6、C7 结合,所形成的 C5b67 复合物插入细胞膜脂质双层中,进而与 C8 呈高亲和力结合,形成 C5b678,促进多个 C9 聚合,最终形成 $C5b6789_n$ 复合物,此即攻膜复合物(membrane attack complex,MAC),插入细胞膜的 MAC 通

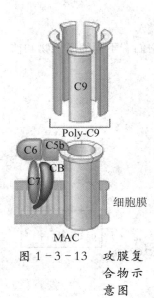

图 1-3-13 攻膜复合物示意图

过破坏细胞膜局部磷脂双层形成跨膜通道,使细胞内外的无机盐和水可自由进出,最终导致细胞崩解(图 1-3-13)。

2. 旁路途径 又称为替代途径,是由 C3、B 因子、D 因子及 P 因子参与的激活过程。旁路途径在细菌感染早期、尚未产生特异性抗体时,即可发挥抗感染作用。

旁路途径的激活物是某些细菌、内毒素、酵母多糖、葡聚糖等。生理条件下,C3 可被自发水解为 C3a 和 C3b,这种自发产生的 C3b 若进入液相很快被灭活形成 iC3b,C3b 若与自身细胞结合,则被细胞表面存在的补体调节成分所灭活,机体一刻不停地进行此过程,但生理条件下,一直不能启动后续的级联反应。当有上述激活物存在时,则可打破这种状态,C3b 可与激活物结合,从而使 C3b 不易被灭活,继而 C3b 与 B 因子结合形成 C3bB,与 C3b 结合的 B 因子可被 D 因子裂解,小片段 Ba 进入液相,大片段 Bb 仍与 C3b 结合,形成旁路途径中的 C3bBb(C3 转化酶),但其极不稳定,可被迅速降解,与 P 因子结合可形成稳定的复合物。C3bBb 可大量裂解 C3 形成更多的 C3b,C3b 一方面与 B 因子结合,增加 C3bBb 的数量,进一步促进对 C3 的裂解,称为 C3b 的正反馈作用;另一方面,C3b 与 C3bBb 结合形成 C3bBb3b,其具有 C4b2a3b 同样的活性,称为旁路途径的 C5 转化酶,可裂解 C5。其后的末端效应阶段与经典途径完全相同。

3. 凝集素途径 又称 MBL 途径,是指血浆中甘露糖结合凝集素(mannose-binding lectin, MBL)、纤胶凝蛋白(ficolin, FCN)等直接识别病原体表面糖结构,依次活化 MBL 相关丝氨酸蛋白酶(MBL-associated serine protease, MASP)、C4、C2、C3,形成与经典途径中相同的 C3 转化酶与 C5 转化酶的酶促级联反应过程。

MBL 途径的激活物是病原体表面的糖结构。MBL 和 FCN 可选择性地识别多种病原体表面以 N-氨基半乳糖或甘露糖等为末端糖基的糖结构。含这些末端糖基的糖结构是细菌、真菌及寄生虫表面的常见成分,而脊椎动物细胞表面的相应糖结构均被其他成分覆盖,故不能启动 MBL 途径。

MBL 途径的激活开始于病原微生物感染的早期,体内的巨噬细胞和中性粒细胞产生 TNF-α、IL-1 和 IL-6,这些细胞因子导致机体发生急性期反应,并诱导肝细胞合成与分泌 MBL 等急性期蛋白。

MBL 是一种钙依赖性糖结合蛋白,属于凝集素家族,MBL 在结构上与 C1q 类似(图 1-3-14)。在 Ca^{2+} 存在条件下,MBL 可与多种病原体表面的糖结构结合,并发生构型的改变,导致 MASP 活化。MASP 有两类:①活化的 MASP-2 能以类似于 C1s 的方式裂解 C4 和 C2,生成 C4b2a(C3 转化酶),继而裂解 C3,形成 C4b2a3b(C5 转化酶)。②活化的 MASP-1 能直接裂解 C3 生成 C3b,在 D 因子和 P 因子参与下,激活补体旁路途径。因此,MBL 途径可交叉促进经典途径和旁路途径。

血清中 FCN 的纤维蛋白原样区与 MBL 的糖识别区类似,其也可识别结合病原体表面糖结构,通过激活 MASP 而

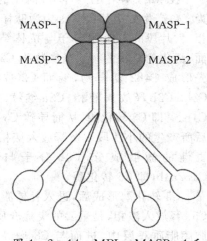

图 1-3-14 MBL-MASP-1 和 2 的结构示意图

启动 MBL 途径。

（三）补体激活的调节

补体系统是一个复杂的自限性蛋白酶解系统。各种激活物启动补体系统进行高度有序的级联反应,补体系统的活化最终结果是产生一系列炎症介质和细胞膜攻击作用。在正常情况下,补体系统的活化并不是无限地放大,而是处于调控之下,使之产生有效的防御作用,维持机体的自身稳定。

1. 补体自身衰变的调控作用　补体激活过程中产生的某些中间产物极不稳定,半衰期很短,如 3 条激活途径的 C3 转化酶,即 C4b2a 和 C3bBb 均极易衰变,从而限制 C3 裂解及其后的酶促反应。C3b、C4b、C5b 片段若不与细胞结合,数秒钟到数分钟的时间内即可被灭活,阻断补体级联反应。

2. 补体调节因子的调控作用　正常血清中及细胞膜表面存在多种补体调节因子,这些因子可通过与不同补体成分的相互作用,使补体的激活与抑制处于动态平衡中。

（1）血清中的可溶性调节分子：①C1 抑制分子(C1 inhibitor, C1 INH)可与活化的 C1r 或 C1s 结合形成稳定的复合物,使 C1r 和 C1s 失去酶解正常底物的能力。②C4 结合蛋白(C4 binding protein, C4bp)可通过与 C2 竞争 C4b,抑制 C3 转化酶的形成;也能从 C4b2a 中取代 C2b,使已形成的 C4b2a 灭活。另外,C4bp 还可作为 I 因子的辅助因子,促进 I 因子对 C4b 的裂解。③I 因子在 C4bp、膜辅助蛋白和 H 因子等辅助因子的协同下,可将 C4b 裂解为 C4c 和 C4d,还可使 C3b 裂解出 C3f 形成 iC3b。④H 因子为 I 因子的辅助因子,可增加 C4b 对 I 因子的敏感性,加速 C3 转化酶的衰变。⑤过敏毒素灭活剂可使 C3a、C4a、C5a 片段丧失过敏毒素活性。⑥P 因子可稳定 C3bBb,对旁路途径调节起正向调节作用。

（2）存在于细胞膜上的调节分子：①膜辅助蛋白(MCP)广泛存在于各种细胞膜上,可与 C3b 或 C4b 结合而促进 I 因子对 C3b 或 C4b 的裂解灭活,从而保护自身宿主细胞免遭补体介导的溶解。②促衰变因子(DAF)广泛分布于各种细胞上,可阻止经典途径和旁路途径中 C3 转化酶和 C5 转化酶的装配,促进已形成的 C3 转化酶自发衰变,从而抑制 MAC 的形成。③同源限制因子(HRF)又称为 C8 结合蛋白,分布于各种细胞膜上,能与 C8 结合,抑制 C9 结合及聚合,阻止 MAC 插入自身细胞膜。④CD59 可阻止 C8、C9 分别与 C5b~7、C5b~8 结合及 C9 聚合。

（四）补体的生物学作用

补体的功能主要集中在两个方面：①补体在细胞表面激活,形成 MAC,介导溶细胞效应。②补体激活过程中产生不同的裂解片段,通过与细胞膜表面受体结合介导多种生物学效应。

1. 溶菌、溶细胞作用　补体被激活后,可在靶细胞表面形成 MAC,从而导致靶细胞溶解。该效应不但可参与宿主抗细菌、抗病毒及抗寄生虫等防御机制,还可参与机体抗肿瘤的免疫效应机制。病原微生物感染机体后,可按以下顺序激活补体系统,产生包括溶菌在内的一系列生物学效应。①直接激活旁路途径,立即产生抗感染效应。②急性期蛋白产生后,通过 MBL 途径产生抗感染效应。③特异性抗体产生后,通过经典途径产生抗感染效应。补体激活产生的溶菌作用以及使肿瘤细胞和病毒感染的靶细胞溶解破坏,对机体是有利的。但在某些病理情况下,补体也可引起正常宿主细胞溶解,从而导致组织损伤和疾病。例如,自身免疫病时的细胞损伤以及异型输血时的溶血反应都可由补体系统介导。

2. 炎症介质作用

（1）过敏毒素作用：C3a、C4a 及 C5a 又称过敏毒素,它们作为配体能与肥大细胞和嗜碱性粒细胞表面的相应受体结合,激发细胞脱颗粒,释放组胺和白三烯等血管活性介质,引起毛细血管通透性增加、平滑肌收缩,从而出现过敏症状。

（2）趋化作用：补体的一些活性片段，如 C3a、C4a、C5a、C5b67 具有趋化吞噬细胞的作用，它们可使吞噬细胞向炎症部位聚集，加强对病原体的吞噬和清除，同时引起炎症反应。

3. 调理作用　补体系统激活过程中产生的 C3b、C4b 和 iC3b 均是有效的调理素，它们既可与细菌或其他颗粒性抗原物质结合，又可与中性粒细胞或巨噬细胞表面相应受体结合，促进吞噬细胞对抗原的吞噬杀伤作用（图 1-3-15）。

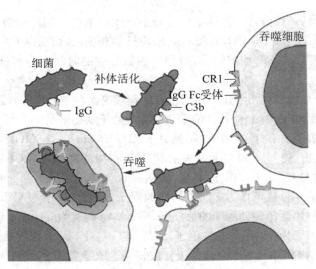

图 1-3-15　C3b/CR1 的调理作用

C3b（或 C4b、iC3b）附着于细菌或其他颗粒表面，与吞噬细胞表面 CR1（或 CR3、CR4）结合，促进吞噬细胞吞噬细菌（调理作用）。图中 CR1 和 IgG Fc 受体可分别介导调理作用，如同时参与调理作用又称为联合调理作用。

4. 清除免疫复合物作用　体内中等大小的免疫复合物可沉积在血管壁，通过激活补体而导致炎症反应，造成周围组织损伤。补体成分参与清除循环免疫复合物，主要表现在循环免疫复合物可通过 C3b 与表达 CR1 和 CR3 的红细胞或血小板结合增大其体积，然后通过血流运送到肝、脾脏内，被巨噬细胞清除（图 1-3-16）。此为免疫黏附作用，是机体清除免疫复合物的重要机制。另外，补体通过与抗体的共价结合，可抑制新的免疫复合物形成或使已经形成的免疫复合物发生解离。

5. 免疫调节作用　补体可对免疫应答的多个环节发挥调节作用，如 C3 片段可参与黏附、固定抗原，使抗原易被巨噬细胞吞噬处理与提呈；在免疫应答增殖分化阶段中，通过 C3b 与 B 细胞表面 CR1 结合，可使 B 细胞增殖分化为浆细胞；通过 C3b 结合杀伤细胞后，可增加对靶细胞的 ADCC 作用。

三、细胞因子

细胞因子（cytokine，CK）是一类由细胞产生的、具有多种生物学功能的小分子可溶性蛋白质，免疫细胞、非免疫细胞（如基质细胞、血管内皮细胞等）以及一些肿瘤细胞（如骨髓瘤细胞）均可是细胞因子的来源。细胞因子是细胞与细胞之间相互交流的"语言"，其需要与细胞表面相应受体结合后才能发挥功能。细胞因子参与人体多种生理和病理过程的发生与发展，在调节细胞生长、分化、成熟和调节免疫应答、参与炎症反应、促进创伤愈合和参与肿瘤消长等方面均发挥重要作用。

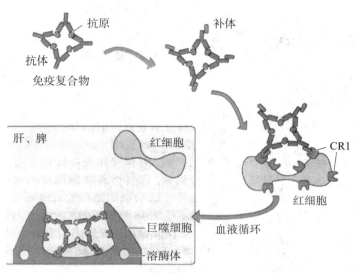

图 1-3-16 C3b/CR1 介导的免疫黏附作用

可溶性抗原与抗体结合形成免疫复合物,激活补体,所产生的 C3b 与免疫复合物共价结合,C3b 还可与表达 CR1 的红细胞、血小板黏附,免疫复合物可被转移于肝、脾后被其中的巨噬细胞清除。

(一) 细胞因子的共同特点

细胞因子的种类繁多,生物学作用各异,但具有以下共同的特征。

1. **基本特征** ①小分子可溶性蛋白质(8～30 kD),多为糖蛋白。②高效性,一般在低浓度下(pmol/L)即可发挥其生物学作用。③通过结合细胞表面相应受体发挥生物学作用。④可诱导产生,且合成具有自限性。⑤半衰期短。⑥效应范围小,绝大多数为近距离发挥作用。

2. **作用方式** 细胞因子通过结合细胞表面高亲和力受体发挥生物学效应,可以以自分泌、旁分泌和内分泌的方式发挥作用。若细胞因子作用的细胞也是其产生细胞,则该细胞因子对靶细胞表现出的生物学作用称为自分泌效应;若某种细胞因子的产生细胞和靶细胞非同一细胞,但两者邻近,则该细胞因子对靶细胞表现出的生物学作用称为旁分泌效应;少数细胞因子如 TGF-β、TNF 等在高浓度时也可通过血流作用于远处的靶细胞,表现为内分泌效应(图 1-3-17)。

3. **细胞因子的功能特点**

(1) 多效性:一种细胞因子可产生多种不同的生物学效应。如 TNF-α 具有扩张毛细血管,产生炎症,抑制骨髓造血,诱导靶细胞凋亡等多种作用。

(2) 重叠性:数种不同的细胞因子也可对同一种靶细胞发生作用,产生相同或相似的生物学效应,如 IL-4 和 IL-6 均有促进 B 细胞增殖的活性。

(3) 协同性:一种细胞因子可增强另一种细胞因子的功能,如 IL-3 可协同多种集落刺激因子刺激造血干细胞和(或)祖细胞的分化和成熟。

(4) 拮抗性:一种细胞因子可抑制其他细胞因子的功能,如 IL-4 可抑制 IFN-γ 刺激 Th0 细胞向 Th1 细胞分化。

(5) 网络性:在免疫应答过程中,免疫细胞之间通过具有不同生物学效应的细胞因子相互刺激、彼此约束,形成复杂而有序的细胞因子网络,对免疫应答进行调节,维持免疫系统的稳态平衡。

(二) 细胞因子的分类及其特性

细胞因子根据结构和功能可分为白细胞介素、干扰素、集落刺激因子、肿瘤坏死因子、趋化性

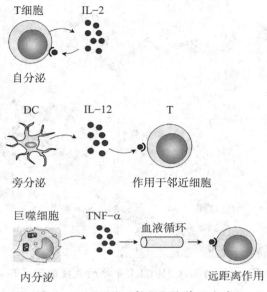

图 1-3-17 细胞因子的作用方式

细胞因子和生长因子六大类。

1. **白细胞介素**(interleukin,IL) 最初是指由白细胞产生又在白细胞间发挥作用的细胞因子。后来发现,除白细胞外,其他细胞也可产生 IL,如内皮细胞和基质细胞等。除白细胞外,IL 也可作用于其他靶细胞如内皮细胞、成纤维细胞和神经细胞等。目前已正式命名的白细胞介素有 38 种(IL-1～38)。其作用主要是调节细胞生长、分化,调节免疫应答和介导炎症反应等。

2. **干扰素**(interferon,IFN) 因其具有干扰病毒感染和复制的能力而得名。根据其结构特征和生物学活性不同,IFN 可分为Ⅰ型、Ⅱ型和Ⅲ型。

Ⅰ型 IFN 包括 IFN-α、IFN-β 等,主要由病毒感染的细胞、浆细胞样树突状细胞等产生;Ⅱ型 IFN 即 IFN-γ,主要由活化的 T 细胞、NK 细胞产生;Ⅲ型 IFN 包括 IFN-λ1(IL-29)、IFN-λ2(IL-28A)、IFN-λ3(IL-28B),主要由树突状细胞产生。IFN 具有抗病毒、抗细胞增殖、抗肿瘤和免疫调节等作用。

3. **肿瘤坏死因子**(tumor necrosis factor,TNF) 因最初被发现其能导致肿瘤组织坏死而得名。TNF 对肿瘤细胞具有杀伤作用和诱导凋亡作用,对正常的组织细胞也有一定的损伤作用,并参与某些炎症反应的过程。TNF 还具有免疫调节作用,可促进 T、B 细胞增殖。

肿瘤坏死因子分为 TNF-α 和 TNF-β 两种。①TNF-α:在免疫应答早期产生,是急性期炎症因子之一,主要由活化的单核-巨噬细胞产生。TNF-α 在参与急性期炎症反应的过程中,低浓度表现为使毛细血管扩张,通透性增强,促进血管内皮细胞黏附分子表达,有利于吞噬细胞的趋化和募集,对增强局部免疫防御功能发挥重要作用。但在革兰阴性菌严重感染的情况下,单核-巨噬细胞可分泌高浓度的 TNF-α,引起感染性休克甚至弥漫性血管内凝血(DIC)。②TNF-β:又称淋巴毒素(lymphotoxin,LT),主要由活化的 T 细胞产生,介导由胞内寄生菌感染所引起的炎症反应,使毛细血管扩张,通透性增强,血管内皮细胞黏附分子表达增加,有利于募集单核-巨噬细胞和 CD4⁺Th1 细胞,提高机体对胞内寄生菌的清除能力。此外,CD40L、FasL 和 TRAIL 等均属于 TNF 超家族成员。

4. **集落刺激因子**(colony stimulating factor,CSF) 指能够刺激多能造血干细胞和不同发育分化阶段的造血干细胞进行增殖分化,并在半固体培养基中形成相应细胞集落的细胞因子。目前发现的集落刺激因子有粒细胞集落刺激因子(G-CSF)、巨噬细胞集落刺激因子(M-CSF)、粒细胞-巨噬细胞集落刺激因子(GM-CSF)、干细胞因子(SCF)、红细胞生成素(EPO)和血小板生成素(TPO)等。IL-3可作用于多种早期造血祖细胞,因此也具有集落刺激因子的功能。

5. 生长因子(growth factor,GF) 指具有刺激细胞生长作用的细胞因子,包括转化生长因子-β(TGF-β)、表皮细胞生长因子(EGF)、血管内皮细胞生长因子(VEGF)、成纤维细胞生长因子(FGF)、神经生长因子(NGF)等。

6. 趋化因子(chemokine) 是一类结构相似,分子量为8~12 kD,具有趋化功能的细胞因子,根据其结构特征和功能分为4个亚家族。①C亚家族:淋巴细胞趋化蛋白属于该亚家族,对T细胞、NK细胞和树突状细胞有趋化作用。②CC亚家族:单核细胞趋化蛋白-1(MCP-1)属此亚家族,对单核细胞、T细胞、嗜碱性粒细胞和树突状细胞有趋化和激活作用。③CXC亚家族:IL-8是一种CXC亚家族趋化因子,可趋化中性粒细胞到达急性炎症部位。④CX3C亚家族:Fractalkine属于CX3C亚家族,对单核细胞和T细胞有趋化作用。

以前趋化因子大多数以功能命名,目前统一在趋化因子亚家族名称后缀以L(ligand),后面再加上数字命名。已发现的趋化因子有CXCL1~16、CCL1~28、CXCL1~2和CX3CL1。趋化因子除介导免疫细胞定向迁移外,还能活化免疫细胞,参与免疫器官形成及免疫细胞发育,参与炎症反应,并启动和调控适应性免疫应答,调节血管生成、细胞凋亡等,也在自身免疫病和移植排斥反应等病理过程中发挥作用。

(三)细胞因子的生物学功能

1. 调节免疫应答

(1)调节固有免疫应答:细胞因子对参与固免疫应答的细胞发挥多种调节作用。例如,IL-12、IL-15等可促进NK细胞增殖及其细胞毒作用,IFN-γ可上调树突状细胞MHC-Ⅰ类和Ⅱ类分子的表达,IL-2、IFN-γ、M-CSF等是巨噬细胞的活化因子。

(2)调节适应性免疫应答:IL-4、IL-5、IL-6、IL-10等可促进B细胞活化、增殖和分化为浆细胞。多种细胞因子参与调控B细胞合成分泌抗体的类别转换,如IL-4可诱导IgG1和IgE的产生,TGF-β和IL-5可诱导IgA的产生。IL-12、IFN-γ可诱导Th0细胞向Th1亚群分化,IL-4则诱导Th0细胞向Th2亚群分化。IL-2、IL-6和IFN-γ可明显促进CTL细胞的分化并增强其杀伤功能(图1-3-18)。

2. 刺激造血 骨髓和胸腺微环境中产生的细胞因子尤其是集落刺激因子对调控造血细胞的增殖和分化起着关键作用。IL-3和SCF等主要作用于多能造血干细胞和多种定向的祖细胞,GM-CSF、M-CSF、G-CSF刺激粒细胞和单核细胞的产生,IL-7是T细胞和B细胞发育过程中的早期促分化因子,EPO刺激红细胞生成。

3. 促进凋亡,直接杀伤靶细胞 在肿瘤坏死因子超家族中,活化T细胞表达的Fas配体(FasL)可通过膜型或可溶型形式结合靶细胞上的Fas,诱导其凋亡,TNF-α可直接杀伤肿瘤细胞或病毒感染细胞。

4. 促进创伤的修复 表皮生长因子促进上皮细胞、成纤维细胞和内皮细胞的增殖,促进皮肤溃疡和创口的愈合;成纤维细胞生长因子促进多种细胞的增殖,有利于慢性软组织溃疡的愈合;转化生长因子-β可通过刺激成纤维细胞和成骨细胞促进损伤组织的修复。

(四)细胞因子受体

通常情况下,细胞因子通过与靶细胞膜表面的受体结合,启动细胞内部的信号转导,调节细胞的功能。细胞因子受体跨膜蛋白由胞膜外区、跨膜区和胞质区组成,胞外区可识别结合细胞因子,

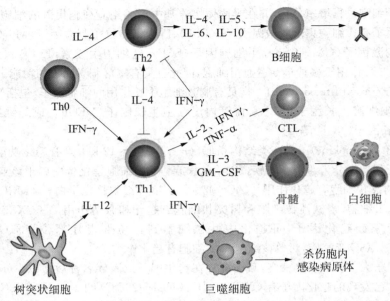

图 1-3-18 以 Th1 和 Th2 细胞为核心的细胞因子调节网络

胞质区启动受体激活后的信号传导。细胞因子受体除了以膜结合受体形式存在外,还以可溶性受体形式存在于体液中。

1. 细胞因子受体的分类 根据结构特征,细胞因子受体可分为以下 6 个家族。

(1) Ⅰ型细胞因子受体家族:该家族成员都具有数个保守的半胱氨酸和 1 个 Trp-Ser-X-Trp-Ser(WSXWS)基序,IL-2、IL-3、IL-4、IL-5、IL-6、IL-7、IL-9、IL-11、IL-13、IL-15、IL-17、IL-21、IL-13、G-CSF、GM-CSF 的受体属于这一类。

(2) Ⅱ型细胞因子受体家族:也称干扰素受体家族,这类受体胞膜外区由 Fn3 结构域组成,IFN-β、IFN-γ 和 IL-10 的受体属此类。

(3) 免疫球蛋白超家族(Ig superfamily,IgSF):这类受体在结构上均具有数个免疫球蛋白(Ig)样结构域,IL-1、IL-18、IL-33、M-CSF 和 SCF 的受体属此类受体。

(4) 肿瘤坏死因子受体超家族(TNF receptor superfamily,TNFRSF):这类受体胞外区有数个富含半胱氨酸的结构域,包括 TNF-α、LT、FasL、CD40L 的受体等。

(5) 趋化因子家族受体(chemokine receptor family,CRF):为 7 次跨膜的 G-蛋白耦联受体。趋化因子受体命名的规则是在趋化因子亚家族名称后缀以 R(receptor),再按受体被发现的顺序缀以阿拉伯数字进一步区分。例如,与 CXCL 趋化因子结合的受体共有 6 种,分别命名为 CXCR1~6;CCL 趋化因子受体共 11 种,分别命名为 CCR1~11。

(6) IL-17 受体家族:这类受体以同源或异源二聚体形式存在,由 IL-17RA、B、C、D 和 E 链以不同形式组合而成,受体二聚体中至少包括一条 IL-17A 链。

2. 可溶性细胞因子受体 许多细胞因子如 IL-1、IL-2、IFN-γ 等的受体有游离的形式,即可溶性细胞因子受体。可溶性细胞因子受体仍可结合细胞因子,其可与膜型受体竞争结合细胞因子而起到抑制相应细胞因子功能的作用。

(五) 细胞因子与临床

1. 细胞因子与疾病的发生 细胞因子既可发挥免疫调节作用,也可在一定条件下参与多种疾病的发生。在类风湿关节炎、强直性脊柱炎患者体内均可检测到过高水平的 TNF-α,拮抗

TNF-α 的生物制剂对上述疾病有治疗作用。多种肿瘤细胞分泌的 TGF-β 可抑制机体的免疫功能,与肿瘤逃逸有关。性联重症联合免疫缺陷病患者表现为体液免疫和细胞免疫的双重缺陷,因患者 IL-2 受体 γ 链缺陷,而导致 IL-2、IL-4 和 IL-7 的功能障碍,使免疫功能严重受损,通常在幼儿期因感染而夭折。

近年来,在感染 H5N1 禽流感病毒的患者中观察到了"细胞因子风暴"现象。细胞因子风暴是指由于机体感染微生物后引起体液中多种细胞因子如 TNF-α、IL-1、IL-6、IL-12 等迅速大量产生的现象,其也是引起急性呼吸窘迫综合征和多器官衰竭的重要原因。

2. 细胞因子与疾病的治疗 采用现代生物技术研制开发的重组细胞因子、细胞因子抗体和细胞因子受体拮抗蛋白获得了广泛的临床应用。

(1) 细胞因子直接治疗:通过给予外源性细胞因子,可应用于肿瘤、感染、造血功能障碍、创伤等疾病的治疗,见表 1-3-1。

表 1-3-1 已批准上市的重组细胞因子药物

药物名称	适 应 证
IL-2	恶性肿瘤、免疫缺陷、疫苗佐剂
IL-11	恶性肿瘤或化疗导致的血小板减少症
IFN-α	白血病、Kaposi 肉瘤、肝炎、恶性肿瘤、AIDS
IFN-β	多发性硬化症
IFN-γ	慢性肉芽肿、生殖器疣、恶性肿瘤、过敏性皮炎、感染性疾病、类风湿关节炎
EPO	慢性肾功能衰竭导致的贫血、恶性肿瘤或化疗导致的贫血、失血后贫血
G-CSF	自身骨髓移植、化疗导致的血细胞减少症、AIDS、白血病、再生障碍性贫血
GM-CSF	自身骨髓移植、化疗导致的血细胞减少症、AIDS、再生障碍性贫血、MDS

(2) 细胞因子拮抗治疗:用可溶性细胞因子受体、细胞因子受体拮抗剂或抗细胞因子抗体来治疗疾病,如应用抗 TNF 抗体治疗类风湿关节炎、应用抗 IL-2R 抗体防治移植排斥反应等。

四、白细胞分化抗原与黏附分子

免疫应答是一个复杂而有序的过程,在此过程中有多种免疫细胞参与并发生相互的作用,免疫细胞之间相互作用的物质基础是表达于细胞表面的膜分子,包括多种抗原、受体(如 Fc 受体、补体受体、细胞因子受体)及其他分子(如黏附分子)。其中,白细胞分化抗原和黏附分子是两类重要的细胞膜分子。

(一) 白细胞分化抗原

白细胞分化抗原(leukocyte differentiation antigen,LDA)是指白细胞在分化成熟为不同谱系、不同阶段以及活化过程中,出现或消失的标志性细胞膜分子。它们大多是跨膜的蛋白质或糖蛋白,含胞膜外区、跨膜区和胞质区。LDA 不只在白细胞表达,还表达在其他血细胞(红细胞系、巨核细胞/血小板谱系)和非造血细胞(如血管内皮细胞、成纤维细胞、上皮细胞等)表面。

目前以分化群(cluster of differentiation,CD)对白细胞分化抗原命名,即应用以单克隆抗体鉴定为主的方法,将来自不同实验室的单克隆抗体所识别的同一种白细胞分化抗原归为一个分化群。人 CD 的编号已从 CD1 命名至 CD419。

CD 分子广泛参与细胞的分化、发育、成熟、迁移和激活,这里仅列表简介参与淋巴细胞识别与信号转导的 CD 分子(表 1-3-2)、参与提供淋巴细胞活化的共刺激信号的 CD 分子(表 1-3-3)和参与免疫效应的 CD 分子(表 1-3-4)。

表 1-3-2　参与淋巴细胞识别与信号转导的 CD 分子

CD 分子	主要分布细胞	主要功能
CD3	成熟 T 细胞及部分胸腺细胞	与 TCR 结合形成 TCR-CD3 复合物,胞质区含 ITAM,转导 TCR 特异性识别抗原所产生的第一活化信号
CD4	Th 细胞、某些 B 细胞、单核-吞噬细胞等	Th 细胞 TCR 识别抗原的共受体,与 APC 表面的 MHC II 结合,增强 TCR 识别抗原后的信号转导;HIV 受体
CD8	CTL 细胞、部分 γδT 和 NK	CTL 识别抗原的共受体,与 APC 表面的 MHC I 结合,增强 TCR 识别抗原后的信号转导
CD2(LFA-2)	T 细胞、胸腺细胞和 NK	与 CD58 结合增强 T 细胞与 APC 或靶细胞间的黏附,SRBC-R
CD79a(Igα)/CD79b(Igβ)	除浆细胞外各分化阶段的 B 细胞表面	B 细胞特征性标志,与 BCR 结合构成 BCR 复合物,转导 BCR 特异性识别抗原所产生的第一活化信号
CD19/CD21/CD81 复合物	除浆细胞外各分化阶段的 B 细胞表面	B 细胞活化的共受体,通过 CD19 胞质区与多种激酶结合,加强跨膜信号转导,CD21 是 EB 病毒受体,CD81 是 HCV 受体

表 1-3-3　参与提供淋巴细胞活化共刺激信号的 CD 分子

CD 分子	主要分布细胞	主要功能
CD28	成熟 T 细胞	与 B7-1、B7-2 结合,为 T 细胞活化提供必需的共刺激信号,即第二活化信号
CD152(CTLA-4)	活化 T 细胞	与 B7-1、B7-2 结合,抑制活化 T 细胞扩增,T 细胞表面的抑制性受体
CD80(B7-1)/CD86(B7-2)	B 细胞和 APC 表面	与 CD28 结合,为 T 细胞活化提供必需的共刺激信号,即第二活化信号
CD154(CD40L)	活化的 CD4+ T 细胞和部分 CD8+ T 细胞表面	与 B 细胞 CD40 结合,可为 B 细胞活化提供必需的共刺激信号
CD40	成熟 B 细胞、DC 等	与 T 细胞 CD40L 结合,可为 B 细胞活化提供必需的共刺激信号

表 1-3-4　参与免疫效应的 CD 分子

CD 分子	主要分布细胞	主要功能
CD64(FcγR I)	单核-巨噬细胞及树突状细胞	高亲和力 IgG Fc 受体,介导 ADCC,调理吞噬,清除免疫复合物
CD32(FcγR II)	单核-巨噬细胞、树突状细胞、粒细胞等	低亲和力 IgG Fc 受体,介导调理吞噬,介导 IgG 通过胎盘;B 细胞表面的抑制性受体,下调体液免疫
CD16(FcγR III)	NK、巨噬细胞、肥大细胞、中性粒细胞	低亲和力 IgG Fc 受体,介导 ADCC,调理吞噬
FcεR I	肥大细胞、嗜碱性粒细胞和部分嗜酸性粒细胞	IgE 高亲和力受体,可介导 I 型超敏反应
CD95(Fas)	多种细胞表面(包括活化的淋巴细胞等)	与配体 FasL 结合后,可启动致死性信号转导,使细胞凋亡
CD178(FasL)	活化的 T 细胞和 NK 细胞	与靶细胞表面 Fas 结合,可诱导靶细胞凋亡

(二) 黏附分子

黏附分子(adhesion molecules,AM)是介导细胞与细胞间或细胞与细胞外基质(extracellular

matrix，ECM)间相互结合的分子，多以跨膜糖蛋白形式广泛分布于几乎所有的细胞表面，亦可脱落成为可溶性分子。它们以受体-配体结合的形式发挥黏附作用。

1. 黏附分子的分类 黏附分子根据其结构特点可分为整合素家族、选择素家族、免疫球蛋白超家族、黏蛋白样家族、钙黏蛋白家族。此外，还有一些黏附分子尚未归类。

(1) 整合素家族(integrin family)：是一组细胞表面的糖蛋白受体，其配体为细胞外基质成分，由 α、β 两条链(亚单位)经非共价键连接组成的异源二聚体，目前至少有 14 种 α 亚基和 8 种 β 亚基。按 β 亚基的不同将现有的整合素分为 8 组(β1～8)，每组中 β 亚基相同，而 α 亚基不同。整合素家族可通过介导细胞与 ECM 的相互黏附，参与细胞活化、增殖、分化、吞噬和炎症形成等多种功能(表 1-3-5)。

表 1-3-5　整合素家族 β1、β2、β3 组部分成员主要特征(举例)

分组	成员举例	α/β 亚单位 CD 命名	分布	配体	主要功能
VLA 组(β1 组)	VLA-4	α4/β1 CD49d/CD29	L，Thy，Mo，Eos	FN，VCAM-1，MadCAM-1	参与免疫细胞间黏附，提供 T 细胞活化的协同刺激信号
白细胞黏附受体组(β2 组)	LFA-1	αL/β2 CD11a/CD18	L，My	ICAM-1、2、3	提供 T 细胞活化的协同刺激信号；参与炎症和淋巴细胞归巢
血小板糖蛋白组(β3 组)	gpⅡb/Ⅲa	αⅡbβ3 CD41/CD61	Pt，En，Meg	Fg，FN，vWF，TSP	血小板活化和凝集

注　En：内皮细胞；Eos：嗜酸性粒细胞；Fg：血纤维蛋白原；FN：纤连蛋白；ICAM：细胞间黏附分子；L：淋巴细胞；Mo：单核细胞；MadCAM-1：黏膜地址素细胞黏附分子-1；Meg：巨核细胞；My：髓样细胞；Thy：胸腺细胞；TSP：血小板反应蛋白；VCAM-1：血管细胞黏附分子；VLA：迟现的抗原；vWF：威勒布兰德因子。

(2) 选择素家族(selectin family)：包括 L-选择素、P-选择素和 E-选择素 3 个成员，配体均为寡糖基团，主要是唾液酸化的路易斯寡糖(CD15s)或类似结构分子，其分布、配体和功能见表 1-3-6。

表 1-3-6　选择素家族成员的分布、配体和功能

选择素	分布	配体	功能
L-选择素(CD62L)	PMN、单核细胞、淋巴细胞	CD15s(sLe^x)、MadCAM-1、CD34、GlyCAM-1、PSGL-1	白细胞与内皮细胞的黏附，参与炎症发生、淋巴细胞归巢
P-选择素(CD62P)	血小板、巨核细胞、活化内皮细胞	CD15s(sLe^x)、CD15、PSGL-1	白细胞与血小板和内皮细胞的黏附
E-选择素(CD62E)	活化内皮细胞	CD15s(sLe^x)、PSGL-1、CLA、ESL-1	白细胞与内皮细胞的黏附，向炎症部位游走，肿瘤细胞迁移

注　CLA：皮肤淋巴细胞相关抗原；SEL-1：选择素配体-1 蛋白；PMN：多形核中性粒细胞；PSGL-1：选择素糖蛋白配体-1；sLe^x：唾液酸化的路易斯寡糖^x；GlyCAM-1：糖酰化依赖的细胞黏附分子；MadCAM-1：黏附地址素细胞黏附分子。

(3) 免疫球蛋白超家族(immunoglobulin superfamily，IgSF)：是具有类似于 IgV 区或 C 区结构，其氨基酸组成也与 Ig 有一定同源性的黏附分子。IgSF 种类多，分布广泛，功能多样，其中介导 T 细胞-B 细胞、T 细胞-APC/靶细胞间的相互识别与作用的有：LFA-2、LFA-3、MHCⅠ类分子、MHCⅡ类分子、ICAM-1～3、CD4、CD8、CTLA-4、B7、VCAM、PECAM、CD158、NKR 等，其中部分内容在相应章节介绍，这里仅举例介绍几个分子(表 1-3-7)。

表 1 - 3 - 7　IgSF 黏附分子的种类、分布及其配体(举例)

IgSF 黏附分子	分布	配体	主要功能
ICAM - 1 (CD54)	内皮细胞、上皮细胞、活化 T 细胞与 B 细胞、树突状细胞、单核细胞、成纤维细胞	LFA - 1 (整合素家族)	提供 T 细胞活化的协同刺激信号,参与炎症和淋巴细胞归巢
VCAM - 1 (CD106)	内皮细胞、树突状细胞、巨噬细胞	VLA - 4 (整合素家族)	参与淋巴细胞黏附、活化和协同刺激
MadCAM - 1	肠相关淋巴组织的高内皮小静脉(HEV)	α4β7、L 选择素	介导淋巴细胞向黏膜部位定向归巢

注　ICAM:细胞间黏附分子;VCAM:血管细胞黏附分子;α4β7:整合素家族 β7 组成员;MadCAM - 1:黏膜地址素细胞黏附分子- 1

(4) 黏蛋白样家族(mucin-like family):为一组富含丝氨酸和苏氨酸的糖蛋白,包括 CD34、糖酰化依赖的细胞黏附分子(GlyCAM - 1)和 P -选择素糖蛋白配体(PSGL - 1)3 个成员,它们的胞膜外区均可为选择素提供唾液酸化的糖基配位,可与选择素结合(表 1 - 3 - 6)。

(5) 钙黏素家族(cadherin family):又称钙黏蛋白家族。多数钙黏素胞膜外区结构相似,其配体是与自身相同的钙黏素分子,主要介导同型细胞间的选择性黏附(同型黏附),在调节胚胎形态发育、实体组织形成与维持中具有重要作用。另外,肿瘤细胞的钙黏素表达改变与肿瘤细胞浸润和转移有关。Cadherin 至少已有 20 多个成员,其中上皮、神经、胚胎相关钙黏素(E-cadherin、N-cadherin、P-cadherin)与免疫学关系密切。

除上述 5 类黏附分子家族外,还有一些尚未分类的黏附分子,如 CD36、CD44、外周淋巴结地址素(PNAd)和皮肤淋巴细胞相关抗原(CLA)等,其中重要的如 CD44。CD44 分布广泛,其配体为透明质酸、FN、Ⅰ型和Ⅳ型胶原蛋白等,通过与不同配体结合参与炎症反应、淋巴细胞归巢和肿瘤转移等。

2. 黏附分子的生物学作用　黏附分子参与细胞的识别、信号转导、活化、增殖和分化以及伸展与移动等,是免疫应答、炎症反应、凝血、肿瘤转移和创伤修复等生理病理过程的分子基础,以下主要介绍其免疫生物学作用。

(1) 参与免疫应答中淋巴细胞的识别与活化:在免疫应答中 Th - APC、Th - B 细胞、CTL -靶细胞之间的相互作用有赖于多种黏附分子对通过配体-受体的结合(如 CD4 - MHC Ⅱ类分子、CD8 -MHC Ⅰ类分子、CD28 - CD80/CD86、CD40 - CD40L、LFA - 1 - ICAM - 1 等),为 Th 细胞、B 细胞和 CTL 细胞的识别、活化提供辅助信号和共刺激信号。

(2) 参与炎症反应:白细胞与血管内皮细胞黏附并穿越血管内皮细胞向炎症部位渗出是炎症反应的重要特征之一。在炎症发生初期,中性粒细胞(PMN)表面的 CD15s(sLe^x)与内皮细胞表面 E-选择素相互作用,使两者发生可逆的初始黏附,介导了 PMN 沿血管壁的滚动。继而,PMN 表面 LFA - 1 等整合素分子表达上调,与内皮细胞上由促炎症因子诱导表达的 ICAM - 1 结合,使 PMN 与内皮细胞发生紧密黏附,随后穿越内皮细胞而渗出到炎症部位。

(3) 参与淋巴细胞归巢:淋巴细胞归巢(lymphocyte homing)的分子基础是淋巴细胞表面的淋巴细胞归巢受体(lymphocyte homing receptor,LHR)与血管内皮细胞上相应地址素(addressin)黏附分子的相互作用,从而介导淋巴细胞黏附并穿越淋巴结高内皮小静脉(HEV)内皮细胞回归至淋巴结,继而又经淋巴管、胸导管入血,进行淋巴细胞再循环。LHR 如 LFA - 1、L -选择素、CD44 等,地址素如黏膜地址素黏附分子(MadCAM - 1)、ICAM - 1 等。

(三) 白细胞分化抗原和黏附分子的临床应用

大量研究发现,CD 分子和黏附分子参与了多种疾病的发生、发展过程,因而检测某些 CD 分子和黏附分子(包括可溶性黏附分子)的变化,可辅助诊断某些疾病。而利用抗某些CD分子或黏附分子的单克隆抗体,可预防和治疗相关疾病。例如,人类CD4分子是HIV的主要受体,HIV感染CD4$^+$细胞后,使CD4$^+$细胞数量锐减和功能降低,检测HIV患者外周血CD4/CD8比值和CD4$^+$细胞绝对数,对于辅助诊断和判断病情有重要作用;用CD单克隆抗体可进行白血病、淋巴瘤的常规免疫学分型;SLE患者血清可溶性VCAM-1水平与病情活动程度相关;抗CD3、CD4及抗ICAM-1等单克隆抗体作为免疫抑制剂,在临床上防治移植排斥反应和多种自身免疫病已取得明显疗效。

五、主要组织相容性复合体及其编码分子

20世纪初就发现同一种属不同个体间进行正常组织或肿瘤移植会引起排斥反应,引起排斥反应的抗原称为组织相容性抗原。其中,能引起迅速而强烈排斥反应的组织相容性抗原称为主要组织相容性抗原,诱导缓慢而较弱排斥反应的组织相容性抗原称为次要组织相容性抗原。编码主要组织相容性抗原的基因群称为主要组织相容性复合体(major histocompatibility complex, MHC),它位于哺乳动物的某一染色体上,由一组紧密连锁的基因群组成。不同种属动物的MHC组成、结构、分布和功能相似,但有不同命名。人的MHC称为人类白细胞抗原(human leukocyte antigen, HLA)复合体,其编码的产物称为HLA分子或HLA抗原。因本文主要介绍人类的MHC,故MHC和HLA同时出现,经常混用。

MHC是在研究移植排斥反应中发现的,但组织器官移植并不是自然现象,MHC一定有其自身的生物学功能。现代免疫学认为,MHC编码的分子是参与抗原提呈和T细胞激活的关键分子,在免疫应答的启动和调节中发挥重要作用。但由于习惯和尊重历史等原因,MHC的名称沿用至今。

(一)MHC的基因组成及特点

1. HLA复合体基因组成　HLA复合体位于第6号染色体短臂一个窄小的区域内(6p21.31),全长约为3 600 kb,共有200多个基因座位,其中能表达蛋白质分子的功能性基因为130个。HLA基因分为Ⅰ类(位于远离着丝点的一端)、Ⅱ类(位于靠近着丝点一侧)和Ⅲ类(位于HLAⅠ类和Ⅱ类基因之间)基因(图1-3-19)。

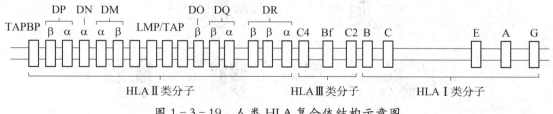

图1-3-19　人类HLA复合体结构示意图

(1)经典HLAⅠ类基因和经典HLAⅡ类基因:经典的HLA基因是指其编码的产物直接参与抗原提呈,并决定个体组织相容性的基因。经典的HLAⅠ类基因包括HLA-B、HLA-C和HLA-A 3个座位,编码HLAⅠ类分子的重链(α链)。经典的HLAⅡ类基因包括HLA-DP、HLA-DQ和HLA-DR 3个亚区,每个亚区又包含两个或两个以上的功能性基因座位和一些假基因,功能性基因分别编码HLAⅡ类分子的α链和β链,形成双链分子。一般MHC均指经典Ⅰ类基因和经典Ⅱ类基因。

(2)免疫功能相关基因:除经典Ⅰ、Ⅱ类基因外,HLA复合体中还有一些与免疫应答和免疫

调节相关的基因,如抗原加工提呈相关基因、炎症相关基因、编码补体成分基因和非经典 HLA Ⅰ 类基因(如 HLA‑E、F、G)等。

2. HLA 复合体的遗传特征

(1)高度多态性:多态性是指在一随机婚配的群体中,染色体上的同一基因座位有两个以上的等位基因,即复等位基因(multiple allele),可编码两种以上的产物。至 2018 年 9 月,HLA Ⅰ、Ⅱ 类基因的各基因座位中共发现等位基因的总数为 20 088 个,其中 HLA‑B 的等位基因最多,为 5 590 个(表 1‑3‑8)。HLA 基因的命名原则是,星号(*)前为基因座位,星号后为等位基因(前两位为主型,后两位为亚型)。例如,HLA‑A*0103 代表 HLA Ⅰ 类基因 A 座位第 1 主型的第 3 号亚型。在 HLA 复合体中,每一对等位基因均为共显性表达,大大增加了人群中 HLA 表型的多样性。HLA 复合体的高度多态性使不同个体的 MHC 分子不同,因对抗原(病原体)的提呈能力不同而应答强度不同,这一现象的群体效应使物种能应对各种病原体的侵袭。同时,多态性导致在无亲缘关系的人群中寻找 HLA 表型完全相同的移植物供者极其困难。

表 1‑3‑8　经典 HLA Ⅰ 和 Ⅱ 类基因的等位基因数

基因类别	Ⅰ类基因			Ⅱ类基因					
	A	B	C	DRA	DRB	DQA1	DQB1	DPA1	DPB1
等位基因数*	4 638	5 590	4 374	7	2 639	100	1 316	73	1 097

注　* 截至 2018 年 9 月的统计数据(http://hla.alleles.org/nomenclature/stats.html)

(2)单元型遗传:在一条染色体上若干基因座位的基因组合称为单元型(haplotype)。HLA 复合体是紧密连锁的,在遗传过程中一般不发生同源染色体的交换,HLA 单元型作为一个完整的遗传单位由亲代传给子代。在子女的 HLA 基因型中,两个单元型分别来自父母,故亲代与子代之间有一个单元型是相同的。在同胞之间,两个单元型完全相同或完全不同的概率均为 25%,一个单元型相同的概率为 50%(图 1‑3‑20)。单元型遗传的规律已应用于从家庭内寻找器官移植的供者和亲子关系的鉴定。

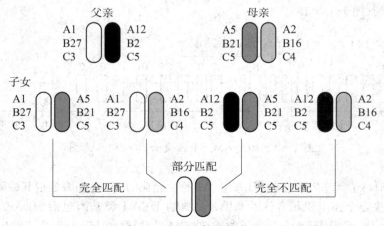

图 1‑3‑20　HLA 单元型遗传示意图

此外,HLA 复合体还具有的连锁不平衡遗传特征,某些单元型在群体中出现的频率较高,可显示人种和地域的特点。

（二）MHC 分子的结构、分布与功能

1. **HLA Ⅰ类分子的结构与分布** HLA Ⅰ类分子是由 MHC Ⅰ类基因编码的 α 链（45 kD）和由第 15 号染色体相应基因编码的 β 链（12 kD）或 β_2 微球蛋白（β_2m）以非共价键连接而成的糖蛋白。α 链由胞膜外区（有 α_1、α_2 和 α_3 3 个结构域）、跨膜区和胞膜内区组成。MHC Ⅰ类分子的胞膜外区包括以下结构。①肽结合区：由 α_1 和 α_2 结构域构成抗原结合槽，能与已处理的内源性抗原的肽段结合。该区决定Ⅰ类分子的多态性及其与抗原肽结合的选择性和亲和力。②Ig 样区：由 α_3 结构域和 β_2m 构成，为非多态区，α_3 是与 T 细胞 CD8 分子结合的部位（图 1-3-21）。

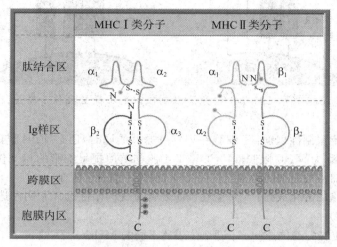

图 1-3-21　HLA Ⅰ类和 HLA Ⅱ类分子结构与抗原结合槽模式图

HLA Ⅰ类分子分布于几乎所有有核细胞的表面，包括血小板和网织红细胞。不同细胞表面表达的数量不同，淋巴细胞表面最多，成熟红细胞和滋养层细胞表面一般不表达。

2. **HLA Ⅱ类分子的结构与分布** HLA Ⅱ类分子是由 MHC Ⅱ类基因编码的 α 链（35 kD）和 β 链（28 kD）以非共价键连接组成的糖蛋白，两条链均由胞膜外区、跨膜区和胞膜内区组成。HLA Ⅱ类分子的胞膜外区包括以下结构。①肽结合区：由 α_1 和 β_1 结构域构成抗原结合槽，能与已处理的外源性抗原的肽段结合。该区决定Ⅱ类分子的多态性及其与抗原肽结合的选择性和亲和力。②Ig 样区：由 α_2 和 β_2 组成，为非多态区。β_2 是与 T 细胞 CD4 分子结合的部位（图 1-3-21）。

HLA Ⅱ类分子的分布范围较小，主要表达于 B 细胞、巨噬细胞、树突状细胞等抗原提呈细胞和胸腺上皮细胞、血管内皮细胞、活化的 T 细胞等细胞的表面。

此外，血清、尿液、乳汁、唾液、精液等体液中也有可溶性的 HLA Ⅰ类和Ⅱ类分子存在。

3. **MHC 分子的功能** MHC 分子是参与免疫应答和免疫调控的重要分子，具有多种重要功能。

（1）参与抗原的加工处理并提呈抗原：MHC 分子最主要的功能是参与抗原的加工处理并提呈抗原。内源性抗原和外源性抗原在抗原提呈细胞内被加工成抗原肽后，分别与 MHC Ⅰ类分子和 MHC Ⅱ类分子的抗原结合槽结合，形成抗原肽-MHC 分子复合物，进而转运至抗原提呈细胞的表面，提呈给 CD8[+]T 和 CD4[+]T 细胞的 TCR 识别（图 1-3-22）。

抗原结合槽与抗原肽的结合不仅有一定选择性，而且还具有包容性，每种 MHC 分子能结合并提呈多种抗原肽。

43

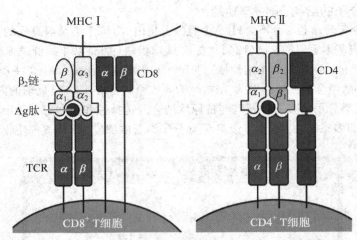

图 1 - 3 - 22　MHC 分子限制性识别及提呈抗原示意图

（2）参与 T 细胞限制性识别：T 细胞在识别抗原肽的同时，还必须识别与抗原肽结合的同基因型的 MHC 分子，称为 MHC 限制性。CD4$^+$ T 细胞与抗原提呈细胞的相互作用受到 MHC Ⅱ类分子限制；CD8$^+$ T 细胞与靶细胞的相互作用受到 MHC Ⅰ类分子限制。

（3）参与 T 细胞的分化成熟：T 细胞在胸腺发育过程的阳性选择和阴性选择均需 MHC 分子参与（见本章第三节）。

（4）参与免疫应答的遗传控制：不同个体表达不同的 MHC 分子，决定了不同个体对某一抗原是否产生应答和应答的强弱。若 MHC 分子的抗原结合槽能与某一抗原肽结合，则机体可对该抗原发生免疫应答，反之则不发生。若抗原结合槽与抗原肽的亲和力强，则介导的应答强，否则应答弱。

（5）参与调控自然杀伤细胞：MHC Ⅰ类分子可与 NK 细胞表面表达的杀伤抑制受体结合，调控 NK 细胞的活性。

（6）参与免疫调节：MHC 分子是提呈抗原、制约免疫细胞相互作用、参与免疫应答的关键分子，其表达水平高低也直接影响免疫应答的强弱，从而发挥免疫调节作用。

（三）HLA 在医学上的意义

1. HLA 与移植排斥反应　器官移植术后，是否发生排斥反应主要取决于供者和受者之间 HLA 型别匹配的程度。器官移植前要做好 HLA 配型，尽可能选择与受者 HLA 型别相符的供者。通常移植物存活率由高到低的顺序是：同卵双胞胎＞同胞＞有血缘关系的亲属＞无血缘关系者。

2. HLA 与疾病的关联　HLA 是与某些疾病有明确关联的遗传成分，即携带特定 HLA 基因的个体易感或不易感某种疾病。特定疾病与某种 HLA 的关联常用相对危险度（relative risk，RR）来表示，RR＞1 时，说明两者呈正关联，RR 值越大则关联越强，提示携带该 HLA 基因者，患某种疾病的危险性越大。现已报道有 500 多种人类疾病与 HLA 关联，其中多为自身免疫病。如强直性脊柱炎患者中 HLA - B27 的阳性率为 58%～97%，RR 值为 55～376（不同地区、人种有差异）。

3. HLA 表达异常与某些疾病发生的关系

（1）HLA Ⅰ类分子异常表达：许多人类肿瘤细胞表面的 HLA Ⅰ类分子表达缺失或密度降低，以致不能有效地激活特异性 CD8$^+$ 细胞毒性 T 细胞，从而导致肿瘤的免疫逃逸。

（2）HLA Ⅱ类分子异常表达：某些组织细胞在一定因素影响下，表达出通常主要在 APC 表达的 HLA Ⅱ 类分子,提呈自身抗原给自身反应性 T 细胞,产生针对相应靶器官的自身免疫应答而导致自身免疫病。

4. HLA 与输血反应 多次接受输血的患者体内可产生抗白细胞和抗血小板 HLA 抗原的抗体,进而导致非溶血性输血反应。对多次接受输血的患者,还应注意选择 HLA 相符的供血者。

5. HLA 与法医学 在无血缘关系的个体之间,其 HLA 等位基因完全相同的人几乎没有,MHC 成为个体的一种遗传标志,故检测 HLA 的基因型和(或)表型可进行个体识别。此外,HLA 以单元型遗传,故可用于亲子鉴定。

第三节 免 疫 细 胞

免疫细胞(immunocyte)泛指所有参与免疫应答或与免疫应答有关的细胞,是机体免疫应答的参与者,也是免疫功能的执行者。绝大多数免疫细胞由造血干细胞分化而来,并表达其特定的生物标志分子,形成独特的表型。根据功能,免疫细胞可分为固有免疫细胞、适应性免疫细胞和抗原提呈细胞。

一、固有免疫细胞

固有免疫细胞是指固有免疫中的细胞组分,主要包括吞噬细胞(单核-巨噬细胞和中性粒细胞)、NK 细胞、树突状细胞、肥大细胞、嗜酸性粒细胞、嗜碱性粒细胞、NKT 细胞、γδT 细胞、B1 细胞等。

(一)吞噬细胞

吞噬细胞(phagocyte)是一类具有吞噬杀伤功能的细胞,为固有免疫应答的主要效应细胞。可分为两大类:一类是大吞噬细胞,包括单核细胞(monocyte, Mo)和巨噬细胞(macrophage, MΦ);另一类是小吞噬细胞,主要指血液中的中性粒细胞(neutrophil)。

1. 单核-巨噬细胞 单核-巨噬细胞包括血液循环中的单核细胞和遍布机体各组织器官内的巨噬细胞,不仅参与非特异性免疫防御,而且也是一类重要的抗原提呈细胞,在适应性免疫应答的启动和调节中起着关键作用。

(1)单核-巨噬细胞的分化成熟及表面标志:单核-巨噬细胞起源于骨髓造血干细胞,经历多能干细胞、髓样干细胞、单核母细胞、前单核细胞等分化阶段成为成熟的单核细胞进入外周血。单核细胞具有进一步分化的潜能,在血循环中停留数小时至数日后,在单核细胞趋化蛋白-1(monocyte chemoattractant protein 1, MCP-1)等趋化因子的作用下,经血管内皮间隙进入组织,分化为巨噬细胞。成熟的单核-巨噬细胞表达多种表面分子,如多种模式识别受体、补体受体、IgG Fc 受体,以及多种细胞因子和激素等受体,其表面分子可参与巨噬细胞的识别、活化和吞噬等生物学效应。激活的单核-巨噬细胞表面还表达多种抗原分子,如 MHC Ⅰ 类和 MHC Ⅱ 类分子、多种黏附分子和共刺激分子等。成熟单核-巨噬细胞高表达 CD14 分子,被认为是较为特异的细胞表面标志,已用于细胞表型的鉴定。

(2)巨噬细胞的生物学功能:巨噬细胞不仅执行固有免疫效应,而且参与适应性免疫,主要生物学功能如下。

1)吞噬和清除病原体:巨噬细胞借助表面的模式识别受体如 Toll 样受体、清道夫受体等识别病原体,也可通过免疫调理作用吞噬病原体,借助氧依赖和氧非依赖途径杀伤、清除细菌、病毒等,在固有免疫中发挥重要作用。吞噬过程见图 1-3-23。

2)杀伤靶细胞:巨噬细胞可有效杀伤肿瘤和病毒感染细胞。静止期的巨噬细胞经脂多糖

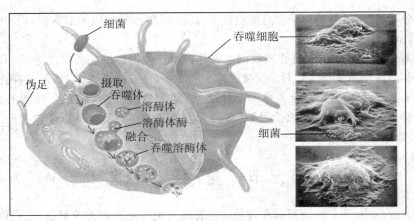

图 1-3-23　吞噬细胞吞噬杀伤过程示意图

(LPS)或 IFN-γ 等激活后,其表面受体表达增强,胞内溶酶体、反应性氧中间物、氮中间物和各种水解酶浓度增高,直接对靶细胞进行清除。同时,活化的巨噬细胞分泌 TNF-α 也能诱导靶细胞凋亡。巨噬细胞还能通过 ADCC 途径杀伤靶细胞,参与肿瘤免疫和抗病毒免疫。

3) 介导和促进炎症反应:巨噬细胞是炎症反应的中心效应细胞和调节细胞,通过下列机制参与炎症反应。①分泌 MIP-1α/β、MCP-1 和 IL-8 等趋化因子,募集、活化更多巨噬细胞、中性粒细胞和淋巴细胞,发挥抗感染作用。②分泌多种促炎症细胞因子和其他炎症介质,参与和促进炎症反应

4) 加工和提呈抗原:巨噬细胞属于专职抗原提呈细胞,其表面表达丰富的 MHC Ⅱ 类分子,并具有强大的吞噬能力,可将摄取、加工处理后的抗原提呈给 T 细胞使之活化。

5) 免疫调节作用:巨噬细胞通过分泌多种细胞因子(如 IL-1、IL-3、IL-6、TNF-α、IFN 等)、某些神经肽(β 内啡肽)及激素(ACTH)等,参与免疫应答和免疫调节。某些巨噬细胞也可通过分泌 IL-10、PGE、TGF-α、活性氧分子等免疫抑制因子,抑制免疫应答。

2. 中性粒细胞　属于小吞噬细胞,来源于骨髓干细胞,是血液中数量最多的白细胞,占外周血白细胞总数的 60%～70%,其特点是寿命短、更新快、数量多。成熟中性粒细胞表面表达多种模式识别受体,如甘露糖受体、CD14、清道夫受体等,以及 Fc 受体、补体受体 CR3 和 CR4 等。中性粒细胞具有很强的趋化和吞噬作用。当病原体在局部引发感染时,中性粒细胞可迅速穿越血管内皮细胞进入感染部位,对侵入的病原体发挥吞噬杀伤和清除作用。其主要通过酶解、氧依赖和氧非依赖等机制杀灭细菌。由于其表面表达 IgG Fc 受体和补体受体,也可通过调理作用促进和增强中性粒细胞的吞噬、杀菌作用。

(二)自然杀伤细胞

自然杀伤细胞(natural killer cell, NK cell)是淋巴细胞的一个亚群,能够直接杀伤被病毒感染的自身细胞或者肿瘤细胞,因此称为自然杀伤细胞(NK 细胞)。NK 细胞由骨髓造血干细胞分化发育而来,经历 NK 祖细胞、NK 前体细胞、不成熟 NK 细胞和成熟 NK 细胞的不同分化阶段发育成熟,占外周血淋巴细胞的 10%～15%。

1. NK 细胞的生物学特征

(1) 表面标志:NK 细胞表达多种表面分子,但只具有相对特异性,通常将表达 $CD56^+CD16^+$ $CD3^-TCR^-BCR^-$ 和胞内转录因子 $E4BP4^+$ 的淋巴细胞定义为 NK 细胞,并以 CD56 分子表达密度不同,可分为 $CD56^{bright}$ 和 $CD56^{dim}$ 两个亚群。

NK 细胞不表达特异性抗原识别受体,可表达一系列与其活化和抑制相关的调节性受体,并通过上述调节性受体对机体"自己"和"非己"成分的识别,选择性地杀伤病毒感染或肿瘤细胞。NK 细胞表面调节性受体包括杀伤活化性受体和杀伤抑制性受体。①NK 细胞杀伤活化性受体(killer activatory receptor, KAR):NK 细胞可通过多种受体而被活化,这些活化受体包括天然细胞毒受体(NCRs)、KLRs(NKG2 家族等)、细胞因子受体、膜整合素分子和其他活化受体(CD18、CD2、CD16、TLRs 等),其中识别感染细胞最重要的活化受体是 NCRs 和 NKG2 家族的 NKG2D。在对 NKG2D 各种配体的转录调控、翻译折叠和结构功能进行分析时发现,这类分子转录翻译时均需要热休克因子(HSF)的参与,该转录因子通常需要在压力诱导下(包括病毒感染、细胞恶性转化、化学刺激和炎症反应等)才能发挥转录调控作用。由于 NK 细胞识别的是"压力诱导"下组成性表达的蛋白质分子,该模式被称为 NK 细胞识别的"压力诱导"模式。②NK 细胞抑制性受体(killer inhibitory receptor, KIR):是以 MHC Ⅰ类分子为配体的受体,主要识别靶细胞上的 MHC Ⅰ类分子,这种识别对 NK 细胞杀伤活性产生抑制信号,从而避免 NK 细胞对"自己"的攻击。肿瘤细胞或病毒感染细胞往往丢失 MHC Ⅰ类分子而无法传递抑制信号,从而导致 NK 细胞活化并诱发杀伤作用,即 NK 细胞识别假说——"丧失自我"学说。

(2) NK 细胞杀伤作用机制:NK 细胞的自然杀伤靶细胞的识别启动模式尚未完全清楚,目前有上述"丧失自我"识别模式和"压力诱导"识别模式两种解释。当 NK 细胞通过杀伤活化受体或 IgG Fcγ 受体与靶细胞表达的配体结合后,可通过以下途径发挥杀伤效应。①释放穿孔素-颗粒酶引起靶细胞溶解。②通过 Fas/FasL 途径引起靶细胞凋亡。③释放细胞因子 TNF-α,与靶细胞表面相应受体结合而使靶细胞凋亡。引起杀伤效应途径主要是启动自然杀伤和 CD16 介导的 ADCC。

2. NK 细胞的生物学功能 NK 细胞具有介导抗感染、抗肿瘤和免疫调节等多种免疫生物学作用。

(1) 抗感染:NK 细胞可直接杀伤 MHC Ⅰ类分子发生变异或丢失的靶细胞,发挥早期抗胞内感染的作用,也可释放各种细胞因子(IFN-α 和 IFN-γ 等)溶解病毒感染细胞、干扰病毒复制。

(2) 抗肿瘤:NK 细胞具有广谱抗肿瘤效应,其抗肿瘤作用是非特异性的,可杀伤 MHC Ⅰ类分子发生变异或丢失的早期突变的肿瘤细胞,在监视和杀伤体内突变的肿瘤细胞中发挥重要作用。此外,NK 细胞也可通过 ADCC 杀伤被特异性 IgG 包被的肿瘤细胞。

(3) 免疫调节作用:NK 细胞是一类重要的免疫调节细胞,可通过分泌 IFN-γ、TNF-β、IL-2 抑制体液免疫应答,增强细胞介导的免疫应答。同时,NK 细胞分泌的 IFN-γ、TNF-α 可以进一步活化吞噬细胞,扩大和增强机体抗感染免疫能力。

(三) 其他固有免疫细胞

1. 树突状细胞(dendritic cell, DC) 广泛分布于全身组织和脏器,血液中数量较少,约为外周血单个核细胞的 1%,因具有许多树枝状突起而得名。DC 是目前所知体内抗原提呈作用最强的免疫细胞,为专职抗原提呈细胞,其主要功能是摄取、加工处理和提呈抗原,从而启动适应性免疫应答。关于 DC 的抗原提呈作用详见本节抗原提呈细胞。此外,DC 还参与胸腺内 T 细胞的阳性选择和阴性选择、免疫耐受的诱导和免疫记忆的维持,其分泌的多种细胞因子也广泛参与免疫应答的调节。因此,DC 是机体重要的固有免疫细胞。

2. 固有样淋巴细胞(innate-like lymphocytes, ILLs) 是体内存在的一小群淋巴细胞,为 NKT 细胞、γδT 细胞和 B1 细胞。由于其受体相对恒定,并存在于机体的特殊部位,对识别的抗原应答不需要经历克隆扩增,因此称为固有样淋巴细胞。

(1) NKT 细胞:为一群细胞表面既有 T 细胞受体(TCR),又有 NK 细胞受体的特殊 T 细胞亚

47

群。NKT 细胞在胸腺或胚肝分化发育,主要分布于骨髓、胸腺、肝脏,在脾脏、淋巴结、外周血中也有少量分布。NKT 细胞可识别 CD1 分子所提呈的磷脂和糖脂类抗原,且不受 MHC 限制性,可通过分泌穿孔素-颗粒酶或 Fas/FasL 途径杀伤某些病原体或肿瘤细胞,主要参与炎症反应、免疫调节、抗肿瘤、抗感染及在自身免疫病中发挥作用。

(2) γδT 细胞:为执行固有免疫功能的 T 细胞,其 TCR 由 γ 和 δ 链组成,在胸腺内发育成熟。主要分布于皮肤、肠道、呼吸道及泌尿生殖道等黏膜及皮下组织,是构成表皮内淋巴细胞和黏膜组织上皮内淋巴细胞(IEL)的主要成分之一,在外周血仅占 T 细胞的 5%～10%,这种分布模式提示 γδT 细胞在黏膜免疫中起重要作用。

(3) B1 细胞:为具有自我更新能力的 $CD5^+$、$mIgM^+$ B 细胞,在个体发育过程中出现较早(胚胎期),其发育与胎肝密切相关,也可由骨髓产生。主要分布在胸腔、腹腔和肠壁固有层中,属于有自我更新能力的长寿 B 细胞,BCR 缺乏多样性,是机体天然 IgM 的主要来源,可分泌 IgA 介导黏膜免疫。

3. 肥大细胞(mast cell)　来源于骨髓干细胞,在祖细胞时期便迁移到外周组织并发育成熟,主要分布在皮肤、呼吸道、消化道黏膜下结缔组织和血管壁周围组织中。其表面表达 CCR3、过敏毒素受体(C3aR、C5aR)、Toll 样受体及高亲和力 IgE Fc 受体 I(FcεR I)。活化的肥大细胞可通过释放胞内颗粒中的炎症因子招募效应细胞到炎症部位,引发炎症反应,从而在抗感染、抗肿瘤和免疫调节中发挥重要作用。变应原与致敏肥大细胞表面特异性 IgE 抗体结合,可介导肥大细胞脱颗粒,引发 I 型超敏反应。

4. 嗜碱性粒细胞(basophil)　来源于骨髓干细胞,约占外周血白细胞的 0.2%,其表面表达 CCR3 等趋化因子受体,可被 CCL11 等相关趋化因子从血管中招募到炎症或过敏反应部位发挥作用。嗜碱性粒细胞与肥大细胞相似,如胞内均含有丰富的嗜碱性颗粒;细胞膜表面表达补体 C3a、C5a 受体和 IgE Fc 受体等,活化之后可释放胞内活性介质,发挥趋化、激活补体和致炎作用,同时也是引发 II 型超敏反应的重要效应细胞。

5. 嗜酸性粒细胞(eosinophil)　来源于骨髓干细胞,占外周血白细胞的 5%～6%,主要分布在呼吸道、消化道和泌尿生殖道黏膜组织中。嗜酸性粒细胞含有的碱性组蛋白、芳基硫酸酯酶等对寄生虫具有毒性作用,是限制体内寄生虫感染扩展的重要因素;嗜酸性粒细胞含有的组胺酶是限制和调节肥大细胞介导炎症的重要因素;而其产生的 TGF-β 则是促进修复的重要因素。

二、适应性免疫细胞

适应性免疫细胞主要是指在适应性免疫应答过程中发挥特异性识别抗原和效应的细胞,包括 T 细胞、B 细胞,也被称为免疫活性细胞(immune competent cell, ICC)。

(一) T 细胞

T 细胞是 T 淋巴细胞(T lymphocyte)的简称,来源于骨髓中的淋巴样干细胞,在胸腺中发育成熟。T 细胞在外周血中占淋巴细胞的 65%～75%,在胸导管内高达 95% 以上。成熟的 T 细胞经血流到达外周免疫器官,接受抗原提呈细胞表面特异性抗原肽及其他信号的共同刺激,成为效应性和记忆性 T 细胞,参与适应性免疫应答和免疫记忆的维持。

1. T 细胞的分化发育　来自骨髓的淋巴样前体细胞经血液到达胸腺,称为前 T 细胞,从胸腺的浅皮质区向深皮质区、髓质区移行,并在胸腺微环境中多种因素的共同作用下分化、成熟,故 T 细胞又称为胸腺依赖性淋巴细胞(thymus-dependent lymphocyte)。T 细胞在胸腺内的分化发育过程分为 3 个时期。①双阴性期:前 T 细胞不表达 CD4 和 CD8 分子,称为双阴性细胞(double negative cell, DN 细胞)。DN 细胞不表达 TCR 和 CD3 分子,不具有识别抗原的能力。②双阳性期：DN 细胞先后发生 TCRβ 和 TCRα 基因重排,此时 TCR 也称为前 TCR,前 TCR 表达可诱导 CD8 和 CD4 基因活化,首先表达 CD8,CD8 出现后促进 CD4 表达,形成 $CD4^+CD8^+$ 双阳性细胞(double positive cell,DP 细胞)。③单阳性期：DP 细胞在胸腺中经历了阳性选择和阴性选择,分化为 $CD4^+CD8^-$ 或 $CD4^-CD8^+$ T 细胞,即单阳性细胞(single positive cell,SP 细胞),然后迁出胸腺进入外周免疫器官或外周血。

(1) T 细胞受体(TCR)的发育：TCR 的发育、成熟是胸腺内 T 细胞发育的一个重要事件,其中 TCR β 链的重排是关键所在,TCR β 链基因群包括 Vβ、Dβ 和 Jβ 3 类基因片段。在双阴性期 TCR β 链基因开始重排,先从 Dβ 和 Jβ 中各选 1 个片段,重排成 D-J,然后与 Vβ 中的 1 个片段重排成 V-D-J,再与 Cβ 重排成完整的 β 链,β 链重排成功则 T 细胞继续发育,不成功则 T 细胞死亡。β 链表达后即与前 T 细胞替代 β 链的 pTα 组装成 pTα：β 受体,表达于前 T 细胞(pre-T)表面,在 IL-17 等细胞因子诱导下,前 T 细胞增殖活跃,并分化为 $CD4^+CD8^+$ 双阳性细胞,此阶段 pTα：β 表达下调,细胞停止增殖,α 链基因发生重排,开始表达有功能性的 TCR。

(2) T 细胞发育的选择过程(图 1-3-24)：①阳性选择。$TCRαβ^+ CD4^+CD8^+$ 双阳性细胞在胸腺皮质中,与胸腺上皮细胞表达的抗原肽-MHC I 类或 MHC II 类分子复合物以适当亲和力进行特异性结合,可继续分化为 $CD4^+$ 或 $CD8^+$ SP 细胞。其中与 MHC I 类分子结合的 DP 细胞 CD8 表达水平升高,CD4 表达下降直至丢失,而与 MHC II 类分子结合的 DP 细胞,CD4 表达水平升高,CD8 表达下降直至丢失;不能与抗原肽-MHC I 类或 MHC II 类分子发生有效结合或结合力过高的 DP 细胞在胸腺皮质中发生凋亡,凋亡细胞占 DP 细胞的 95% 以上。此过程称为胸腺的阳性选择。②阴性选择。胸腺中通过阳性选择的 T 细胞其 TCR 若能与自身肽-MHC I 类或 MHC II 类分子复合物高亲和力结合,即被激活而发生程序性死亡,或处于失能状态,以保证外周免疫器官的 T 细胞库中不含有针对自身成分的 T 细胞,从而获得对自身抗原的耐受性;不能识别该复合物的 T 细胞则继续发育为成熟的 T 细胞,此即阴性选择。

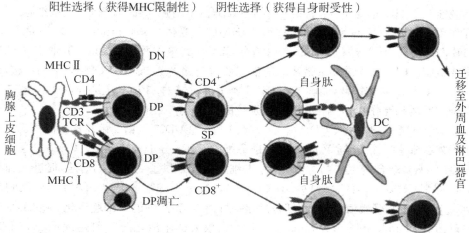

图 1-3-24 T 细胞在胸腺中的阳性选择和阴性选择

2. T 细胞的表面分子及其作用 T 细胞表面具有许多重要的膜分子,它们是 T 细胞识别抗原、与其他免疫细胞相互作用、接受信号刺激并产生应答的物质基础。

(1) TCR-CD3 复合体：T 细胞抗原受体(T cell receptor,TCR)为所有 T 细胞的特征性标志,以非共价键方式与 CD3 分子结合,形成 TCR-CD3 复合体,T 细胞依靠 TCR 特异性识别抗原,并

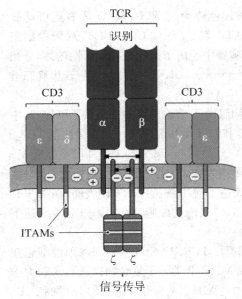

图 1-3-25　TCR-CD3 复合体

通过 CD3 分子向细胞内传递信号（图 1-3-25）。

TCR 是由两条肽链以二硫键连接形成的异二聚体，构成 TCR 的肽链有 α、β、γ、δ 4 种类型。根据所含肽链的不同，TCR 分为 TCRαβ 和 TCRγδ 两种类型，前者较常见。编码人 TCRα 链和 β 链的基因分别位于第 14 号和 7 号染色体，α 链是由 V、J、C 基因片段编码，β 链是由 V、D、J、C 基因编码。V、D、J、C 等基因座位又各有不同的等位基因，TCR 的特异性分别由 α 链和 β 链的 V-J 及 V-D-J 基因重排决定，故两条链基因重排后可形成至少 5×10^9 以上的特异性 TCR 分子，可识别环境中多种多样的抗原，使 TCR 具有多样性的特点。TCR 肽链分为胞膜外区、跨膜区和胞质区。胞膜外区部分又可分为可变区（V 区）和恒定区（C 区），V 区中含有 3 个互补决定区（CDR1、CDR2 和 CDR3），是 TCR 识别 pMHC 的功能区。TCR 跨膜区氨基酸残基带正电荷，可与 CD3 分子跨膜区中带负电荷的氨基酸间形成盐桥，组成 TCR-CD3 复合体。TCR 胞质区很短，不具有转导活化信号的功能，TCR 识别抗原的活化信号由 CD3 转导至 T 细胞内。

CD3 分子为跨膜蛋白，具有 5 条肽链，即 γ、δ、ε、ζ 及 η 链，均为跨膜蛋白，其胞质区较长，均含有免疫受体酪氨酸活化基序（immunoreceptor tyrosine-based activation motif，ITAM），可向细胞内传递抗原识别信号。

（2）TCR 的共受体——CD4、CD8：CD4 和 CD8 分子的主要功能是辅助 TCR 识别抗原和参与 T 细胞活化信号的传导。CD4 分子是单链跨膜蛋白，胞膜外区具有 4 个 Ig 样结构，其中远膜端的两个结构域能与 MHC Ⅱ 类分子 β 链的 β2 结构域结合，可增强 T 细胞与抗原提呈细胞或靶细胞之间的相互作用并辅助 TCR 识别抗原，故称为 T 细胞的共受体（coreceptor）。CD4 还是人类免疫缺陷病毒（HIV）的受体，HIV 通过 gp120 蛋白结合 CD4 是其侵入并感染 $CD4^+$ T 细胞或 $CD4^+$ 巨噬细胞的重要机制。CD8 分子是由 α 链和 β 链借二硫键连接的异二聚体，CD8 分子的 α 链和 β 链的胞膜外区各含 1 个 Ig 样结构域，能够与 MHC Ⅰ 类分子重链的 α3 结构域结合，有助于稳定 Tc 和抗原提呈细胞之间的相互作用，并辅助 TCR 识别抗原。

（3）共刺激分子——CD28、CD154、CD278、CD2：①CD28 是由二硫键连接的同源二聚体，每条链的胞膜外区都有一个 Ig 样 V 区。活化的 T 细胞 CD28 分子表达上调。CD28 分子与 B7 分子家族（CD80、CD86）结合产生共刺激信号，为 T 细胞活化提供重要的第二信号，促进 T 细胞活化。②CD154 也称为 CD40 配体（CD40 ligand，CD40L）。静止 T 细胞不表达 CD40L，当 T 细胞活化后表达 CD40L，可产生共刺激信号，为 B 细胞活化提供第二信号，辅助 B 细胞活化。③CD278 也称为诱导性共刺激分子（inducible co-stimulator，ICOS），仅表达于活化的 T 细胞表面，与 CD28 同源。人 ICOS 的配体也是 B7 分子。④CD2 又称淋巴细胞功能相关抗原 2（lymphocyte function associated antigen-2，LFA-2）或绵羊红细胞受体（SRBCR）。CD2 的配体是 CD58，表达于 APC 或靶细胞上的 CD58 分子可与 T 细胞表面的 CD2 分子相互作用，加强 T 细胞与 APC 间的黏附，也可通过向 T 细胞提供协同刺激信号，促进 T 细胞激活。

（4）负调节分子——CD152、PD-1：①CD152 又称为细胞毒性 T 细胞活化抗原 4（CTL activation antigen-4，CTLA-4），胞质段有免疫受体酪氨酸抑制基序（immunoreceptor tyrosine-based inhibition motif, ITIM),与 B7 分子结合可向活化的 T 细胞传递抑制信号。当 T 细胞活化后,CD152 表达并与 CD28 分子竞争 B7 分子,然后向细胞传递抑制信号,防止 T 细胞过度活化,对 T 细胞活化发挥负调节作用。②PD-1(programmed death 1)是重要的共抑制分子,表达于活化 T 细胞表面,配体为 PD-L1 和 PD-L2。PD-1 与配体结合后,可抑制 T 细胞的增殖和 IL-2、IFN-γ 等细胞因子的产生,并抑制 B 细胞增殖、分化和抗体的分泌。PD-1 还参与外周免疫耐受的形成。

(5)其他膜分子

1)MHC 分子:T 细胞作为有核细胞,表达 MHC Ⅰ 类分子。人类 T 细胞被激活后也可表达 MHC Ⅱ 类分子,因此 MHC Ⅱ 类分子亦可视为 T 细胞活化的标志。

2)凋亡相关分子:CD95 又称 Fas,可组成性或诱导性表达于多种细胞表面,如活化的 T/B 细胞、NK 细胞、单核细胞等。Fas 的配体为 CD178(Fas 配体,FasL),主要表达在细胞毒性 T 细胞(CTL)、NK 细胞和某些免疫特赦组织。表达 CD95 的活化 T 细胞可与 CD178 分子结合,诱导活化的 T 细胞凋亡。Fas 介导的细胞凋亡在免疫调节中起重要作用。

3)丝裂原结合蛋白:T 细胞表面还表达多种结合丝裂原的膜分子。丝裂原与 T 细胞表面相应膜分子上的特定糖基交联后,可多克隆激活 T 细胞,使静止状态的 T 细胞非特异性活化、增殖并转化为淋巴母细胞。

4)细胞因子受体:T 细胞活化后还表达多种与功能有关的分子,如细胞因子受体(IL-1R、IL-2R、IL-4R 等),参与调节 T 细胞的活化、增殖和分化。

3. T 细胞的亚群与功能　T 细胞是高度不均一的细胞群体,根据其分化状态、TCR 类型、细胞表面膜分子及介导的功能不同,可将 T 细胞分成许多不同的类别及亚群。

(1)初始 T 细胞、效应 T 细胞和记忆 T 细胞:根据 T 细胞的分化状态不同,可将其分为初始 T 细胞、效应 T 细胞和记忆 T 细胞。

1)初始 T 细胞(naive T cell, Tn):指从未接受过抗原刺激的成熟 T 细胞。发育成熟的 T 细胞转移到淋巴结、脾脏等外周免疫器官,在没有接触特异性抗原分子刺激前,处于相对静止状态,称为初始 T 细胞。这些细胞处于细胞周期的 G_0 期,存活期短,表达高水平的 CD45RA 和高水平的 L-选择素(CD62L),参与淋巴细胞再循环,主要功能是识别抗原。

2)效应 T 细胞(effective T cell, Te):由初始 T 细胞分化发育而来,是执行机体免疫效应功能的细胞,表达 CD45RO 分子和高水平 IL-2 受体,不参与淋巴细胞再循环,而是向外周炎症部位或某些器官组织迁移。

3)记忆 T 细胞(memory T cell, Tm):为维持机体免疫记忆的 T 细胞。与初始 T 细胞相似,亦处于细胞周期的 G_0 期,但存活期长,可达数年至数十年。记忆 T 细胞表型与效应 T 细胞相似,亦表达 CD45RO 和黏附分子。记忆 T 细胞介导再次免疫应答,接受相同抗原刺激后可迅速活化,并分化为效应 T 细胞,发挥迅速而强大的特异性应答。

(2)αβ T 细胞和 γδ T 细胞:根据表达的 TCR 类型,T 细胞可分为 αβ T 细胞和 γδ T 细胞。αβ T 细胞是体内最主要的 T 细胞,占外周血 T 细胞总数的 90%~95%。αβ T 细胞识别 MHC 分子提呈的抗原肽,具有 MHC 限制性。其主要功能是介导细胞免疫、辅助体液免疫和参与免疫调节。与 αβ T 细胞相比,γδ T 细胞具有如下特点:①可直接识别抗原分子,无 MHC 限制性,且不需要抗原提呈细胞提呈。②主要分布于黏膜相关淋巴组织,具有细胞毒作用、免疫调节作用和损伤黏膜的修复作用,具体详见本节固有免疫细胞。

(3)CD4$^+$T 细胞和 CD8$^+$T 细胞:根据人成熟 αβ T 细胞是否表达 CD4 或 CD8 分子,可将 T 细胞分为 CD4$^+$T 细胞和 CD8$^+$T 细胞两群。在外周淋巴组织中 CD4$^+$T 细胞约占 65%,而 CD8$^+$T

细胞约占 35%。

1) CD4$^+$T 细胞：CD4$^+$T 细胞的 CD 表型主要为 CD3$^+$CD4$^+$CD8$^-$。CD4$^+$T 细胞表达的 TCR 类型为 TCRαβ，识别 MHC Ⅱ类分子提呈的外源性抗原，具有 MHC Ⅱ类分子限制性。CD4$^+$T 细胞可通过合成和分泌细胞因子，促进 B 细胞、T 细胞和其他免疫细胞的增殖与分化，协调免疫细胞间的相互作用。根据细胞分泌的细胞因子谱的不同，可以将 CD4$^+$Th 细胞分成不同亚群，详见后述。但近年来的研究也发现，部分 CD4$^+$T 细胞具有细胞杀伤功能和免疫抑制作用。

2) CD8$^+$T 细胞：CD8$^+$T 细胞的 CD 表型主要为 CD3$^+$CD4$^-$CD8$^+$。CD8$^+$T 细胞表达的 TCR 类型为 TCRαβ，识别 MHC Ⅰ类分子提呈的内源性抗原，具有 MHC Ⅰ类分子限制性。CD8$^+$T 细胞也是一个不均一的群体，可根据其表面标志或细胞功能不同而将其分群。CD8$^+$T 细胞功能亚群主要包括杀伤性 T 细胞(Tc)和抑制性 T 细胞(Ts)。

（4）Th、CTL 和 Treg：根据 T 细胞在免疫应答的功能不同，可以将 T 细胞分成辅助性 T 细胞（helper T lymphocyte, Th）、细胞毒性 T 细胞（cytotoxic T lymphocyte, CTL 或 Tc）和调节性 T 细胞（regulatory T cell, Treg）。

1) Th 细胞：为辅助 T、B 细胞应答的功能亚群，初始 CD4$^+$T 细胞受抗原刺激可分化为 Th 细胞。一般认为，Th 细胞前体，分化为中间阶段的 Th0，Th0 可同时产生 Th1 和 Th2 型细胞因子。在不同因素作用下，Th0 选择性地向 Th1 或 Th2 细胞偏移、分化。如 IFN-γ 可促进 Th0 细胞向 Th1 分化，而 IL-4 可促进 Th0 细胞向 Th2 分化。Th1 细胞参与细胞免疫和迟发型超敏反应；Th2 细胞可辅助 B 细胞分化为抗体分泌细胞，与体液免疫应答相关。Th1 和 Th2 细胞活化后即分泌不同细胞因子，Th1 细胞主要分泌 IL-2、IFN-γ、TNF-β，但不能合成 IL-4、IL-5、IL-6；Th2 细胞主要分泌 IL-4、IL-5、IL-6 和 IL-10，但不能合成 IL-2、IFN-γ、TNF-β。Th1 和 Th2 细胞是相互调节、相互制约的，它们的失调与感染性疾病和自身免疫性疾病相关。

随着研究的进展，多种不同于 Th1、Th2 的细胞亚群被发现，如 Th17、Tfh、Th9、Th22 细胞等。Th17 细胞主要产生 IL-17、IL-17F、IL-22 和 IL-21，介导炎症反应、自身免疫性疾病、移植排斥及肿瘤的发生和发展。Tfh 细胞主要产生 IL-21，辅助 B 细胞分化成为抗体形成细胞，这些细胞亚群发挥着不同的生物学作用。Th9 细胞通过分泌其特征性细胞因子 IL-9，在过敏性疾病、抗寄生虫感染和自身免疫病中发挥重要作用。Th22 是一群 IL-17A$^-$IL-22$^+$IFN-γ$^-$ 的 Th 细胞，表达趋化因子受体 CCR4、CCR6 和 CCR10，通过分泌 IL-22、IL-13 和 TNF-α 参与上皮细胞的生理功能和炎症反应，特别是在炎症性皮肤疾病（如牛皮癣和特应性皮炎）的免疫病理中发挥重要作用。

2) CTL 细胞：为具有免疫杀伤效应的功能亚群，其特征性表型为 CD3$^+$CD4$^-$CD8$^+$CD28$^+$。CD8$^+$CTL 细胞具有细胞毒作用，可杀伤病毒等细胞内寄生物感染的靶细胞。CD8$^+$CTL 细胞杀伤靶细胞具有抗原特异性，其杀伤机制包括：①通过释放穿孔素-颗粒酶引起靶细胞溶解；②通过 Fas/FasL 途径引起靶细胞凋亡；③释放细胞因子 TNF，与靶细胞表面相应受体结合，启动靶细胞的凋亡。CD8$^+$CTL 活化后，还可通过释放 IFN-γ 和 TNF 等细胞因子，参与细胞免疫应答及免疫调节。

3) Treg 细胞：具有抑制免疫应答的功能，参与多种免疫性疾病的病理过程。根据调节性 T 细胞的表面标志、产生细胞因子和作用机制的不同可有多种类型。①自然调节性 T 细胞（natural Treg, nTreg）：直接从胸腺分化而来，占外周血 CD4$^+$T 细胞的 5%～10%，高表达 CD25 分子和转录因子 Foxp3。CD4$^+$CD25$^+$Treg 细胞可通过细胞间直接接触发挥抑制作用，还可分泌 TGF-β 和 IL-10 等细胞因子来抑制免疫应答。②诱导性调节性 T 细胞（inducible Treg, iTreg）：或称适应性调节性 T 细胞（adaptive Treg），由初始 CD4$^+$T 细胞在外周经抗原及其他因素（如 TGF-β 和

IL-12)诱导产生。Tr1 是 iTreg 的一个主要亚群,主要分泌 IL-10 和 TGF-β,可抑制炎症性自身免疫反应和由 Th1 介导的淋巴细胞增殖及移植排斥反应,还可通过分泌 IL-10 在抑制超敏反应性疾病(如哮喘)中起作用。③其他调节性 T 细胞:在 CD8$^+$T 细胞中也存在一群 CD8$^+$调节性 T 细胞(CD8$^+$Treg),对自身免疫反应性 CD4$^+$T 细胞具有抑制活性,并可抑制移植物排斥反应。

(二) B 细胞

B 细胞是 B 淋巴细胞(B lymphocyte)的简称,由哺乳动物骨髓或鸟类法氏囊中的淋巴样干细胞分化发育而来。成熟的 B 细胞主要定居于外周免疫器官的淋巴滤泡内,在外周血中,B 细胞占淋巴细胞总数的 10%~20%。B 细胞是体内唯一能产生抗体的细胞浆细胞的前体,其特征性表面标志是膜免疫球蛋白(mIg),作为特异性 B 细胞抗原受体(BCR)的重要组成部分,通过识别不同抗原表位而使 B 细胞激活,分化为浆细胞,进而产生特异性抗体,介导体液免疫应答。B 细胞同时具有抗原提呈功能,可启动再次免疫应答。

1. B 细胞的分化发育 B 细胞源于骨髓中的淋巴样干细胞,在骨髓内分化成熟。B 细胞分化阶段可分为在中枢免疫器官中的抗原非依赖期和在外周免疫器官中的抗原依赖期。

(1) B 细胞在中枢免疫器官中的分化发育:B 细胞在骨髓的发育是抗原非依赖性的,经由祖 B 细胞、前 B 细胞、未成熟 B 细胞分化为成熟初始 B 细胞。骨髓基质细胞表达的细胞因子和黏附分子是 B 细胞发育的必要条件,如基质细胞表达的膜型 SCF(mSCF)与早期发育的 B 细胞上 c-Kit(SCF 受体,CD117)结合,可为早期分化发育提供刺激信号;基质细胞分泌的 IL-7 是诱导晚期祖 B 细胞向前 B 细胞发育的关键因子;基质细胞分泌的基质细胞衍生因子 1(SDF-1)是早期 B 细胞趋化的重要因子。

(2) B 细胞受体(BCR)的发育:在 B 细胞的不同发育阶段,BCR 分子发生一系列变化。在早期祖 B 细胞,Ig 重链可变区基因开始发生 D-J 基因重排,晚期祖 B 细胞发生 V-D-J 基因重排;前 B 细胞阶段可表达完整的 μ 链,但还不能合成完整的 Ig 分子,此时 μ 可与 λ5/VpreB 替代轻链共同组成 pre-B 受体,此阶段是 B 细胞发育中一个重要的关卡点(checkpoint)。接着 Ig 轻链 V 区开始发生 VJ 重排,产生轻链,并形成表达 mIgM$^+$的未成熟 B 细胞。随后 μ 链以外的其他 Ig 重链开始表达,使得 B 细胞可同时表达 mIgM 和 mIgD,B 细胞发育为成熟 B 细胞,进入外周免疫器官。

免疫系统中 T 细胞库和 B 细胞库分别包含了所有特异性不同的 T 细胞克隆和 B 细胞克隆,这种抗原识别受体的多样性在基因重排过程中产生,其机制主要包括组合多样性、连接多样性、受体编辑和体细胞高频突变。

(3) B 细胞的阴性选择:前 B 细胞在骨髓中发育至未成熟 B 细胞后,其表面仅表达完整的 mIgM。未成熟 B 细胞的 BCR 能与骨髓细胞表面的自身抗原结合,则该细胞的发育成熟被阻滞,形成克隆清除。被阻滞的未成熟 B 细胞通过受体编辑改变其受体特性,成为对自身抗原无反应性的克隆继续发育成熟;若重排失败,则该细胞凋亡。阴性选择是 B 细胞自身耐受形成的主要机制。

(4) B 细胞在外周免疫器官中的分化发育:B 细胞在外周免疫器官中分化发育为抗原依赖性,故此期又称抗原依赖期,B 细胞发育的亲和力成熟是该期的重要事件。在外周免疫器官,成熟 B 细胞接受抗原刺激后,在淋巴滤泡增殖形成生发中心,并发生广泛的 Ig 可变区体细胞高频突变。突变后 B 细胞凡能与滤泡树突状细胞(FDC)表面抗原以低亲和力结合的 B 细胞或不能结合者,则发生凋亡;凡能与抗原高亲和力结合的 B 细胞则表达 CD40,从而接受 Th 细胞 CD40L 刺激,使该 B 细胞免于凋亡,也被称为 B 细胞的阳性选择。

2. B 细胞的表面分子及其作用 B 细胞表面表达众多膜分子,在 B 细胞识别抗原、活化、增殖和抗体产生等过程中发挥重要作用。

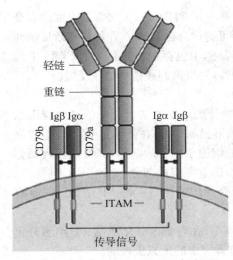

图 1-3-26 BCR-CD79a/CD79b
复合体

（1）BCR-CD79a/CD79b 复合体：B 细胞表面最主要的分子是 B 细胞受体（B cell receptor，BCR），BCR 复合体由识别抗原的 BCR 和传递信号的 CD79a/CD79b（Igα/Igβ）异源二聚体组成（图 1-3-26）。BCR 即膜表面免疫球蛋白（mIg），是 B 细胞的特征性表面标志。mIg 以单体形式存在，能结合特异性抗原，但由于其胞内部分较短，其抗原识别信号的转导有赖于 CD79a/CD79b 异二聚体。CD79a/CD79b 通过非共价键形式与 mIg 连接，形成 BCR-CD79a/CD79b 复合体。其作用类似 TCR-CD3 复合体，胞内区含有 ITAM 基序，可将抗原识别信号向胞内传导，为 B 细胞活化提供第一信号。

（2）B 细胞共受体——CD19/CD21/CD81：成熟 B 细胞表面的 CD19/CD21/CD81 分子以非共价键组成 B 细胞活化的共受体，可以调节 BCR 活化的阈值，增强 B 细胞对抗原刺激的敏感性。BCR 与抗原（连有补体片段）结合后，使得补体片段 C3d 与 CD21（CR2）胞膜外区结合，导致 BCR 与 CD19/21/81 共受体交联，从而使 B 细胞活化。

（3）B 细胞的主要共刺激分子——CD40、CD80/CD86：①CD40 属于肿瘤坏死因子受体家族（TNFRSF），是 B 细胞表面重要的共刺激分子，其配体为活化 T 细胞表面的 CD40L（CD154）。②CD80（B7-1）/CD86（B7-2）表达在活化 B 细胞及其他抗原提呈细胞表面，是 CD28 和 CTLA-4 的配体，是重要的共刺激分子。

（4）其他膜分子：①CD22、CD32 和 CD72 是抑制性分子，当它们与相应配体结合后可直接或间接与 BCR 发生交联，可活化 ITIM，产生抑制性信号。②多数为 B 细胞表达补体受体，即 CR1（CD35）和 CR2（CD21）。CD35 主要见于成熟 B 细胞，在 B 细胞活化后表达增高，与相应配体结合后可促进 B 细胞活化。CD21 除参与 B 细胞激活共受体外，也是 EB 病毒的受体。③B 细胞可同时表达 MHC Ⅰ类分子和 MHC Ⅱ类分子，发挥抗原提呈作用。④黏附分子对 T、B 细胞的相互作用发挥重要作用，由 B 细胞表达的与 T 细胞结合的黏附分子主要有 LFA-1、LFA-2、LFA-3 和 ICAM-1 等。

3. B 细胞的亚群与功能　在外周免疫器官中的 B 细胞具有异质性，显示不同功能和表面标志，发挥不同的免疫作用。

（1）根据所处的活化阶段分类：B 细胞可分为初始 B 细胞、记忆 B 细胞和效应 B 细胞。

1）初始 B 细胞：指从未接受过抗原刺激的 B 细胞。初始 B 细胞能够接受抗原刺激并活化，分化成为记忆 B 细胞或浆细胞。

2）记忆 B 细胞：初始 B 细胞接受初次抗原刺激后在生发中心分化为记忆 B 细胞。记忆 B 细胞比初始 B 细胞具有更长的存活周期，并能响应相同抗原的再次刺激，产生更迅速、更高效、更特异的体液免疫。

3）效应 B 细胞：又称为浆细胞，由经受抗原激活的初始 B 细胞或记忆 B 细胞分化而来。浆细胞是抗体的主要来源，它通过分泌抗体介导体液免疫应答。

（2）根据 B 细胞是否表达 CD5 分子分类：B 细胞可分为 CD5⁺ B1 细胞和 CD5⁻ B2 细胞两个亚群。

1）B1 细胞：B1 细胞的 BCR 及其产生的抗体 IgM 可相对低亲和力地与多种不同的抗原表位

结合,表现为多反应性。B1 细胞抗原识别谱较窄,主要针对碳水化合物(如细菌多糖等),其具体功能详见固有免疫细胞。

2) B2 细胞:B2 细胞即由骨髓中多能造血干细胞分化而来的 B 细胞,是分泌抗体参与体液免疫应答的主要细胞,可识别 TD - Ag。B2 细胞介导的免疫应答特点是:可发生体细胞突变,有 Ig 类别转换,产生高亲和力抗体,可产生免疫记忆。B2 细胞也是一类专职抗原提呈细胞,具有抗原提呈的功能,尤其对巨噬细胞和树突状细胞不能有效提呈的可溶性抗原,可借其表面的 BCR 结合可溶性抗原,并通过内吞和加工,以抗原肽- MHC 复合体的形式提呈给 T 细胞。

三、抗原提呈细胞

抗原提呈细胞(antigen-presenting cell,APC)是指能够加工、处理抗原并将抗原信息提呈给 T 细胞的一类细胞,在机体的免疫识别、免疫应答和免疫调节中起重要作用。根据抗原提呈细胞的特点和功能,将其分为两类:一类是专职 APC,包括树突状细胞、单核-巨噬细胞和 B 细胞。另一类是非专职 APC,包括内皮细胞、成纤维细胞、上皮细胞等。在此仅介绍专职抗原提呈细胞。

(一)专职抗原提呈细胞的类别

1. 树突状细胞(DC) 因其形态呈星状或表面呈树枝状而得名,是目前所知的功能最强的、可能够激活初始 T 细胞的专职 APC,被认为是机体免疫应答的始动者,在免疫应答中处于中心位置。

DC 起源于骨髓多能干细胞,根据来源分为髓系来源的髓样 DC 和淋巴系来源的淋巴样 DC。前者也称 DC1,与单核细胞和粒细胞有共同前体细胞;后者又称为浆细胞样 DC,即 DC2,与 T 细胞和 NK 细胞有共同前体细胞。根据分布,有淋巴组织中的 DC、非淋巴组织中的 DC 和体液中的 DC 之分;根据分化成熟状态,包括未成熟 DC 和成熟 DC。其中,未成熟 DC 具有很强的摄取和加工处理抗原的能力,但提呈抗原和刺激初始 T 细胞活化的能力很弱。未成熟 DC 高表达 FcγRⅡ、补体受体、Toll 样受体等,可介导 DC 摄取各种抗原,未成熟 DC 也可通过吞饮和吞噬作用摄取抗原。未成熟 DC 摄取抗原后启动成熟过程,成熟 DC 具有很强的提呈抗原并刺激初始 T 细胞活化的能力。成熟 DC 表型特征是高表达 MHC Ⅰ类分子和 MHC Ⅱ类分子、CD80、CD86、CD40、CD54 和 HSP 等免疫刺激分子,能够有效地将抗原提呈给初始 T 细胞并使之激活,完成启动免疫应答的功能。

DC 是目前发现的抗原提呈功能最强的 APC,可激发初次免疫应答。DC 的主要生物学功能有:①摄取、加工处理并提呈抗原,激发机体产生免疫应答是 DC 最重要的功能。②参与中枢和外周免疫耐受的维持。③参与免疫记忆的维持。④分泌细胞因子调节免疫应答。

2. 单核-巨噬细胞 其具有很强的吞噬杀伤能力,可借助膜表面受体吞噬杀伤病原微生物,参与机体的固有免疫应答。同时,巨噬细胞又是重要的抗原提呈细胞,可摄取、加工处理及提呈抗原,激发适应性免疫应答。巨噬细胞也表达大量的 MHC Ⅰ类、MHC Ⅱ类分子和 CD80、CD86、CD40 等共刺激分子,能在细胞内加工处理外源性抗原,形成抗原肽- MHC Ⅱ类分子复合体,表达在细胞表面提呈给 T 细胞。通常认为,巨噬细胞不能对初始 T 细胞提呈抗原,只能对活化 T 细胞或效应 T 细胞提呈抗原,在进一步活化 T 细胞的同时,巨噬细胞自身也能被激活发挥细胞免疫效应。

3. B 细胞 B 细胞持续性表达 MHC Ⅱ类分子和共刺激分子,能够通过其膜表面的抗原受体 BCR,摄取并内化抗原,或经胞饮作用将可溶性蛋白抗原吞入细胞内,在细胞内处理抗原后以抗原肽- MHC Ⅱ类分子复合体的形式将抗原信息提呈给 T 细胞。在激活 T 细胞的同时,B 细胞也被活化并增殖和产生细胞因子。B 细胞作为 APC 参与机体的初次和再次应答,但以再次应答中的作用为主。

(二)抗原的处理和提呈

抗原提呈细胞最重要的功能就是将胞质内自身产生的或者摄取入胞内的抗原分子降解并加

工处理成一定大小的多肽片段,使多肽片段适合与 MHC 分子结合,然后以抗原肽- MHC 分子复合体的形式表达于 APC 表面,此过程统称为抗原加工或抗原处理(antigen processing);在 APC 与 T 细胞接触过程中,表达于 APC 表面的抗原肽- MHC 分子复合体被 T 细胞所识别,从而将抗原信息提呈给 T 细胞,诱导 T 细胞活化,此过程统称为抗原提呈(antigen presentation)。

抗原提呈细胞加工处理的抗原根据其来源可分为两类。一类是外源性抗原,指通过吞噬或吞饮等作用被 APC 从细胞外摄入的抗原,如胞外寄生细菌及其产物、细胞抗原、可溶性蛋白质抗原等。第二类是内源性抗原,为 APC 加工处理细胞内合成的抗原,如病毒感染细胞合成病毒抗原、细胞内感染细菌的产物和肿瘤细胞内合成的蛋白质等。

1. 外源性抗原的加工处理和提呈　外源性抗原的提呈途径又称为 MHC Ⅱ类途径(图 1-3-27),其具体过程如下。①外源性抗原的加工与处理:APC 通过吞噬、吞饮及受体介导的内吞等方式将外源性抗原摄入胞质,在胞内形成一种包裹抗原的膜性细胞器——吞噬体,与溶酶体融合形成吞噬溶酶体。外源性抗原在吞噬溶酶体的酸性环境中被蛋白水解酶降解成具有免疫原性的小分子多肽片段,简称抗原肽。②MHC Ⅱ类分子的合成与转运:在粗面内质网中新合成的 MHC Ⅱ类分子 α 链和 β 链折叠成二聚体,在粗面内质网上与一种称为 Ia 相关恒定链(Ia-associated invariant chain, Ii)的辅助分子结合形成(αβIi)₃ 九聚体。Ii 作用可促进 MHC Ⅱ分子形成,并阻断 MHC Ⅱ类与其他内源性多肽结合,促进 MHC Ⅱ类分子在细胞内转运。③MHC Ⅱ类分子的组装和抗原多肽的提呈:(αβIi)₃ 九聚体与吞噬溶酶体融合后,Ii 链与 MHC Ⅱ类分子分离并被降解,同时暴露 MHC Ⅱ类分子抗原结合槽,吞噬溶酶体内的小分子抗原肽与 MHC Ⅱ类分子结合,经分泌囊泡将抗原肽- MHC Ⅱ类分子复合体表达在细胞表面,供 CD4⁺ T 细胞识别。部分外源性抗原也可通过其他途径与 MHC Ⅱ类分子结合。

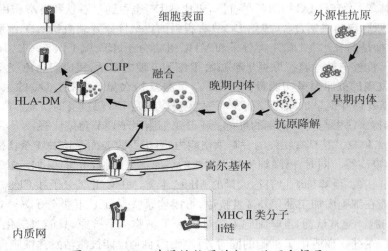

图 1-3-27　外源性抗原的加工处理和提呈

2. 内源性抗原的加工处理和提呈　内源性抗原提呈途径又称为 MHC Ⅰ类途径(图 1-3-28)。由于所有有核细胞均表达 MHC Ⅰ类分子,故所有有核细胞均具有通过 MHC Ⅰ类分子途径加工处理和提呈抗原的能力,其具体过程如下。①内源性抗原的加工、处理与转运:内源性抗原在胞质中被蛋白酶体降解成小分子抗原肽,经抗原加工相关转运物(transporter associated with antigen processing, TAP)转运至内质网。②MHC Ⅰ类分子的生成与组装:MHC Ⅰ类分子的 α 链

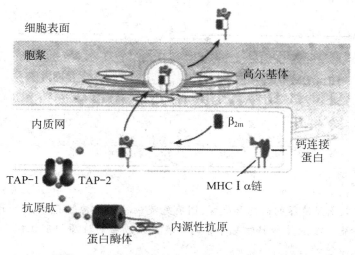

图 1-3-28 内源性抗原的加工处理和提呈

和β链在内质网中合成,MHC Ⅰ类分子中的α链立即与伴侣蛋白(chaperone)结合。③抗原提呈:在内质网中抗原肽与 MHC Ⅰ类分子结合,形成抗原肽-MHC Ⅰ类分子复合体,转运至 APC 表面,供 CD8[+] T 细胞识别。

3. 脂类抗原的 CD1 分子提呈途径 哺乳动物细胞不能将脂类抗原加工处理成为能与 MHC 分子结合的多肽。目前研究发现,脂类抗原(如分枝杆菌胞壁成分)可与表达于抗原提呈细胞表面的 CD1 分子结合而被提呈。CD1 分子是一类 MHC Ⅰ类样分子,可提呈糖脂或脂类抗原,供 CD1 限制性 T 细胞识别,如 CD4[-] CD8[-] T、γδT、NKT 细胞等。CD1 抗原提呈途径在机体抗微生物感染和对脂类抗原的应答中起重要作用。

4. 交叉提呈 在某些情况下,抗原提呈细胞能够将外源性抗原摄取、加工和处理并通过 MHC Ⅰ类分子途径提呈给 CD8[+] T 细胞,这不同于传统外源性抗原通过 MHC Ⅱ类分子提呈。除了 MHC Ⅰ类分子提呈外源性抗原外,内源性抗原在某些情况下也能通过 MHC Ⅱ类分子加以提呈。交叉提呈并不是抗原提呈的主要方式。

(梅 雪 彭桂英 雷 萍 李 丹 李 欣)

第四章

免疫应答

 导学

　　掌握：广义免疫应答的概念和类型；固有免疫应答和适应性免疫应答的基本特征；T细胞介导的细胞免疫应答和B细胞介导的体液免疫应答的抗原识别机制和效应特点；初次应答与再次应答的区别。

　　熟悉：参与固有免疫应答的主要组分及其作用；T细胞介导的细胞免疫应答和B细胞介导的体液免疫应答的发生过程；诱导免疫耐受的条件。

　　了解：固有免疫应答的作用时相；免疫耐受形成机制；免疫应答的调节。

　　广义的免疫应答是指机体对抗原性异物的识别、清除或接纳的过程，包括固有免疫应答和适应性免疫应答。

第一节　固有免疫应答

　　固有免疫应答是指机体在长期种系进化和发育过程中逐渐建立起来的天然防御功能。其基本特征为先天存在、作用缺乏特异性，故又称天然免疫应答或非特异性免疫应答。

一、固有免疫的组织、细胞和效应分子及其作用

（一）组织屏障的作用

　　1. 皮肤与黏膜屏障　　为存在于机体体表或腔道表面的外部屏障，是阻挡病原体侵袭机体的第一道防线。通过物理屏障、化学屏障、正常菌群拮抗等作用保护机体免受病原生物及有害物质的侵害。

　　（1）物理屏障作用：由多层扁平上皮构成的皮肤屏障阻挡能力较强；由单层柱状上皮构成的黏膜屏障阻挡能力相对较差，但黏膜上皮更新迅速，有助于清除其表面的病原体。但是，黏膜上皮还存在某些病原体的受体，是其感染机体的重要门户。如甲型肝炎病毒，与消化道黏膜相应受体结合，侵入机体引起甲型肝炎。

　　（2）化学屏障作用：皮肤和黏膜可分泌多种化学性杀菌或抑菌物质，抵抗病原体的侵袭。如皮肤汗腺分泌乳酸，皮脂腺分泌脂肪酸，唾液、乳汁、泪液等存在溶菌酶，胃液中含胃酸，消化道中有各种消化性酶类等。婴幼儿皮脂腺不发达，因此头癣发病率较成年人高。

　　（3）生物屏障作用：皮肤及与外界相通的腔道黏膜表面寄居着正常菌群，构成天然生物屏障。通过与致病菌竞争吸附点、竞争营养、分泌杀菌物质等抵抗致病菌定居。如唾液链球菌产生过氧

化氢,能抑制脑膜炎奈瑟菌和肺炎链球菌;大肠埃希菌产生大肠菌素及酸性产物,能抑制痢疾志贺菌、金黄色葡萄球菌等生长繁殖。

2. 血脑屏障 由脉络丛毛细血管壁、星状胶质细胞和软脑膜组成,可阻挡血液中大分子物质(包括病原体)侵入脑组织,对中枢神经系统具有保护作用。婴幼儿的血脑屏障发育尚不完善,因而易患中枢神经系统的感染性疾病。

3. 胎盘屏障 由母体子宫底蜕膜和胚胎绒毛膜滋养层细胞构成,是母体与胎儿的隔离屏障。它不仅能使胎儿逃避母体的免疫排斥,而且还能阻挡大分子物质通过,阻挡母体感染的病原体进入胎儿体内,保护胎儿免遭感染。妊娠早期(3个月内)胎盘屏障发育尚不完善,若孕妇感染某些颗粒较小的病原微生物(如风疹病毒等)或纳入分子量较小的化学毒性物质或药物,可以通过胎盘屏障对胎儿造成感染或损害。

(二)固有免疫细胞的作用

固有免疫细胞通过其表达的模式识别受体(pattern recognition receptor, PRR),非特异性识别广泛表达于某些病原体及宿主衰老、损伤和凋亡细胞表面的病原相关分子模式(pathogen associated molecular pattern, PAMP)。PRR为胚系基因编码产物,缺乏多样性。PRR一旦识别PAMP,效应细胞立即被激活,快速发挥生物学效应。

1. 吞噬细胞 主要包括单核-巨噬细胞系统(mononuclear phagocyte system, MPS)和中性粒细胞(neutrophils)两大类,它们的主要生物学作用是吞噬、杀伤和清除抗原性异物及分泌细胞因子和炎症介质参与免疫反应(详见第三章第三节)。

2. 杀伤细胞 主要指能对靶细胞产生细胞毒作用的一类细胞,又称细胞毒细胞。固有性杀伤细胞能产生非特异性杀伤靶细胞作用,主要包括自然杀伤细胞(natural killer, NK)和NKT细胞等。

(1)NK细胞:为一类独立的淋巴细胞群,因其无须抗原致敏就能自发地杀伤靶细胞而得名,主要通过其表达的杀伤细胞活化性受体和杀伤细胞抑制性受体,选择性杀伤靶细胞。另外,NK细胞表达的FcγR(IgG Fc受体)为活化性受体,IgG与靶细胞抗原结合后,通过IgG的Fc段与NK细胞FcγR结合,产生ADCC效应。

(2)NKT细胞:指能够组成性表达NK1.1分子和TCR-CD3复合体的T细胞。大多数为CD4⁻CD8⁻双阴性T细胞,少数为CD4⁺T细胞。NKT细胞低表达TCR,并缺乏多样性,抗原识别谱窄,可识别由CD1分子提呈途径提呈的脂类和糖脂类抗原,不受MHC限制。其主要生物学功能是细胞毒作用和免疫调节作用。

3. 抗原提呈细胞 指能摄取、加工处理抗原,以抗原肽-MHC分子复合物的形式表达于细胞表面,将抗原提呈给T细胞的一类免疫细胞。树突状细胞(DC)、单核-巨噬细胞和B细胞作为专职APC,同时表达抗原肽-MHC分子复合物和协同刺激分子,为T细胞提供双活化信号,使T细胞活化、增殖与分化。

(三)固有免疫分子的作用

参与固有免疫应答的免疫分子主要包括补体系统、防御素、溶菌酶等。

1. 补体系统 补体(complement, C)是存在于正常人和脊椎动物血清、组织液中一组具有酶原活性的球蛋白,被激活后发挥一系列的生物学效应。在感染早期通过旁路途径和MBL途径发挥抗感染作用;当适应性免疫应答建立后,抗体与病原体或靶细胞结合,通过经典途径激活补体,在感染后期,发挥强大的溶菌或溶细胞作用。另外,补体活化过程中裂解的活性片段,还有趋化作用、调理作用、免疫黏附作用等。

2. 防御素(defensin) 为一组耐受蛋白酶,对细菌、真菌和某些包膜病毒具有广谱的直接杀伤活性。防御素的主要作用:①通过与病原体负电荷成分(如G⁻菌的脂多糖、G⁺菌的磷壁酸、包膜

59

病毒的脂质等)的静电作用,使膜屏障破坏、通透性增高,最终导致病原体死亡。②诱导细菌产生自溶酶,干扰细菌 DNA 和蛋白质合成。③增强吞噬细胞对病原体的吞噬、杀伤和清除作用。

哺乳动物体内包括 α-防御素和 β-防御素。α-防御素属阳离子多肽,由中性粒细胞和小肠 paneth 细胞产生,主要杀伤某些细菌和包膜病毒。

3. 溶菌酶(lysozyme) 为一种不耐热的碱性蛋白质,广泛存在于各种体液、外分泌液及吞噬细胞溶酶体中。能水解细菌细胞壁聚糖骨架 N-乙酰葡糖胺和 N-乙酰胞壁酸之间的 β-1,4 糖苷键,使肽聚糖破坏,导致细菌溶解。G⁻ 菌细胞壁含肽聚糖极少,故对 G⁻ 菌的杀伤作用较弱。

二、固有免疫应答的作用时相

(一)瞬时固有免疫应答阶段

抗感染免疫的瞬时阶段(0~4 小时),主要由固有免疫应答发挥作用。①皮肤黏膜屏障,可阻挡外界病原体侵袭机体,具有即刻防御作用。②当少量的病原体突破皮肤黏膜屏障进入皮下或黏膜下组织或血液后,可被局部组织中的巨噬细胞和血液中的吞噬细胞快速吞噬。③某些病原体可通过 MBL 途径和旁路途径激活补体系统,发挥溶菌作用。④补体裂解产物 C3b、C4b 等能促进吞噬细胞对病原体吞噬和清除,发挥调理作用。⑤补体裂解产物 C3a、C5a 的过敏毒素样作用,导致肥大细胞脱颗粒释放组胺、缓激肽、白三烯、前列腺素 D2 等血管活性物质和炎症介质,导致毛细血管通透性增加,促进免疫细胞和免疫分子向炎症病灶集聚。⑥补体裂解产物及单核细胞等产生的细胞因子,能趋化血液中性粒细胞穿过血管内皮进入感染部位,对病原体产生强大的吞噬、杀灭作用。通常绝大多数病原体引起的感染在此阶段终止。

(二)早期固有免疫应答阶段

感染后的 4~96 小时为早期固有免疫应答阶段。此时由于病原体成分和瞬时阶段固有免疫应答产生的炎症介质和细胞因子的作用,周围组织中的巨噬细胞被募集到感染部位,并被激活,增强局部抗感染免疫作用。活化的巨噬细胞产生大量的细胞因子和其他低分子量炎症介质,进一步增强和扩大固有免疫应答和炎症反应:①低分子量炎症介质可使感染局部毛细血管通透性增加,有利于血管中的抗体、补体等免疫效应分子和中性粒细胞进入感染部位。②TNF 和血小板活化因子,可使局部血管内皮细胞和血小板活化,引起血栓封闭血管,有效阻止感染局部的病原体进入血流而向全身扩散。③TNF、IL-1、IL-6 作为内源性致热源,作用于体温调节中枢引起发热,从而抑制病原体生长繁殖。④促炎症因子还可促进骨髓释放大量的中性粒细胞入血,提高机体抗感染能力。⑤促炎症因子促进肝脏合成、分泌急性期蛋白(如 C 反应蛋白、MBL 等),进一步激活补体系统,杀灭病原体。

NK 细胞、γδT 细胞对病毒和胞内寄生菌感染细胞产生非特异性杀伤作用。

另外,B1 细胞接受病原体的脂多糖、荚膜多糖等刺激后,在 48 小时之内产生 IgM,IgM 与病原体结合激活补体经典途径,发挥溶细胞或溶菌作用。

(三)适应性免疫应答诱导阶段

约从感染 96 小时之后,开始产生适应性免疫应答。抗原提呈细胞(巨噬细胞和树突状细胞)捕捉、处理抗原,以抗原肽-MHC 复合物形式提呈给 T 细胞,使 T 细胞活化,B 细胞在活化的 Th2 细胞的辅助下活化,启动适应性免疫应答。

三、固有免疫应答与适应性免疫应答的关系

(一)固有免疫应答启动适应性免疫应答

抗原提呈细胞通过模式识别受体(PRR)识别抗原性异物的病原相关分子模式(PAMP)捕捉内

吞抗原,将抗原加工、处理成抗原肽-MHC分子复合物表达于细胞表面,提呈给T细胞,启动适应性免疫应答。

另外,病原体通过MBL途径和旁路途径激活补体系统,补体激活过程中形成抗原-C3d复合物等,在激活B细胞过程中发挥重要作用。

(二)固有免疫应答对适应性免疫应答类型的影响

抗原初次刺激机体,由树突状细胞(DC)摄取、处理抗原,提呈给CD4$^+$T细胞,启动初始适应性免疫应答。在外周,将抗原提呈给Th0细胞,激发正免疫应答;若移行至胸腺,将抗原提呈给胸腺内Tr细胞,则诱导负免疫应答(免疫耐受)。在外周,DC1诱导Th0细胞分化成Th1,启动T细胞介导的初次免疫应答;DC2诱导Th0细胞分化成Th2,启动B细胞介导的初次免疫应答。

相同抗原再次刺激机体,巨噬细胞摄取、处理抗原,将抗原提呈给记忆性Th1,激发T细胞介导的再次免疫应答;记忆性B细胞摄取、处理抗原,将抗原提呈给记忆性Th2,激发B细胞介导的再次免疫应答。

(三)固有免疫应答协助适应性免疫应答发挥免疫效应

固有免疫细胞受到抗原刺激,分泌多种细胞因子和炎症介质,对T细胞和B细胞产生重要的调节作用。如IL-1能促进T细胞和B细胞活化,趋化因子引起免疫细胞向反应灶局部集聚,炎症介质使反应灶局部毛细血管扩张,有利于免疫细胞和免疫分子(如抗体、补体等)到达局部,发挥免疫效应。

巨噬细胞在Th1细胞作用下活化,直接参与Th1细胞介导的迟发型超敏反应。

MBL途径和旁路途径激活补体过程中,形成的抗原-C3d复合物等,在激活B细胞过程中发挥重要作用。

第二节 适应性免疫应答

适应性免疫应答是指机体接受抗原刺激后,免疫细胞对抗原进行识别、活化、增殖、分化或者克隆凋亡,产生生物学效应的过程。基本特征为获得性和特异性,故又称获得性免疫应答或特异性免疫应答。

根据抗原刺激后适应性免疫应答的应答趋向,将其分为正免疫应答和负免疫应答。前者是对抗原的特异性免疫清除,而后者则是对抗原的特异性免疫耐受。由于机体在生活过程中接受抗原刺激,通常发生正免疫应答。因此,将正免疫应答简称为免疫应答(immune response, Ir),负免疫应答称为免疫耐受(immunological tolerance)。

根据正免疫应答的参与细胞和最终效应,将其分为T细胞介导的细胞免疫应答和B细胞介导的体液免疫应答。T细胞活化后,主要产生特异性杀伤靶细胞效应;B细胞活化后,分化成浆细胞合成分泌抗体,最终由抗体发挥中和抗原、清除抗原的免疫效应。

一、适应性免疫应答的基本过程

适应性免疫应答的基本过程,分为免疫细胞对抗原的特异性识别、活化增殖与分化和产生效应三个阶段。

(一)抗原特异性识别阶段

T细胞TCR与B细胞BCR对抗原的识别,存在着显著不同。TCR识别APC表达的抗原肽-MHC分子复合物,并受MHC限制;BCR直接识别抗原分子表面的抗原表位,不受MHC限制。

（二）活化、增殖与分化阶段

T 细胞和 B 细胞均须在获得双信号刺激的基础上，并在多种细胞因子参与下，才能充分活化、增殖与分化。

1. T 细胞的活化、增殖与分化　T 细胞的 TCR 与 APC 表达的抗原肽- MHC 分子复合物结合，获得第一活化信号；协同刺激分子受体与 APC 表面的协同刺激分子结合，获得第二活化信号。在双信号刺激下，T 细胞活化、增殖，分化成记忆性 T 细胞和效应性 T 细胞。

2. B 细胞的活化、增殖与分化　B 细胞的 BCR 与抗原分子表面的抗原表位结合，获得第一活化信号；B 细胞作为抗原提呈细胞，将抗原内吞、处理成抗原肽- MHCⅡ类分子复合物表达于表面，供 Th2 细胞的 TCR 识别。B 细胞与 Th2 细胞直接接触，B 细胞表达的协同刺激分子与 Th2 细胞表达的协同刺激分子受体结合，使 B 细胞获得第二活化信号。在双信号刺激下，B 细胞活化、增殖，分化成记忆性 B 细胞和浆细胞。

（三）效应阶段

效应性 T 细胞主要介导特异性细胞毒效应；B 细胞分化成浆细胞合成分泌抗体，通过抗体发挥免疫效应。

二、T 细胞介导的细胞免疫应答

T 细胞介导免疫应答的效应，主要是由免疫细胞直接参与的特异性杀伤靶细胞效应，故又称细胞免疫应答。

（一）T 细胞对抗原的识别

1. APC 向 T 细胞提呈抗原的过程　APC 摄取、内吞、处理抗原后，表达于 APC 表面的抗原肽- MHC 分子复合物提呈给 T 细胞。APC 处理、提呈抗原的过程详见第三章第三节。

2. T 细胞 TCR 识别抗原肽- MHC 分子复合物　CD4$^+$T 细胞的 TCR，识别 APC 表面抗原肽-MHCⅡ类分子复合物中的抗原肽和 MHCⅡ类分子多态区，故 CD4$^+$T 细胞与 APC 作用受 MHCⅡ类分子限制；CD8$^+$T 细胞的 TCR，识别 APC 表面抗原肽- MHCⅠ类分子复合物中的抗原肽和 MHCⅠ类分子多态区，故 CD8$^+$T 细胞与 APC 作用受 MHCⅠ类分子限制。

此外，CD4/CD8 分子分别与抗原肽- MHC 复合物中的 MHCⅡ/Ⅰ类分子的非多态区结合，能辅助 TCR 的信号转导；T 细胞表达的黏附分子（LFA-1、CD2）与 APC 的相应配体（ICAM-1、LFA-3）结合，能稳定并延长 T 细胞与 APC 的结合时间，从而有效地诱导 T 细胞活化、增殖与分化。

（二）T 细胞的活化、增殖与分化

T 细胞的完全活化，有赖于双信号刺激和细胞因子作用。APC 同时表达抗原肽- MHC 分子复合物和协同刺激分子，前者与 T 细胞的 TCR 结合，获得第一活化信号；后者与 T 细胞的协同刺激分子受体结合，获得第二活化信号。T 细胞在获得双信号刺激下，还需多种细胞因子（如 IL-1、IL-2、IL-4、IL-6、IL-10、IL-12、IL-15 和 IFN-γ）参与才能充分活化。

T 细胞活化后约 24 小时表达抑制性受体 CTLA-4，CTLA-4 与 APC 表达的 B7 分子结合，产生抑制活化信号，负反馈调节 T 细胞活化（图 1-4-1）。

TD-Ag 初次刺激，由 DC1 摄取、处理抗原，经 MHCⅡ类分子提呈途径，将抗原肽- MHCⅡ类分子复合物提呈给 CD4$^+$Th0，在 DC1 提供的协同刺激分子及其分泌的细胞因子作用下活化、增殖，分化成记忆性 Th1 和效应性 Th1。TD-Ag 被 DC1 摄取、处理，经交叉提呈途径，分别将抗原肽- MHCⅡ类分子复合物和抗原肽- MHCⅠ类分子复合物提呈给 CD4$^+$Th0 和 CD8$^+$细胞毒性 T 细胞前体（CTLp），在 DC1 提供的协同刺激分子及其分泌的细胞因子作用下活化、增殖，使 Th0 分化成记忆性 Th1 和效应性 Th1，CTLp 分化成记忆性 CTL 和效应性 CTL，产生初次应答。

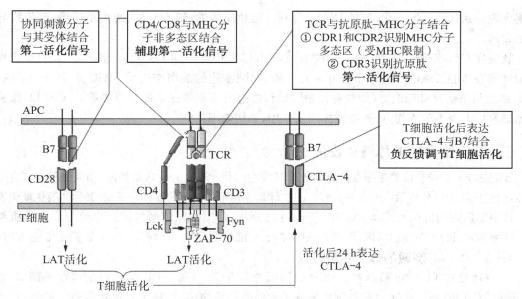

图 1 - 4 - 1 T细胞对抗原的识别与活化

相同 TD - Ag 再次刺激时,由巨噬细胞提呈抗原给记忆性 Th1 和记忆性 CTL,使其分化成效应性 Th1 和效应性 CTL,产生再次应答。

(三)T 细胞的生物学效应

1. Th1 细胞的生物学活性 ①活化 Th1 细胞可分泌 TNF,杀伤靶细胞。②活化 Th1 细胞表达 CD40L 与巨噬细胞表面 CD40 结合,通过直接接触,并在 Th1 分泌的 IFN - γ 作用下,使巨噬细胞活化,由活化的巨噬细胞发挥较为强大的吞噬清除抗原或对靶细胞产生细胞毒效应。③Th1 细胞分泌 IL - 2,促进淋巴细胞增殖,放大免疫效应。

2. CTL 细胞的生物学活性 CTL 特异性杀伤自身靶细胞(自身肿瘤细胞和被胞内病原体感染的自身细胞)。自身靶细胞胞质内的蛋白酶体将抗原分子降解,经 MHC I 类分子提呈途径,将抗原肽-MHC I 类分子复合物表达于靶细胞表面。效应性 CTL 细胞 TCR 与靶细胞表达的抗原肽- MHC I 类分子复合物结合,与自身靶细胞直接接触。在彼此接触部位,形成紧密、狭小的空间,通过以下两条途径特异性杀伤自身靶细胞。

(1)穿孔素(perforin)和颗粒酶(granzyme)途径

1)穿孔素途径:穿孔素是储存于 CTL 胞质颗粒内的细胞毒素,在 CTL 细胞与靶细胞接触后脱颗粒释放,插入靶细胞膜,在 Ca^{2+} 存在条件下,聚合成内径为 16 nm 的跨膜通道,使水、电解质迅速进入细胞,导致细胞溶解。

2)颗粒酶途径:颗粒酶属于丝氨酸蛋白酶,也是一类重要的细胞毒素,它随 CTL 脱颗粒而出胞,单独不能发挥作用,在穿孔素将靶细胞膜形成孔道后,进入靶细胞内,通过激活相关酶系统引起靶细胞凋亡。

(2)FasL 与 Fas 途径:效应性 CTL 细胞高表达 FasL。Fas 是一种普遍表达于多种细胞表面的受体分子。Fas 分子胞内段带有特殊的死亡结构域(death domain, DD)。三聚化的 Fas 和 FasL 结合后,使 3 个 Fas 分子的死亡结构域相聚成簇,吸引了胞质中另一种带有相同死亡结构域的蛋白 FADD。FADD 由 DD 和 DED(死亡效应结构域)两部分组成,FADD 连接后,再以 DED 连接另一个带有 DED 的半胱天冬蛋白酶(caspase),后者作为酶原而被激活,引发 caspase 介导的级联反应,使

63

细胞出现一系列特征性变化,包括 DNA 片段化、染色质浓缩、细胞皱缩、凋亡小体形成,最终导致细胞裂解。

效应性 CTL 细胞对靶细胞的杀伤效应主要有以下特点:①CD8$^+$ CTL 细胞 TCR 只能识别自身靶细胞表达的抗原肽-MHCⅠ类分子复合物,对靶细胞的杀伤作用受 MHC Ⅰ类分子限制,故 CTL 细胞只杀伤自身靶细胞(如自身肿瘤细胞和被胞内病原体感染的自身细胞)。②CTL 细胞杀伤靶细胞后本身不受损伤,可连续发挥杀伤作用,杀伤效率高。

三、B 细胞介导的体液免疫应答

B 细胞介导的免疫应答是指在抗原刺激下 B 细胞活化、增殖,分化成浆细胞,由浆细胞合成并分泌抗体,通过抗体发挥免疫效应的应答过程。因抗体是存在于体液中的液相分子,故又称体液免疫应答。

B 细胞识别的抗原有 TD-Ag 和 TI-Ag 之分,这两类抗原刺激机体产生免疫应答的机制不同。B 细胞对 TD-Ag 应答,需要 Th2 细胞参与;B 细胞对 TI-Ag 应答,不需要 Th2 细胞参与。

(一) TD-Ag 刺激的体液免疫应答

1. B 细胞对 TD-Ag 的识别　BCR 识别抗原与 TCR 显著不同,BCR 识别抗原不需 APC 处理,不受 MHC 限制。BCR 直接识别抗原分子表面的抗原表位,获得第一活化信号。此外,抗原经 MBL 途径或旁路途径激活补体后形成的抗原-C3d 复合物,通过 C3d 与 B 细胞共受体的 CD21 结合,能辅助第一活化信号的转导。

2. B 细胞活化、增殖与分化　TD-Ag 初次刺激机体,由 DC 细胞摄取、处理,将抗原肽-MHCⅡ类分子复合物提呈给 Th0 细胞,并使其活化、增殖,分化成 Th2 细胞。B 细胞 BCR 与抗原结合后,通过内化作用,经 MHCⅡ类分子提呈途径,表达抗原肽-MHCⅡ类分子复合物,供 Th2 细胞 TCR 识别。B 细胞与 Th2 细胞直接接触,B 细胞的协同刺激分子与 Th2 表达的协同刺激分子受体结合,获得第二活化信号,B 细胞活化、增殖,分化成记忆性 B 细胞和浆细胞。

相同 TD-Ag 再次刺激,由记忆性 B 细胞提呈抗原给记忆性 Th2 细胞,两者相互接触,诱导彼此活化、增殖和分化。Th2 诱导浆细胞发生 Ig 类别转换,合成并分泌 IgG、IgA 或 IgE。分泌 IgG 后,IgG 与抗原结合形成抗原抗体复合物,IgG 的 Fc 段与 B 细胞表达的 FcγRⅡ结合,产生活化抑制信号,负反馈调节 B 细胞活化(图 1-4-2)。

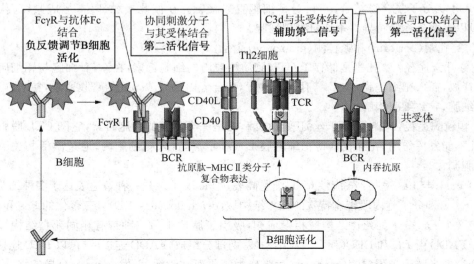

图 1-4-2　B 细胞对抗原的识别与活化

3. 浆细胞合成并分泌抗体 在体液免疫应答过程中首先分泌 IgM,随后在抗原诱导和 Th 分泌的多种细胞因子作用下,发生类别转换。在小鼠,IL-4 诱导向 IgG1 和 IgE 转换,TGF-β 诱导向 IgG2b 和 IgA 转换,Th1 细胞分泌的 IFN-γ 促进向 IgG2a 和 IgG3 转换。浆细胞发生 Ig 类别转换后,开始合成并分泌 IgG、IgA 或 IgE 各类抗体。

B 细胞介导的体液免疫应答过程见图 1-4-3。

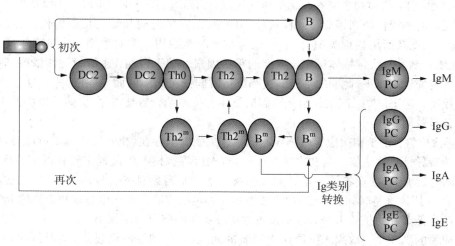

图 1-4-3 TD-Ag 刺激的体液免疫应答

4. TD-Ag 刺激抗体产生的一般规律 抗原初次刺激机体所诱导的免疫应答称为初次应答(primary response);在一定时期内,相同抗原再次刺激,则发生再次应答(secondary response)或称回忆应答(anamnestic response)。初次应答和再次应答产生抗体的过程、抗体类别及其效应有显著不同,详见图 1-4-4、表 1-4-1。

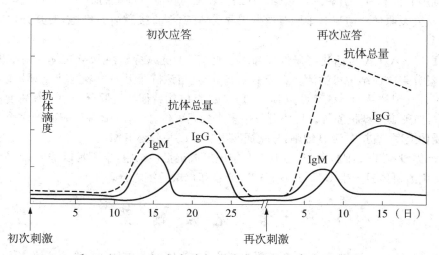

图 1-4-4 初次应答与再次应答抗体产生曲线图

65

表 1 - 4 - 1　初次应答与再次应答的比较

项目	初次应答	再次应答	项目	初次应答	再次应答
抗原刺激剂量	较多	较少	免疫效应	较弱	强大
潜伏期	长(5～10日)	短(2～5日)	Ig 类别	IgM 为主	IgG 为主,IgA、IgE
维持时间	短(数日至数周)	长(数月至数年)			

(1) 初次应答:机体初次应答产生抗体的过程,可依次分以下 4 个阶段。①潜伏期:指抗原刺激机体后至血清中能检测到相应特异性抗体的阶段,此期的时间长短与抗原的性质、进入机体途径、机体功能状态及所用佐剂类型有关,一般为数小时至数周。②对数期:此期抗体量呈指数增长,抗原性质和剂量是决定抗体量增长速度的重要因素。③平台期:血清中抗体浓度基本维持在一个相对稳定的较高水平,此期的平台高度和维持时间依抗原不同而异,有的平台期仅为数日,有的可长达数周。④下降期:因抗体自然降解或抗体与抗原结合后被清除,抗体浓度缓慢下降,此期可持续数日至数周。

(2) 再次应答:由于初次应答所诱导的记忆性免疫细胞存在,相同抗原再次刺激时,机体迅速产生高效的特异性再次应答。与初次应答相比,再次应答抗体产生过程主要有以下特征:①潜伏期明显缩短,大约为初次应答的一半时间。②快速达到平台期且平台较高,有时比初次应答高出 10 倍以上。③抗体维持时间长,可达数月或数年。④再次应答主要产生高亲和力抗体 IgG,而初次应答主要产生低亲和力抗体 IgM。⑤诱发再次应答所需的抗原剂量较小。

再次应答的强弱主要取决于抗原两次刺激的间隔时间,间隔时间过短,会因再次刺激的抗原与初次应答预存抗体结合形成抗原-抗体复合物被迅速清除或抗原表位被抗体封闭,而降低抗原刺激效应;间隔时间过长,会因初次应答所诱导的记忆性免疫细胞寿命终止,而不再发生记忆反应。

(二) TI - Ag 刺激的体液免疫应答

TI - Ag 可直接激活 B 细胞,分化成浆细胞合成并分泌 IgM。TI - Ag 分为 TI - Ag1 型和 TI - Ag2 型,两者激活 B 细胞的机制有所不同。

1. TI - Ag1 型诱导的体液免疫应答　TI - Ag1 型又称 B 细胞丝裂原样抗原,其抗原分子中同时含有 B 细胞表位和有丝分裂原样结构。B 细胞表位与相应 B 细胞的 BCR 结合,选择特异性 B 细胞克隆;有丝分裂原样结构与 B 细胞有丝分裂原受体结合,直接激活 B 细胞,使其分化成浆细胞合成分泌 IgM。

低浓度 TI - Ag1 型可活化特异性 B 细胞克隆,产生抗原特异性 IgM 抗体。高浓度 TI - Ag1 型,通过有丝分裂原样结构可激活多克隆 B 细胞,产生与该抗原无关的多克隆 IgM 抗体。

2. TI - Ag2 型诱导的体液免疫应答　TI - Ag2 型结构特征为抗原分子中含有高度重复的相同 B 细胞表位,如荚膜多糖抗原等。抗原分子中多个相同表位,同时与 B 细胞表面的多个 BCR 结合,引起广泛受体交联,直接激活 B 细胞,分化成浆细胞合成并分泌 IgM。

TI - Ag 因没有 Th2 细胞参与,不能使 B 细胞形成记忆性细胞,也不足以诱导 Ig 类别转换。所以,TI - Ag 刺激机体只产生 IgM,并没有初次应答和再次应答之分。

第三节　免 疫 耐 受

免疫耐受(immune tolerance)是指在某些条件下,机体对抗原所进行的特异性不应答(或负应答)。与前述免疫应答一样,免疫耐受同样具有重要的生物学功能。将引起免疫耐受的抗原称为耐受原(tolerogen)。

一、诱导免疫耐受的条件

抗原进入机体,通常情况下主要激发正免疫应答,但在某些特殊情况下,可诱导免疫耐受。

(一) 机体因素

1. 免疫系统发育状态　免疫系统发育不成熟时接受抗原刺激易诱导免疫耐受。在免疫系统发育不成熟的胚胎期或某些动物的新生期,接受抗原刺激可以诱导免疫耐受。抗原直接刺激中枢免疫器官中发育不成熟的 T 细胞或 B 细胞,也可诱导免疫耐受。如给成年动物胸腺内注射抗原,可诱导免疫耐受。

2. 免疫系统功能状态　免疫功能被抑制时接受抗原刺激易诱导免疫耐受。若在抗原刺激时,同时或预先注射免疫抑制剂,可诱导一定程度的免疫耐受。如在同种异体组织器官移植时,同时或预先注射环磷酰胺等,可因免疫耐受而使移植物存活时间得到显著延长。

3. 动物种属与品系的遗传差异　各种动物的胚胎期接受抗原刺激,均能形成免疫耐受;鼠类动物(仓鼠、大鼠、小鼠等)在新生期可诱导免疫耐受;有蹄类动物在新生期很难诱导免疫耐受。

不同品系小鼠免疫耐受的诱导与维持存在着显著不同。如好发自身免疫病品系 NZB×NZW 的 F1 小鼠,较难诱导耐受,即使诱导了耐受,耐受的维持时间也较短。

4. T 细胞与 B 细胞诱导免疫耐受的差异　抗原剂量过低,易诱导 T 细胞耐受;抗原剂量过高,则易诱导 T 细胞和 B 细胞同时耐受。相对来说,T 细胞耐受维持时间较长,可达数个月;B 细胞耐受维持时间较短,多为数周。

(二) 抗原因素

1. 抗原性质　一般来说,可溶性抗原比颗粒性抗原较易诱导耐受;抗原分子量越小,越易诱导耐受。

2. 抗原结构　实验证实,鸡卵溶菌酶(HEL)N 端氨基酸残基序列构成的表位,易诱导 Tr 细胞活化;C 端氨基酸残基序列构成的表位,则易激发 Th 细胞活化。如将天然 HEL 注射给 H-2b 小鼠,可诱导免疫耐受;若去除 HEL,N 端的 3 个氨基酸则易激发正免疫应答。

3. 抗原剂量　抗原剂量过大或过低,均易诱导耐受。抗原剂量过高,可诱导 T 细胞和 B 细胞同时耐受,称为高带耐受(high-zone tolerance);抗原剂量过低,主要诱导 T 细胞耐受,称为低带耐受(low-zone tolerance)。

4. 抗原给入途径　诱导免疫耐受的耐受原性由强到弱依次为静脉＞腹腔＞肌肉和皮下。

研究发现,经黏膜表面给入抗原,可引起耐受分离(split tolerance)现象,即局部黏膜产生 SIgA 发生正免疫应答而全身发生免疫耐受。如小鼠实验性变态反应性脑脊髓炎(EAE)模型,是 Th1 和 CTL 细胞对自身碱性髓鞘蛋白(MBP)的细胞免疫应答,若给其口服 MBP 则能缓解 EAE。这种能逆转免疫应答发生趋向的现象,将对自身免疫性疾病治疗和组织器官移植产生重要的指导意义。

二、免疫耐受形成的机制

根据免疫耐受发生的部位,分为中枢耐受(central tolerance)和外周耐受(peripheral tolerance)。

(一) 中枢耐受

中枢免疫器官中处于发育不成熟阶段的 T 细胞和 B 细胞接受抗原刺激,通常引起免疫耐受。

1. 胸腺内诱导 Tr 细胞活化　抗原提呈细胞 DC,摄取、加工处理抗原后,移行至胸腺,提呈给胸腺内 $CD4^+CD25^+foxp3^+$ Tr 细胞,使 Tr 细胞活化。Tr 细胞活化后,通过与发育阶段的 Th 细胞直接接触,并释放抑制性细胞因子,抑制其增殖,导致 Th 克隆清除。Tr 细胞在胸腺内活化后,可迁移至外周,对诱导和维持免疫耐受具有重要意义。

2. T 细胞克隆流产学说　胸腺中发育不成熟的 T 细胞(Tr 细胞除外),接受抗原刺激,引发细胞程序性死亡,导致克隆流产。

CD4$^+$Th 细胞的克隆流产:①胸腺内高表达自身抗原肽-MHCⅡ类分子复合物的 DC 或 MΦ 细胞,与 CD4$^+$Th 细胞的 TCR 和 CD4 分子高亲和力结合,诱导克隆凋亡。②胸腺内激活的 Tr 细胞与 Th 细胞直接接触,引发 Th 细胞克隆清除。

CD8$^+$T 细胞的克隆流产:表达自身抗原肽-MHCⅠ类分子复合物的胸腺基质细胞,与胸腺内 CD8$^+$T 细胞的 TCR 和 CD8 分子高亲和力结合,诱导克隆凋亡。

3. B 细胞 BCR 受体重编机制及克隆流产　骨髓中发育不成熟的 B 细胞,在发育至表达功能性 BCR 的阶段,BCR 与骨髓微环境中出现的抗原结合后,阻滞 B 细胞发育,触发受体重编机制,改变 BCR 的抗原识别特异性。若 BCR 重编成功,则继续发育至成熟;若重编不成功,则引发细胞凋亡,导致克隆流产。

(二)外周耐受

外周免疫器官成熟的 T 细胞和 B 细胞接受抗原刺激,通常激发正免疫应答,只有在某些特殊情况下诱导免疫耐受。其机制主要与抗原在外周诱导 T 细胞或 B 细胞克隆无能,克隆无能细胞发生凋亡而导致克隆消除有关。

1. 过低或过高抗原剂量的刺激　APC 表面必须有 10~100 个相同抗原肽-MHC 分子复合物与 T 细胞相应数目 TCR 结合,才能活化。如果抗原剂量过低,使 APC 表达的抗原肽-MHC 分子复合物过少,则不能诱导 T 细胞活化而使其处于克隆无能状态;抗原剂量过高,容易诱导 T 细胞或 B 细胞凋亡。

2. 免疫细胞活化信号缺失或转导障碍　T 细胞和 B 细胞须经双信号刺激,并经信号转导系统转导才能活化。若仅有抗原表位与 TCR 或 BCR 结合的第一活化信号,缺乏 APC 协同刺激分子提供的第二活化信号,T 细胞或 B 细胞不能活化而成为克隆无能细胞;活化信号表达不足或缺失,或者信号转导机制发生障碍等,也可使 T 细胞或 B 细胞不能活化而成为克隆无能细胞。

3. 免疫细胞功能被抑制　T 细胞和 B 细胞接受抗原刺激时,若其功能被抑制不能活化,则易诱导克隆无能。

三、免疫耐受的维持与终止

抗原持续存在是维持免疫耐受的必要因素。一旦体内抗原消失,免疫耐受也将逐渐消退。

延长免疫耐受的方法:①接种分解缓慢的抗原,使其在体内保留较长时间。②经一定时间间隔重复注射同一抗原。③接种有生命的抗原,使其在体内繁殖,较长时间在体内存在。

在 B 细胞耐受终止的前提下,可以通过置换抗原的 T 细胞表位,活化新的 Th 细胞,终止 B 细胞耐受,激发机体产生抗体。其方法如下:①注射置换载体的抗原。②注射与抗原有交叉反应的新抗原。③注射改变载体结构的变性抗原等。

四、免疫耐受的意义

免疫耐受与临床疾病的发生、发展及转归密切相关。通过诱导和维持免疫耐受,可防治组织器官移植的排斥反应、自身免疫性疾病或超敏反应性疾病等;通过解除免疫耐受的方法,可打破肿瘤患者对自身肿瘤的免疫耐受和病原体携带者对病原体的免疫耐受等。

另外,给胚胎期动物或新生期鼠类接种人类肿瘤细胞,诱导对移植瘤的免疫耐受,可以建立免疫耐受动物人瘤异种移植模型。

第四节 免疫应答的调节

免疫应答的调节主要讨论各种因素对免疫应答反应类型及其强度的调节。严格地说,免疫应答的调节是机体对免疫应答过程作出的生理性反馈,是一个由多种因素参与的十分复杂的免疫生物学过程。

一、抗原的调节作用

抗原的性质、剂量及其给入途径,直接影响着免疫应答的反应类型。可溶性抗原比颗粒性抗原、分子量较小抗原比分子量较大抗原较易诱导免疫耐受,相反则易激发免疫应答。中等剂量抗原刺激,易激发免疫应答;过高或过低剂量抗原刺激,易诱导免疫耐受。经皮下注射抗原则易激发免疫应答,经静脉给入抗原则易诱导免疫耐受。

抗原的持续存在决定着免疫应答的反应强度和维持时间,抗原在体内分解、消失、中和及清除,相应的免疫应答也将逐渐减弱甚至终止。

多种抗原先后或同时刺激机体,会发生抗原竞争,在一定时间内先刺激机体的抗原,能抑制后刺激机体抗原的免疫应答;免疫原性较强抗原表位能抑制免疫原性较弱抗原表位的应答。

二、免疫分子的调节作用

(一)抗体对免疫应答的调节

抗体对体液免疫应答具有负反馈调节作用,其机制主要以抗体与抗原结合形成的抗原-抗体复合物对活化 B 细胞的抑制作用有关。

(二)抗原抗体复合物对免疫应答的调节

IgG 与抗原结合形成抗原-抗体复合物,未结合的抗原表位与 B 细胞 BCR 结合,IgGFc 段与 FcγRⅡ-B 受体结合,由 FcγRⅡ-B 引发抑制性信号,抑制 B 细胞的活化。

抗原抗体复合物对 B 细胞的抑制作用,表现为交叉抑制和自身抑制(图 1-4-5)。①交叉抑制:若抗原分子(如蛋白质分子)存在多种不同表位,抗体与相应表位结合后,其他未结合的表位与相应 B 细胞 BCR 结合,选择性地抑制针对其他抗原表位的 B 细胞活化。交叉抑制可能是抗原分子多种不同表位引起免疫原性竞争的机制之一。②自身抑制:若抗原表面存在着多个相同表位(如病毒、细菌、细胞等表面抗原),IgG 与抗原某些表位结合后,其他尚未结合的相同表位与 B 细胞 BCR 结合,选择性地抑制针对该抗原表位的 B 细胞克隆活化。

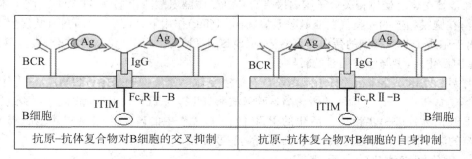

图 1-4-5 抗原-抗体复合物对 B 细胞活化的交叉抑制和自身抑制

（三）补体对免疫应答的调节

B细胞 CD19 - CD21 - CD81 - CD225 共受体中的 CD21 分子,是补体成分 C3dg、C3d 和 iC3b 等的受体。补体激活过程中形成抗原-C3d 复合物中的抗原表位与 BCR 结合,C3d 与 CD21 结合, 通过 CD19 转导活化信号,可使 B 细胞对抗原刺激的敏感性提高 100~1 000 倍。

（四）细胞因子对免疫应答的调节

细胞因子在免疫应答过程中,对免疫细胞的活化、分化、增殖和效应等各个阶段,均发挥着重要的调节作用。例如,IL - 12 促使 Th0 向 Th1 分化;IL - 4 促使 Th0 向 Th2 分化;IL - 2 促进 CTL 细胞活化,促进多种免疫细胞增殖等。

三、免疫细胞的调节作用

（一）免疫细胞直接参与的免疫调节

1. 抗原提呈细胞(APC)的免疫调节作用 不同的 APC 亚群以及处于不同发育阶段的 APC, 所表达的特征性免疫分子或分泌的细胞因子不同,决定着免疫应答的反应类型或应答趋向。成熟 DC 高表达协同刺激分子,能为 Th 细胞提供第二活化信号,主要激发正免疫应答;不成熟 DC 由于缺乏协同刺激分子,不能为 Th 细胞提供第二活化信号,主要诱导免疫耐受。DC 在外周将抗原提呈给初始 Th0 细胞使其活化,启动正免疫应答;DC 在胸腺内将抗原提呈给 Tr 细胞,使其活化,诱导免疫耐受。DC1 提呈抗原给 Th0 细胞,使其分化成 Th1 细胞,启动细胞免疫应答;DC2 提呈抗原给 Th0 细胞,使其分化成 Th2 细胞,启动体液免疫应答。

2. Th 细胞和 Tr 细胞的免疫调节作用 Th 细胞活化,启动正免疫应答。Th1 主要介导细胞免疫应答;Th2 主要辅助 B 细胞活化,启动体液免疫应答;Th3 通过分泌 TGF - β 对免疫应答起负反馈调节作用。Tr 细胞活化,主要通过直接接触和分泌细胞因子,抑制 APC、T 细胞和 B 细胞活化,诱导和维持免疫耐受。

（二）免疫细胞表面受体的调节

T 细胞、B 细胞、NK 细胞等皆表达功能相反的激活性受体和抑制性受体(表 1 - 4 - 2),对其起着正、负反馈调节作用。

表 1 - 4 - 2 免疫细胞表面的激活性受体和抑制性受体

免疫细胞种类	激活性受体	抑制性受体	免疫细胞种类	激活性受体	抑制性受体
T 细胞	TCR, CD28	CTLA - 4, PD - 1, KIR*	NK 细胞	NCR, CD16	KIR, CD_{94}/NKG_2A
B 细胞	BCR	FcγRⅡ-B, CD22, CD72	肥大细胞	FcεRⅠ	FcεRⅡ-B, gp49B1

注 * T 细胞中仅表达于某些 $CD8^+$ CTL

1. 激活性受体 受体相关分子胞内段带有免疫受体酪氨酸活化基序(ITAM)。该受体与相应配体结合,在胞膜相连的一类蛋白酪氨酸激酶(Sro - PTK)作用下,ITAM 中的酪氨酸发生磷酸化,招募游离于胞质中其他类别的蛋白酪氨酸激酶(Syk - PTK)或与 SH_2 结构域结合,被招募的 PTK 和连接蛋白活化后,参与活化信号的转导。

2. 抑制性受体 受体相关分子胞内段带有免疫受体酪氨酸抑制基序(ITIM)。该受体与相应配体结合,造成带有 SH_2 结构域的蛋白酪氨酸磷酸酶(PTP)对 ITIM 中的磷酸化酪氨酸进行识别,结果 PTP 被招募并进一步活化。活化的 PTP 能使 ITAM 中的磷酸化酪氨酸残基脱磷酸化,使 PTK 参与的激活信号转导通路被截断,抑制活化信号转导。

（三）免疫细胞活化的负反馈调节

免疫细胞活化的负反馈调节机制保证了 T 细胞、B 细胞活化并产生效应后,又能有效地发生活化抑制，从而维持免疫环境的相对稳定。

T 细胞顺序性表达的 CD28 和 CTLA-4，分别为激活性受体和抑制性受体。两者的配体均为 APC 表面的 B7 分子。T 细胞先表达 CD28，CD28 与 B7 结合，促进 T 细胞活化；T 细胞活化后约 24 小时开始表达 CTLA-4，CTLA-4 与 B7 结合产生抑制活化信号，以防止 T 细胞持续过度活化。

B 细胞活化后，合成并分泌 IgG，IgG 与抗原结合形成抗原-抗体复合物。抗原-抗体复合物中的抗原表位与活化的 B 细胞 BCR 结合，IgG 的 Fc 段与活化 B 细胞的 FcγRⅡ-B 结合，产生抑制活化信号，抑制相应 B 细胞克隆活化。

四、神经-内分泌-免疫网络的调节

免疫细胞中存在着神经递质受体和内分泌激素受体，受神经-内分泌系统的调节。神经系统、内分泌激素、各种免疫细胞及免疫分子之间构成了调节性网络，如皮质类固醇和雄激素等内分泌激素，能下调免疫反应；雌激素、生长激素、甲状腺素、胰岛素等，能增强免疫应答。多种细胞因子（如 IL-1、IL-6 和 TNF-α）通过下丘脑-垂体-肾上腺轴，刺激皮质激素的合成。而皮质激素又能下调 Th1 和巨噬细胞活性，使其细胞因子合成降低。细胞因子的降低，减低了对皮质激素的合成刺激，使皮质激素合成降低。皮质激素下降又解除了对免疫细胞的抑制，使细胞因子合成增加，再促进皮质激素的合成。如此循环，构成调节网络。

五、基因水平的免疫调节

（一）免疫识别盲区

免疫识别盲区是指某一机体对某种抗原表位的天然免疫不识别，即 TCR/BCR 识别盲区。T 细胞 TCR 和（或）B 细胞 BCR 的 V 区，是发育过程中由原胚系基因片段 V、（D）、J 随机重排、拼接而成，从而形成了针对巨大数量抗原的特异性 TCR/BCR。在不同种属或同种异体之间，这种重排和拼接不可能完全一致。因此，可能存在未能形成针对某种抗原表位的 TCR/BCR 而出现免疫识别盲区。

（二）MHC 多态性的免疫调节

MHC 对免疫应答起着重要的调控和调节作用。不同种属、不同个体对于同一抗原刺激，所产生的免疫应答存在着差异。因此，不同种族人通婚，将有可能上调后代群体的免疫应答能力。

（汪长中）

第五章

临 床 免 疫

 导学

掌握：超敏反应的概念；Ⅰ型、Ⅱ型、Ⅲ型、Ⅳ型超敏反应的发生机制、临床常见疾病及防治原则。

熟悉：自身免疫病、免疫缺陷病、移植免疫和肿瘤免疫的概念；AIDS的临床特征，HIV所致免疫异常及机制。

了解：自身免疫病的发病机制；免疫缺陷病的共同特点，常见原发性免疫缺陷病的主要特征；移植免疫概述，同种异型抗原的识别机制；机体抗肿瘤免疫的效应机制。

临床免疫学(clinical immunology)是利用免疫学理论与技术研究疾病的发生机制、诊断、治疗和预防的多个分支学科的总称。目前，免疫学理论与临床疾病的紧密联系已在超敏反应、自身免疫病、免疫缺陷病、移植免疫和肿瘤免疫等疾病的研究中取得了一定的成果。

第一节 超 敏 反 应

超敏反应(hypersensitivity)是指已致敏的机体再次接触同一抗原后，发生的生理功能紊乱或病理损伤。超敏反应是过度免疫防御的结果，给机体造成了功能障碍或病理损伤。

1963年，Gell和Coombs根据超敏反应发生的机制和临床特点，将其分为4型：①Ⅰ型，即速发型超敏反应。②Ⅱ型，即细胞溶解型或细胞毒型超敏反应。③Ⅲ型，即免疫复合物型或血管炎型超敏反应。④Ⅳ型，即迟发型超敏反应。

一、Ⅰ型超敏反应

Ⅰ型超敏反应又称过敏反应(anaphylaxis)，主要由特异性IgE抗体介导，可发生于局部及全身。其特点是：①发生快，消退也快。②常引起机体生理功能紊乱，很少导致严重的组织细胞损伤。③有明显个体差异及遗传倾向。

（一）参与Ⅰ型超敏反应的主要成分

1. 变应原(allergens) 指能选择性地激活CD_4^+Th2细胞与B细胞，诱导机体产生特异性IgE抗体，并介导免疫应答的抗原物质。临床常见引起Ⅰ型超敏反应的变应原主要有：①某些药物或化学物质，如青霉素、磺胺、普鲁卡因、有机碘等。②吸入性变应原，如花粉颗粒、尘螨及其排泄物、真菌菌丝及孢子、生活用品的纤维、粉尘、动物皮屑及酶类等。③食物变应原，如牛奶、鸡蛋、海产类食物、真菌类食物，以及食物添加剂、防腐剂、保鲜剂和调味剂等。④经接触方式进入体内的昆虫

(如蜂、蚂蚁等)毒素,以及注射的异种动物血清、疫苗等。

2. IgE 正常人血清中 IgE 含量很低,为 0.1~9 ng/L,而过敏体质或处于 Ⅰ 型超敏反应疾病状态的人可高于正常人 1 000~10 000 倍。有些个体易对变应原产生 IgE 类抗体介导 Ⅰ 型超敏反应,因此也常称为特应性个体。

IgE 主要由鼻咽部、扁桃体、气管和胃肠道黏膜下固有层淋巴组织中的 B 细胞产生,这些部位也是变应原易于侵入引发超敏反应的部位。IgE 为亲细胞抗体,可通过其 Fc 段与肥大细胞、嗜碱性粒细胞表面的 IgE Fc 受体(FcεRI)结合,从而使机体处于致敏状态。

有研究表明,特应性个体体内 Th1、Th2 细胞处于失衡状态,即 Th2 增加。Th2 细胞接受抗原提呈细胞提呈的抗原后,产生较多 IL-4。IL-4 使抗原特异性 B 细胞发生类别转换,产生过多 IgE,而 Th2 细胞的活化可被 Th1 细胞分泌的 IFN-γ 抑制。因此,调控这两类细胞因子将有助于过敏反应患者的治疗。

3. IgEFc 受体(FcεR) FcεR 有两类,第一类为高亲和性受体,即 FcεRI;FcεRI 主要存在于肥大细胞和嗜碱性粒细胞膜上,由 α、β、$γ_2$ 四聚体组成,α 链的胞膜外区可与 IgE 的 Fc 段特异性结合,而 β、γ 的胞质内 C 端结合有免疫受体酪氨酸活化基序(ITAM),可传导活化信号,与 Ⅰ 型超敏反应的发生有直接关系。第二类为低亲和力受体,即 FcεRⅡ。

4. 肥大细胞和嗜碱性粒细胞 肥大细胞主要分布于呼吸道、胃肠道和泌尿生殖道的黏膜上皮下及皮肤下的结缔组织内靠近血管处,嗜碱性粒细胞主要分布于外周血中。两种细胞表面都表达有高亲和力的 FcεRI,胞质中含有嗜碱性颗粒,其中存在大量具有药理活性的化学物质,称之为储存性生物活性介质。当肥大细胞及嗜碱性粒细胞被活化后,立即释放储存介质,引起早期反应。肥大细胞及嗜碱性粒细胞还可通过受体传导,经酪氨酸激活途径活化一系列酶类,分解自身细胞膜成分,生成新的生物介质,称新合成介质。

5. 嗜酸性粒细胞 主要分布于消化道、呼吸道、泌尿生殖道黏膜中。肥大细胞活化后可释放过敏性嗜酸性粒细胞趋化因子(eosinophil chemotactic factor of anaphylaxis,ECF-A)及多种细胞因子,如 IL-3、IL-5 等。ECF-A 能吸引嗜酸性粒细胞至抗原抗体反应部位,嗜酸性粒细胞释放其中的生物活性介质,包括嗜酸性粒细胞阳离子蛋白、主要碱性蛋白和过氧化物酶等,这些物质在杀伤病原微生物和寄生虫的同时,也可引起组织损伤并参与迟发相反应。嗜酸性粒细胞可释放多种酶,破坏肥大细胞和嗜碱性粒细胞释放的生物活性介质,负反馈调节 Ⅰ 型超敏反应。

(二) Ⅰ 型超敏反应的发生机制

1. 致敏阶段 变应原进入机体经 APC 摄取、处理后,提呈给 Th2 细胞识别并刺激该细胞亚群活化,释放 IL-4 等细胞因子,辅助 B 细胞产生特异性 IgE 抗体。IgE 与 IgG 不同,IgE 在不结合抗原的情况下可以其 Fc 段与肥大细胞或嗜碱性粒细胞表面相应的 FcεRI 结合,从而使机体处于对该变应原的致敏状态。

此阶段不出现临床症状,可维持数个月甚至更长时间。如长期不接触相应变应原,致敏状态可逐渐消失。

2. 激发阶段 相同变应原再次进入机体,与结合在肥大细胞或嗜碱性粒细胞上的 IgE Fab 段特异性结合,使细胞活化后释放生物活性物质。研究表明,只有变应原与致敏细胞表面的两个或两个以上相邻 IgE 结合,发生 FcεRI 交联(桥联),活化信号经 FcεRI 的 γ 链传入细胞内,导致 Ca^{2+} 内流,从而启动脱颗粒,释放储存的及合成新的生物活性介质,引起局部或全身反应。

(1)储存介质:储存的介质主要有以下类型。①组胺:为肥大细胞和嗜碱性粒细胞内颗粒中的小分子胺类,通过与靶细胞上相应受体结合,产生多种生物学效应。可使小静脉和毛细血管扩张,通透性增强;刺激支气管、胃肠道等平滑肌收缩;促进呼吸道、消化道黏膜腺体分泌增加。②激肽原酶:可将血浆中的激肽原转化成缓激肽及其他激肽类物质。缓激肽可刺激平滑肌收缩,使支气管痉挛;使毛细血管扩张,通透性增强,吸引嗜酸性粒细胞、中性粒细胞等向局部趋化。③过敏性嗜酸性粒细胞趋化因子(ECF-A):为一种低分子量的酸性多肽,可趋化嗜酸性粒细胞至反应部位。

(2)新合成介质:激发阶段细胞内可新合成多种介质,主要有以下类型。①白三烯(LTs):为活化细胞过程中细胞膜磷脂成分的代谢产物花生四烯酸经脂氧合酶途径合成的介质,通常由LTC4、LTD4混合组成。LTs引起支气管平滑肌收缩的作用强于组胺100~1 000倍,且效应持久,是引起支气管哮喘的主要介质;也可使毛细血管扩张,通透性增强及促进黏膜腺体分泌增加。②前列腺素D2(PGD2):为花生四烯酸经环氧合酶途径形成的产物,可刺激支气管平滑肌收缩,使血管扩张和通透性增加。③PAF:为羟基化磷脂在磷脂酶A2和乙酰转移酶作用后形成的产物,可凝集和活化血小板,使之释放血管活性胺类物质,增强Ⅰ型超敏反应。

近年来的研究表明,肥大细胞在活化后除释放生物活性介质外,还可合成并分泌许多细胞因子,吸引淋巴细胞、单核-巨噬细胞、中性粒细胞、嗜酸性粒细胞等多种炎症细胞到反应局部,参与Ⅰ型超敏反应。

3. 效应阶段　此阶段是释放的生物活性介质作用于效应组织和器官,引起局部或全身性的过敏反应。随着参与Ⅰ型超敏反应物质的不断发现及临床观察的逐渐深入,以及效应发生的快慢和持续时间的长短,目前认为此阶段可分为早期反应(early phase reaction)和晚期反应(late phase reaction)。早期反应发生在再次接触同一变应原后数分钟内,可持续数小时,该种反应主要由颗粒内释放的介质引起,大多属于功能紊乱,经过紧急治疗可完全恢复,如药物引起的过敏性休克;晚期反应发生在再次接触变应原后数小时,可持续数日或更长时间,该种反应主要由新合成介质、细胞因子及嗜酸性粒细胞等引起。可伴有较多炎性病理改变,如在红色皮疹的皮肤、哮喘的肺脏有较多的炎症细胞浸润。故临床上做药物皮试阴性者,还要继续观察有无其他晚期反应现象(图1-5-1)。

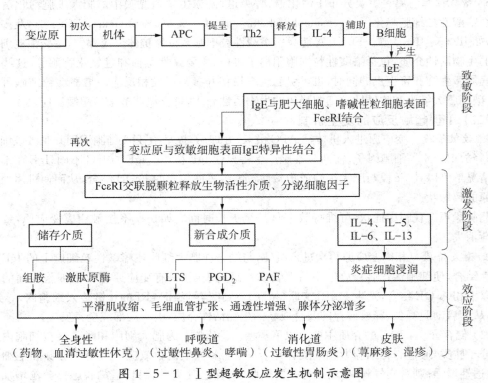

图1-5-1　Ⅰ型超敏反应发生机制示意图

（三）临床常见Ⅰ型超敏反应性疾病

1. 过敏性休克　为在应用药物及生物制品之后发生的最迅速和最严重的Ⅰ型超敏反应,主要表现为胸闷、气短、呼吸困难、恶心呕吐、四肢厥冷及血压下降等一系列症状及体征。常见的有以下两类。

（1）药物过敏性休克:化学药物常为半抗原,与机体蛋白质结合成为完全抗原,以青霉素最常见,尚有普鲁卡因、利多卡因、链霉素、磺胺和有机碘等。青霉素不稳定,被溶解呈液态时,易分解为青霉噻唑醛酸和青霉烯酸,这两种降解产物可与人体组织蛋白结合成为完全抗原,刺激机体产生特异性IgE,从而启动Ⅰ型超敏反应的整个过程。释放的活性介质若作用于周身毛细血管,使血管扩张,通透性增加,大量血液积聚于毛细血管床并渗出至组织间隙,使有效血容量急剧下降,而致休克。患者可通过吸入青霉素孢子、口服或注射青霉素药物等方式初次接触青霉素而使机体处于致敏状态。

（2）血清过敏性休克:目前临床上常用疫苗、抗毒素血清、抗蛇毒制品、细胞因子、脑活素和肝生素等多种生物制剂预防、治疗疾病。这些物质多数由小分子多肽、蛋白质组成,进入机体可引起超敏反应。其中,抗毒素血清中含有特异性中和外毒素的抗体,可用于应急预防和治疗白喉、破伤风等外毒素所致的疾病,但同时抗毒素血清又来源于动物血清,其对人体是极强的抗原,第二次注射时可引起Ⅰ型超敏反应,通常称为血清过敏性休克。随着精制抗毒素血清的问世,这种危险大大降低,但在应用这些生物制剂时,也要给予高度的重视。

2. 呼吸道过敏反应　常由吸入尘土、花粉、真菌、动物皮屑或呼吸道感染等引发。过敏性鼻炎和过敏性哮喘是临床常见的呼吸道过敏反应。

（1）过敏性鼻炎:又称花粉症或枯草热(hay fever),致敏个体在再次吸入变应原后,变应原与鼻腔和眼结膜中肥大细胞表面的特异性IgE结合,使肥大细胞脱颗粒,引起鼻黏膜及眼结膜血管扩张,通透性增强,出现流泪、畏光、打喷嚏、流清水样鼻涕等症状。

（2）过敏性哮喘:是由于支气管平滑肌痉挛而引起的哮喘和呼吸困难,有早期和晚期反应两种类型。前者发生快,消失也快,而组胺等生物活性介质对早期哮喘发作起作用。后者发生慢,持续时间长,而白三烯及细胞所释放的酶类引起的炎症反应则在哮喘持续发作和疾病延续过程中起重要作用。

3. 消化道过敏反应　主要表现为过敏性胃肠炎。少数人进食鱼、虾、蟹、蛋、奶等食物后可发生过敏性胃肠炎,出现恶心、呕吐、腹痛和腹泻等症状,还有相当一部分人表现为口腔及胃溃疡。已发现患者胃肠道SIgA明显减少,并多伴有蛋白水解酶缺乏。由于患者肠黏膜防御作用减弱,肠壁易受损伤,同时肠内某些食物蛋白质尚未完全分解即通过黏膜而被吸收,从而作为变应原诱发消化道过敏反应。同时,表现出免疫功能障碍,并伴有胃肠道外的湿疹、荨麻疹等症状。

4. 皮肤过敏反应　摄入或接触某种抗原后,或冷热刺激、日光照射、肠内寄生虫感染等可引起荨麻疹、湿疹、皮炎、血管神经性水肿等皮肤过敏反应。常见的是荨麻疹,表现为局部血管扩张,通透性增高,产生红斑-风团反应(wheal and flare reaction)。

（四）Ⅰ型超敏反应的防治原则

1. 查明变应原　可通过询问病史和变应原皮试查出引起Ⅰ型超敏反应的抗原,并避免与之接触。皮试方法为:将可疑变应原稀释(青霉素25 U/ml,抗毒素血清1∶100,花粉1∶10 000,尘螨1∶100 000),取0.1 ml在受试者前臂内侧做皮内注射,15～20分钟内注射部位出现红晕,风团直径>1 cm者为皮试阳性。对食物、药物过敏者,应禁食或避免使用此类药物。

2. 脱敏治疗

（1）异种免疫血清脱敏疗法:抗毒素皮试阳性但又必须使用者,可采用小剂量(0.1 ml、

0.2 ml、0.3 ml)、短间隔(20～30 分钟)、多次注射。其机制可能是小剂量变应原进入机体内与有限数量的致敏靶细胞上的 IgE 结合后,释放的生物活性介质较少,不足以引起明显的临床症状,同时介质作用时间短无累积效应。因此,短时间、小剂量、多次注射变应原(抗毒素血清)可使致敏机体分期分批脱敏,以致最终全部解除致敏状态。此时,大量注射抗毒素血清就不会发生过敏反应。但此种脱敏是暂时的,经一定时间后机体又可重新致敏。

(2) 特异性变应原脱敏治疗:对已查明而难以避免接触(经呼吸道进入)的变应原,如花粉、尘螨等,可采用小剂量、间隔较长时间(6～10 日)、多次反复皮下注射达到脱敏治疗的目的,这种治疗有时需要数个月至数年。其作用机制是:①改变了抗原的进入途径,诱导机体产生大量特异性 IgG 类抗体,特异性 IgG 与抗原结合阻止了抗原刺激 B 细胞产生 IgE 抗体的机会。②变应原特异性 IgG 类抗体可通过与相应变应原结合,影响或阻断变应原与致敏靶细胞表面特异性 IgE 抗体的结合。变应原特异性 IgG 抗体又称封闭抗体。

3. 药物治疗

(1) 抑制生物活性介质合成和释放的药物:①阿司匹林为环氧合酶抑制剂,可抑制前列腺素等介质生成。②色甘酸钠可稳定肥大细胞膜,阻止其脱颗粒及释放生物活性介质。③肾上腺素、异丙肾上腺素和前列腺素 E 可激活腺苷酸环化酶,增加 cAMP 的合成;氨茶碱等类药物可抑制磷酸二酯酶,阻止 cAMP 分解。无论合成增加还是分解减少,目的均在于提高细胞内 cAMP 的浓度,cAMP 可抑制肥大细胞脱颗粒和释放生物活性介质。此外,肾上腺素类药物还有很好的收缩血管作用。

(2) 生物活性介质拮抗剂:苯海拉明、马来酸氯苯那敏、异丙嗪等抗组胺药物,可竞争结合效应细胞上的组胺受体而发挥抗组胺作用;阿司匹林为缓激肽拮抗剂;多根皮苷酊磷酸盐对白三烯具有拮抗作用。

(3) 改善效应器官反应性的药物:肾上腺素不仅可解除支气管平滑肌痉挛,还可使外周毛细血管收缩血压升高,因此在抢救过敏性休克时具有重要作用。葡萄糖酸钙、氯化钙、维生素 C 等除可解痉外,还能降低毛细血管通透性和减轻皮肤与黏膜的炎症反应。

(4) 抑制免疫功能的药物:地塞米松、氢化可的松可抑制 T、B 细胞功能,减少抗体的产生。同时,这类药物还有消炎、解毒的作用。

4. 免疫新疗法　根据 I 型超敏反应的发生机制和细胞因子对 IgE 产生的调控作用,可采用以下方法。

(1) 将 IL－12 与变应原共同使用,诱导 Th2 型免疫应答向 Th1 型转换,可下调 IgE 的产生。

(2) 应用人源化抗 IgE 单克隆抗体阻断 IgE,与肥大细胞或嗜碱性粒细胞表面的 FcεRI 结合,可有效减轻患者致敏状态。

(3) 采用重组可溶性 IL－4 受体与 Th0 细胞竞争结合 IL－4,阻断 Th0 细胞向 Th2 细胞转化,可有效减少特异性 IgE 的产生。

(4) 用编码变应原的基因与质粒载体连接制备 DNA 疫苗,表达的抗原诱导 Th1 型免疫应答。

二、Ⅱ型超敏反应

Ⅱ型超敏反应又称细胞毒型(cytotoxic)或细胞溶解型(cytolytic)超敏反应。此型超敏反应是由 IgG 或 IgM 类抗体与靶细胞表面的抗原结合,在补体、吞噬细胞及 NK 细胞等参与下,引起以细胞裂解死亡为主要表现的病理性损伤。

(一) Ⅱ型超敏反应的发生机制

1. 靶细胞及其表面抗原

(1) 靶细胞:正常组织细胞、改变的自身组织细胞和被抗原或抗原表位结合修饰的自身组织细胞,均可成为Ⅱ型超敏反应中被攻击杀伤的靶细胞。

(2) 主要靶细胞表面的抗原:①正常存在于血细胞表面的同种异型抗原,如 ABO 血型抗原、Rh 抗原和 HLA 抗原。②正常组织细胞上的与外源性抗原相同或相似的共同抗原,如人肾小球基底膜、心瓣膜与链球菌之间的共同抗原。③由于感染、理化因素改变了的自身抗原。④吸附于组织细胞上的外来抗原、半抗原或抗原-抗体复合物,如药物半抗原可结合于血液中有形成分的表面成为完全抗原。

2. 抗体介导的靶细胞损伤机制 介导Ⅱ型超敏反应的抗体主要是 IgG 和 IgM。抗体与靶细胞膜上的抗原或半抗原特异性结合后,抗体本身不损伤细胞,必须在补体、吞噬细胞及 NK 细胞参与下,通过以下作用机制使靶细胞损伤(图 1-5-2)。

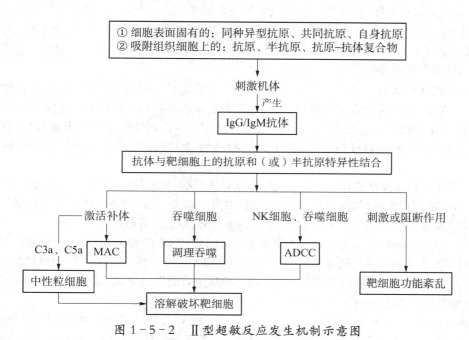

图 1-5-2 Ⅱ型超敏反应发生机制示意图

(1) 激活补体:IgG 和 IgM 均具有补体 C_1q 结合点。抗体与靶细胞表面抗原结合后,可激活补体的经典途径,在靶细胞膜表面形成膜攻击复合体(MAC),使靶细胞溶解死亡。

(2) ADCC 作用:IgG 的 Fab 段与靶细胞上抗原结合后,其 Fc 段可与巨噬细胞、中性粒细胞和 NK 细胞等效应细胞表面相应受体(FcγR)结合,对靶细胞产生 ADCC 作用,溶解破坏靶细胞。

(3) 调理吞噬:抗体 Fc 段和补体裂解片段 C3b 通过与吞噬细胞表面相应的 FcR 或 C3b 受体结合而介导调理吞噬作用,杀伤破坏靶细胞。

此外,在补体活化过程中的裂解产物如 C3a、C5a 可吸引中性粒细胞到反应局部,释放溶酶体酶等,进一步溶解破坏靶细胞。

还有特殊类型的Ⅱ型超敏反应,如某些抗细胞表面受体的自身抗体与相应受体结合后,并不引起靶细胞破坏,而是刺激或阻断靶细胞受体功能,导致靶细胞功能紊乱。

(二)临床常见的Ⅱ型超敏反应疾病

1. 输血反应 多发生于 ABO 血型不符的输血。如将 A 型供血者的血液输给 B 型受血者,由于供血者 A 型血红细胞表面有 A 抗原,受血者血清中有天然抗 A 抗体,两者结合后激活补体可使红细胞溶解破坏,引起溶血反应。

2. 新生儿溶血症

(1)母胎 Rh 血型不符:Rh$^-$ 的母亲可由于输血、流产或分娩等原因接触到 Rh$^+$ 的红细胞,刺激母体产生 Rh 抗体(为 IgG 类),并产生记忆细胞。若母亲再次妊娠怀有血型为 Rh$^+$ 的胎儿,母体产生大量的 Rh 抗体并通过胎盘进入胎儿体内,与其红细胞结合激活补体,使血细胞发生溶解破坏,导致胎儿溶血,严重者可致流产、死胎及新生儿溶血症。在初产妇分娩后 72 小时内注射 Rh 抗体,以中和进入母体内的 Rh$^+$ 红细胞,可有效地预防新生儿溶血症。

(2)母胎 ABO 血型不符:多发生于母亲是 O 型,胎儿是 A 型、B 型或 AB 型,此类溶血临床上多见,但症状较轻。其发生机制为:ABO 血型系统中红细胞抗原产生的天然抗体为 IgM 类,IgM 不能通过胎盘进入胎儿体内,与新生儿溶血症的发生无关。而分娩时,少量进入母体的胎儿红细胞能诱导产生 IgG 类抗体,并可通过胎盘进入胎儿体内,使红细胞溶解破坏。但由于胎儿的血清或某些组织中也存在 A、B 血型物质,可吸附及中和大部分抗体,故溶血较轻。这也是新生儿黄疸的因素之一,目前尚无有效的预防方法。

3. 药物过敏性血细胞减少症　青霉素、磺胺、安替比林、奎尼丁和非那西汀等药物抗原表位能与血细胞膜蛋白或血浆蛋白结合获得免疫原性,从而刺激机体产生药物抗原表位特异性抗体,这种抗体与药物结合的红细胞、粒细胞或血小板作用,或与药物结合形成抗原-抗体复合物后,再与具有 FcγR 的血细胞结合,可引起药物溶血性贫血、粒细胞减少症和血小板减少性紫癜。

4. 自身免疫性溶血性贫血　可能与遗传因素有关,或因病毒(流感病毒、EB 病毒)、药物(甲基多巴类)或酶类等作用于红细胞,使红细胞表面抗原发生改变,从而刺激机体产生抗红细胞自身抗体(主要为 IgG 类)。这种抗体与自身改变的红细胞特异性结合,导致红细胞溶解。

5. 肾小球肾炎和风湿性心脏病　乙型溶血性链球菌(A 群 12 型)与人类肾小球基底膜有共同抗原,故链球菌感染后产生的抗体可结合肾小球基底膜发生交叉反应,导致肾小球病变,此型约占肾小球肾炎的 15%。A 群链球菌蛋白质抗原与心肌细胞有共同抗原,链球菌感染后产生的抗体可与心肌细胞发生交叉反应,引起风湿性心脏病。

6. 肺出血-肾炎综合征　又称 Goodpastures 综合征,临床上以肺出血和进行性肾功能衰竭为特征,严重者死于肺出血和尿毒症,病因尚不明确。目前认为可能与呼吸道病毒或细菌感染有关,病毒或细菌感染使肺泡基底膜抗原性发生改变,刺激机体产生 IgG 类抗体,而肺泡基底膜和肾小球基底膜有共同抗原,抗体可与这两个部位的抗原结合,激活补体或通过调理作用导致肺出血和肾炎。

7. 甲状腺功能亢进症　又称 Graves 病,属于刺激型超敏反应。甲状腺细胞膜上有甲状腺刺激素受体(thyroid stimulating hormone receptor, TSH - R),正常情况下受垂体分泌的 TSH 作用,分泌甲状腺素 T$_3$、T$_4$。而患者体内产生抗 TSH - R 的自身抗体(IgG),此抗体的半衰期长(3 周),能高亲和力结合甲状腺细胞表面的 TSH - R,使甲状腺细胞分泌过量的甲状腺素,从而出现甲状腺功能亢进。

8. 重症肌无力(myasthenia gravis, MG)　属于抗体阻抑型超敏反应。患者体内产生抗乙酰胆碱受体的自身抗体,该抗体与乙酰胆碱受体结合后,由于受体的内吞和胞内的降解,受体数目减少,阻断了乙酰胆碱介导的神经-肌肉信号转导,引起进行性肌肉萎缩,导致肌无力。

三、Ⅲ型超敏反应

Ⅲ型超敏反应又称免疫复合物型(immune complex type)或血管炎型(vasculitic type)超敏反

应,是由血清中的可溶性抗原与相应抗体(IgG、IgM类)结合形成中等分子大小可溶性免疫复合物 (immune complex, IC)沉积于局部或全身毛细管基底膜及组织间隙后,通过激活补体并在血小板、嗜碱性粒细胞及中性粒细胞参与作用下,引起的以充血水肿、局部坏死和中性粒细胞浸润为主要特征的炎症反应和组织损伤。

(一)Ⅲ型超敏反应的发生机制

1. 抗原 引起Ⅲ型超敏反应的抗原种类很多,根据其来源分为:①内源性抗原,如类风湿关节炎的变性 IgG、系统性红斑狼疮的核抗原等。②外源性抗原,如微生物及其代谢产物、吸入的动植物抗原、大剂量应用的生物制剂(如抗毒素血清,长期服用的药物等)。

2. 免疫复合物(IC)的形成和沉积 IC的形成是免疫应答常见现象,大多被免疫系统清除,无致病作用。但在某些情况下,受到一些因素的影响,中分子可溶性 IC不易被清除,可沉积于毛细血管基底膜,引起炎症反应和组织损伤。

中分子可溶性 IC 的形成和沉积是Ⅲ型超敏反应的初始环节,受下列因素影响。

(1)抗原在体内长期滞留:这是形成 IC 的先决条件,长期反复感染、长期用药、长期接触外源性抗原或自身抗原长期存在于体内,均可形成较大量的 IC。

(2)中分子可溶性 IC 的形成与抗原抗体比例有关:①当抗原、抗体比例相当时,形成大分子 IC,它易被吞噬细胞捕获、吞噬、消除。②当抗体远多于抗原时,易形成小分子可溶性 IC,能通过肾小球滤膜被排出体外。上述两种 IC 对机体均无致病作用。③当抗原略大于抗体时,可形成中分子的可溶性 IC(19S)。它既不容易从肾脏排出,又不容易被吞噬细胞清除,故长期存在于血液循环中,又称循环免疫复合物(circulating immune complex, CIC),易于沉积在毛细血管基底膜。

(3)IC 的电荷、亲和力等可影响 IC 的沉积:①带正电荷的抗原和抗体容易沉积于带负电荷的肾小球基底膜上。②有些组织对某些抗原具有特别的亲和力,如肾小球基底膜的胶原蛋白,对 DNA 亲和力较强,因此细胞分解后释出的胞核 DNA 可与肾小球基底膜结合,并在基底膜处与抗核抗体结合形成 IC。

(4)毛细血管通透性增加是 IC 沉积的重要条件:①IC 可通过激活补体产生毒素 C3a 和 C5a,使肥大细胞、嗜碱性粒细胞活化,释放组胺等血管活性介质。②IC 通过与血小板表面 FcγR 结合使血小板活化,释放组胺等血管活性物质。这些血管活性介质使毛细血管通透性增加,内皮间隙增大,有利于 IC 沉积和嵌入间隙之中。

(5)局部血管动力学因素的作用:IC 易沉积在血管内高压、血管迂曲形成涡流的组织。例如:肾小球基底膜和关节滑膜等处的毛细血管不仅迂回曲折,血流缓慢,易产生涡流,而且该处毛细血管内血压较一般毛细血管内血压高 4 倍,因此有利于 CIC 沉积和嵌入到血管内皮细胞间隙之中。

(6)机体清除 IC 的能力:IC 的清除由单核-巨噬细胞系统和补体的功能决定。吞噬细胞和补体的缺陷均可促进 IC 持续存在,继而在组织中沉积。

3. IC 沉积引起组织损伤的机制 IC 沉积在哪个部位,即造成哪一部位的免疫损伤,其机制为:

(1)补体的作用:IC 通过经典途径激活补体,产生裂解片段 C3a、C5a。C3a 和 C5a 与肥大细胞或嗜碱性粒细胞上的 C3a 和 C5a 受体结合,使其释放组胺等炎症介质,致局部毛细血管通透性增加,渗出增多,出现水肿。C3a 和 C5a 同时又可趋化中性粒细胞至 IC 沉积部位。

(2)中性粒细胞的作用:聚集的中性粒细胞在吞噬 IC 的同时,还释放许多溶酶体酶,包括蛋白水解酶、胶原酶和弹性纤维酶等,使血管基底膜和周围组织发生损伤。

（3）血小板的作用：IC通过与血小板的 FcγR 结合及肥大细胞或嗜碱性粒细胞释放血小板活化因子（PAF）等，使血小板聚集、活化，并释放 5-羟色胺等血管活性物质，引起血管扩张、通透性增加，导致渗出和水肿。血小板聚集能激活凝血系统形成微血栓，造成局部组织缺血、出血、坏死（图1-5-3）。

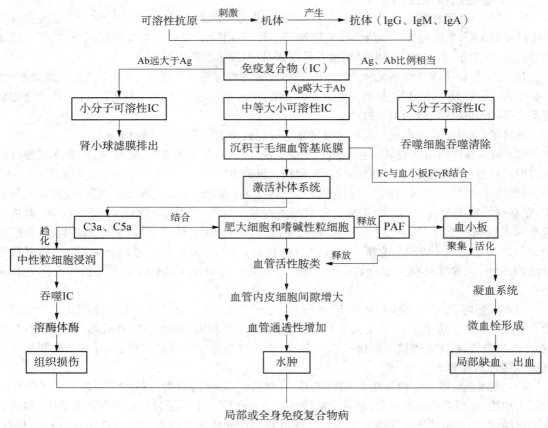

图 1-5-3　Ⅲ型超敏反应发生机制示意图

（二）临床常见的Ⅲ型超敏反应性疾病

1. 局部免疫复合物病

（1）Arthus 反应（实验性局部过敏反应）：1903 年，Nicholas-Maurice Arthus 首先描述了发生于下述条件下的炎症反应。动物被反复给予同一抗原，直至体内产生高水平 IgG，然后经皮内、皮下再次注入这种抗原，可在注射局部出现红肿、出血和坏死等剧烈炎症反应，3~6 小时达到高峰，这是抗原-抗体复合物沉积在血管壁所致。

（2）类 Arthus 反应：①人类局部反复多次注射胰岛素、抗毒素、狂犬疫苗及其他生物制剂，可刺激机体产生相应抗体（IgG 类），若此时再次注射同一制剂，即可在注射局部出现红肿、出血和坏死等与 Arthus 反应类似的局部反应。②长期吸入某种真菌孢子或含有动植物蛋白的粉尘，可刺激机体产生相应 IgG 类抗体。当上述抗原物质与相应抗体在肺泡和肺泡间质内结合形成免疫复合物时，可引起肺部的急性炎症反应，临床上称为超敏反应性肺炎。如因吸入霉草中嗜热放线菌引起的肺炎称农民肺（farmer lung），因吸入鸽粪中蛋白质引起的疾病称养鸽者病（pigeon fancier disease)。

2. 全身免疫复合物病

(1) 血清病:为治疗目的(初次)而一次性注射大量抗毒素(马血清)后,常于 7～14 日出现发热、皮疹、淋巴结肿大、关节疼痛和一过性蛋白尿等称血清病。这是由于患者体内抗毒素抗体已经产生而抗毒素尚未完全排除,两者结合形成中分子可溶性 CIC 所致。CIC 随血流运转至全身,嵌入肾小球基底膜,或沉积于关节滑膜、心肺及皮下组织毛细血管壁中,通过激活补体而引起相应部位组织损伤。大剂量应用青霉素、磺胺等药物也可引起类似血清病样反应。

(2) 链球菌感染后肾小球肾炎:A 群溶血性链球菌感染后 2～3 周,此时体内已产生抗链球菌抗体,该抗体与链球菌可溶性抗原结合形成 CIC,沉积在肾小球基底膜,造成基底膜损伤,引起 IC 型肾炎。80％以上肾小球肾炎属于Ⅲ型超敏反应。IC 引起的肾炎也可见于其他病原微生物如葡萄球菌、肺炎双球菌、乙型肝炎病毒或疟原虫感染。

(3) 类风湿关节炎:目前认为,可能是患者体内出现 IgG 分子变性,其原因是:①溶血性链球菌、病毒或支原体的持续感染。②感染过程中,中性粒细胞吞噬细菌后释放溶酶体酶。上述因素使自身 IgG 分子结构发生改变。

变性的 IgG 分子可刺激机体产生抗 IgG 的自身抗体(以 IgM 类为主),称类风湿因子(rheumatoid factor, RF)。当自身变性 IgG 与类风湿因子结合形成的 IC 反复沉淀于小关节滑膜时即可引起小关节红肿、变形僵直、失去运动功能。

(4) 系统性红斑狼疮:为一种全身性自身免疫性疾病(详见本章第二节)。

四、Ⅳ型超敏反应

Ⅳ型超敏反应又称迟发型超敏反应(delayed type hypersensitivity,DTH),其发生与抗体和补体无关,是抗原诱导的一种细胞免疫应答。为致敏 T 细胞与特异性抗原结合后,引起的以单个核细胞浸润和组织细胞损伤为主要特征的炎症反应。该反应发生较慢,通常在接触抗原后 24 小时出现,48～72 小时达高峰。

(一)Ⅳ型超敏反应的发生机制

1. 抗原　引起Ⅳ型超敏反应的抗原主要有:①病原体,如胞内寄生菌、真菌、病毒、寄生虫。②化学物质,如药物、化妆品、染料、油漆、塑料、农药等。③细胞抗原,如肿瘤细胞、移植组织细胞。其中,胞内寄生菌(如分枝杆菌)是最常见的引起Ⅳ型超敏反应的抗原。

2. 相关细胞　Ⅳ型超敏反应由 T 细胞介导,主要是 CD4$^+$Th1 细胞通过释放多种细胞因子和 CD8$^+$CTL 细胞通过直接杀伤靶细胞而发挥作用的。此外,巨噬细胞和中性粒细胞在 T 细胞应答启动后也被激活,介导组织损伤。

3. 发生过程　Ⅳ型超敏反应的发生过程分两个阶段,即致敏阶段和效应阶段。

(1) T 细胞致敏阶段:外来抗原进入机体,经 APC 的加工处理后,以抗原肽-MHC Ⅱ/Ⅰ类分子复合物形式表达于 APC 表面,供抗原特异性 CD4$^+$Th1 细胞和 CD8$^+$CTL 细胞识别,并使之活化进而增殖分化为效应 Th1 细胞和效应 CTL 细胞,又称致敏 T 细胞,使机体处于致敏状态。有些 T 细胞中途停止分化,成为静息状态的记忆 T 细胞。

(2) 致敏 T 细胞效应阶段:①CD4$^+$Th1 细胞介导的炎症反应和组织损伤。致敏 Th1 细胞受相同抗原再次刺激后活化,释放 IL-2、IFN-γ、TNF-β、IL-3 和 GM-CSF 等多种细胞因子,这些细胞因子既可直接发挥致炎作用,也可吸引单核-巨噬细胞及淋巴细胞在局部聚集并被激活,分泌炎症介质,产生以单核-巨噬细胞和淋巴细胞浸润为主的炎症反应,并导致组织损伤。②CD8$^+$CTL 细胞介导的细胞毒作用。致敏的 CTL 细胞识别并结合靶细胞表面的相应抗体而被激活,通过释放穿孔素和颗粒酶等介质,或通过其表面 FasL 与靶细胞表面 Fas 结合,使靶细胞溶解破坏或发生凋亡(详见第四章)。

事实上,Ⅳ型超敏反应的发生机制与细胞免疫应答的机制完全相同,只是前者在免疫应答过程中给机体带来损伤,而后者产生对机体有利的结果(图 1-5-4)。

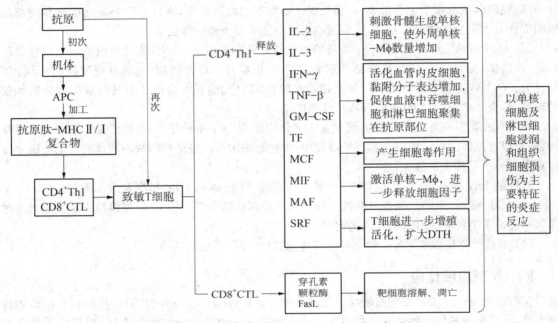

图 1-5-4　Ⅳ型超敏反应发生机制示意图

(二)临床常见的Ⅳ型超敏反应性疾病

1. 传染性迟发型超敏反应　超敏反应常与感染相伴随,故称传染性迟发型超敏反应。多见于病原微生物(尤其是某些细胞内寄生)或其代谢产物作为变应原的感染,如结核分枝杆菌感染时,机体产生抗结核的细胞免疫反应,随着特异性细胞免疫的建立,结核逐渐愈合,而在某些个体,这种抗结核细胞免疫功能过强,机体在排斥外来抗原的同时,产生了以 T 细胞和巨噬细胞浸润为主的炎症反应。巨噬细胞在吞噬和清除病原体的过程中,受到细胞因子刺激过度活化,发生上皮样细胞变化,进一步融合为多核巨细胞,导致肉芽肿形成。在缺氧及巨噬细胞分泌的溶酶体酶作用下,出现干酪样坏死。此损伤性一面通常称为Ⅳ型超敏反应。

2. 接触性迟发型超敏反应　指某些个体的皮肤长期接触油漆、染料、农药、化妆品和某些药物(磺胺和青霉素)等引起的接触性皮炎。这些小分子半抗原与皮肤角质蛋白结合,形成新的完全抗原,从而刺激机体产生致敏 T 细胞。当机体再次接触相应抗原时即可发生接触性皮炎,患者局部皮肤出现红肿、皮疹、水疱,严重者可出现剥脱性皮炎。

3. 迟发型超敏反应参与的其他疾病　迟发型超敏反应在移植排斥反应、1 型糖尿病、慢性甲状腺炎、过敏性脑脊髓膜炎等脏器特异性自身免疫病的发生、发展中也起重要作用。

虽然根据发生机制将超敏反应分为 4 型,但在临床实际中,有些超敏反应性疾病可由多种免疫损伤机制引起,往往并非单一型,可数型同时存在而以某一型为主。同一抗原在不同条件下引起不同类型的超敏反应,如青霉素可引起Ⅰ、Ⅱ、Ⅲ和Ⅳ型超敏反应;同一疾病,如链球菌感染后肾小球肾炎和系统性红斑狼疮(SLE)均可通过Ⅱ、Ⅲ型超敏反应发生。4种类型超敏反应的综合比较见表1-5-1。

表1-5-1 4种类型超敏反应的综合比较

类型	主要参与成分	发生机制	常见疾病
Ⅰ型（速发型）	IgE(少数为IgG4)、肥大细胞、嗜碱性粒细胞、嗜酸性粒细胞等	①变应原刺激机体产生的IgE吸附于肥大细胞或嗜碱性粒细胞表面，使机体致敏。②相同变应原再次进入体内，与细胞表面IgE结合，FcεRI聚集，即桥联反应。③细胞脱颗粒释放活性物质。④作用于效应器官，引起临床症状	① 青霉素过敏性休克 ② 荨麻疹、湿疹 ③ 过敏性鼻炎、支气管哮喘 ④ 胃肠道过敏
Ⅱ型（细胞毒型）	IgG或IgM、补体、MΦ、NK细胞	①细胞表面抗原或吸附在细胞表面的抗原和（或）半抗原与抗体结合或抗原抗体复合物吸附于细胞表面。②激活补体形成MAC、MΦ调理吞噬、NK细胞的ADCC效应杀伤靶细胞	① 输血反应 ② 新生儿溶血症 ③ 自身免疫性溶血性贫血 ④ 药物过敏性血细胞减少症 ⑤ 甲状腺功能亢进症
Ⅲ型（免疫复合物型）	IgG、IgM、IgA、补体、中性粒细胞、嗜碱性粒细胞、血小板	①中等大小IC沉积于血管基底膜或组织间隙。②激活补体，C3a、C5a与肥大、嗜碱性粒细胞相应受体结合，释放炎症介质，出现水肿。③C3a、C5a聚集中性粒细胞，释放溶酶体酶，使血管基底膜和组织损伤。④IC使血小板聚集、活化，释放活性物质，出现渗出水肿，激活凝血系统，形成微血栓和缺血、出血、坏死	① Arthus反应 ② 类Arthus反应 ③ 血清病 ④ 类风湿关节炎 ⑤ 链球菌感染后肾小球肾炎
Ⅳ型（迟发型）	CD4+Th1细胞及分泌的细胞因子 CD8+CTL细胞及释放的细胞毒介质、MΦ	①抗原进入机体经APC加工处理，供T细胞识别，并增殖分化为Th1细胞和CTL细胞。②相同抗原再次刺激，效应Th1细胞活化释放IL-2、IFN-γ等多种细胞因子，及MΦ作用，导致渗出及炎症反应，组织损伤。③CTL通过释放细胞毒性介质使靶细胞溶解破坏或凋亡	① 传染性迟发型超敏反应 ② 接触性皮炎 ③ 移植排斥反应

第二节 自身免疫与自身免疫病

一、概述

（一）基本概念

在正常情况下，免疫系统具有区分"自己"和"非己"的能力，对自身抗原处于无反应状态，即形成自身免疫耐受。但在一定条件下，自身免疫耐受为某些原因所破坏时，免疫系统对自身抗原引发正免疫应答或自身免疫性疾病。

1. 自身免疫(autoimmunity) 是机体免疫系统对自身成分发生免疫应答，产生自身抗体及自身反应性淋巴细胞的生理现象。在正常情况下，自身免疫有助于消除体内衰老、损伤、畸变或凋亡的自身组织细胞和成分，具有维持机体生理平衡和自身稳定的作用。

2. 自身免疫病(autoimmune disease, AID) 当机体免疫系统在某些内因和外因诱发下，对自身抗原产生过度的免疫应答，以致损伤自身正常组织或器官并引起相应临床症状的病理状态。

（二）AID的分类

自身免疫病临床表现复杂多样，尚无统一分类标准。

83

1. 按自身抗原分布的范围分类(表1-5-2)

表1-5-2 临床常见自身免疫病及相关抗原

疾病名称	自身抗原	疾病名称	自身抗原
桥本甲状腺炎	甲状腺球蛋白及微粒体	自身免疫性溶血性贫血	红细胞膜表面分子
原发性肾上腺皮质功能减退症(Addison病)	肾上腺皮质细胞	重症肌无力	乙酰胆碱受体
Graves病	甲状腺刺激素受体	强直性脊柱炎	脊椎关节抗原
胰岛素依赖性糖尿病	胰岛 β 细胞	类风湿关节炎	变性 IgG,中间丝相关蛋白,纤维蛋白
多发性硬化症	髓磷脂碱性蛋白	系统性红斑狼疮	核抗原(DNA、组蛋白、核糖核蛋白等)

(1)器官特异性 AID:患者自身抗原是某一器官的特定成分,病理损伤和功能障碍通常只局限于存在该种自身抗原的器官,而很少累及其他组织器官,如桥本甲状腺炎和 Addison 病。

(2)系统性 AID:又称全身性 AID。患者自身抗原是多种组织器官所共有的成分,如细胞核或线粒体等,由于常累及结缔组织,故又称"结缔组织病"或"胶原病",如系统性红斑狼疮和类风湿关节炎。

2. 按 AID 发病原因分类

(1)原发性 AID:大多数 AID 的发生与遗传因素密切相关,原发病因不明的称为原发性 AID。

(2)继发性 AID:某些 AID 由特定的外因所致,如药物、外伤、感染等,与遗传无关,愈后良好,称为继发性 AID。

二、自身免疫病的发病机制

(一) AID 发生的相关因素及机制

诱发 AID 的因素很多,但自身耐受出现异常或破坏是引起 AID 的根本原因。需要指出的是,大部分自身免疫病的确切病因和发病机制目前尚未完全阐明。

1. 遗传因素 为引起 AID 的重要因素,许多 AID 的发生与个体的 MHC 基因型有关。其机制是:①遗传因素可控制机体针对特定(自身)抗原产生应答和应答的强度,其中尤以 MHC 基因的作用最为重要,有些个体的 MHC 分子适合提呈某些自身成分的抗原肽,因此易患某些 AID。②免疫应答和免疫耐受的建立有赖于多种免疫分子参与,若相关分子的编码基因异常,可影响免疫耐受的维持。

2. 生理因素 大多数自身免疫病好发于女性,某些好发于男性。现认为发病率及病情与体内雌激素水平相关,如系统性红斑狼疮患者的雌激素水平普遍升高。神经、内分泌因素在自身免疫病的发病中起到重要作用。

3. 自身抗原因素

(1)隐蔽抗原的释放:释放的隐蔽抗原与免疫活性细胞接触,进而诱导相应的自身免疫应答。

(2)自身抗原的改变:暴露新的抗原决定簇、发生构象改变、被修饰或发生降解,成为具有免疫原性的肽段。

(3)共同抗原的存在:某些病原微生物具有与宿主正常细胞或细胞外基质相似的抗原决定簇,宿主针对该病原微生物产生的免疫效应产物能与其共同抗原发生交叉反应,又称分子模拟(molecular mimicry),即不同来源的基因或其蛋白质产物的相似结构,由此诱发异常自身免疫应答。

（4）表位扩展：特定的抗原刺激机体后，免疫系统首先针对优势表位产生应答，但往往不足以消除该抗原，随着应答过程的持续，机体可相继针对更多抗原表位（包括隐蔽表位）产生应答，即为"表位扩展（epitope spreading）"。

4. 免疫调节紊乱因素

（1）T－B细胞旁路活化：某些佐剂、病毒、细菌产物及药物等可直接激活处于耐受状态的T细胞，辅助刺激自身反应性B细胞活化产生自身抗体，引发AID。

（2）淋巴细胞突变：理化、生物或某些原发因素导致淋巴细胞发生突变，使其抗原识别能力异常，对自身抗原产生免疫应答。

（3）T细胞亚群功能失衡：病原微生物感染或组织损伤等因素所产生的炎症反应，能通过分泌细胞因子而影响T细胞分化，并使T细胞功能亚群失衡，导致AID。

（4）MHCⅡ类抗原表达异常：在感染发生时，某些病原微生物及其产物可刺激机体组织细胞产生IFN-γ等细胞因子，这些细胞因子可诱导上述组织细胞表达MHCⅡ类抗原，从而将自身抗原提呈给Th细胞，启动自身免疫应答。

（5）自身反应性淋巴细胞逃避：某些自身反应性淋巴细胞可能在胸腺或骨髓逃避阴性选择而进入外周即可对相应自身抗原产生应答。

（二）AID的免疫损伤机制及典型疾病

AID是由自身抗体和（或）自身反应性T细胞攻击破坏自身组织所致。实际上是针对自身抗原的超敏反应性疾病，其自身免疫应答引起组织器官炎性损伤的机制类似于Ⅱ、Ⅲ、Ⅳ型超敏反应，只不过超敏反应的攻击对象是进入机体的外来抗原。

1. 自身抗体引起的AID

（1）自身抗体直接介导细胞破坏的AID：自身抗体直接与靶抗原结合，通过激活补体、吸引中性粒细胞和单核细胞，促进吞噬作用及局部释放炎症介质等，导致细胞和组织损伤。如自身免疫性溶血性贫血是由抗红细胞表面抗原的自身抗体（IgG或IgM）引起的溶血性疾病；自身免疫性血小板减少性紫癜是由抗血小板表面成分抗体引起的血小板减少性疾病，患者可发生凝血功能障碍。

（2）自身抗体调变细胞功能的AID：自身抗体与某些细胞表面分子结合，可通过干扰或增强细胞功能而引起AID，如重症肌无力、Graves病（详见本章第一节）。

（3）自身抗体形成循环免疫复合物的AID：可溶性自身抗原与相应抗体结合可形成循环免疫复合物（CIC），通过激活补体或使带有Fc受体的细胞释放介质而引起组织损伤，导致AID。如系统性红斑狼疮（SLE）患者体内存在自身细胞核抗原物质的自身IgG类抗体，此类抗体和细胞核抗原物质形成的大量CIC沉积在皮肤、肾小球、关节、脑等器官的小血管壁，激活补体造成细胞损伤。损伤细胞释放的核抗原物质又刺激机体产生更多的自身抗体，结果形成更多的CIC，造成进一步的细胞损伤。SLE患者可表现多器官、多系统的病变，广泛而严重的小血管的炎症性损伤，发生在重要器官（肾、脑等）的严重损伤会危及患者的生命。

2. 自身反应性T细胞引起的AID　CD8$^+$CTL和CD4$^+$Th1细胞均可介导自身组织、细胞损伤，其机制为Ⅳ型超敏反应。如胰岛素依赖性糖尿病（IDDM）是CD8$^+$和CD4$^+$T细胞浸润胰岛组织，CTL特异性地杀伤胰岛β细胞，Th1细胞产生细胞因子引起炎症反应损伤胰岛细胞，致使胰岛素分泌严重不足。

三、自身免疫病的治疗原则

AID最理想的治疗方法为重新恢复免疫系统对自身抗原的耐受性，而鉴于AID发病机制复杂,涉及多种抗原,故迄今尚未实现这一目标。目前,临床上仍以缓解和减轻患者症状为主,免疫生物疗法仍在动物和临床试验阶段。

(一)常规治疗

采用抗炎疗法、补充治疗、血浆置换、胸腺切除、免疫抑制剂等措施。

(二)生物试验疗法

应用免疫抑制剂、抗细胞因子及其受体的抗体及阻断剂、抗免疫细胞表面分子抗体、单价抗原或表位肽等。

第三节 免疫缺陷病

一、概述

免疫缺陷病(immunodeficiency disease,IDD)是免疫系统因先天发育不全或后天因素所致的免疫功能低下或不全所引起的以反复感染为主要临床特征的一组临床综合征,按其发病原因可分为原发性免疫缺陷病(primary immunodeficiency disease,PIDD)和继发性免疫缺陷病(secondary immunodeficiency disease,SIDD)两大类。

1. IDD 的共同特点 ①对病原体易感性增加:易反复感染且难以治愈,这是 IDD 的最重要的特点,也是造成死亡的主要原因。②易患恶性肿瘤和 AID:尤其是 T 细胞免疫缺陷和联合免疫缺陷,其恶性肿瘤的发生率比同龄正常人群高 100~300 倍,也易合并 AID,正常人群 AID 的发病率为 0.001%~0.01%,而 IDD 患者发病率高达 14%。③临床表现及病理损伤复杂多样:因其免疫系统受损组分不同,临床表现各异,并可同时累及多系统、多器官,因而出现复杂的功能障碍和症状。另外,患同一种 IDD 的不同患者,也可有不同的临床表现。④遗传倾向性:多数 PIDD 患者有遗传倾向性,其中 1/3 为常染色体遗传,1/5 为性染色体隐性遗传,15 岁以下原发性 IDD 患者超过 80% 为男性。⑤发病率:PIDD 大约 5% 以上从婴儿期即开始发病,如 X 性联无丙球蛋白血症始于婴儿出生 6~8 个月。发病年龄越小病情越重,治疗难度愈大。

2. IDD 的防治原则 ①应用抗菌和抗病毒药物。②补充免疫制剂。③移植免疫细胞。④基因治疗。

二、原发性免疫缺陷病

PIDD 是由于免疫系统遗传基因异常或先天性免疫系统发育障碍而致免疫功能不全引起的疾病。发生机制较复杂,可导致抗体和(或)淋巴细胞功能异常,或导致吞噬细胞、补体成分缺陷而引起固有免疫功能低下。

目前已对某些 PIDD 的基因突变或缺失进行了定位,从而为阐明其发病机制及临床诊断和治疗奠定了基础。常见原发性免疫缺陷病的主要特征见表 1-5-3。

表 1-5-3 常见原发性免疫缺陷病的主要特征

分类及疾病	缺陷功能及发病机制	遗传(基因定位)	临床特征
B 细胞缺陷:性联无丙种球蛋白血症	各类 Ig 下降或缺乏 Bruton 酪氨酸激酶(Btk)缺陷,使 B 细胞内信号传递障碍,B 细胞成熟受阻	XL(Xq21.3~22)	患者多为男性婴幼儿,对"百白破"等疫苗接种无抗体应答。发生反复持久的肺炎球菌、链球菌等感染

（续表）

分类及疾病	缺陷功能及发病机制	遗传（基因定位）	临床特征
T细胞缺陷：DiGeorge综合征	胚胎早期第Ⅲ、第Ⅳ对咽囊发育异常导致胸腺与甲状旁腺缺损。T细胞减少，B细胞正常，T细胞功能缺陷	AD(22q 11.2)	患儿易发生病毒性感染，出生后低钙抽搐，第Ⅰ～Ⅱ咽弓累出现特殊应答。第Ⅴ～Ⅵ咽弓发育异常导致先天心脏病，多数随年龄增加则T细胞缺陷可自行恢复正常，预后较好
联合缺陷：性联重症联合免疫缺陷	IL-2受体γ链（IL-2Rγ）基因发生突变，导致多种细胞因子受体表达异常，使T、B细胞成熟受阻和功能障碍	XL(Xq13.1)	患者多数于1岁内死于反复严重感染。骨髓或脐血干细胞移植治疗本病的成功率达90%以上
吞噬细胞缺陷：慢性肉芽肿病	吞噬细胞内NADPH氧化酶缺陷，不能在葡萄糖氧化过程中生成足量超氧阴离子（O_2^-），细胞内杀菌能力低下。当吞入氧化酶阳性的病原微生物时，杀菌受阻，并在细胞内繁殖。由于趋化和吞噬功能正常，吞噬细胞在局部聚集，形成脓肿和肉芽肿	XL(Xp21)	机体可发生严重慢性肺炎、骨髓炎和脓毒血症。感染发生于1岁左右，本病特有的表现是大量淋巴细胞和组织细胞形成的肉芽肿，可发生在多部位
补体缺陷：遗传性血管神经性水肿	C1抑制物（C1LNH）基因缺陷所致。这种补体调节蛋白缺乏可引起C2裂解失控，C2a产生过多，导致血管通透性增高	AD（11q11～13.1）	患者身体任何部位都可反复发作皮肤、黏膜水肿，或发生肠管肿胀而出现绞痛、恶心、呕吐或水样腹泻。若水肿发生于喉头可导致窒息死亡

注 XL：X连锁遗传；AD：常染色体显性遗传

三、获得性免疫缺陷病

获得性免疫缺陷病（acquired immunodeficiency disease，AIDD）是后天因素造成的，继发于某些疾病或使用药物后产生的免疫缺陷性疾病。

（一）诱发AIDD的主要因素

1. 营养紊乱 淋巴细胞、吞噬细胞及表达和分泌的蛋白质分子的更新及再合成需要特殊的营养物质，如某一营养素缺乏，可致相应的免疫功能缺陷。

2. 外科手术和创伤 如脾脏、胸腺、扁桃体、阑尾的外科手术切除，以及烧伤、麻醉等。

3. 感染性疾病 包括寄生虫、细菌和病毒感染，如HIV、CMV、EBV、麻疹病毒等。

4. 遗传性疾病 包括染色体异常、酶缺乏、血红蛋白病、张力性肌萎缩症等。

5. 免疫抑制治疗 包括放射线照射和免疫抑制药物。

6. 恶性肿瘤 白血病、淋巴瘤、骨髓瘤等免疫系统肿瘤患者可导致免疫功能障碍。

（二）获得性免疫缺陷综合征

获得性免疫缺陷综合征（acquired immunodeficiency syndrome，AIDS）是人类免疫缺陷病毒（human immunodeficiency virus，HIV）感染机体后，引起的一种以细胞免疫严重缺陷、机会感染、恶性肿瘤和神经系统病变为特征的临床综合征，简称艾滋病（详见第六章）。

1. HIV 属逆转录病毒科慢病毒属。现发现有HIV-1和HIV-2两个亚型，两者的氨基酸序列有43%的同源性。目前，世界上流行的AIDS多由HIV-1引起。HIV由核酸和包膜组成，其包膜糖蛋白gp120和gp41与HIV对宿主靶细胞的导入有关。HIV-1基因具有高度变异性，从而造成HIV-1在世界流行过程中产生多种不同的病毒类型，故易逃避免疫系统的作用。

2. HIV所致免疫异常及机制

（1）HIV侵入CD4$^+$靶细胞：HIV可通过多种途径进入人体。其形成感染需要有第一受体

CD4 分子的表达,同时还需借助趋化因子受体作为第二受体参与。HIV 攻击的靶细胞主要是 CD4[+] Th 细胞及表达 CD4 分子的单核-巨噬细胞、树突状细胞和神经胶质细胞。HIV 与受体结合是病毒感染细胞的先决条件,其机制为:①HIVgp120 与靶细胞表面相应 CD4 受体分子结合后构象发生改变,并与靶细胞表面趋化因子受体结合及相互作用,导致 HIVgp41 融合结构域暴露。②在 gp41 融合结构域介导下,病毒包膜与宿主靶细胞膜融合,使病毒侵入靶细胞内。

(2) HIV 损伤 CD4[+] T 细胞:HIV 感染的重要特征是导致人体免疫功能受损,特别是细胞免疫功能进行性缺陷。HIV 感染可使 CD4[+] T 细胞数量显著减少和功能障碍。其机制可能为:①病毒大量复制,以出芽方式释放,导致细胞膜损伤。②未整合的病毒 DNA 和核心蛋白在胞质中大量蓄积,干扰细胞正常代谢,导致细胞功能受损。③感染 HIV 后表达 gp120 的 T 细胞能与邻近正常 T 细胞表面 CD4 分子结合,形成融合细胞即多核巨细胞,后者寿命缩短。④HIV 感染后,机体产生 HIV 特异性 CD8[+] CTL,特异性 CTL 杀伤感染或未感染的 CD4[+] T 细胞。⑤HIVgp120 可通过与 T 细胞表面 CD4 分子交联及内源性细胞因子分泌等诱导 T 细胞凋亡。⑥机体产生抗 gp120 抗体,抗 HIV 抗体可通过细胞毒效应破坏感染 HIV 的细胞。

(3) HIV 感染造成机体免疫功能紊乱:①HIVgp120 属超抗原,能激活多克隆 B 细胞(包括自身应答性 B 细胞),并产生多种自身抗体。由于 B 细胞功能紊乱和缺乏 Th 细胞辅助,使体液免疫功能降低。②HIV 感染可致机体免疫系统持续活化,从而加速免疫系统"老化",导致免疫耗竭并发展为免疫缺陷。③HIV 感染可损伤其他免疫细胞和机体免疫系统,如损伤骨髓造血干细胞,导致外周血 CD4[+] T 细胞数量下降,MΦ 被 HIV 感染,HIV 可随 MΦ 游走至全身许多组织细胞,造成多脏器损害。

3. 临床特征　AIDS 临床表现多样。潜伏期一般为 6 个月至 4~5 年,长者达 10 年。患者最初出现伴有发热的流感症状,可有肌肉疼痛,咽喉痛和皮疹,血中可查出大量 HIV。之后有些患者可发展为 AIDS 相关综合征(AIDS-related complex, ARC),以发热、体重减轻、腹泻为特征。淋巴瘤的发生也较普遍,且出现免疫系统异常,如 CD4[+] T 细胞数量减少等,继而可发展为 AIDS。

常表现为三大典型特征。①机会性感染:因伴有严重的免疫缺陷,致使各种机会性感染极易发生。常见的病原体是卡氏肺孢菌和白假丝酵母菌,其他有 CMV、EBV 等。②恶性肿瘤:由于患者的免疫功能极度低下,故对肿瘤细胞的免疫监视作用随之下降,患者易伴发 Kaposi 肉瘤和恶性淋巴瘤,也是 AIDS 死亡的常见原因。③神经系统异常:HIV 也是亲神经性病毒,66% 的患者脑神经系统受损,以记忆丧失和非特异性神经紊乱为特征,并常伴有 AIDS 痴呆症。

4. 防治原则

(1) 预防:①控制并切断传播途径;②防止医源性交叉感染;③接种 AIDS 疫苗。在理论上,接种 AIDS 疫苗是预防 HIV 感染的最有效方法,但目前尚未取得突破,其主要原因是 HIV 病毒株的多样性和高度变异性。

(2) 治疗:目前尚无针对 HIV 感染的特效药物,因此 AIDS 的治疗原则应为综合治疗,包括:①抗病毒;②抗感染;③抗肿瘤;④重建和恢复已被破坏的细胞免疫功能;⑤对症治疗;⑥营养支持。

第四节　移 植 免 疫

一、概述

在医学上应用自体或异体的正常细胞、组织、器官置换病变的或功能缺损的细胞、组织、器官,以维持和重建机体生理功能,这种治疗方法称为细胞移植、组织移植或器官移植。提供移植物的个体称为供者,而接受移植物者称为受者或宿主。不同个体间的移植常由于供者与受者遗传背景的差异互相作为抗原刺激对方产生免疫应答,这称之为移植免疫(transplantation immunity),而移植免疫应答产生的效应表现为排斥反应。

在移植中根据供者与受者之间的关系可分为 4 种类型。①自体移植(autologous transplantation):指同一个体不同部位之间的移植,供者与受者均为自身,如烧伤后将患者自身健康皮肤移植到烧伤创面,这种移植通常无排斥反应,成功率很高。②同种同基因移植(syngeneic transplantation):也称同种移植,指遗传基因完全相同或基本相似个体间的移植,如单卵孪生间的移植或近交系动物之间的移植,也不发生排斥反应,这种移植一般都可成功。③同种异基因移植(allogeneic transplantation):也称同种异型移植、同种异体移植,指同一动物种属内遗传基因不同或不完全相同的个体之间的移植。临床上移植多属于此种类型,一般均发生排斥反应,如某人的肾脏移植给另一个人,两者基因型差异越大,排斥反应越强烈。④异种移植(xenogenic transplantation):指不同种属个体之间的移植。由于异种动物间遗传背景差异甚大,移植者可发生严重的排斥反应,移植物极少能存活。

二、同种异型抗原的识别机制

(一)同种异型抗原

引起移植排斥反应的抗原称为移植抗原(transplantation antigen),在同种异体移植中移植抗原是同种属不同个体间由等位基因差异而表达的多态性产物,即同种异型抗原(alloantigen),均有可能作为组织相容性抗原而介导排斥反应。包括:①主要组织相容性抗原(MHC 抗原),是引起强烈排斥反应的移植抗原,在人类最主要的为 HLA 抗原,是发生移植排斥反应的主要原因。②次要组织相容性抗原(minor histocompatibility antigen,mH 抗原),能引起较弱排斥反应的抗原。③其他参与排斥反应的抗原,如人类 ABO 血型抗原、组织特异性抗原等。

(二)识别机制

同种异型之间的移植是目前研究较多的一种移植类型。移植物血管与受者血管接通后,一方面移植抗原可被供者 APC 携带至受者,另一方面受者淋巴细胞又可进入移植物内,因此两类细胞的移行最为重要。

受者 T 细胞对同种异体抗原的识别可分为两种。①直接识别(direct recognition):指供者 APC 将其表面 MHC 分子或抗原肽-MHC 分子复合物直接提呈给受者的 T 细胞,供其识别并产生应答,而无须经受者 APC 处理。直接识别机制在急性移植排斥反应早期发挥重要作用。②间接识别(indirect recognition):指供者移植物的脱落细胞或 MHC 抗原经受者 APC 加工和处理后,以供者抗原肽-受者 MHC 分子复合物的形式提呈给受者 T 细胞,使之活化。一般认为,间接识别机制在急性排斥反应中的中晚期和慢性排斥反应中起较重要作用。

三、同种异型移植排斥反应的类型及其效应机制

在同种异型移植排斥反应中,包括宿主抗移植物反应(host versus graft reaction,HVGR)和移植物抗宿主反应(graft versus host reaction,GVHR)两类。受者的免疫系统识别移植物中的移植抗原后,不同类型的排斥反应表现不同,其发生机制亦不同。

(一)HVGR

受者 T 细胞识别移植抗原,激活宿主免疫应答,产生针对移植物的细胞和体液免疫应答,导致移植物损伤。这在实质器官移植中普遍存在,根据排斥发生快慢、强度、机制及病理表现可分为 3 型。①超急性排斥:发生于移植器官与受者血管接通后数分钟至 24 小时内,由受者体内预存的抗

供者抗原(如 ABO 血型抗原或 HLA 抗原)的抗体导致,免疫抑制药物无效,见于反复输血、多次妊娠、长期血液透析、再次移植的个体,一旦启动难以控制。②急性排斥:最常见,一般出现于移植后数日至 2 周,多数在术后 1 个月内,主要由细胞免疫应答所致,早期合理的免疫抑制剂治疗可以控制。③慢性排斥:发生于移植后数周、数个月甚至数年,为免疫因素和非免疫因素的综合作用。尚无有效治疗手段,是影响移植物长期存活的主要障碍。

(二) GVHR

移植物中成熟 T 细胞识别宿主同种异型抗原(MHC 与 mH),增殖分化成效应 T 细胞,在宿主体内移行并对组织或器官发动免疫攻击,导致移植失败。主要见于骨髓、胸腺、脾脏及新生儿大量输血等移植。

四、同种异型移植排斥反应的防治

(一) 选择合适的供者

术前须进行一系列检测,以尽可能选择理想的供者。主要有:①供者 ABO、Rh 血型抗原须与受者相同。②受者血清中不含针对供者同种异型抗原的抗体。③HLA 型别匹配程度是决定供受者间组织相容性的关键,不同器官的移植对配型的要求不同。

(二) 抑制受者免疫应答

应用免疫抑制剂预防和治疗移植排斥反应是临床上常使用的方法。常用的有:①化学免疫抑制剂,如糖皮质激素、环孢素 A、FK506、雷帕霉素、环磷酰胺等。②生物制剂,现抗淋巴细胞抗体的应用已成为很有前途的生物免疫抑制疗法,如抗 CD3、CD4、CD8 单抗可清除体内 T 细胞阻断排斥反应。③中草药类免疫抑制剂,如雷公藤、冬虫夏草等。

第五节 肿 瘤 免 疫

一、概述

肿瘤免疫学(tumor immunology)是研究肿瘤抗原和机体免疫系统与肿瘤发生、发展的相互关系,以及肿瘤免疫诊断和防治的一门科学。20 世纪中期,科学家们在致癌因素诱发的肿瘤中证实了肿瘤抗原的存在,肿瘤抗原(tumor antigen)是指细胞在癌变过程中所出现的新抗原及过度表达的抗原物质的总称。目前,已发现了多种肿瘤抗原,常用两种分类方法。①根据肿瘤抗原特异性分为肿瘤特异性抗原(tumor specific antigen,TSA)和肿瘤相关性抗原(tumor associated antigen,TAA);②根据诱生肿瘤的因素分为理化因素诱生的肿瘤抗原、生物因素诱生的肿瘤抗原、异常表达的正常细胞成分和自发性肿瘤抗原。

二、机体抗肿瘤免疫的效应机制

机体抗肿瘤的免疫效应机制十分复杂,非特异性和特异性抗肿瘤机制相互交错,体液免疫和细胞免疫机制相互协调、补充,从而共同执行免疫监视功能。

(一) 抗肿瘤的非特异性免疫效应

1. NK 细胞　可直接杀伤肿瘤细胞,其杀伤作用无肿瘤特异性,无 MHC 限制性,是机体抗肿瘤的第一道防线。

2. γδT 细胞　主要分布于黏膜和上皮组织,可直接杀伤某些肿瘤细胞。

3. MΦ　为机体抗肿瘤免疫的主要效应细胞,MΦ 浸润多,肿瘤扩散转移的发生率较低。

此外,NKT 细胞、中性粒细胞、嗜碱性粒细胞、补体和多种细胞因子也参与抗肿瘤的非特异性免疫。

(二)抗肿瘤的特异性免疫效应

1. 抗肿瘤的体液免疫机制　肿瘤抗原可诱导机体产生特异性抗体,抗体发挥作用可通过以下方面。

(1) ADCC 作用:肿瘤细胞特异性抗体 IgG 通过 Fab 段结合肿瘤抗原,Fc 段结合 NK 细胞、中性粒细胞等表面的 FcγR 杀伤肿瘤细胞。

(2) CDC 作用:抗瘤抗体可通过补体依赖的细胞毒作用(CDC)杀伤瘤细胞。

(3) 干扰瘤细胞黏附作用:使肿瘤细胞黏附特性发生改变甚至丧失,控制肿瘤细胞的生长、黏附和转移。

(4) 调理作用:抗瘤抗体可通过抗体的免疫调理作用促进巨噬细胞吞噬肿瘤细胞。

(5) 抗体的封闭作用:抗体通过封闭肿瘤细胞表面受体,抑制肿瘤细胞生长。

2. 抗肿瘤的细胞免疫机制

(1) CD4+ T 细胞:可溶性肿瘤抗原、从肿瘤细胞表面脱落的肿瘤抗原和从肿瘤组织脱落的肿瘤细胞,经 APC 摄取加工后,与 MHC Ⅱ类分子形成复合物并表达于 APC 表面,由 CD4+T 细胞识别,进而激活 T 细胞。机制为:①活化的 CD4+ Th1 细胞可辅助 CD8+CTL 细胞激活;②活化的 CD4+CTL 可直接杀伤瘤细胞;③活化的 CD4+ Th2 细胞参与辅助 B 细胞产生特异性抗肿瘤抗体;④活化的 CD4+ T 细胞分泌 IL-2 等多种细胞因子辅助非特异性免疫细胞(如 NK 细胞,DC)活化。

(2) CD8+ T 细胞:CD8+T 细胞可识别肿瘤细胞表面的肿瘤抗原肽-MHC Ⅰ类分子复合物,被激活后增殖分化为具有杀伤活性的 CTL。CD8+CTL 通过释放穿孔素、颗粒酶和 Fas/FasL 诱导肿瘤细胞凋亡,CD8+CTL 的杀伤活性在机体抗瘤效应中起关键作用。

三、肿瘤的免疫逃逸机制

尽管机体具有一系列免疫监视机制,但仍难以阻止肿瘤细胞的发生、发展和转移,这是由于肿瘤细胞可通过多种机制逃避机体的免疫攻击。包括:①肿瘤抗原免疫原性微弱和抗原调变。②肿瘤细胞表面"抗原覆盖"或"抗原封闭"。③肿瘤细胞的"漏逸"(sneaking through)。④肿瘤细胞 MHC 分子表达异常。⑤肿瘤细胞共刺激分子表达异常。⑥肿瘤细胞诱导免疫细胞凋亡或自身抗凋亡。⑦肿瘤细胞导致免疫抑制。⑧肿瘤抗原诱导免疫耐受。⑨肿瘤微环境中免疫抑制性分子。⑩趋化因子的促肿瘤作用。

四、肿瘤的免疫诊断与防治

(一)肿瘤的免疫诊断

1. 肿瘤相关标志物的诊断　如肿瘤胚胎抗原、癌基因产物等,临床上可用于某些肿瘤的诊断和辅助诊断。另外,应用单克隆抗体检测的肿瘤标志物常用于临床的有:AFP 对原发性肝癌有诊断价值、CEA 有助于直肠和结肠癌的诊断、β-HCG 可见于妊娠期滋养层细胞肿瘤等。目前,常联合分析数种肿瘤标志物,以提高诊断精确性。

2. 免疫组织化学法辅助诊断肿瘤　借助免疫组化技术检测某些 TAA,如检测相同组织来源癌细胞的共同肿瘤抗原、检测细胞核抗原等。

3. 体内免疫成像诊断　如应用放射性核素标记的抗瘤单抗注入机体,可将核素导向肿瘤局部,从而对肿瘤进行体内定位诊断等。

91

（二）肿瘤的免疫防治

1. 开展免疫预防　可对病毒引发的肿瘤制备相关病毒疫苗或化学修饰过的病毒抗原进行免疫预防。乙肝疫苗接种已在肝癌预防方面取得了明显效果。

2. 主动免疫治疗　给机体输入具有免疫原性的各种形式的疫苗，包括细胞性疫苗、抗原分子疫苗、基因疫苗。

3. 被动免疫治疗　给机体输注外源的免疫效应物质，如肿瘤导向治疗、过继免疫治疗、细胞因子治疗等。

（三）基因治疗

基因治疗主要策略为免疫基因治疗、基因导向酶解药物前体治疗、插入抑癌基因或根除癌基因的表达等。

（四）负向免疫调控治疗

负向免疫调控治疗主要包括两种。①靶向负向免疫调节细胞：主要是靶向 Treg 和 MDSCs 的各种疗法；②靶向负向免疫调节分子：临床应用效果较好的是靶向 CTLA‐4 及 PD‐1 疗法。

（五）中药制剂

中药及提取物在抗肿瘤作用中无论是抑制肿瘤生长、调整机体免疫功能、改善症状与体征，还是减轻化疗药物的毒副作用等方面都发挥着重要作用。如香菇、灵芝等真菌多糖成分，黄芪、人参、枸杞子、刺五加以及从这些中药中提取的多糖等，紫杉醇、喜树碱及其衍生物、苦参碱等。

（蔡文辉）

第六章

免疫学应用

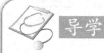

导学

掌握：免疫诊断方法的原理；人工免疫的概念与类型。
熟悉：免疫诊断的主要方法；免疫预防常用方法的概念、种类。
了解：免疫治疗常用方法的概念、种类；免疫治疗和免疫预防的常用制剂。

　　免疫学飞速发展，技术不断完善，免疫学理论和方法在医学中的应用日益广泛，不仅成为生命科学研究的重要手段，而且在临床疾病的诊断、预防和治疗中应用广泛。

第一节　免疫学检测

免疫学检测技术主要包括抗原抗体检测和免疫细胞检测。

一、抗原抗体的检测

（一）抗原-抗体反应的原理及特点

1. 抗原-抗体反应的原理　　抗原与相应抗体相遇可发生特异性结合。在体内可表现为溶菌、杀菌、促进吞噬或中和毒素等作用，或者引起免疫病理损伤。在体外由于抗原物理性状和反应条件的不同，可出现凝集、沉淀等现象。试验常以血清作为抗体材料，因此体外的抗原-抗体反应又称血清学反应（serological reaction）。

2. 抗原-抗体反应的特点

（1）高度特异性：抗原与抗体的结合是抗原分子上的表位与抗体分子 V 区高变区的互补性结合，具有严格的特异性。如痢疾杆菌抗体只与痢疾杆菌结合，不与伤寒杆菌结合，反之亦然。

（2）可逆性：抗原抗体结合是分子表面的非共价键结合，亲和力的大小主要与两者相互结合部位空间构象的互补程度有关，即互补程度越高则亲和力越强。这种结合相对稳定，但在一定条件下可发生解离。如降低溶液 pH 或提高溶液离子强度等能促进抗原和抗体的解离。解离后抗原抗体的性质不变。

（3）可见性：抗原与抗体结合是否呈现明显的肉眼可见现象，与两者的分子比例密切相关。两者比例适宜时，即抗原略多于抗体时，可形成网格状粗大的结合物，肉眼可见凝集物或者沉淀物。若分子比例不合适，即抗原过剩或者抗体过剩，形成较小的结合物，肉眼观察不到。

3. 抗原-抗体反应的影响因素

（1）电解质：抗原与抗体结合后，亲水性减弱，易受电解质影响。适当浓度的电解质会使它们

93

失去一部分负电荷而相互联结,出现明显的凝集或沉淀现象。若无电解质存在,则不发生可见反应。因此试验时,通常应用0.85%的氯化钠溶液作为稀释液,以提供适当浓度的电解质。

(2)温度:适当提高温度,可以增多抗原、抗体分子碰撞的机会,加速抗原抗体复合物的出现。但过高的温度(超过56℃)会使抗原或抗体变性失活。一般反应的最适温度是37℃,振摇也可增加抗原抗体的接触。在特殊情况下,如引起阵发性寒冷性血红蛋白尿的冷凝集抗体,4℃是与其抗原(红细胞)结合的最适反应温度。

(3)酸碱度:抗原-抗体反应的最适pH在6~8,pH过高或过低均可影响抗原抗体的理化性质。例如,若pH降到3左右时,因接近细菌抗原的等电点,可引起非特异性酸凝集,造成假象,将影响反应的可靠性。

(二)抗原、抗体的检测方法

1. 凝集反应 细菌、红细胞等颗粒性抗原与相应抗体结合后,在一定条件下出现肉眼可见的凝集现象,称为凝集反应(agglutination),见图1-6-1。

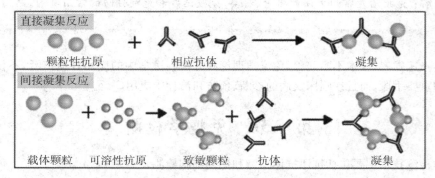

图1-6-1 凝集反应

(1)直接凝集反应(direct agglutination):是颗粒性抗原与相应抗体直接结合所出现的凝聚现象,如红细胞或细菌凝集试验。分为玻片法和试管法,前者为定性试验,方法简便快捷,如ABO血型鉴定、细菌鉴定试验等。后者为定量试验,如肥达反应定量测定伤寒患者血清中的相关抗体含量。

(2)间接凝集反应(indirect agglutination):将可溶性抗原(或抗体)吸附于与免疫无关的颗粒载体(如红细胞、胶乳颗粒等)表面,然后再与相应抗体(或抗原)结合而出现的凝集现象。常用的载体有人O型血红细胞和聚苯乙烯乳胶颗粒。由于载体增大了抗原或抗体的体积,从而提高了反应的敏感性。通常把已知抗原吸附于载体测定抗体试验称为正向间接凝集,如将链球菌溶血素"O"吸附在乳胶颗粒上,可检测受试者血清中的抗链"O"抗体。也可用已知抗体吸附于载体检测相应的抗原,为反向间接凝集,如检测钩端螺旋体抗原、甲胎蛋白等。

2. 沉淀反应 可溶性抗原(血清、细菌培养滤液、组织浸液等)与相应抗体结合后,在一定条件下出现肉眼可见的沉淀物或仪器可检测出的沉淀现象,称为沉淀反应(precipitation)。沉淀反应可在液体中进行,也可在半固体凝胶中进行。在液体中进行的沉淀反应有环状沉淀反应和絮状沉淀反应,因灵敏度不高,已被免疫比浊法取代。沉淀反应大多在半固体琼脂凝胶中进行,可溶性抗原和抗体在凝胶中扩散相遇,在条件适合的情况下会出现肉眼可见的白色沉淀线。琼脂扩散有双向和单向两种基本类型。扩散与电泳结合又衍生出对流电泳、火箭电泳和免疫电泳等多种检测方法。

（1）双向扩散试验（double diffusion）：取预先制备的琼脂板，根据需要在上面打一些小孔，在孔中分别加抗原和抗体溶液，两者在琼脂中扩散相遇，适当条件下，即可形成肉眼可见的白色沉淀线（图 1－6－2）。本法敏感性不高，需时较长。

（2）单向扩散试验（single diffusion）：将适当浓度的抗体预先在琼脂中混匀，制成凝胶板，然后以适当的距离打孔，孔中加抗原。抗原向周围扩散，与抗体相遇，在两者比例合适处形成白色沉淀环（图 1－6－3）。沉淀环直径大小与孔中抗原浓度成正比。本法是定量试验，敏感性较高。

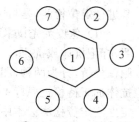

图 1－6－2　双向琼脂扩散

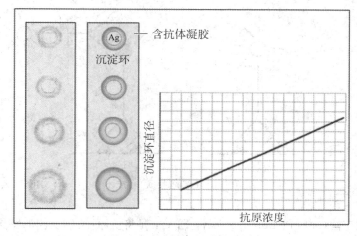

图 1－6－3　单向琼脂扩散

（3）对流电泳（counter immunoelectrophoresis，CIE）：为双向琼脂扩散与电泳技术相结合的方法。琼脂用 pH 为 8.6 的缓冲液溶解后制板，将抗原加到阴极孔内，抗体加到阳极孔内，通电后抗原或抗体在电场和电渗作用影响下相对而行，在两者相遇最适比例处形成白色沉淀线。本法操作简便，出结果快，且敏感度比双向扩散法高 10～15 倍。

（4）火箭电泳（rocket electrophoresis）：为单向琼脂扩散与电泳技术相结合的方法。抗原在含有定量抗体的琼脂中泳动，两者比例合适时，在较短时间内形成火箭状或锥形的沉淀线。在一定浓度范围内，沉淀线的高度与抗原含量成正比关系。本法敏感度与单向扩散相仿，但需时较短。

（5）免疫电泳（immunoelectrophoresis）：为先通过电泳将抗原分离，再进行双向扩散的方法，可以较完整地定性分析抗原、抗体相对应组分的数量。方法是先将待测抗原在琼脂板上电泳，使抗原组分分成不同的区带，然后在与电泳方向平行的下方（或上方）挖一长条小槽，加入相应的抗血清，进行双向扩散，抗原、抗体相遇，在适宜比例处形成沉淀弧。根据沉淀弧的数量、位置和形状，与已知标准抗原相比，可以分析样品中的成分。

（6）免疫比浊法（immunonephelometry）：在定量的抗体中分别加入递增量的对应抗原，经一定时间后形成免疫复合物。用浊度计测定反应液体的浊度，可定量测定抗原含量。本法快速简便，不仅取代了传统的环状反应和絮状反应，而且可替代单向扩散测定 Ig 等可溶性抗原的含量。

3. **免疫标记技术**（immunolabelling techniques）　是将抗原-抗体反应与标记技术相结合，用荧光素、酶、放射性核素等标记的抗体或抗原进行抗原-抗体反应，以检测抗原或抗体的方法。本法大大提高了抗原-抗体反应的灵敏度，不但能对抗原或抗体进行定性、定量检测，还可以借助显微镜对其进行定位检测,是目前应用最广泛的免疫学检验技术。

(1) 免疫荧光技术(immunofluorescence technique):是用荧光素(常用异硫氰酸荧光素或罗丹明)标记抗体或抗原,以鉴定标本中抗原或抗体的方法,可通过荧光显微镜观察结果或通过流式细胞仪分析,分为两种(图1-6-4)。①直接荧光法:即用荧光素直接标记特异性抗体。将荧光标记抗体加于待检抗原标本中,作用一定时间后洗去未结合的抗体,在荧光显微镜下观察荧光情况,可定性或定位检测标本中的抗原。②间接荧光法:将特异性抗体加于待检抗原标本中,作用一定时间后洗去未结合的抗体,再加荧光素标记的抗抗体(二抗),冲洗后在荧光显微镜下观察荧光情况,可定性或定位检测标本中的抗原。

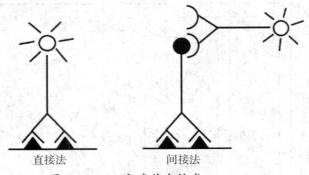

直接法　　　　间接法

图1-6-4　免疫荧光技术

(2) 酶免疫测定法(enzyme immunoassay, EIA):是将抗原-抗体反应的特异性与酶对底物的高效催化作用结合起来,根据酶作用底物后显色,以颜色变化判断试验结果,可用酶标测定仪定量分析,敏感度可达ng水平。本法既没有放射性污染又不需要昂贵的测试仪器,操作简便又安全,可迅速被广泛使用。

酶联免疫吸附试验(enzyme-linked immunosorbent assay, ELISA)是酶免疫技术中应用最广的试验。其基本方法是用酶标记抗体或抗原,将抗原或抗体吸附于固相载体表面,使抗原-抗体反应在固相表面进行;加入无色底物后,被固定在固相表面的酶发生酶促反应,产生有色产物,通过测定有色产物的多少,定量检测被检抗原或抗体的含量。ELISA的方法很多,较常用者如下。①双抗体夹心法:酶标记特异性抗体,可用于检测含有多个相同和不同抗原表位的抗原。将已知抗体包被在固相载体表面,加入待测抗原,洗涤后加入酶标抗体,再洗涤后加底物显色。一般而言,如果抗原含有多个相同表位(如病毒表面抗原),包被抗体与酶标抗体一致;如果抗原含有多个不同表位,包被抗体与酶标抗体则应是分别识别抗原分子上不同表位的两种不同抗体。②抗原竞争法:包被已知抗体,将酶标记已知抗原和待测抗原按比例混合后加入,洗涤后加底物显色。其原理为:酶标抗原和与其相同的待测抗原竞争性地与抗体结合,最后产生的显色产物越多,则表明待测抗原的含量就越少。用于检测小分子抗原。③间接法:包被已知抗原,加入待测血清,洗涤后加酶标二抗,再洗涤后加底物显色。用于检测抗体,常用的酶有辣根过氧化物酶(horseradish peroxidase, HRP)、碱性磷酸酶(alkaline phosphatase, ALP)。

(3) 放射免疫测定(radioimmunoassay, RIA):是将抗原-抗体的特异性反应与放射性核素检测的高度敏感性相结合,用放射性核素标记抗原或抗体进行免疫学检测的技术,敏感度达到pg水平,精确度高并且易自动化。但由于放射性核素有一定的危害性,使其临床应用受到一定限制。

(4) 化学发光免疫分析(chemiluminescence immunoassay, CLIA):是用化学发光物质(如鲁米

诺)标记抗原或抗体进行免疫学检测的技术。化学发光物质在反应剂(如过氧化阴离子)激发下生成激发态中间体,当激发态中间体回到稳定的基态时发射出光子,用自动发光分析仪接受光信号,通过测定光子的产量,检测待测抗原或抗体的含量。

二、免疫细胞的检测

免疫细胞的检测是通过体内外方法对机体参与免疫应答的细胞进行鉴定、计数和功能测定,以了解机体的免疫状态。

(一)免疫细胞的分离及类型鉴定

1. 免疫细胞的分离　体外测定免疫细胞的数目及功能,首先要从外周血或淋巴组织中分离所需的细胞,常用的有密度梯度离心、花环沉淀法或免疫磁珠法等。目前用流式细胞仪可自动、快速、大量地分离出各种纯度高、活性强的细胞。

2. 免疫细胞的计数　采用荧光抗体染色法可对 T 细胞及其亚群、B 细胞及其亚群等进行计数,经荧光显微镜或流式细胞仪分析结果。

(二)免疫细胞功能测定

1. 淋巴细胞增殖试验　淋巴细胞在体外受特异性抗原或有丝分裂原刺激后,能转化为淋巴母细胞。植物血凝素(PHA)、刀豆蛋白 A(ConA)、抗 CD3 抗体能非特异性地活化 T 细胞,引起 T 细胞增殖。美洲商陆(PWM)能非特异性地活化 B 细胞,引起 B 细胞增殖。抗原能特异性地活化相应 T 细胞、B 细胞,引起相应 T、B 细胞增殖。可以用以下方法检测淋巴细胞的增殖活性。

(1)^{3}H-TdR 掺入法:细胞在 DNA 合成时利用 TdR 而使 ^{3}H 掺入,用液体闪烁仪测定放射活性。放射活性与细胞增殖呈正相关,细胞增殖水平越高,掺入的 ^{3}H 越多,放射活性就越强。

(2)MTT 法:MTT 为一种噻唑盐,化学名为 3-(4,5-二甲基-2-噻唑)-2,5-二苯基溴化四唑,作为细胞内线粒体琥珀酸脱氢酶的底物参与反应。在细胞培养终止前数小时加入 MTT,在细胞内线粒体琥珀酸脱氢酶的作用下形成紫蓝色甲臜颗粒并沉积于细胞内或细胞周围,在培养终止时加入盐酸异丙醇或二甲亚砜使甲臜颗粒溶解,可用酶标仪测定光密度(OD)值。甲臜生成量与细胞增殖水平呈正相关。

2. 细胞毒试验　主要检测 Tc、NK 细胞对靶细胞的直接杀伤作用。

(1)^{51}Cr 释放法:用 Na_2^{51}Cr 标记靶细胞,将 ^{51}Cr 标记的靶细胞与杀伤细胞混合培养一定时间,最后用液体闪烁仪测定上清液的放射活性。放射活性越高,说明杀伤细胞对靶细胞的杀伤活性越强。

(2)乳酸脱氢酶释放法:将靶细胞与杀伤细胞混合培养,靶细胞细胞膜受损释放乳酸脱氢酶,用分光光度仪测定乳酸脱氢酶含量(OD 值),即可反映杀伤细胞对靶细胞的杀伤活性。

3. 空斑形成试验　为体外检测 B 细胞功能的一种方法:用绵羊红细胞(SRBC)免疫小鼠,分离免疫小鼠脾细胞,将其与 SRBC、补体混合于琼脂中,37 ℃,5%CO_2 温箱孵育后,在补体参与下抗体形成细胞周围的 SRBC 溶解形成溶血小区,即溶血空斑。一个空斑代表一个抗体形成细胞,空斑的数量代表抗体形成细胞的多少。

4. 吞噬细胞功能的检测

(1)中性粒细胞功能的检测:可用硝基蓝四氮唑(NBT)还原试验鉴定中性粒细胞的吞噬功能。中性粒细胞在杀菌过程中能量消耗剧增、耗氧量增加、糖代谢增强,以致糖代谢的中间产物 6-磷酸葡萄糖增多,并在己糖途径中氧化脱氢,脱下来的氢可被胞质中的 NBT 所接受,使原来淡黄色的 NBT 还原成蓝色的沉淀物,沉积在胞质中。试验时取抗凝血与等体积 NBT 混合,37 ℃温育一定时间后推片,经瑞氏染色后镜下计数吞噬细胞百分率。

（2）巨噬细胞功能的检测：巨噬细胞具有吞噬大颗粒异物的特性，常选用鸡红细胞、酵母菌等作为吞噬颗粒。可通过斑螯发泡法获得的巨噬细胞与鸡红细胞于体外 37 ℃温育一定时间，离心后取细胞涂片染色，镜检观察巨噬细胞吞噬鸡红细胞的情况并计算吞噬细胞百分率和吞噬指数。

吞噬率＝（吞噬鸡红细胞的巨噬细胞数/200 个巨噬细胞）×100%

吞噬指数＝200 个巨噬细胞吞噬的鸡红细胞总数/200 个巨噬细胞

第二节　免疫预防

机体的免疫力按其来源有天然免疫（可遗传非特异性免疫）和获得性免疫（出生后在生活过程中所获得的非遗传的特异性免疫）。获得性免疫按其获得方式可分为主动免疫和被动免疫，两者又可分为自然获得的和人工获得的免疫。分类见表 1-6-1。

表 1-6-1　特异性免疫获得方式的分类

获得方式	获得途径
主动免疫	
自然	自然感染（显性感染，隐性感染）
人工	接种疫苗、类毒素等
被动免疫	
自然	胎儿或新生儿通过胎盘或乳汁从母体获得抗体
人工	注射各种抗血清（如抗毒素）、免疫球蛋白制剂

免疫预防（immunoprophylaxis）是指根据特异性免疫的原理，通过人工方法刺激机体产生或直接输入免疫活性物质，以增强机体的特异性免疫力的措施。其主要方式有人工主动免疫和人工被动免疫。

一、人工主动免疫

人工主动免疫（artificial active immunization）是指给机体输入抗原物质，使免疫系统因抗原刺激而产生类似感染时所发生的免疫过程，从而产生特异性免疫力。人工主动免疫的特点是免疫力出现缓慢（通常有 1～4 周诱导期），但维持持久，可从半年到数年，主要用于感染性疾病的特异性预防，也称预防接种。有计划地开展预防接种，提高人群对传染病的抵抗力，可大大降低多种传染病的发病率。

（一）用于人工主动免疫的生物制品

1. 活疫苗　又称减毒活疫苗，是用人工定向变异的方法或直接从自然界筛选出毒力高度减弱或基本无毒的、保留有免疫原性的活微生物制成的预防制剂，如卡介苗、麻疹疫苗、脊髓灰质炎疫苗等。活疫苗接种后能在体内生长繁殖，多数免疫效果良好、持久，既可刺激体液免疫（抗体的产生），也可刺激细胞免疫（如 CTL）。

2. 死疫苗　又称灭活疫苗，是将病原微生物用物理或化学方法杀死后制成的预防制剂。病原微生物虽已死亡，失去致病力，但仍保持一定的免疫原性，如伤寒疫苗、百日咳疫苗等。不同灭活方法对不同病原体的作用机制不同，对疫苗的免疫原性影响各异，导致疫苗接种后的不同免疫应答。

3. 新型疫苗

（1）亚单位疫苗：为提取病原体有效免疫成分制备的疫苗，不仅提高免疫效果，又可减少接种疫苗后的副作用。如乙型肝炎病毒表面抗原制成的乙型肝炎疫苗；脑膜炎奈瑟菌、肺炎链球菌、流感嗜血杆菌的多糖疫苗等。

（2）合成肽疫苗：按病原体有效抗原成分的氨基酸序列人工合成肽抗原，并配以适当的载体和佐剂制成合成抗原。如依据疟原虫子孢子表位制成的疟疾疫苗等。

（3）基因工程疫苗：包括重组抗原疫苗、重组载体疫苗和 DNA 疫苗、转基因植物疫苗等。重组抗原疫苗是利用 DNA 重组技术制备的只含有保护性抗原的纯化疫苗，如乙型肝炎疫苗等；重组载体疫苗是将编码病原体有效抗原的基因插入载体（减毒的病毒或细菌）基因组中，使其表达病原体抗原，如将编码乙肝病毒、麻疹病毒抗原的基因插入痘病毒载体，在载体内表达目的抗原，并随载体感染进入机体；DNA 疫苗是将编码病原体有效抗原的基因与细菌质粒构建的重组体直接接种机体，转染宿主细胞，使其表达病原体抗原，如人类免疫缺陷病毒（HIV）和疟疾 DNA 疫苗正在研制中；转基因植物疫苗是将编码有效抗原的基因导入可食用植物细胞的基因组中，抗原可在植物的可食部分稳定表达，通过摄食达到免疫接种的目的，如用番茄、马铃薯、香蕉表达乙型肝炎表面抗原。

4. 类毒素　细菌外毒素经 0.3%～0.4% 甲醛处理，失去毒性，保留其免疫原性，能刺激机体产生保护性免疫的制剂称为类毒素。接种后可诱导产生抗毒素，如破伤风类毒素、白喉类毒素等。

（二）计划免疫

计划免疫（planed immunization）是根据某些传染病的疫情分析和人群免疫状况分析，所制定的科学的、长期的、有计划的预防接种程序，使人体获得对这些传染病的免疫力，从而达到控制、消灭传染源的目的。该程序一般分为两部分，即儿童基础免疫程序和成人特殊免疫程序。前者包括接种疫苗的种类、初次免疫月龄、接种次数、间隔时间等，后者则主要考虑接种对象（如移民人群、特殊职业、疫区出入人群等）、疫苗种类、接种时间等。计划免疫是预防传染病、保护儿童健康、增强儿童抵抗力、提高全民族身体素质的一项重要措施。

目前我国儿童常规免疫所使用的疫苗分为两类。第一类疫苗是指政府免费向公民提供、公民应当依照政府的规定受种的疫苗，包括国家免疫规划确定的疫苗，省、自治区、直辖市人民政府在执行国家免疫规划时增加的疫苗，以及县级以上人民政府或者其卫生主管部门组织的应急接种或者群体性预防接种所使用的疫苗。第二类疫苗是指由公民自费并且自愿受种的其他疫苗。现阶段第一类疫苗如下表 1-6-2。

表 1-6-2　第一类疫苗接种程序

年龄＼疫苗	卡介苗 BCG	乙肝疫苗 HBV	脊灰疫苗 OPV	百白破疫苗 DPT	麻疹疫苗 MMR	麻腮风疫苗 MMR	流脑疫苗 MPV	乙脑疫苗 JEV	甲肝疫苗 HAV
出生	○	○							
1月龄		○							
2月龄			○						
3月龄			○	○					
4月龄			○	○					
5月龄				○					
6月龄		○					○		

（续表）

年龄 \ 疫苗	卡介苗 BCG	乙肝疫苗 HBV	脊灰疫苗 OPV	百白破疫苗 DPT	麻疹疫苗 MMR	麻腮风疫苗 MMR	流脑疫苗 MPV	乙脑疫苗 JEV	甲肝疫苗 HAV
8月龄					○		○	○	
18月龄				○			间隔3个月		○
2岁						○		○	○ 与首剂间隔6～12月
3岁							A+C		
4岁			○						
5岁						○			
6岁				白破			A+C	○	
初一 12岁	○								
大一 18岁					○				

二、人工被动免疫

人工被动免疫（artificial passive immunization）是指人工方法给机体直接输入含特异性抗体或细胞因子的制剂，以治疗或紧急预防感染的措施。人工被动免疫在输入特异性抗体后，可立即发挥作用。但这种免疫力不是自身免疫系统产生的，因此维持时间短，一般多用于治疗，也可在特殊情况下用于紧急预防。如外伤导致深而窄的不洁伤口，在24小时内注射破伤风抗毒素，可紧急预防破伤风。病毒性感染流行时，在尚无疫苗的情况下注射相应的抗病毒血清，可紧急预防病毒感染。常用的制剂有人丙种球蛋白、免疫动物血清中提取的抗毒素、抗病毒血清、抗Rh球蛋白、抗蛇毒血清等。还可输入生物工程技术制备的各种生物因子和细胞制品，以调节机体免疫功能来预防疾病。

第三节 免疫治疗

免疫治疗（immunotherapy）是指针对疾病的发生机制，依据免疫学原理，人为地增强或抑制机体的免疫功能以达到治疗疾病目的的治疗方法。本节主要介绍以抗体、免疫细胞和药物为基础的免疫治疗。

一、以抗体为基础的免疫治疗

抗体是特异性体液免疫应答的产物，是进行被动免疫治疗的主要生物制剂。可用它进行感染、肿瘤和移植排斥反应等的治疗。

（一）多克隆抗体

多克隆抗体是用抗原免疫动物后获得的或者从机体组织中提取的免疫球蛋白，如抗毒素血清用于紧急预防和治疗细菌外毒素所致的疾病；抗病毒血清用于紧急预防和治疗相应病毒感染性疾病；抗淋巴细胞丙种球蛋白注入机体，在补体的参与下溶解淋巴细胞，用于阻止移植排斥反应，延长移植物存活时间,或用于治疗某些自身免疫病。

(二) 单克隆抗体

单克隆抗体是用杂交瘤技术制备出的识别单一表位的特异性抗体,如抗 CD3 单抗特异性地破坏 T 细胞,阻止器官移植排斥反应;具有中和活性的抗 TNF-α 单克隆抗体可特异性地阻断 TNF-α 与 TNF-α 受体的结合,减轻炎症反应,临床上已成功用于类风湿关节炎等慢性炎症性疾病的治疗;将特异性单抗与抗癌药、放射性核素或毒素连接,可以进行特异性靶向治疗等。

(三) 基因工程抗体

多克隆抗体和单克隆抗体多来源于异种动物,因此反复使用,会诱导机体产生相应的抗体,发生超敏反应等不良反应。基因工程抗体则可以降低抗体的免疫原性,并且经过基因工程改造后的抗体生物学活性更佳。主要包括嵌合抗体、人源化抗体等。

二、以细胞为基础的免疫治疗

以细胞为基础的免疫治疗,是给患者输入细胞制剂,以激活或增强机体的免疫应答。如干细胞移植、过继免疫治疗等属于被动免疫治疗,肿瘤细胞疫苗、基因修饰的疫苗和树突状细胞疫苗等细胞疫苗属于主动免疫治疗,这些疫苗因为主要用于治疗疾病,故被称为治疗性疫苗。

三、以药物为基础的免疫治疗

免疫增强剂和免疫抑制剂可以非特异性地增强或抑制免疫功能,在临床上广泛用于感染、免疫缺陷、肿瘤、自身免疫性疾病的治疗。

(一) 免疫激活剂

免疫激活剂也称为免疫增强剂,某些微生物制剂、化学合成药物和中药制剂具有免疫促进作用。

1. 微生物制剂　能增强免疫活性的微生物制剂主要包括卡介苗和短小棒状杆菌。

(1) 卡介苗:为结核杆菌的减毒活疫苗,也具有很强的非特异性免疫增强作用,能活化巨噬细胞而增强其吞噬杀伤能力,增强 NK 细胞的杀伤活性,促进 IL-1、IL-2、IL-4、TNF 等细胞因子的释放。临床上多用于肿瘤的免疫治疗。

(2) 短小棒状杆菌:具有非特异性免疫增强作用,其作用方式是活化巨噬细胞,促进 IL-1、IL-2 等细胞因子的产生。

2. 胸腺肽　是从小牛、羊或猪胸腺中提取的可溶性多肽,作用无种属特异性,对胸腺内 T 细胞的发育有促进作用。常用于治疗细胞免疫功能低下或缺陷患者。

3. 细胞因子　很多细胞因子能够激活免疫细胞,如 IFN、IL-2、IL-12、EPO 等细胞因子可用于治疗病毒感染、化疗后造血与免疫功能的恢复、增强抗肿瘤疗效等。

4. 化学合成药物　一些化学合成药物具有明显的免疫刺激作用,如左旋咪唑和西咪替丁能通过不同方式增强机体的免疫功能。

5. 植物多糖和中草药　从低等植物中提取的多糖,如香菇多糖、云芝多糖等;扶正固本的中草药如人参、黄芪、刺五加、枸杞等,都有提高机体免疫功能的作用。

(二) 免疫抑制剂

免疫抑制剂是一类抑制机体免疫功能的药物,主要用于控制自身免疫性疾病和延长移植物存活时间。

1. 微生物制剂

(1) 环孢素(CsA):是从真菌的代谢产物中提取的药物,主要通过阻断 T 细胞内的 IL-2 基因转录,抑制 IL-2 依赖的 T 细胞活化。

(2) 他克莫司(FK-506):为真菌产物,属大环内酯类,作用机制与 CsA 相似,但比 CsA 强 10～100 倍。

(3) 西罗莫司(雷帕霉素):为真菌代谢产物,主要通过阻断 IL-2 启动的 T 细胞增殖,选择性地抑制 T 细胞。

这些制剂主要用于抗移植排斥反应,CsA 还可用于治疗自身免疫病。

2. 化学合成药物

(1) 糖皮质激素:是临床应用最早、最广泛的免疫抑制剂,具有明显的抗炎和免疫抑制作用,对单核-巨噬细胞、T 细胞、B 细胞等都有较强的抑制作用,是治疗自身免疫病的首选药物,也常用于治疗炎症、超敏反应和移植排斥反应等。

(2) 环磷酰胺:属烷化剂,为抗肿瘤药物,主要通过抑制 DNA 复制和蛋白质合成,阻止细胞分裂。T、B 细胞活化后对环磷酰胺敏感,故对体液免疫和细胞免疫均有抑制作用。

(3) 硫唑嘌呤:属嘌呤类抗代谢药物,主要通过抑制 DNA 合成阻止细胞分裂,对体液免疫和细胞免疫均有抑制作用。

3. 中药及其有效成分　一些中药具有不同程度的免疫抑制作用。雷公藤多苷是效果较为肯定的免疫抑制剂,主要用于肾炎、系统性红斑狼疮、类风湿关节炎等治疗。

(郭　羽)

第二篇

医学微生物学

第一章

医学微生物学绪论

 导学

掌握：微生物的概念与分类。

熟悉：微生物与人类的关系。

了解：微生物学的发展简史。

医学微生物学是与临床医学密切相关的基础学科，掌握其基本理论、基本知识和基本技能，将为学习临床医学相关课程及临床实践中防治感染性疾病奠定基础。

第一节 微生物与医学微生物学

一、微生物的概念与分类

（一）概念

微生物（microorganism）是一群体积微小、结构简单、肉眼不能直接看见的微小生物的总称，必须借助光学显微镜或电子显微镜放大数百倍、数千倍甚至数万倍才能看到。微生物具有体积微小、结构简单；繁殖迅速、容易变异；种类繁多、分布广泛等特点。

（二）分类

自然界存在的微生物达数十万种，组成了多样性的微生物世界，根据其基本结构、分化程度、化学组成等特点，微生物可分为三大类。

1. 非细胞型微生物（acellular microbe）　无细胞结构，无产生能量的酶系统，由单一核酸（RNA/DNA）和蛋白质衣壳组成，必须在活细胞内增殖。病毒（virus）属此类微生物。

2. 原核细胞型微生物（prokaryotic microbe）　细胞核分化程度低，只有 DNA 盘绕而成的拟核（nucleoid），无核仁和核膜；除核糖体外，无其他细胞器。细菌、衣原体、支原体、立克次体、螺旋体和放线菌等属此类微生物。

3. 真核细胞型微生物（eukaryotic cell microbe）　细胞核分化程度高，有核膜、核仁和染色体，胞质内有核糖体、内质网、高尔基复合体、线粒体等完整的细胞器。真菌属此类微生物。

二、微生物与人类的关系

绝大多数微生物不仅对人类和动、植物是有益的，而且有些是必需的。

自然界中 N、C、S 等元素的循环要依靠有关微生物的代谢活动来进行。例如，①土壤中的微

105

生物能将死亡动、植物的有机氮化合物转化为无机氮化合物,以供植物生长的需要,而植物又为人类和动物所食用。②空气中大量的游离氮,依靠固氮菌等作用后而被植物吸收。③植物通过光合作用把空气中的 CO_2 和 H_2O 变成复杂的有机物,特别是形成了大量的人和动物不能分解利用的纤维素和木素。细菌等微生物又将纤维素、木素转化为碳,及时补充空气中消耗掉的 CO_2。可见,没有微生物,物质就不能运转和循环,植物就不能进行代谢,人类和动物也将难以生存。

微生物广泛应用于工业、农业生产和环境保护等方面。在工业方面,微生物已应用于医药、食品发酵、制革、纺织、石油、化工、冶金等行业,如通过微生物发酵生产抗生素、维生素 C、有机酸、氨基酸等;在农业方面,利用微生物制造菌肥和植物生长激素,制备生物杀虫剂等。在环境保护方面,利用微生物降解塑料、甲苯等有机物,处理污水废气,如微生物在新陈代谢过程中产生的二氧化碳,能中和废水中的碱;微生物在污水中生活时的氧化还原和分解作用,能使废水中的有毒物质降解转化为无毒物质。在生命科学方面,微生物作为研究对象或模式生物而被应用,有关基因、遗传密码、转录、翻译和基因调控等都是在微生物中发现和得到证实的。近年来,随着分子生物学的发展,微生物在基因工程技术中的作用更显辉煌,不仅提供了必不可少的多种工具酶和载体系统,而且可人为地定向创建有益的工程菌,并应用工程菌在无污染的自然环境中制造出多种多样的人类必需品,如乙肝疫苗、胰岛素、干扰素等基因工程制剂。

少数微生物能引起人和动物、植物的疾病。具有致病性的微生物称为病原微生物,其引起的人类疾病有伤寒、痢疾、结核、破伤风、麻疹、脊髓灰质炎、肝炎、艾滋病(AIDS)等,引起的禽、兽疾病有鸡霍乱、禽流感、牛炭疽、猪气喘等,引起的农作物疾病有水稻白叶枯病、小麦赤霉病、大豆病毒病等。病原微生物感染引起的疾病严重危害人类健康,据 WHO 的估计,全球每年约 5 700 万的死者中有四分之一(1 500 万)直接死于感染性疾病。近年来出现的艾滋病、埃博拉出血热、疯牛病、严重急性呼吸综合征(SARS)、禽流感、甲型 H_1N_1 流感等传染病,对人类健康构成了新的威胁。2002—2003 年,SARS 在我国香港及世界上 30 多个国家和地区流行,全球累计发现 8 437 名感染者,造成 800 多人死亡。2009 年爆发的甲型 H_1N_1 流感疫潮波及墨西哥、加拿大、英国、中国等 19 个国家,全球甲型 H_1N_1 流感病毒感染者超过 209 438 人,造成 2 185 人死亡。2014 年在几内亚、利比里亚、尼日利亚和塞拉利昂等西非国家暴发的埃博拉病毒病,造成 3 000 多人感染、1 800 余人死亡,引起了全球的广泛关注。2020 年,新型冠状病毒感染的肺炎在全世界范围内蔓延。

有些微生物在正常情况下不致病,只是在特定情况下导致疾病,这类微生物称为机会致病性微生物。

三、微生物学与医学微生物学

微生物学(microbiology)是生命科学中的一门重要学科,主要研究微生物的种类、分布、基本结构、代谢、遗传与变异及其与人类、动植物、自然界的相互关系。按研究和应用领域可分为医学微生物学、兽医微生物学、工业微生物学、农业微生物学、食品微生物学等。微生物学与细胞生物学融合成的交叉学科称细胞微生物学(cellular microbiology),着重研究病原体与宿主细胞之间的相互作用,探讨病原微生物的致病机制。

医学微生物学(medical microbiology)是基础医学中的一门重要学科,主要研究与医学有关的致病性微生物的生物学特性、致病机制、免疫机制以及特异性诊断、防治措施。学习医学微生物学的目的是控制、消灭感染性疾病和与之有关的免疫损伤等疾病,提高人类健康水平。

第二节　医学微生物学的发展简史

医学微生物学的发展经历了漫长的历史。回顾医学微生物学的发展历史,我们会得到深思和启发,有助于确立研究方向,培养严谨的思维和创新精神。

一、经验微生物学时期

由于条件所限,古人未观察到具体的微生物,但早已将微生物知识用于工农业生产和疾病的防治之中。例如,我国在公元前 2000 多年就利用微生物酿酒。北魏(386—534)贾思勰在《齐民要术》一书中较详细地记载了利用微生物制醋的方法;民间常用盐腌、糖渍、烟熏、风干等方法抑制微生物生长,保存食物。11 世纪北宋末年刘真人指出肺痨是由小虫所致。16 世纪意大利人 Fracastoro(1483—1553)提出了传染生物学说,认为传染病的传播有接触传染、媒介间接传染和空气传染等多种途径。18 世纪清代乾隆年间,我国师道南在《天愚集》鼠死行篇中生动地描述了当时鼠疫流行的凄惨景况,并正确地指出了鼠疫的流行环节。奥地利人 Plenciz(1705—1786)指出每种传染病皆由独特的活物体引起。大量古书证明,我国在明代隆庆年间(1567—1572)就已广泛应用人痘来预防天花,并先后传至俄国、朝鲜、日本、土耳其、英国等国家,这是我国对预防医学的一大贡献。

二、实验微生物学时期

1676 年荷兰人列文虎克(Antony van Leeuwenhoek, 1632—1723)用自制的显微镜首次观察并描述了污水、齿垢、粪便等标本中的各种微小生物,证实了微生物在自然界中的客观存在,奠定了微生物学的发展基础。19 世纪 60 年代,法国的葡萄酒工业面临酒类变质的危机。法国科学家巴斯德(Louis Pasteur, 1822—1895)在研究葡萄酒变质原因的过程中,发现有机物质发酵和腐败是由微生物引起的,酒味变酸是因其污染了杂菌所致,并创造了巴氏消毒法,巴斯德的研究开创了微生物的生理学阶段。随后他对当时流行的疾病,如蚕病、鸡霍乱、炭疽和狂犬病等的病原体进行了研究,还研制了炭疽病疫苗、狂犬病疫苗。可以说巴斯德是微生物学和免疫学的奠基人,至此医学微生物学亦成为一门独立的学科。英国外科医生李斯特(Joseph Lister, 1827—1912)受巴斯德工作的启发,认识到伤口感染可能与微生物有关,用石炭酸喷洒手术室和煮沸手术用具,创立了外科无菌手术法。德国医生郭霍(Robert Koch, 1843—1910)在确认引起传染病的病原体方面做了大量工作。他发明了固体培养基、微生物染色法和实验动物感染方法,提出了确定病原微生物的郭霍法则,奠定了研究微生物致病性的基础。由他和他带动的一大批学者相继发现了许多对人和动物致病的重要病原菌,如结核分枝杆菌、霍乱弧菌、脑膜炎奈瑟菌、痢疾志贺菌、白喉棒状杆菌等,开创了细菌学研究的"黄金时代",促进了病原微生物学的发展。

俄国学者伊凡诺夫斯基(Iwanovski, 1864—1920)在 1892 年发现烟草花叶病的烟叶汁通过细菌滤器后仍具有感染性。1898 年荷兰科学家贝杰林克(Beijerinck, 1851—1931)重复上述试验后,指出烟叶汁中的确存在一种比细菌更小的传染性病原体,开创了人类对病毒的认识。1901 年人类病毒——黄热病病毒由美国科学家 Walter-Reed 首先分离成功。1951 年英国学者 Twort 发现了细菌病毒(噬菌体)。在 20 世纪早期,植物病毒、动物病毒、人类病毒和细菌病毒相继被分离出来。

与此同时,人们也在不断探索防治传染性疾病的方法。英国医生琴纳(Edward Jenner, 1749—1823)在 18 世纪末采用牛痘来预防天花,是近代抗感染免疫的开端。德国学者贝林格(Behring)在 1891 年用白喉抗毒素成功地治愈白喉患儿,推动了预防医学和抗感染免疫的发展。在研制抗病原菌的药物方面,德国化学家欧立希(Ehrlich)首先合成化学治疗剂"606",这是经过 605 次实验失败后才获得成功并用于治疗梅毒的砷剂,开创了微生物传染性疾病的化学治疗时代。此后一系列的磺胺类药物相继合成并得到广泛应用。1929 年英国细菌学家弗莱明(Fleming)意外观察到了污染的青霉菌在固体培养基上可抑制葡萄球菌生长的现象,并制备出青霉素滤液做进一步研究。1940

107

年弗洛瑞（H. W. Florey）等提取出青霉素 G 的纯品,经临床验证有抗感染的确切疗效。青霉素的成功研制为抗生素的研究和生产翻开了第一页,此后具有抗菌活性的化合物,如链霉素、氯霉素、四环素、头孢霉素、红霉素、庆大霉素等抗生素相继被发现并广泛应用于临床。

三、现代微生物学时期

近 30 多年以来,随着化学、物理学、生物化学、遗传学、细胞生物学、免疫学和分子生物学等学科的进展以及各种新技术的建立和改进,医学微生物学得到了迅速的发展。

（一）新病原微生物不断发现

自 1973 年以来,新发现的病原微生物已有 30 多种,包括军团菌,幽门螺杆菌,霍乱弧菌 O139 血清群,大肠埃希菌 O157：H7 血清型,肺炎嗜衣原体,伯氏疏螺旋体,人类免疫缺陷病毒,人类疱疹病毒 6、7、8 型,丙、丁、戊、己、庚型肝炎病毒,汉坦病毒,轮状病毒,西尼罗病毒,尼派病毒和 SARS 冠状病毒等。

1967—1971 年间,美国植物学家 Diener 等从马铃薯纺锤形块茎病中发现一种不具有蛋白质组分的 RNA 致病因子,称为类病毒（viroid）。20 世纪 80 年代以来,科学家在研究类病毒时发现了引起苜蓿等植物病害的卫星病毒（satellite virus）。1983 年国际病毒命名委员会将这些微生物统称为亚病毒（subvirus）。

1982 年,美国科学家 Prusiner 发现了羊瘙痒病（scrapie）致病因子,称为朊粒（prion）,并因此而获得了 1997 年的诺贝尔生理学或医学奖。朊病毒（Virino）亦称蛋白侵染因子（Proteinaceous infectious agents）,是一种比病毒小、仅含有具有侵染性的蛋白质分子。

（二）微生物全基因组的研究已取得进展

自 1995 年流感嗜血杆菌的全基因组 DNA 测序完成以来,目前已有 150 多种细菌完成测序,包括幽门螺杆菌、结核分枝杆菌、大肠埃希菌、肺炎支原体、生殖器支原体、苍白密螺旋体和伯氏疏螺旋体等。已发现的病毒基本上完成了基因测序,我国也先后完成了 6 种细菌测序工作。

（三）微生物学诊断技术有了快速发展

基因型方法用于分析待检菌的遗传学特征,包括 DNA 的 G＋C mol％测定、DNA 杂交、16S rRNA 寡核苷酸序列分析、氨基酸序列分析、质粒指纹图分析、基因转移和重组、基因探针、聚合酶链反应（PCR）、限制性片段长度多态性（RFLP）分析等。免疫荧光、放射核素和酶联免疫三大标记技术,在临床微生物学检验中得到应用。

（四）疫苗研制的高速发展

肺炎链球菌荚膜多糖疫苗、脑膜炎奈瑟菌荚膜多糖疫苗、百日咳血凝素组分疫苗、铜绿假单胞菌外膜蛋白疫苗、伤寒沙门菌 Vi 疫苗、乙型肝炎基因工程疫苗等相继问世,对相关疾病的预防起到了巨大作用。

在医学微生物学及其相关的学科发展中,全球有近 60 位科学家因有突出贡献而荣获诺贝尔奖,我国学者也为此做出过重大贡献。例如,1941—1943 年黄祯祥在美国留学期间首创了病毒体外细胞培养技术,为现代病毒学奠定了基础。1949 年朱既明首次在试管中用乙醚和表面活性剂将流感病毒裂解为有生物学活性的亚单位,提出了流感病毒结构图像,为后来研究亚单位疫苗提供了原理和方法。1955 年汤飞凡在国际上首次分离了沙眼衣原体。而我国在病原微生物研究和预防医学方面也取得了公认的重大成就,有关肾综合征出血热的病因、EB 病毒与鼻咽癌的关系和发病机制以及肝炎病毒的研究等已进入世界前列。2015 年,我国屠呦呦发现青蒿素能有效治疗疟疾,因此获得诺贝尔生理学或医学奖。

四、展望

在医学微生物学领域,国内外虽都取得不小成绩,但距离控制和消灭传染病的目标尚存在较大差距。随着微生物学研究进入分子水平,医学微生物学应进一步加强以下研究:①加强传染性疾病和感染性疾病的病原学研究,提高应对突发公共卫生事件的处理能力,为相关疾病的诊治提供病原学依据。②深入开展病原微生物(特别是真菌)的基因组学和重要基因功能研究,发现新基因和新活性物质,揭示变异规律、毒力及其致病机制的分子基础,为开发新的抗病原微生物新药奠定基础。③加强抗感染免疫的分子机制的研究,研发免疫效果好、副作用小的新型疫苗,以提高机体特异性免疫力,减少疾病的发生。④加强极端环境微生物、难培养微生物和海洋微生物的调查、研究,开发微生物资源。⑤创新微生物生物技术,提升微生物产业,发展一系列与医学有关的基因工程产品,如接种用的疫苗、治疗用的新药、诊断用的试剂等。⑥加速抗菌、抗病毒天然药物的筛选,减少耐药菌株、耐药病毒株的感染。

（卢芳国）

第二章

细 菌 学 总 论

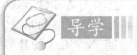

导学

　　掌握:细菌的大小和形态;细菌的基本结构和特殊结构,G⁺菌与G⁻菌细胞壁结构组成的特点;细菌的营养物质,细菌生长繁殖的方式与条件;消毒灭菌的基本概念与方法;细菌变异的类型、物质基础与发生机制;细菌感染的主要致病物质,抗细菌感染的免疫类型。

　　熟悉:细胞壁缺陷型细菌;影响细菌生长的环境因素;细菌的能量代谢类型,细菌的鉴别和与致病有关的代谢产物;人工培养细菌的方法,细菌感染的途径和类型,细菌感染的检查方法。

　　了解:细菌形态学检查法,细菌的分类与命名,噬菌体的生物学性状及在医学上的应用,细菌变异在传染病的诊断和防治中的意义,医院感染的概念。

　　细菌(bacterium)属于原核细胞的一种具有细胞壁的单细胞生物,原核细胞型微生物还包括支原体、衣原体、立克次体、螺旋体和放线菌等。细菌具有体积微小、结构简单、二分裂方式繁殖等特点,了解细菌的基本生物学性状,对于研究细菌的致病性、免疫性、鉴别细菌及细菌性疾病诊断和防治等具有重要的意义。同时,有助于研究和理解细菌的生理功能、遗传变异及消毒灭菌等特性。

第一节　细菌的形态与结构

一、细菌的大小与形态

　　细菌在一定的环境条件下,有相对恒定的形态与结构。细菌体积微小,一般以微米(micrometer,μm)作为测量单位。观察细菌最常用的仪器是光学显微镜,细菌大小可以用测微尺在显微镜下测量;细菌形态需要放大数百倍到上千倍才能看到。不同种类的细菌大小和形态各不相同,同一种细菌也因菌龄和环境因素的影响存在差异。细菌按其外形可分为球菌、杆菌、螺形菌3类(图2-2-1)。

(一) 球菌

　　球菌(coccus)外形呈球形或近似球形,平均直径0.8~1.2 μm。球菌根据繁殖时的细胞分裂层面以及分裂后的黏附排列方式不同可分为以下几种。①双球菌(diplococcus):球菌在一个平面上分裂,分裂后的两个菌体成双排列,如肺炎链球菌、脑膜炎奈瑟菌。②链球菌(streptococcus):球菌在一个平面上分裂,分裂后的菌体相连排成链状,如乙型溶血性链球菌。③葡萄球菌

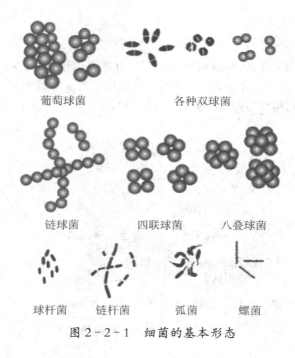

葡萄球菌　　　　　　各种双球菌

链球菌　　　　四联球菌　　　　八叠球菌

球杆菌　　链杆菌　　弧菌　　螺菌

图 2-2-1　细菌的基本形态

（staphylococcus）：球菌在多个不规则的平面上分裂，分裂后堆积在一起呈葡萄串状排列，如金黄色葡萄球菌。④四联球菌（tetrads）、八叠球菌（sarcina）：球菌在两个相互垂直的平面上分裂，分裂后的四个菌体排列在一起呈田字形，如四联加夫基菌；球菌在三个相互垂直的平面上分裂，分裂后的八个菌体叠在一起呈立方体状，如藤黄八叠球菌。通常这两类球菌为人体非致病菌。

球菌中对人致病的称为病原性球菌（pathogenic coccus），主要引起化脓性炎症，又称为化脓性球菌（pyogenic coccus）。

（二）杆菌

各种杆菌（bacillus）的大小、长短、弯度、粗细差异较大。大的杆菌如炭疽芽孢杆菌长 3～10 μm，中等的杆菌如大肠埃希菌长 2～3 μm，小的杆菌如布鲁菌长仅 0.6～1.5 μm。

杆菌菌体的形态各异，多数呈直杆状，也有的菌体稍弯；多数呈分散存在，也有的呈链状或其他方式排列；菌体两端大多呈钝圆形，少数两端平齐（如炭疽芽孢杆菌）或两端尖细（如肉毒梭菌）；有的菌体短小呈椭圆形，称为球杆菌（如布鲁氏菌）；有的杆菌末端膨大呈棒状（如白喉棒状杆菌）；还有的菌体常呈"V"型或"Y"型分枝生长（如结核分枝杆菌）。

（三）螺形菌

螺形菌（spiral bacterium）菌体呈弯曲螺旋状，根据菌体弯曲情况可分为 3 类。①弧菌（vibrio）：菌体较短（为 2～3 μm），只有一个弯曲，呈弧形或逗点状，如霍乱弧菌。②螺菌（spirillum）：菌体较长（为 3～6 μm），菌体有多个弯曲，但不超过 3～5 个，如鼠咬热螺菌。③螺杆菌（helicobacterium）：菌体细长弯曲呈弧形或螺旋形，如幽门螺杆菌。

细菌的形态可受到各种理化因素如温度、pH、培养基成分和培养时间等的影响。一般在生长条件适宜时培养 8～18 小时的细菌形态较为典型；幼龄细菌形体较长；当细菌衰老、培养物陈旧及环境中有不适合于细菌生长的物质（如抗生素、抗体、过高的盐分等）时，细菌常常出现不规则的形态，表现为多形性（如呈梨形、气球状、丝状等）或细胞壁缺陷（如 L 型细菌）。观察细菌大小和形态特征时，应注意来自机体或环境中各种因素所导致的细菌形态变化。

111

二、细菌的结构

细菌的结构对细菌的生存、致病性和免疫性等均有重要作用,包括基本结构和特殊结构。细胞壁、细胞膜、细胞质、核质等各种细菌都具有的细胞结构称为基本结构,荚膜、鞭毛、菌毛、芽孢等仅某些细菌具有的细胞结构称为特殊结构(图 2-2-2)。

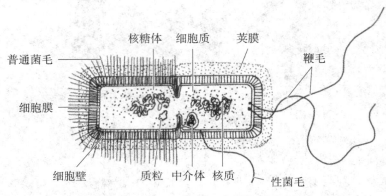

图 2-2-2　细菌细胞结构模式图

(一) 细菌的基本结构

1. 细胞壁(cell wall)　位于菌细胞的最外层,厚为 5～80 nm,紧贴在细胞膜外,坚韧而有弹性。细胞壁的主要功能有:①保护细胞膜抵抗胞质的高渗透压(5～25 个大气压),并维持细菌的形态。②细胞壁上有许多微细小孔,对于分子量 <10 kD 且直径 <1 nm 的可溶性分子可自由穿过,与细胞膜共同完成菌体内外的物质交换。③细菌细胞壁上带有多种抗原决定簇,决定其免疫原性。细胞壁在普通光学显微镜下观察不到,只有经过特殊染色后,在电子显微镜下才可观察到。

用革兰染色法(Gram stain)可将细菌分为革兰阳性(G^+)菌和革兰阴性(G^-)菌两大类,这两大类细菌细胞壁的结构与化学组成有很大差异,肽聚糖为其共同成分,但其含量、结构、组成有所不同。此外,两类细菌分别具有各自的特殊组分。

(1) 肽聚糖(peptidoglycan):又称黏肽(mucopeptide),是细菌细胞壁特有的组成成分,也是 G^+ 菌和 G^- 菌细胞壁的共有成分,细胞壁的机械强度有赖于肽聚糖的存在。G^+ 菌的肽聚糖组成有 3 部分:聚糖骨架、四肽侧链和五肽交联桥。G^- 菌的肽聚糖组成有两部分:聚糖骨架和四肽侧链。

聚糖骨架是由两种糖的衍生物 N-乙酰葡糖胺(G)和 N-乙酰胞壁酸(M)交替间隔排列的,通过 β-1,4 糖苷键联结成的多糖支架在 N-乙酰胞壁酸分子上连接四肽侧链。各种细菌细胞壁的聚糖骨架均相同,四肽侧链的组成及其连接方式随菌种而异。①G^+ 菌:以金黄色葡萄球菌为例,四肽侧链的氨基酸依次为 L-丙氨酸、D-谷氨酸、L-赖氨酸、D-丙氨酸。五肽交联桥是一条含有 5 个甘氨酸的肽链,交联时一端与四肽侧链的第 3 位 L-赖氨酸连接,另一端在转肽酶的作用下,与相邻四肽侧链的第 4 位 D-丙氨酸连接,形成坚固致密的三维立体网状结构,即肽聚糖层。G^+ 菌细胞壁较厚,肽聚糖层可多达 50 层,是抗胞内高渗透压、保护细胞结构和功能完整的主要成分。凡能破坏肽聚糖分子结构或抑制其合成的物质都有杀菌或抑菌作用,如青霉素可抑制甘氨酸交联桥与四肽侧链上的 D-丙氨酸交联,干扰细菌完整细胞壁的合成,可导致细菌死亡。溶菌酶能切断 N-乙酰葡糖胺和 N-乙酰胞壁酸连接的 β-1,4 糖苷键,破坏聚糖骨架,引起细菌裂解。人和动物细胞无细胞壁结构,亦无肽聚糖,故溶菌酶和青霉素对人体细胞均无毒性作用。②G^- 菌:以大肠埃希菌为例,四肽侧链中第 3 位的氨基酸被二氨基庚二酸(DAP)所取代,四肽侧链直接与相邻四肽侧链中的 D -丙氨酸相连,且交联率低,不超过 25%,没有五肽交联桥,形成二维平面网络结构。G^-菌细胞壁结构较 G^+菌疏松,且肽聚糖含量少,仅 1~3 层(图 2-2-3)。

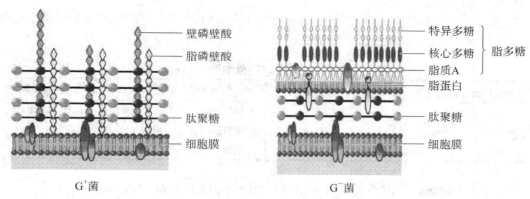

G⁺菌　　　　　　　　　　　G⁻菌

图 2-2-3　细菌细胞壁结构示意图

　　(2) G^+菌细胞壁特殊组分:G^+菌细胞壁的特殊组分主要包括磷壁酸和特殊的表面蛋白等。

　　磷壁酸(teichoic acid)是由核糖醇和甘油残基经磷酸二酯键互相连接而成的多聚物,穿插在肽聚糖之中。根据连接部位不同,分为壁磷壁酸(wall teichoic acid)和膜磷壁酸(membrane teichoic acid)两种。壁磷壁酸一端的磷脂和细胞壁中肽聚糖的 N -乙酰胞壁酸连接,膜磷壁酸末端的糖脂和细胞膜的外层糖脂连接,磷壁酸分子长链的另一端均游离于细胞壁外。磷壁酸的主要功能有:①G^+菌的重要表面抗原,磷壁酸免疫原性很强,与血清型分类有关。②维持菌体离子平衡,起到调节离子通过黏肽层的作用。③介导黏附作用,如 A 群链球菌表面的膜磷壁酸介导细菌与宿主多种细胞的黏附,与致病性有关。

　　此外,某些 G^+ 菌细胞壁表面还有一些特殊的表面蛋白,如金黄色葡萄球菌的 A 蛋白(staphylococcal protein A,SPA)有抗吞噬功能,并对 T 细胞、B 细胞、嗜碱性粒细胞等免疫细胞均有生物活性作用;溶血性链球菌的 M 蛋白可作为分型的特异性抗原,且有抗吞噬功能,并参与Ⅲ型超敏反应。

　　(3) G^-菌细胞壁特殊组分:G^-菌细胞壁特殊组分是位于细胞壁肽聚糖层外侧的外膜层,称为外膜,其组成由内向外依次为脂蛋白、脂质双层和脂多糖。①脂蛋白(lipoprotein):一端以蛋白质部分共价连接于肽聚糖的四肽侧链上,另一端以脂质部分非共价连接于脂质双层的磷酸上。其功能是稳定外膜并将其固定于肽聚糖层。②脂质双层:是 G^-菌细胞壁的主要结构,除了转运营养物质外,还有屏障作用,能阻止多种大分子物质穿过,还可抵抗一些化学药物的作用。因此,G^-菌对溶菌酶、青霉素等抗菌物质比 G^+菌具有更强的抵抗力。脂质双层中镶嵌的蛋白质称为外膜蛋白,外膜蛋白可作为某些噬菌体和性菌毛的受体。③脂多糖(lipopolysaccharide,LPS):由脂质双层向细胞外伸出,由脂质 A、核心多糖、特异多糖 3 部分组成。LPS 具有毒性作用,可引起机体的发热反应,故称内毒素或热原质。脂质 A 为一种糖磷脂,借疏水键与脂质双层相连。它是内毒素生物学活性的主要组分,为 G^-菌的致病物质,构成热原质。各种 G^-菌脂质 A 化学结构差异不大,无种属特异性。因此,由不同 G^-菌产生的内毒素引起的毒性作用都大致相同,主要临床症状有发热反应、白细胞反应、内毒素血症与内毒素休克以及弥散性血管内凝血。核心多糖位于脂质 A 的外层,由己糖(葡萄糖、半乳糖等)、庚糖、2-酮基-3-脱氧辛酸(KDO)等组成。经 KDO 与脂质 A 共价联

113

接。核心多糖具有属特异性,同一属细菌的核心多糖相同。特异多糖在脂多糖的最外层,是由数个至数十个单糖组成的低聚糖(3～5 个单糖)重复单位构成的多糖链,为 G⁻菌的菌体抗原(O 抗原),具有种属特异性,可用于鉴别不同种的 G⁻菌。当细菌缺失特异多糖时,其菌落则由光滑(smooth,S)型变为粗糙(rough,R)型。

G⁺菌和 G⁻菌的细胞壁结构显著不同,导致这两类细菌在染色性、免疫原性、毒性、对某些药物的敏感性等方面有很大差异(表 2-2-1)。

表 2-2-1　G⁺菌与 G⁻菌细胞壁结构比较

细胞壁特征	G⁺菌	G⁻菌	细胞壁特征	G⁺菌	G⁻菌
强度	较坚韧	较疏松	结构	三维立体结构	二维平面结构
厚度	厚,20～80 nm	薄,5～10 nm	磷壁酸	有	无
肽聚糖层数	多,可达 50 层	少,1～3 层	外膜	无	有

(4) 细菌细胞壁缺陷型(细菌 L 型):细菌 L 型(bacterial L form)因其 1935 年首次在 Lister 研究所发现,故得名。当细菌细胞壁中的肽聚糖结构受到理化或生物因素的破坏或合成被抑制时,这种细胞壁受损的细菌一般在普通环境中不能耐受菌体内部的高渗透压而破裂死亡;但若在高渗环境下,它们仍可存活则成为细菌细胞壁缺陷型。

由于缺失细胞壁,L 型细菌不能维持其固有形态,故呈多形性,有球状、杆状和丝状。L 型细菌大多数染成革兰阴性。人工培养时须在高渗、低琼脂含血清的培养基中生长,繁殖速度缓慢,一般培养 2～7 日后形成中间较厚、四周较薄的"油煎蛋"样细小菌落。此外,L 型细菌菌落尚有颗粒型和丝状型两种类型。L 型细菌在液体培养基中生长后呈较疏松的絮状颗粒,沉于管底,培养液则保持澄清。

临床上,L 型细菌常引起尿路感染、骨髓炎、心内膜炎等疾病,常在使用作用于细菌细胞壁的抗菌药物(如青霉素、头孢菌素等)治疗的过程中出现。细菌变为 L 型时致病性有所减弱,但在一定条件下 L 型又可恢复为细菌型,引起病情加重。变形后的细菌其形态、培养特性均发生了改变,以致常规细菌培养不易检出。临床上如遇有症状明显而标本常规细菌培养阴性者,应考虑细菌 L 型感染的可能性,并做细菌 L 型的专门分离培养。

2. 细胞膜(cell membrane)　又称胞质膜(cytoplasmic membrane),位于细胞壁内侧,是包绕在细菌胞质外的薄而具有弹性的半渗透性脂质双层生物膜,厚度为 5～10 nm,主要由磷脂及蛋白质构成,占细菌干重的 10%～30%。细菌细胞膜的结构和功能与真核细胞膜类似,其区别在于细菌细胞膜不含胆固醇。

(1) 细胞膜的功能

1) 物质转运:细菌细胞膜可选择性地控制细胞内外营养物质及代谢产物的运输。细胞膜上有许多小孔,允许一些小分子可溶性物质(如水、O_2、CO_2、某些单糖、离子等)通过,阻止大分子物质(如蛋白质)进入。胞膜小孔还可分泌水解酶,将胞外的大分子营养物质分解为小分子化合物,使其能通过细胞膜进入胞内,作为营养物质的来源。细胞膜中镶嵌的载体蛋白则能选择性地结合营养物质,使其逆浓度梯度主动转运到细胞内。菌体内代谢产物也能通过细胞膜排出体外。

2) 呼吸和分泌:需氧菌借助膜上与呼吸有关的酶直接参与细菌的产能代谢,可进行转运电子及氧化磷酸化作用,参与细胞的呼吸过程,与能量的产生、储存和利用有关。此外,由不同膜蛋白、外膜蛋白和辅助蛋白组成的一种贯穿细胞膜的特殊结构——分泌系统(Ⅰ～Ⅶ型),可完成分泌性蛋白(如毒素、蛋白酶)和 DNA 的转运输出,进而参与细菌的代谢、生物合成及致病过程。

3）生物合成：细胞膜是合成细菌细胞壁及壁外各种附属结构的场所。细胞膜上含有合成多种物质的酶类,细胞壁的许多成分(肽聚糖、磷壁酸、脂多糖)及胞膜磷脂都在细胞膜上合成的。与肽聚糖合成有关的转肽酶,是青霉素作用的主要靶位,因其可结合青霉素,故又称为青霉素结合蛋白(penicillin-binding protein, PBP),与细菌的耐药性形成有关。此外,细胞膜上还有一些与 DNA 复制相关的蛋白质。

（2）中介体(mesosome)：为细胞膜向胞质内凹陷折叠形成的囊状或管状结构,多见于 G$^+$ 菌。一个菌体内可有一个或数个中介体,其化学组成与细胞膜相同。中介体扩大了细胞膜的表面积,相应地增加了呼吸酶的含量,可为细菌提供大量能量,故有拟线粒体(chondroid)之称。此外,中介体还与细菌的分裂、DNA 复制、胞壁合成及芽孢形成有关。

3. 细胞质(cytoplasm)　又称细胞浆,为细胞膜包裹的无色透明胶状物,包含多种成分,主要有水(约占 80%)、无机盐、蛋白质、脂质、核酸和少量糖类。细胞质中含有丰富的 RNA,有较强的嗜碱性,易被碱性染料着色。细菌细胞质不同于真核细胞,无内质网和线粒体,但含有多种酶系统和许多重要结构,是细菌合成蛋白质、核酸的场所,也是酶促反应的场所。

（1）核糖体(ribosome)：是细菌合成蛋白质的场所,游离于细胞质中,由 RNA 和蛋白质组成的颗粒状结构。其化学组成约 70% 为 RNA,30% 为蛋白质。每个菌体内可含数万个核糖体,细菌的核糖体与真核细胞核糖体不同。细菌沉降系数为 70S 的核糖体由 50S 和 30S 两个亚基组成,常常是抗菌药物选择性作用的靶点。如链霉素能与细菌核糖体的 30S 亚基结合,红霉素能与 50S 亚基结合,从而干扰细菌蛋白质合成而导致细菌死亡；真核细胞核糖体沉降系数为 80S,由 60S 和 40S 两个亚基组成,因此这些药物对人核糖体无影响。

（2）质粒(plasmid)：是细菌染色体以外的遗传物质,为闭合环状双股 DNA,能进行独立复制。质粒可携带遗传信息,控制细菌的某些遗传性状,主要编码决定细菌的耐药性、毒素及性菌毛产生等性状,如 R 质粒(耐药性质粒)、F 质粒(致育性质粒)和 Vi 质粒(毒力质粒)。质粒并不是细菌生命活动所必需的组分,失去质粒的细菌仍能正常存活。质粒可通过接合、转导作用等将有关性状传递给另一细菌,因而与细菌的遗传变异密切相关。

（3）胞质颗粒(cytoplasma granule)：为在不同种的细菌体内可见到的圆形颗粒。它们并不是细菌的必需组成成分和恒定结构,大多数是细菌的营养物质,如多糖、淀粉、脂类、磷酸盐等。颗粒的数量因菌种和环境条件的不同而异,当营养充足时胞质颗粒较多,养料或能源短缺时胞质颗粒减少,甚至消失。胞质颗粒用甲苯胺或亚甲蓝染色时着色较深呈紫色,而原生质则被染成蓝色,称为异染颗粒(metachromatic granule),在白喉棒状杆菌中常排列在菌体两端,有助于鉴别细菌。

4. 核质(nuclear material)　为细菌的遗传物质。细菌属原核生物,无核膜和核仁,也无定形的核,故称核质或拟核(nucleoid)。细菌的核质是由双股 DNA 组成的一条环状染色体反复回旋卷曲盘绕而成,集中在细胞质的某一区域,多在菌体中部。细菌的染色体是裸露的 DNA。核质具有细胞核的功能,控制细菌的各种遗传性状。细菌胞质中含有大量 RNA,用碱性染料染色着色很深,掩盖 DNA 着色。若用酸或 RNA 酶处理使 RNA 水解,再用富尔根(Feulgen)法染色,可使核质着染,普通光学显微镜下可见呈球状、棒状或哑铃状。一个细菌一般只有一个核质。

（二）细菌的特殊结构

1. 荚膜(capsule)　某些细菌细胞壁外围绕一层较厚的黏性、胶冻样物质,其厚度在 0.2 μm 以上,普通光学显微镜下可见与四周有明显界限,称为荚膜(图 2-2-4)。其厚度在 0.2 μm 以下者,光学显微镜下不可见,必须以电镜或免疫学方法证实其存在,称为微荚膜(microcapsule),如乙型溶血性链球菌的 M 蛋白、伤寒杆菌的 Vi 抗原和大肠杆菌的 K 抗原等。黏液疏松附着于菌体表面,边界不明显且易洗脱者称为黏液层(slime layer)。

115

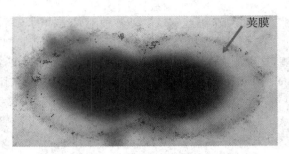

图 2-2-4 细菌的荚膜(肺炎链球菌)

(1)化学组成:荚膜的化学成分是多糖或多肽。大多数细菌(如肺炎球菌、脑膜炎球菌等)的荚膜由多糖组成,少数细菌的荚膜为多肽(如炭疽杆菌荚膜为 D-谷氨酸聚合而成的多肽),个别细菌(链球菌)荚膜为透明质酸。荚膜具有抗原性,其成分随菌种甚至菌株而异,可用于鉴别细菌和作为分型的依据。

(2)形成条件:荚膜的形成与环境条件密切相关。细菌一般在机体内和营养丰富的培养基中才能形成荚膜,在普通培养基或连续传代则易消失。有荚膜的细菌在固体培养基上形成光滑(S)型或黏液(M)型菌落,失去荚膜后菌落变为粗糙(R)型,其毒力也随之减弱。

荚膜对普通碱性染料亲和性差,用普通碱性染料染色仅可见菌体周围未着色透明圈;墨汁负染色显示较为清楚,用特殊染色法可使荚膜与菌体呈现不同颜色。

(3)功能:荚膜并非细菌生存所必需,若荚膜丢失,细菌仍可存活。荚膜与细菌的致病力有关,可保护细菌抵抗宿主体内吞噬细胞的吞噬和消化作用;还能使细菌免受各种抗菌因素(如抗生素、抗体、补体和溶菌酶等)对细胞壁的侵袭,使病菌侵入人体后不被杀灭,从而大量繁殖,引起病理损害,是病原菌重要的毒力因子。此外,荚膜还具有黏附、抗干燥、防止噬菌体吸附细菌等功能。失去荚膜的细菌致病力往往减弱或消失。

2. 鞭毛(flagellum) 为某些细菌附着于菌体上的细长且呈波浪状弯曲的丝状物,着生于细胞壁,游离于细胞壁外。长度为 $5\sim20\ \mu m$,是菌体的数倍,但直径仅 $12\sim30\ nm$;需在电子显微镜下观察,或经特殊染色使鞭毛增粗后在光学显微镜下观察。鞭毛是细菌的运动器官,在微生物学检查中,通常采用观察细菌在半固体培养基中的运动能力来了解该菌是否有鞭毛,称为细菌的动力试验。

根据鞭毛数目、位置和排列不同,鞭毛菌可分为 4 类(图 2-2-5)。①单毛菌(monotrichate):菌体一端有一根鞭毛,如霍乱弧菌。②双毛菌(amphitrichate):菌体两端各有一根鞭毛,如空肠弯

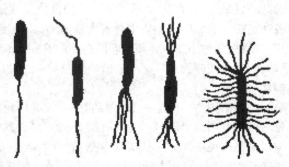

图 2-2-5 细菌鞭毛的各种类型

曲菌。③丛毛菌（lophotrichate）：菌体一端或两端有一束鞭毛，如铜绿假单胞菌。④周毛菌（peritrichate）：菌体周身遍布鞭毛，如伤寒沙门菌。

鞭毛的丝状结构部分由许多鞭毛蛋白组成。鞭毛蛋白（flagellin）是一种纤维蛋白，由数千个蛋白亚基聚集而成，形成中空的螺旋结构，其氨基酸组成与骨骼肌中的肌动蛋白相似。鞭毛蛋白具有较强的抗原性，称为 H 抗原，可用于某些细菌的鉴定、分型及分类。

鞭毛与细菌的致病性相关。如霍乱弧菌、空肠弯曲菌可以通过其鞭毛的运动穿过小肠黏液层，到达细胞表面生长繁殖，产生毒素而致病。此外，鞭毛还具有化学趋向性，可向有高浓度营养物质的方向移动，从而避开对其有害的环境。

3. 菌毛（pilus or fimbriae）　为许多 G⁻ 菌及少数 G⁺ 菌附着于菌体表面的比鞭毛细、短而直的蛋白丝状物，其数量可由数根到数百根不等，在光学显微镜下不可见，只有在电子显微镜下才能观察到（图 2-2-6）。菌毛由菌毛蛋白（pilin）组成，不具备运动功能，而与细菌黏附功能或接合作用有关。根据其功能的不同，菌毛可分为普通菌毛和性菌毛两种。

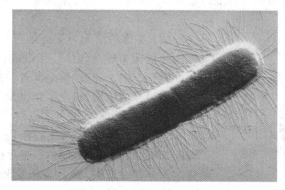

图 2-2-6　细菌的菌毛

（1）普通菌毛（common pilus）：数量可达数百根，遍布菌体表面。它是细菌的黏附结构，具有黏附细胞（红细胞、上皮细胞等）和定居于各种细胞表面的能力。菌毛与宿主细胞表面特异性受体结合后，介导细菌进入宿主细胞间生长繁殖，与某些细菌的致病性密切相关。细菌失去菌毛，致病力亦随之丧失。

（2）性菌毛（sex pilus）：见于少数 G⁻ 菌，数量较普通菌毛少，只有 1～4 根，比普通菌毛长且粗，中空呈管状。性菌毛由质粒携带的致育因子（Fertility factor，F 因子）基因编码，带有性菌毛的细菌称为 F⁺ 菌或雄性菌，无性菌毛的细菌称为 F⁻ 菌或雌性菌。F⁺ 菌菌体内的质粒等遗传物质可通过性菌毛的中空管道进入 F⁻ 菌体内，此过程称接合（conjugation），通过此方式传递细菌的毒力及耐药性等性状。此外，性菌毛还是某些噬菌体的受体。

4. 芽孢（spore）　在一定环境条件下，某些 G⁺ 菌胞质脱水浓缩，在菌体内形成一个折光性较强的圆形或椭圆形小体，称为内芽孢（endospore），简称芽孢。芽孢壁厚，通透性低，普通染色法不易着色，经特殊染色后，在光学显微镜下才能观察到。芽孢可位于菌体中心、末端或次极端，直径可小于、等于或大于菌体横径。由于其大小及在菌体内的位置因菌种不同而异，因此可用于鉴别细菌（图 2-2-7）。

（1）芽孢的形成与发芽：芽孢的形成受遗传因素的控制和环境因素的影响，一般在动物体外对细菌不利的环境条件下形成。如营养物质（如碳源、氮源或磷酸盐等）缺乏时，容易形成芽孢。此时细菌生长繁殖减速并启动芽孢形成基因。不同细菌形成芽孢需要不同的条件，如炭疽杆菌需在

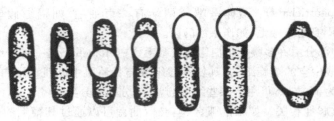

图 2-2-7 细菌芽孢的形态、大小和位置

有氧条件下才能形成芽孢,而破伤风梭菌则需在无氧条件下才能形成芽孢。另外,温度、酸碱度和钾、镁等离子也与芽孢形成有关。

芽孢并非细菌的繁殖体,而是处于代谢相对静止的休眠体,芽孢形成后细菌即失去繁殖能力。此时菌体对营养、能量的需求均很低,抵抗力很强,能保护细菌度过不良环境。当遇到适宜的条件,芽孢可发芽而形成具有繁殖能力的细菌繁殖体,重新产生具有繁殖能力的菌体。一个芽孢发芽后只能形成一个繁殖体。

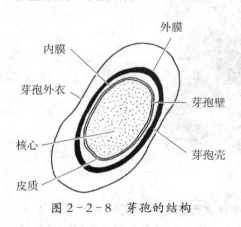

图 2-2-8 芽孢的结构

(2) 芽孢的结构:芽孢具有多层厚而致密的胞膜,由内向外依次为核心、内膜、芽孢壁、皮质、外膜、芽孢壳和芽孢外壁(图 2-2-8)。芽孢携带完整的核质、酶系统以及合成菌体组分的结构,保存了细菌全部生命必需的物质。

(3) 芽孢的特点及医学意义

1) 抵抗力强:芽孢核心和皮质层中含有大量吡啶二羧酸(dipicolinic acid,DPA),是芽孢所特有的成分,具有很强的耐热性。此外,芽孢含水量较少,蛋白质不易受热变性。胞膜厚而致密,特别是芽孢壳无通透性,使芽孢对热力、干燥、辐射、化学消毒剂等理化因素均有强大的抵抗力。在自然界中芽孢可存活数年甚至数十年,如土壤中的破伤风梭菌或产气荚膜梭菌的芽孢一旦随泥土进入人或动物体内,便因条件适宜而发芽成为繁殖体,在机体内大量繁殖而致病。

2) 为灭菌效果的指标:芽孢在自然界分布广泛,是某些外源性感染的重要来源,因此要严防芽孢污染伤口、用具、敷料、手术器械等。芽孢的抵抗力强,用一般的方法不易将其杀死,有的芽孢可耐 100 ℃沸水煮沸数小时。杀灭芽孢最可靠的方法是高压蒸汽灭菌法,当进行高压蒸汽灭菌时往往以芽孢是否被杀死作为判断灭菌效果的指标。

三、细菌的形态与结构检查法

细菌的形态与结构检查是鉴定未知细菌的主要手段之一,细菌的主要形态学特征有大小、形状、排列、芽孢、鞭毛、荚膜等,以及菌毛(须用电镜观察)及其他特殊结构。

(一) 显微镜放大法

显微镜是观察细菌形态结构的基本工具,显微镜的种类也因使用目的的不同而分为各种类型。

1. 普通光学显微镜 光学显微镜最大分辨率为 0.2 μm,最大放大倍数为 1 000 倍,常用油镜来观察细菌的大小、形态及细菌的一些特殊结构,如荚膜、芽孢、鞭毛等。同时,需将细菌染色,以增加标本与背景对比度,便于观察。

2. 电子显微镜 电子显微镜的突出特点是放大倍数高,可达百万倍,分辨力远在 1 nm 以下,能清楚显现细菌内部超微结构。按其工作原理不同,电子显微镜分为透射式和扫描式两种类型。①透射式电子显微镜:常用于观察细菌、病毒及其他物体内部的精细结构。②扫描式电子显微镜:主要用于观察样品的表面结构,如观察菌毛。

3. 暗视野显微镜 用暗视野显微镜观察细菌时,其整个视野是暗色而样品则很明亮,常用其观察不染色活菌体的运动。

4. 相差显微镜 利用相差板的作用,使光线在穿入标本中密度不同的部位时,引起位相差异,显示出光强度的明暗对比,常用其观察活菌及其细微结构。

5. 荧光显微镜 荧光显微镜以紫外光为光源,将细菌用荧光素着色,在荧光显微镜下能看到发射荧光的菌体,也可将荧光素与特异性抗体结合,对抗原进行检测。

(二)常用染色方法

细菌本身为半透明体,不染色时在普通光镜下难以观察清楚(相差显微镜可以观察到活体细菌形态)。需将细菌涂片、固定、染色后,方可在普通光学显微镜下观察。涂片标本可选取血液、分泌物、排泄物和实验室培养物等,直接涂片(固形培养物可加少量生理盐水稀释)后自然风干,通过物理方法或化学方法固定。染色是染色剂与细菌细胞质的结合。细胞壁不能被普通方法着色,着色的物体只对应于原生质。常用的碱性染色剂是带正电荷的阳离子染料,可与细胞原生质负电荷基团结合而使细菌着色。酸性染料带负电荷,菌体不着色而背景着色,显示细菌的外形,称为负染色法。

用单一染料染色的方法为单染色法,其方法简便、易行,但不易鉴别细菌。用两种以上染料进行染色的方法称为复杂染色,简称复染,可将细菌染成不同颜色。除能观察细菌形态,还能鉴别细菌,常用复染方法如下。①革兰染色:呈紫色为阳性菌,红色为阴性菌。②抗酸染色:呈红色为阳性菌,蓝色为阴性菌。③荚膜特殊染色。④鞭毛特殊染色。⑤芽孢特殊染色。此外,负染或背景染色作为细菌和酵母菌简单形态学检查的快速方法很有价值。其方法是菌体与印度墨汁或苯胺黑等物质混合,涂片后产生黑色背景,菌体就呈现为亮的、未着色的物体。在细菌染色方法中,革兰染色为最常用的染色方法,可将细菌初步分为革兰染色阳性菌和革兰染色阴性菌两种。

分子生物学检测技术具有快捷、准确等特点,随着分子生物学技术的不断发展,这些技术被越来越多地应用到细菌的检测当中。微生物的基因诊断就是通过检测微生物的特异基因序列存在与否来鉴定和区分致病微生物,核酸检测技术主要有 DNA 的 G＋C mol％测定、DNA 杂交、DNA 指纹图谱、基因芯片、16S rRNA 寡核苷酸序列分析以及 PCR 等技术。

第二节　细菌的生理

细菌虽个体微小,结构简单,但其具有独特的生命活动。其生理活动包括摄取和合成营养物质,进行新陈代谢和生长繁殖。对细菌生理活动的研究,不仅可以掌握细菌新陈代谢和生长繁殖的特点,也可根据在此过程中细菌产生的一些代谢产物(如抗生素、维生素以及某些毒性物质),对细菌进行分析、鉴别,有利于对疾病进行诊断和防治,而且与医学、环境卫生、工农业生产等都密切相关。

一、细菌的营养与生长繁殖

(一)细菌的营养类型

细菌根据自身所含的酶系统不同,代谢活性各异,对营养物质的需求也不同。根据细菌的营养要求和对碳源利用的差异可将其分成两大营养类型。

119

1. 自养菌（autotroph）　此类细菌能以简单的无机物为原料，利用 CO_2 或 CO_3^{2-} 作为唯一碳源，合成菌体成分。

2. 异养菌（heterotroph）　此类细菌是以有机物为营养来源合成菌体成分，异养菌包括腐生菌（saprophyte）和寄生菌（parasite）。腐生菌以动植物尸体、腐败食物等作为营养物质。寄生菌寄生于活的动植物体，从宿主体内的有机物质中获得营养。所有病原菌都是异养菌，大部分属寄生菌。

（二）细菌的营养物质

细菌为了生长繁殖，必须获取营养物质以组成细菌的各种成分，供给细菌所需要的碳源和氮源，同时提供细菌新陈代谢所需的能量。人工培养细菌时，须供给其生长所需的各种成分。细菌生长繁殖所需的营养物质包括水、碳源、氮源、无机盐类和生长因子。

1. 水　是细菌所必需的成分，细菌湿重的 $80\%\sim90\%$ 为水。细菌代谢过程中所有的化学反应、营养的吸收和渗透、分泌、排泄均需有水才能进行，且水还能起调节菌体温度的作用。

2. 碳源　含碳化合物（CO_2、碳酸盐、糖、脂肪等），是细菌合成核酸、蛋白质、糖及脂类等所必需的物质，病原性细菌主要从糖类获得碳源。

3. 氮源　氮是组成细菌蛋白质、酶和核酸的成分，主要用于合成菌体细胞质及其他结构成分。多数病原菌是利用有机氮化物（如氨基酸、蛋白胨）作为氮源，少数细菌以无机氮（如硝酸盐、铵盐）等为氮源。

4. 无机盐　主要构成菌体成分，调节细胞渗透压、氢离子浓度、氧化还原电位等，维持酶的活性，并可作为某些细菌的能源。钾、钠、钙、镁、硫、磷、铁、锰、锌、钴、铜、钼等是细菌生长代谢中所需的无机盐成分，其主要作用除有构成菌体成分外，还参与调节菌体内外渗透压，促进酶的活性，维持酸碱平衡及能量的储存与转运。而某些元素（如铁离子）与细菌的生长繁殖及致病作用密切相关。

5. 生长因子　指细菌本身不能合成，而其生长又不可缺少的微量有机物质，包括氨基酸、嘌呤和嘧啶以及维生素三大类。少数细菌还需要一些特殊的生长因子，如流感嗜血杆菌需要 X、V 两种因子，X 因子是高铁血红素，V 因子是辅酶Ⅰ或辅酶Ⅱ。

（三）细菌摄取营养物质的机制

细菌的细胞膜具有选择性透过物质的作用，营养物质进入菌体的方式有被动扩散和主动转运系统。

1. 被动扩散　指营养物质从高浓度向低浓度的一侧扩散。细菌细胞膜是半透膜，当细菌细胞外溶质浓度高于胞内时，溶质就自由扩散至胞内，直至内外浓度达到平衡为止，其驱动力为浓度梯度，是一种不需能量的简单的被动吸收方式，也称简单扩散。

2. 主动转运　是细菌吸收营养的主要方式，其特点是营养物质逆浓度梯度由低浓度向高浓度的一侧转运，并消耗能量，需要载体蛋白参与。大多数营养物质依靠主动吸收。

（四）影响细菌生长的环境因素

充足的营养物质和适宜的环境条件是细菌生长繁殖的必备条件。

1. 营养物质　细菌生长繁殖所需的营养物质主要包括水、碳源、氮源、无机盐和生长因子。

2. 酸碱度　细菌生长繁殖需要合适的 pH 范围，绝大多数病原菌的最适 pH 为 $7.2\sim7.6$，个别细菌需要在偏酸或偏碱的条件下生长，如嗜酸乳杆菌在 pH $5.8\sim6.6$ 的环境中生长良好，霍乱弧菌的最适 pH 为 $8.4\sim9.2$。

3. 温度　根据各类细菌对温度的要求不同，可将细菌分为嗜热菌（$50\sim60\ ℃$）、嗜温菌（$20\sim40\ ℃$）和嗜冷菌（$10\sim20\ ℃$）。大多数病原菌为嗜温菌，最适生长温度与人体的体温相同，为 37 ℃。因此，人工培养细菌的温度多用 37 ℃。

4. 气体 与细菌生长有关的气体是 O_2 和 CO_2。一般细菌在代谢过程中产生的二氧化碳即可满足其需要,故不需专门补充。根据细菌对氧气的不同需求,可将细菌分为三种类型。

（1）专性需氧菌（obligate aerobe）：这类细菌具有完善的呼吸酶系统,需要分子氧作为受氢体,只能在有氧的情况下生长繁殖,如结核杆菌。有些细菌在低氧压（5％～6％）生长最好,氧压大于10％对其有抑制作用,如空肠弯曲菌、幽门螺杆菌等称为微需氧菌。

（2）兼性厌氧菌（facultative anaerobe）：这类细菌兼有需氧呼吸和发酵两种酶系统,不论在有氧或无氧环境中都能生长,但以有氧时生长较好。大多数病原菌属于此类。

（3）专性厌氧菌（obligate anaerobe）：缺乏完善的呼吸酶系统,只能在无氧条件下生长繁殖,如有游离氧存在,细菌反受其毒害,甚至死亡。如破伤风梭菌、肉毒梭菌等。

（五）细菌的生长繁殖

1. 细菌个体的生长繁殖 细菌以简单的二分裂法（binary fission）进行无性繁殖,每分裂一次称为一代。在条件适宜的情况下,细菌的繁殖非常迅速。大多数细菌 20～30 分钟分裂 1 次。少数细菌繁殖较慢,如结核杆菌 18～20 小时分裂 1 次。

2. 细菌群体的生长繁殖 一般细菌约如按 20 分钟分裂 1 次计算,一个细胞经 10 小时繁殖后可达 10 亿以上,但事实上由于细菌生长繁殖中营养物质的逐渐耗竭,有害代谢产物的逐渐积累,细菌不可能始终保持高速度的无限繁殖。经过一段时间后,细菌繁殖速度渐于停滞。

将一定数量的细菌接种于适宜的液体培养基中,连续定时取样检查活菌数,可以发现其生长过程具有规律性。以培养时间为横坐标,培养物中活菌的对数为纵坐标,可绘制出一条生长曲线（growth curve）,根据生长曲线,细菌的群体生长繁殖可分为 4 期（图 2-2-9）。

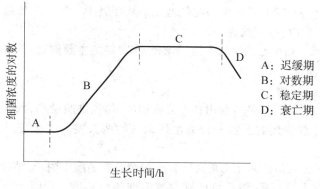

图 2-2-9 细菌生长曲线图

（1）迟缓期（lag phase）：是细菌进入新环境后的短暂适应阶段。该期菌体增大,代谢活跃,为后期的分裂繁殖合成充足的酶、辅酶及中间代谢产物,分裂缓慢,菌数不增加,菌体体积变大。细菌的迟缓期长短不一,一般为 1～4 小时。

（2）对数期（logarithmic phase）：又称指数期,该期细菌生长迅速,细菌以恒定的速率分裂繁殖,活菌数以几何级数增长。细菌的形态、染色性、生理活性等都较典型,对外界环境因素的作用敏感。因此,该期为研究细菌的生物学性状（形态染色、生化反应等）及药物敏感试验等的最佳时期,一般细菌对数期在培养后的 8～18 小时。

（3）稳定期（stationary phase）：由于培养基中营养物质不断消耗,有害代谢产物积聚,细菌生长速度减慢,死亡数逐渐增多但活菌数相对恒定。该期细菌形态、染色性和生理性状常有改变。

（4）衰亡期（decline phase）：该期活菌数越来越少，死亡数越来越多，并超过活菌数。细菌发生变形、肿胀、自溶等衰退型表现，生理代谢活动也趋于停滞。因此，陈旧培养的细菌难以鉴定。

二、细菌的新陈代谢

细菌的新陈代谢包括分解代谢和合成代谢两方面。分解代谢是将复杂的营养物质降解为简单的化合物，同时伴随能量的释放。合成代谢则是将简单的小分子化合物合成复杂的菌体成分，以保证细菌的生长繁殖，这一过程伴随能量的吸收。两者相辅相成，同时进行产能代谢和耗能代谢。

（一）细菌的能量代谢

细菌能量代谢的基本生化反应是生物氧化。细菌生物氧化的基质主要是糖类，通过糖的氧化或酵解释放能量，并以高能磷酸键的形式（ADP、ATP）储存能量。细菌对底物的生物氧化过程分为：①以有机物为受氢体的称为发酵。②以无机物为受氢体的称为呼吸，其中以游离分子氧为受氢体者称为需氧呼吸，以其他无机物（硝酸盐、硫酸盐等）为受氢体者称为厌氧呼吸。需氧呼吸在有氧条件下进行，厌氧呼吸和发酵均须在无氧条件下进行。大多数病原菌都只进行需氧呼吸或发酵。

1. **呼吸**　包括需氧呼吸和厌氧呼吸。需氧呼吸在有氧条件下进行，1分子葡萄糖经有氧呼吸可生成 CO_2 和 H_2O，并产生38分子 ATP，大多数病原菌经需氧呼吸获得能量。厌氧呼吸在无氧条件下进行，专性厌氧菌没有需氧电子传递链和完整的三羧酸循环，是以无机氧化物作为受氢体的一类产能效率低的特殊呼吸。专性厌氧菌和兼性厌氧菌都可进行厌氧呼吸。

2. **发酵**

（1）糖酵解：某些细菌酶系统不完全，不能将生物氧化过程进行彻底，其最终受氢体是有机基质未彻底氧化的中间代谢产物，所产生的能量远比需氧呼吸少。为大多数细菌共有的基本代谢途径和有些专性厌氧菌产能的唯一途径。

（2）磷酸戊糖途径：是由己糖生成戊糖的途径，非产能的主要途径，其产能仅为糖酵解途径的一半。

（二）细菌的代谢产物

细菌在分解与合成代谢过程中，利用各种营养物质，除提供能量和合成菌体成分外，还能产生多种代谢产物，包括分解性代谢产物和合成性代谢产物两大类。这些代谢产物具有重要的医学意义。

1. **分解性代谢产物及细菌的生化反应**　各种细菌具有的酶不同，对糖和蛋白质等营养物质的分解能力不同，其代谢产物各异，借此可区别和鉴定细菌的种类。利用生物化学方法来鉴别不同的细菌即细菌的生化反应试验，常用的有：

（1）糖发酵试验：各种细菌因具有不同的酶，而对各种糖的分解能力及代谢产物不同。如大肠埃希菌能分解葡萄糖和乳糖，产生甲酸等产物，并有甲酸脱氢酶，可将其分解为 CO_2 和 H_2，故产酸并产气；伤寒杆菌仅分解葡萄糖产酸，但无甲酸脱氢酶，故产酸不产气；伤寒杆菌不分解乳糖。

（2）吲哚试验（indole test）：有些细菌如大肠埃希菌、变形杆菌等含有色氨酸酶，能分解色氨酸形成吲哚；与吲哚试剂（对二甲基氨基苯甲醛）结合形成玫瑰吲哚，为吲哚试验阳性。

（3）甲基红试验（methyl red test）：某些细菌如大肠埃希菌分解葡萄糖产生丙酮酸，培养液呈酸性 $pH \leqslant 4.5$，指示剂甲基红呈红色，称甲基红试验阳性。

（4）V-P试验（Voges-Proskauer test）：产气杆菌分解葡萄糖产生丙酮酸，其进一步脱羧、氧化（在碱性溶液中）生成二乙酰，二乙酰可与含胍基的化合物反应，生成红色化合物，即V-P试验阳性。

122

（5）枸橼酸盐利用试验(citrate utilization test)：产气杆菌利用枸橼酸盐作为唯一碳源，分解枸橼酸盐生成碳酸盐，同时分解培养基中铵盐生成氨，使培养基变为碱性，使指示剂溴麝香草酚蓝(BTB)由淡绿转为深蓝，即枸橼酸盐利用试验阳性。

（6）硫化氢试验：变形杆菌、乙型副伤寒杆菌等能分解含硫氨基酸（如胱氨酸、甲硫氨酸），生成硫化氢。在有醋酸铅或硫酸亚铁存在时，则生成黑色硫化铅或硫化亚铁，可借以鉴别细菌。

吲哚(I)、甲基红(M)、V-P(V)、枸橼酸盐利用(C)四种试验是鉴别肠道杆菌常用的试验，合称 IMViC 试验。大肠埃希菌 IMViC 结果为＋＋－－，产气杆菌为－－＋＋。

2. 合成代谢产物及其医学意义　细菌在代谢过程中还能合成很多在医学上具有重要意义的代谢产物。

（1）热原质(pyrogen)：亦称致热源，是 G^- 菌脂多糖（如细菌的内毒素），因注入人体或动物体内可引起发热反应而称热原质，是产生输液反应的主要原因。热原质耐高温，高压蒸汽灭菌亦不被破坏，加热 180 ℃ 4 小时，250 ℃ 45 分钟或 650 ℃ 1 分钟才能使其失去作用，用特殊吸附剂处理或超滤膜过滤可除去液体中大部分热原质，用蒸馏法效果最佳。在制备生物制品或注射用制剂中应严格遵守无菌操作，防止细菌污染而产生热原质。

（2）毒素与侵袭性酶：病原菌能合成对机体有毒性的物质，即毒素(toxin)，主要有外毒素和内毒素。外毒素(exotoxin)是大多数 G^+ 菌和少数 G^- 菌在代谢过程中可分泌到菌体外的毒性蛋白质。内毒素(endotoxin)是 G^- 菌细胞壁的脂多糖，当菌体裂解后才释放出来。此外，某些细菌还能产生对人体有损伤作用的侵袭性酶，损伤机体组织并促进细菌的侵袭、扩散，与细菌的致病有关，如链球菌的透明质酸酶、金黄色葡萄球菌产生的血浆凝固酶等。

（3）色素：有些细菌能产生不同颜色的色素，可用于细菌鉴别。细菌色素分两类，一类为水溶性色素，可扩散于培养基中使其着色，如铜绿假单胞菌产生的色素；另一类为脂溶性色素，仅局限于菌体，使菌落显色而培养基颜色不变，如金黄色葡萄球菌色素。

（4）抗生素：为某些微生物代谢过程中产生的一种能抑制或杀死某些其他微生物或肿瘤细胞的物质。多由放线菌和真菌产生，细菌仅产生少数几种，如多黏菌素、杆菌肽等。

（5）细菌素：为某些细菌菌株产生的一类具有抗菌作用的蛋白质，如大肠埃希菌产生的大肠菌素。其作用范围较窄，仅杀伤与产生菌有亲缘关系的细菌。无治疗价值，多用于细菌分型和流行病学调查。

（6）维生素：细菌可合成某些维生素，除供自身所需外，还能分泌至周围环境中。如人体肠道内的大肠埃希菌合成的 B 族维生素和维生素 K，可被人体吸收利用。

三、细菌的人工培养

了解细菌的生理活动并掌握其生长繁殖的规律，可用人工方法培养细菌。可用于观察和研究细菌的特性，有利于疾病的诊断和治疗。

（一）培养基

培养基(culture medium)是人工方法配制的供细菌生长繁殖的营养基质。一般其 pH 应在 7.2～7.6，少数细菌可按其生长要求调整 pH 偏酸或偏碱。

1. 按照物理性状不同分类　可分为液体、固体和半固体培养基 3 类。将营养物质按一定比例混合，形成肉汤培养基，呈液态，为液体培养基。在液体培养基中，加入 1.5%～2.5% 的琼脂即固体培养基；若加入 0.3%～0.5% 的琼脂，即为半固体培养基。

2. 按照营养组成和用途不同分类

（1）基础培养基(basic medium)：含有多数细菌生长繁殖所需的基本营养成分，为最常用的培养基,如营养肉汤、营养琼脂、蛋白胨水等。

（2）营养培养基（enrichment medium）：在基础培养基中添加某些细菌生长繁殖所需的特殊营养物质（葡萄糖、血液、血清、微量元素、生长因子等），来满足营养要求较高的细菌生长,如血琼脂培养基。

（3）选择培养基（selective medium）：在培养基中加入某些化学物质可以抑制某些细菌生长,从而利于另一些细菌生长,以从混杂标本中分离目的菌株,此种培养基称为选择培养基,如培养肠道致病菌的 SS 琼脂培养基。

（4）鉴别培养基（differential medium）：根据各种细菌分解糖类和蛋白质的能力以及其代谢产物的不同,在培养基中加入特定的作用底物和指示剂,观察细菌在其中生长后对底物的作用,从而鉴别细菌,如糖发酵管、三糖铁培养基、伊红-亚甲蓝琼脂等。

（5）厌氧培养基（anaerobic medium）：专供厌氧菌的分离、培养和鉴别用的培养基。此类培养基营养成分丰富,含有特殊生长因子,氧化还原电势低,并加入亚甲蓝作为氧化还原指示剂。液体培养基表面用凡士林或液体石蜡封闭以隔绝空气,如庖肉培养基。

（二）细菌在培养基中的生长现象

1. **液体培养基**　大多数细菌呈均匀混浊生长；链球菌等少数细菌呈沉淀生长；枯草芽孢杆菌、结核分枝杆菌等专性需氧菌则呈表面生长,常形成菌膜。

2. **固体培养基**　将标本或培养物划线接种在固体培养基的表面,在合适温度下培养后,形成肉眼可见的细菌集团,称为菌落（colony）。多个菌落融合在一起,即为菌苔。根据不同细菌菌落的大小、形状、颜色、气味、透明度、表面的光滑度、湿润度、边缘是否整齐以及溶血情况等不同,可对细菌进行鉴别。

细菌菌落一般分 3 型。①光滑型菌落（S 型）：表面光滑、湿润、边缘整齐,新分离的细菌大多呈光滑型,且毒力较强。②粗糙型菌落（R 型）：菌落表面粗糙、干燥、边缘多不整齐,R 型细菌多由 S 型细菌变异失去菌体多糖或蛋白质而形成,毒力减弱。③黏液型菌落（M 型）：黏稠、似水珠、有光泽。多见于有丰富黏液层或有厚荚膜的细菌。

3. **半固体培养基**　将细菌穿刺接种于半固体培养基中,培养后有鞭毛细菌沿穿刺线向周围扩散生长,呈羽毛状或云雾状生长。无鞭毛细菌则沿穿刺线呈线性生长。

（三）人工培养细菌的用途及意义

1. **细菌的鉴定和研究**　细菌的生理、遗传变异、致病性、耐药性等的实验研究都需要细菌的人工培养。

2. **传染病的诊断和防治**　明确诊断病原菌,进行细菌的分离培养鉴定、药物敏感试验,并指导临床用药。

3. **生物制品的制备**　疫苗、类毒素、抗毒素、免疫血清等的制备均要依靠人工培养细菌。

4. **在基因工程中的应用**　细菌转化操作方便,容易培养,繁殖快,基因表达产物易于提取纯化,故可以大大降低成本。即将带有外源性基因的重组 DNA 转化给受体菌,使其在菌体内获得表达。如应用基因工程技术已成功制备了胰岛素、干扰素、乙型肝炎疫苗等。

四、细菌的分类与命名

（一）细菌的分类

细菌的分类主要有自然分类和人工分类两种,分别称为种系分类和传统分类。自然分类主要反映了细菌的发育进化规律,依据细菌大分子（核酸、蛋白质等）在组成上的同源性程度进行分类。

细菌分类的基本单位为种（species）。生物学性状基本相同的细菌群体构成一个菌种；性状相近的若干菌种组成一个菌属（genus）。同一菌种的各个细菌，虽性状基本相同，但在某些方面存在差异，如差异较明显的称亚种（subspecies，subsp.）或变种（variety，var.），差异小的则为型（type）。按免疫原性不同而分为血清型（serotype）；按细菌对噬菌体和细菌素的敏感性不同可分为噬菌体型（phage-type）和细菌素型（bacteriocin-type）；按生化反应和其他某些生物学性状不同而分为生物型（biotype）。不同来源的同一菌种称为菌株（strain），具有某种细菌典型特征的菌株，称为该菌的标准菌株或模式菌株。

（二）细菌的命名

细菌的命名采用拉丁双名法，每个菌名由两个拉丁单词组成。前一单词为属名，用名词，第一个字母大写；后一词为种名，用形容词，小写。中文命名次序与拉丁文相反，种名在前，属名在后。例如，*Streptococcus viridans*，甲型溶血性链球菌；*Streptococcus hemolyticus*，乙型溶血性链球菌。当前后两种细菌是同一属时，后一种细菌的拉丁文属名亦可不写出全文，只用第一个字母代表，字母右下角加一点，如 *S. nonhemolyticus*，丙型链球菌。

第三节 消毒与灭菌

微生物广泛分布在自然环境中，从预防感染角度出发，医务工作者必须建立"处处有菌"和无菌观念，严格执行无菌操作，这就要求必须对所用的物品（如注射器、手术器械、手术衣等）、工作环境（如手术室、产房等）和人体体表进行消毒或灭菌，以确保所用的物品和工作环境的无菌或处于无菌状态。为防止疾病的传播，对传染病患者的排泄物和实验废弃的培养物亦须进行灭菌或消毒处理。一般可分为物理学方法和化学方法两大类，消毒灭菌的常用术语有：

1. 消毒（disinfection） 指杀灭物体上病原微生物，并不一定能杀死含芽孢的细菌或非病原微生物。

2. 灭菌（sterilization） 指杀灭物体上所有的微生物。应以杀灭细菌芽孢为标准。

3. 无菌（asepsis） 指物品中没有活的微生物存在。防止细菌进入人体或其他物品的操作技术，称为无菌操作（antiseptic technique）。

4. 防腐（antisepsis） 指防止或抑制体外微生物的生长繁殖，细菌一般不会死亡。

一、物理消毒灭菌法

用于消毒灭菌的物理因素有热力、紫外线、辐射、超声波、滤过、干燥和低温等。

（一）热力灭菌法

高温对细菌具有明显的致死作用，因此最常用于消毒和灭菌。多数无芽孢细菌经 55～60 ℃作用 30～60 分钟后死亡。湿热 80 ℃经 5～10 分钟可杀死所有细菌繁殖体和真菌。细菌的芽孢对高温有很强的抵抗力，如炭疽芽孢杆菌的芽孢可耐受 5～10 分钟煮沸，肉毒梭菌的芽孢则需煮沸 3～5 小时才死亡。

热力灭菌法分为干热灭菌和湿热灭菌两大类，在同一温度下，后者的效力比前者大。这是因为：①湿热中细菌菌体蛋白质较易凝固；②湿热的穿透力比干热大；③湿热的蒸汽有潜热存在。水由气态变为液态时放出的潜热，可迅速提高被灭菌物体的温度。

1. 干热灭菌法 干热的杀菌作用是通过脱水干燥和大分子变性。一般细菌繁殖体在干燥状态下，80～100 ℃经 1 小时被杀死；芽孢则需 160～170 ℃经 2 小时才死亡。

（1）焚烧：直接点燃或在焚烧炉内焚烧，是一种彻底的灭菌方法，但仅适用于废弃物品或动物尸体等。

（2）烧灼：直接用火焰灭菌，适用于微生物学实验室的接种环、试管口等的灭菌。

（3）干烤：利用干烤箱灭菌，一般加热至 160～170 ℃经 2 小时。适用于高温下不变质、不损坏、不蒸发的物品，如玻璃器皿、瓷器、玻质注射器等的灭菌。

（4）红外线：红外线是一种 0.77～1 000 μm 波长的电磁波，尤以 1～10 μm 波长的热效应最强。但热效应只能在照射到的表面产生，因此不能使物体均匀加热。红外线的杀菌作用与干热相似，利用红外线烤箱灭菌所需的温度和时间亦同于干烤。此法多用于医疗器械的灭菌。

2. 湿热灭菌法

（1）巴氏消毒法（pasteurization）：指用较低温度杀灭液体中的病原菌或特定微生物，而仍保持物品中所需的不耐热成分不被破坏的消毒方法。此法由巴斯德创用以消毒酒类，故名。目前主要用于牛乳等消毒。方法有两种：一是低温维持法，加热至 61.1～62.8 ℃、30 分钟；另一是高温瞬间法，加热至 71.7 ℃、15～30 秒，现广泛采用后法。

（2）煮沸法：在 1 个大气压下，水的煮沸温度为 100 ℃，一般细菌的繁殖体 5 分钟能被杀死，细菌芽孢常需煮沸 1～2 小时才被杀灭。此法常用于消毒食具、刀剪、注射器等。水中加入 2‰碳酸钠，既可提高沸点达 105 ℃，促进芽孢的杀灭，又可防止金属器皿生锈。

（3）流动蒸汽消毒法：又称常压蒸汽消毒法，是利用一个大气压下 100 ℃的水蒸气进行消毒。细菌繁殖体经 15～30 分钟可被杀灭，但芽孢常不被全部杀灭。该法常用的器具是 Arnold 消毒器，我国的蒸笼具有相同的原理。

（4）间歇蒸汽灭菌法（fractional sterilization）：利用反复多次的流动蒸汽间歇加热以达到灭菌的目的。将需灭菌物置于流通蒸汽消毒器内，100 ℃加热 15～30 分钟，杀死其中的繁殖体，但芽孢尚有残存。取出后放 37 ℃孵箱过夜，使芽孢发育成繁殖体，次日再蒸 1 次，如此连续 3 次以上，可达到灭菌的效果。此法适用于一些不耐高热的含糖、牛奶等培养基。若有些物质不耐 100 ℃，则可将温度减低至 75～80 ℃，每次加热时间延长至 30～60 分钟，次数增加至 3 次以上，也可达到灭菌目的。

（5）高压蒸汽灭菌法：为一种最有效的灭菌方法，灭菌的温度取决于蒸汽的压力。在一个大气压下，蒸汽的温度是 100 ℃。如果蒸汽被限制在密闭的容器中，随着压力升高，蒸汽的温度也相应升高。在 103.4 kPa（1.05 kg/cm²）蒸汽压下，温度达到 121.3 ℃，维持 15～20 分钟，可杀灭包括细菌芽孢在内的所有微生物。高压蒸汽灭菌器（autoclave）就是根据这一原理制成的，常用于一般培养基、生理盐水、手术敷料等耐高温、耐湿物品的灭菌。

（二）辐射杀菌法

1. 紫外线　波长 200～300 nm 的紫外线（包括日光中的紫外线）具有杀菌作用，其中以 265～266 nm 最强，这与 DNA 的吸收光谱范围一致。紫外线主要作用于 DNA，使一条 DNA 链上相邻的两个胸腺嘧啶共价结合而形成二聚体，干扰 DNA 的复制与转录，导致细菌的变异或死亡。紫外线穿透力较弱，普通玻璃、纸张、尘埃、水蒸气等均能阻挡紫外线，故只能用于手术室、传染病病房、细菌实验室的空气消毒，或用于不耐热物品的表面消毒。杀菌波长的紫外线对人体皮肤、眼睛有损伤作用，使用时应注意防护。

2. 电离辐射　包括高速电子、X 射线和 γ 射线等。在足够剂量时，对各种细菌均有致死作用。其机制在于产生游离基，破坏 DNA。电离辐射常用于大量一次性医用塑料制品的消毒；亦可用于食品的消毒，而不破坏其营养成分。

3. 微波　为一种波长为 1 mm～1 m 的电磁波，可穿透玻璃、塑料薄膜和陶瓷等物质，但不能穿透金属表面。消毒中常用的微波有 2 450 MHz 和 915 MHz 两种，多用于检验室用品、非金属器械、无菌病室的食品食具、药杯及其他用品的消毒。

(三)滤过除菌法

滤过除菌法(filtration)是用物理阻留的方法将液体或空气中的细菌除去,以达到无菌目的。所用的器具是滤菌器(filter),滤菌器含有微细小孔,只允许液体或气体通过,而大于孔径的细菌等颗粒不能通过。滤过法主要用于一些不耐高温灭菌的血清、毒素、抗生素和空气等的除菌,滤菌器的除菌性能与滤器材料的特性、滤孔大小、静电作用等因素有关。滤菌器的种类很多,目前常用的有薄膜滤菌器、素陶瓷滤菌器、石棉滤菌器(亦称 Seitz 滤菌器)、烧结玻璃滤菌器等。

(四)超声波杀菌法

频率高于 20 000 Hz 的声波,称为超声波。超声波可裂解多数细菌,尤其是 G⁻ 菌更为敏感,但往往有残存者。目前超声波主要用于粉碎细胞,以提取细胞组分或制备抗原等。超声波裂解细菌的机制主要是它通过水时发生的空(腔)化作用,在液体中造成压力改变,应力薄弱区形成许多小空腔,逐渐增大,最后崩破。崩破时的压力可高达 1 000 个大气压。

(五)干燥与低温抑菌法

有些细菌的繁殖体在空气中干燥时会很快死亡,如脑膜炎奈瑟菌、淋病奈瑟菌、霍乱弧菌等。但有些细菌的抗干燥力较强,如溶血性链球菌在尘埃中可以存活 25 日,结核分枝杆菌在干燥的痰中至少可以存活 6 个月。芽孢的抵抗力更强,如炭疽杆菌芽孢耐干燥 20 余年。干燥法常用于保存食物,浓盐或糖渍食品可使细菌体内水分逸出,造成生理性干燥,使细菌的新陈代谢活动基本停止,从而防止食物变质。

低温可使细菌的新陈代谢减慢,故常用作保存细菌菌种。当温度回升至适宜范围时,又能恢复生长繁殖。为避免解冻时对细菌的损伤,可在低温状态下真空抽去水分,此法称为冷冻真空干燥法(lyophilization)。该法是目前保存菌种的最好方法,一般可保存微生物数年至数十年。

二、化学消毒灭菌法

许多化学药物能影响细菌的化学组成、物理结构和生理活动,从而发挥防腐、消毒甚至灭菌的作用。消毒防腐药物一般都对人体组织有害,只能外用或用于环境的消毒。

(一)消毒剂的主要种类

根据化学消毒剂的杀菌机制不同,主要分以下几类(表 2 - 2 - 2)。

表 2 - 2 - 2　常用化学消毒剂、防腐剂的种类、性质与用途

类别	名称	常用浓度	作用特点	用途
醇类	乙醇	70%~75%	一般对芽孢无效,结核分枝杆菌敏感	皮肤及物体表面消毒
酚类	石炭酸	3%~5%	杀菌力强,对皮肤有刺激性	地面、家具、器皿表面消毒
	甲酚	3%~5%	能杀灭细菌繁殖体,对芽孢及肝炎病毒无效,有特殊气味	地面、家具、器皿表面消毒
烷化剂	甲醛	10%	可有效杀灭芽孢、病毒,破坏细菌毒素;刺激性强,毒性大	物品表面消毒,蒸汽可用于空气消毒
	戊二醛	2%	对芽孢、病毒、真菌有快速强大的杀灭作用;刺激性小	不耐热物品、精密仪器如内镜的消毒
	环氧乙烷	50 mg/L	高效广谱杀菌作用,不损害物品;常温下呈气态,易燃易爆,有毒	医疗器械、塑料制品的消毒
	氯己定	0.02%~0.05%	刺激性小,对人无毒副作用;抑菌作用强,可杀灭细菌繁殖体	术前洗手
		0.01%~0.02%		腹腔、阴道、膀胱等内脏冲洗

127

（续表）

类别	名称	常用浓度	作用特点	用途
表面活性剂	苯扎溴铵	0.05%～0.1%	对球菌、肠道杆菌有较强杀灭作用,对芽孢及乙型肝炎病毒无效,刺激性小,稳定	外科洗手及皮肤黏膜消毒;浸泡手术器械
	杜灭芬	0.05%～0.1%	对细菌杀灭作用强于苯扎溴铵,对物品损害轻微	皮肤创伤冲洗;器械、塑料制品消毒
重金属盐类	硫柳汞	0.1%	抑菌作用强,不沉淀蛋白质	生物制品防腐;手术部位消毒
	红汞	2%	杀菌力弱,无刺激性	皮肤黏膜及小创伤消毒
	硝酸银	1%	有腐蚀性	新生儿滴眼,预防淋球菌感染
	蛋白银	2%	刺激性小	新生儿滴眼,预防淋球菌感染
氧化剂	高锰酸钾	0.1%	强氧化剂,能杀灭细菌、病毒、真菌	皮肤黏膜消毒;蔬菜瓜果消毒
	过氧化氢	3%	新生氧杀菌,不稳定,能杀灭芽孢在内的所有微生物	口腔黏膜消毒;伤口冲洗
	过氧乙酸	0.2%～0.5%	高效广谱消毒剂,原液对皮肤、金属有强烈腐蚀性	塑料、玻璃制品
	碘酒	2.5%碘伏	广谱、中效杀菌剂	皮肤消毒
	氯	0.2～0.5 ppm	刺激性强,有毒	饮水及游泳池消毒
	漂白粉	10%～20%	有效氯易挥发,刺激性强	饮水及地面、厕所、排泄物消毒
染料	龙胆紫	2%～4%	有抑菌作用,对葡萄球菌作用强	浅表创伤消毒
酸碱类	醋酸	5～10 ml/m³ 加等量水蒸发	浓烈醋味	房间空气消毒
	生石灰	加水1:4或1:8配成糊状	杀菌力强,腐蚀性大	地面及排泄物消毒

1. 酚类 石炭酸、来苏、氯己定等酚类化合物,低浓度时破坏细菌细胞膜,使胞质内容物漏出;高浓度时使菌体蛋白质凝固。也有抑制细菌脱氢酶、氧化酶等作用。

2. 醇类 杀菌机制在于去除细菌胞膜中的脂类,并使菌体蛋白质变性。乙醇最常用,浓度为70%～75%时杀菌力最强,更高浓度因能使菌体表面蛋白质迅速凝固,杀菌效力反而减低。异丙醇的杀菌作用比乙醇强,且挥发性低,但毒性较高。两者主要用于皮肤消毒和浸泡体温计等。

3. 重金属盐类 高浓度时易与带阴电荷的菌体蛋白质结合,使之发生变性或沉淀,又可与细菌酶蛋白的—SH基结合,使其丧失酶活性。

4. 氧化剂 常用的有过氧化氢、过氧乙酸、高锰酸钾和卤素等。它们的杀菌作用是依靠其氧化能力,可与酶蛋白中的—SH基结合,转变为—SS—基,导致酶活性的丧失。过氧化氢在水中可形成氧化能力很强的自由羟基,破坏蛋白质的分子结构。过氧乙酸为强氧化剂,易溶于水,对细菌繁殖体和芽孢、真菌、病毒等都有杀灭作用,应用广泛;但其稳定性差、易分解,并有刺激性与腐蚀性,不适用于金属器具等的消毒。用于消毒的卤素有碘和氯两类,碘多用于皮肤消毒,氯多用于水的消毒。氯化合物有漂白粉、次氯酸钙、次氯酸钠等。

5. 表面活性剂 又称去污剂,易溶于水,能减低液体的表面张力,使物品表面油脂乳化易于除去,故具清洁作用。并能吸附于细菌表面,改变胞壁通透性,使菌体内的酶、辅酶、代谢中间产物逸出,呈现杀菌作用。表面活性剂有阳离子型、阴离子型和非离子型3类。因细菌带负电,故阳离子型杀菌作用较强。阴离子型如烷苯磺酸盐与十二烷基硫酸钠解离后带阴电,对 G⁺ 菌也有杀菌作用。非离子型对细菌无毒性,有些反而有利于细菌的生长,如吐温80(Tween 80)对结核分枝杆菌有刺激生长、并有使菌分散的作用。常用于消毒的表面活性剂有苯扎溴铵、杜灭芬等。

6. 烷化剂 杀菌机制在于对细菌蛋白质和核酸的烷化作用,杀菌谱广,杀菌力强。常用的有甲醛、环氧乙烷和戊二醛等。甲醛与环氧乙烷的杀菌作用主要是取代细菌酶蛋白中氨基、羧基、巯基或羟基上的氢原子,使酶失去活性。戊二醛主要是取代氨基上的氢原子。环氧乙烷能穿透包裹物,对分枝杆菌、病毒、真菌和细菌芽孢均有较强的杀灭能力。缺点是对人体有一定毒性,且有些烷化剂,如 β-丙脂等可能有致癌作用。

(二)影响消毒剂杀菌作用的因素

消毒灭菌的效果受多种因素影响,在应用时应注意。

1. 消毒剂的性质、浓度及作用时间 由于消毒剂性质不同,作用也有区别,如龙胆紫对化脓性球菌特别是葡萄球菌作用较强。在一定浓度下消毒剂浓度越大,作用时间越长,杀菌效果也越好,降低浓度只能抑制细菌,但乙醇最佳的消毒效果浓度却是 70%～75%,而不是更高的浓度,因为此浓度的乙醇易渗入菌体内。

2. 细菌的种类与数量 细菌的抵抗力有区别,对消毒剂的敏感程度也不同,故必须根据消毒对象选择消毒剂,特别是对有芽孢的菌体应引起注意。一般认为细菌的数量越多,消毒剂浓度应越高,消毒时间也应越长。

3. 温度及酸碱度 消毒剂的杀菌作用受温度和酸碱度的影响。在杀菌过程中,随温度升高化学反应速度也加快,有研究表明用 2% 戊二醛作用于浓度为 10^4 个/ml 的炭疽芽孢杆菌芽孢,20 ℃时需 15 分钟杀灭,56 ℃时仅需 1 分钟就能杀灭。杀菌效果也受酸碱度影响,某些化学消毒剂均无杀死芽孢的能力,但在加入碳酸氢钠后,可发挥较强的杀菌能力,但苯扎溴铵则是酸度偏低时杀菌效果好。

4. 环境 如消毒环境中存在某些有机物,与化学消毒剂发生反应,可降低杀菌作用,或存在对细菌有保护作用的物质,故应注意选用不易受影响的消毒剂。

第四节 细菌的遗传与变异

遗传与变异是所有生物的共同生命特征,细菌亦不例外。遗传(heredity)是指亲代的特性可通过遗传物质传递给子代。遗传使细菌的性状保持相对稳定,且代代相传,使其种属得以保存。变异(variation)使细菌产生新变种,变种的新特性依靠遗传来巩固,使物种得以发展与进化。细菌的变异分为遗传性和表型变异,遗传性变异是细菌的基因结构发生了改变,常发生于个别的细菌,且能遗传。表型变异是外界环境因素影响所致,其基因结构未发生改变,其变化可逆,不能遗传。

一、细菌的变异现象

(一)形态结构的变异

细菌形态、大小和结构变异往往受到外界环境因素的影响。如细菌的细胞壁可因某些原因合成受阻,失去细胞壁可变成 L 型细菌,从而呈现出多种不规则的形态。细菌荚膜、鞭毛、芽孢等特殊结构也可发生变异,如肺炎链球菌变异后可失去荚膜;有鞭毛的变形杆菌接种在含 1% 石炭酸的培养基上,失去鞭毛;炭疽杆菌在 42 ℃培养时失去形成芽孢的能力等。上述变异现象,对细菌感染的实验室及临床诊断、鉴定等均有一定的影响。

(二)菌落变异

细菌可发生菌落的形态变异,如肠道杆菌菌落由光滑型(S 型)变为粗糙型(R 型),称为 S-R 变异。主要是失去 LPS 的特异性寡糖重复单位所引起,往往伴有毒力、免疫原性、生化反应能力等性状的改变。

（三）毒力变异

毒力变异包括毒力的减弱和增强。一方面，强毒力的病原株在人工培养基上经长期传代培养，可使毒力减弱甚至消失。如卡介苗（BCG）就是将有毒的牛型结核分枝杆菌在含胆汁的甘油马铃薯培养基上经 13 年 230 代连续培养获得的减毒活疫苗，用于结核病的预防。另外，如白喉棒状杆菌感染 β-棒状杆菌噬菌体后变成溶原性细菌，获得产生白喉毒素的能力，使无毒株变成有毒株。

（四）耐药性变异

病原生物对某种药物由敏感变成耐药的变异，称为耐药性或抗药性变异。有些细菌可自发发生变异，成为对某种抗生素耐药的菌株，如对青霉素耐药的金黄色葡萄球菌等。有些细菌同时对多种作用不同或结构完全不同的抗菌药物均具有耐药性即多重耐药。然而，随着抗菌药物的广泛应用，细菌耐药性日益严重，且多重耐药性增强，给临床治疗增加了较大难度。

二、细菌遗传变异的物质基础

DNA 是细菌遗传变异的物质基础，它携带了决定所有特性的遗传信息。细菌的基因组包括染色体及质粒、噬菌体等染色体以外的遗传物质。

（一）细菌染色体

仅一条环状双螺旋 DNA 长链组成细菌染色体。细菌染色体不同于高等生物，其缺乏组蛋白，外无核膜包围。携带细菌生存不可缺少的全部遗传基因，基因即 DNA 片段，是决定细菌遗传性状的功能单位，每个基因含若干个碱基对。如大肠埃希菌含 3.2×10^6 bp（碱基对）约 5 000 个基因。

（二）质粒

1. 质粒的特征　质粒（plasmid）是细菌染色体以外的遗传物质，是存在于细胞质中的环状闭合的双链 DNA。其主要特征有：①质粒具有自我复制的能力，一个质粒是一个复制子。②质粒 DNA 编码的产物赋予细菌某些特定性状，如致育性、耐药性、致病性及某些生化特性等。③质粒并非细菌生长繁殖不可缺少的遗传物质，可自行丢失或经紫外线、高温等因素作用后消除。④质粒可通过接合等方式从一个细菌转移到另一个细菌，其携带的性状也随之转移。⑤质粒有相容性与不相容性两种。数种不同的质粒同时共存于一个细菌内称相容性（compatibility），反之称不相容性（incompatibility）。

2. 医学上重要的质粒　质粒基因可编码细菌许多重要的生物学性状。①致育质粒或称 F 质粒（fertility plasmid）：编码性菌毛，带有 F 质粒的细菌有性菌毛，为雄性菌；无 F 质粒的细菌无性菌毛，为雌性菌。②耐药性质粒或 R 质粒（resistance plasmid）：编码细菌的耐药性。③毒力质粒或 Vi 质粒（virulence plasmid）：编码与该菌致病性有关的毒力因子，如致病性大肠埃希菌的耐热性肠毒素由毒力质粒编码。④细菌素质粒：编码产生各种细菌素，如 Col 质粒编码大肠埃希菌产生大肠菌素。⑤代谢质粒：编码产生与代谢相关的酶，如沙门菌发酵乳糖的能力通常由质粒决定。

（三）转位因子

转位因子（transposable element）是存在于细菌基因组中的一段特异性核苷酸序列，它能在 DNA 分子中移动，不断改变它们在基因组的位置，能从一个基因组转移到另一基因组中。转位因子通过位移，改变细菌遗传物质的核苷酸序列，或影响插入点附近基因表达而改变细菌某些生物学性状。可导致基因不稳定和突变，从而在促使细菌生物学性状改变及进化过程中具有重要的作用。

转位因子按结构及生物学特性的差异可分为 3 类。①插入序列（insertion sequence, IS）：是细菌中最简单的一类转位因子，一般不超过 2 kb。除携带与转位功能有关的已知基因外，不带有任何其他基因。②转座子(transposon,Tn):结构较复杂,除了携带与转移作用有关的基因外,还携带编码其他功能的基因(如耐药性基因、毒力基因及糖发酵基因等)。③Mu噬菌体:是具有转位功能的大肠埃希菌温和噬菌体,可随机整合进入宿主DNA。

(四)噬菌体

噬菌体(phage)是感染细菌、真菌、放线菌或螺旋体等微生物的病毒,与细菌的变异密切相关。噬菌体具有病毒的特征,个体微小,无细胞结构,只能在活的微生物细胞内复制增殖,为专性胞内寄生微生物,主要由头部和尾部构成。头部呈六边形立体对称,内含核酸,外裹一层蛋白质外壳。尾部是一管状结构,由一个中空的尾髓和外面包着的尾鞘组成。尾部末端有尾板、尾刺和尾丝(图2-2-10),尾髓具有收缩功能,可使头部核酸注入宿主菌,尾板内有裂解宿主菌细胞壁的溶菌酶,尾丝为噬菌体的吸附器官,能识别宿主菌体表面的特殊受体。

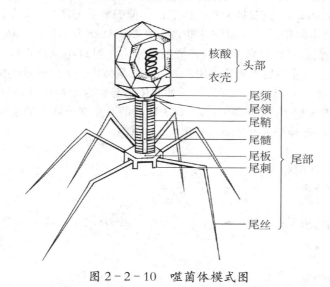

图2-2-10 噬菌体模式图

噬菌体感染宿主菌后,其DNA以两种不同的方式复制。①溶菌方式(lytic pathway):此类噬菌体(亦称毒性噬菌体)能在宿主菌内复制增殖,产生很多子代噬菌体,最终裂解宿主菌。②溶原方式(lysogenic pathway):此类噬菌体(亦称温和噬菌体)DNA进入细菌后整合入细菌的染色体中,随细菌染色体DNA复制传给细菌子代,并赋予子代细菌某些遗传特性。整合在细菌染色体的噬菌体基因组称为前噬菌体(prophage),含有前噬菌体的细菌称为溶原菌(lysogen)。前噬菌体可导致溶原菌的性状改变,称之为溶原性转换。

三、细菌变异的机制

遗传性变异是由基因结构发生改变所致,基因型变异主要是通过基因突变、基因的转移与重组等来实现的。

(一)基因突变

突变(mutation)是指细菌遗传物质的结构发生突然而稳定的改变,导致生物性状的变异。突变可以是自发产生的,也可经诱变剂诱导而产生。如果细菌基因组上核苷酸序列的改变仅为一个或数个碱基的置换、插入或丢失,出现的突变只影响到一个或数个基因,引起较少的性状变异,称为小突变或点突变(point mutation);若变异涉及大段的DNA发生改变,称为大突变或染色体畸变

131

(chromosome aberration)。细菌生长繁殖过程中,突变常自发发生,但自发突变频率极低,一般为细菌每分裂 $10^6 \sim 10^{10}$ 次可发生一次突变;如果用紫外线、X射线、烷化剂、亚硝酸盐等理化因素去诱导细菌突变,可使突变发生率提高 $10 \sim 1\,000$ 倍。突变是随机的、不定向的,发生突变的细菌只是大量菌群中的个别菌。要在大量菌群中找出该突变菌,必须将菌群放在仅利于突变菌生长的环境中才能将其选择出来。细菌 DNA 的突变可使其性状发生变异,也可经再次突变而恢复其原有的形状,称回复突变。

(二)基因的转移与重组

供体菌的 DNA 转入某受体菌内的过程称为基因转移(gene transfer),转移的基因与受体菌 DNA 整合在一起,称为基因的重组(recombination),受体菌由此获得了供体菌的某些特性。细菌基因的转移与重组可通过转化、接合和转导等途径进行。

1. 转化(transformation) 是受体菌直接摄取供体菌裂解后游离的 DNA 片段,并将其整合到自己的基因组中,使受体菌获得供体菌的某些遗传性状。1928 年,Griffith 研究肺炎链球菌时发现,用有荚膜且有毒力的肺炎链球菌为Ⅲ S(光滑型),体内注射致小鼠死亡;无荚膜且无毒力的肺炎链球菌为Ⅱ R(粗糙型),注射后无致死作用。如将从死鼠体内分离到的Ⅲ S 型菌加热灭活后再注射小鼠,则小鼠存活。若将灭活的Ⅲ S 型菌与活的Ⅱ R 菌混合后注射小鼠,则小鼠死亡,并可从死鼠体内分离得到活的Ⅲ S 型菌(图 2-2-11)。这表明活的Ⅱ R 型菌从死的Ⅲ S 型菌中获得了产生Ⅲ S 型菌荚膜的遗传物质,使活的Ⅱ R 型菌转化为Ⅲ S 菌。

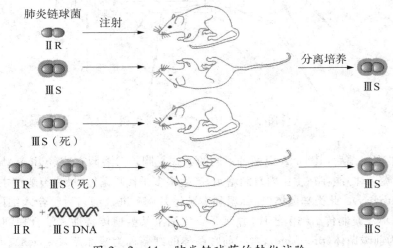

图 2-2-11　肺炎链球菌的转化试验

2. 接合(conjugation) 供体菌与受体菌通过性菌毛相互连接沟通,将遗传物质(质粒 DNA)从供体菌转移给受体菌,使受体菌获得供体菌的某些遗传性状,称为接合(conjugation)。细菌的接合作用与供体菌所含质粒有关,能通过接合方式转移的质粒称为接合性质粒,主要包括 F 质粒(图 2-2-12)、R 质粒、Col 质粒和毒力质粒等。

(1) F 质粒的接合:F 质粒即致育质粒,具有编码性菌毛的作用,带有 F 质粒的细菌有性菌毛,相当于雄性菌(F^+);无 F 质粒的细菌无性菌毛,相当于雌性菌(F^-)。当 F^+ 菌与 F^- 菌接合时,F^+ 菌性菌毛与 F^- 菌表面受体结合,性菌毛逐渐缩短使两菌之间靠近并形成通道,F^+ 菌的质粒 DNA 中的一条链断开并通过性菌毛通道进入 F^- 菌内。两细菌内的单股 DNA 链以滚环式进行复制,各

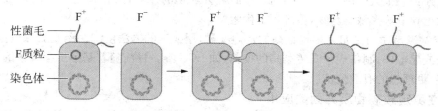

性菌毛 ——

F质粒 ——

染色体 ——

图 2-2-12　F质粒接合模式图

自形成完整的 F 质粒。在此过程中,受体菌获得 F 质粒后即长出性菌毛,成为 F⁺菌。

（2）R 质粒的接合:细菌的耐药性和耐药性基因的突变与 R 质粒的接合转移有关。R 质粒由耐药传递因子和耐药决定因子组成,耐药传递因子与 F 质粒相似,能编码性菌毛,使 R 质粒以接合方式传递;耐药决定因子则决定菌株的耐药性。R 质粒可将耐药性传给下一代,还可因其致育性,使耐药性在相同或不同种属间转移,从而导致耐药菌株的大量增加,给临床治疗工作带来困难。

3. 转导（transduction）　是以噬菌体作为载体,将供体菌的一段 DNA 转移到受体菌内,使受体菌获得供体菌的部分遗传性状。转导可分为普遍性转导和局限性转导。

（1）普遍性转导:毒性噬菌体和温和噬菌体均可介导。在噬菌体成熟装配过程中,发生装配错误,误将供体菌的 DNA 片段装入噬菌体的头部,成为一个转导噬菌体。转导噬菌体能以正常方式感染另一宿主菌,并将其所携带的供体菌 DNA 转入受体菌。因供体菌染色体任何一段 DNA 都有可能被误装入噬菌体内,故称为普遍性转导。

（2）局限性转导:由温和噬菌体介导。前噬菌体 DNA 从细菌染色体上分离时发生偏差,噬菌体将其本身 DNA 上的一段留在细菌染色体上,而带走细菌 DNA 上的基因。这种转导噬菌体再感染受体菌时,可将供体菌基因带入,使受体菌获得供体菌的某些遗传性状。因被转导的基因仅限于前噬菌体两侧的供体菌基因,故称局限性转导。

4. 溶原性转换　宿主菌被温和噬菌体感染后,以前噬菌体形式整合进入宿主菌,使宿主菌成为溶原性细菌,由此获得噬菌体基因编码的新的遗传性状称溶原性转换。如 β-棒状杆菌噬菌体感染白喉棒状杆菌后,因噬菌体携带编码白喉毒素的基因,使无毒的白喉棒状杆菌获得产生白喉毒素的能力。

四、细菌遗传变异在医学上的应用

（一）在疾病诊断、治疗及预防中的应用

1. 在疾病诊断中的应用　细菌因受外界环境或基因突变的影响可发生形态、结构、鞭毛、酶及毒力等的变异,故在进行细菌学检查时不仅要熟悉细菌的典型性状,而且还需了解细菌的变异规律,才能较全面地作出正确的诊断。如细菌在抗生素、抗体等作用下,失去细胞壁而成 L 型细菌,以常规方法培养呈阴性,需用含血清的高渗培养基进行分离培养。又如金黄色葡萄球菌随着耐药性菌株的增加,绝大多数菌株所产生的色素也由金黄色变为灰白色;许多血浆凝固酶阴性的葡萄球菌也成为致病菌,这就给诊断和治疗带来困难。另外,从伤寒患者分离到的伤寒沙门菌中 10%的菌株变异失去鞭毛（H-O 变异）,检查时无动力,患者也不产生抗鞭毛抗体,故进行血清学（肥达）试验时,不出现 H 凝集或 H 凝集效价很低,给临床诊断带来困惑。

2. 在疾病治疗中的应用　抗生素广泛应用以来,临床分离的细菌中耐药菌株日益增多,并发现了对多种抗生素多重耐药的菌株。有些耐药质粒同时带有编码毒力的基因,使其致病性增强,

给疾病的治疗带来很大的困难。因此,为了提高抗菌药物的疗效,防止耐药菌株的扩散,应在药物敏感试验的指导下选择敏感药物,不滥用抗生素。

3. 在疾病预防中的应用　根据细菌的毒力变异,用人工的方法使细菌诱变成保留原有免疫原性的减毒株或无毒株,制备成预防传染病的疫苗,如 BCG 等。目前随着基因工程技术的不断发展,将制备更多、更理想的有效疫苗。

(二) 在测定致癌物质方面的应用

凡是能诱导细菌基因突变的物质都可能是致癌物。Ames 试验就是根据能导致细菌基因突变试验检测可疑致癌物的原理设计的,用鼠伤寒沙门菌的组氨酸营养缺陷型(his⁻)作为试验菌,检测可疑诱变剂。因 his⁻ 菌在组氨酸缺乏的培养基上不能生长,若在诱变剂的作用下发生回复突变成为 his⁺ 菌,则能在组氨酸缺乏的培养基上生长,如果在无组氨酸的培养基上生长的 his⁺ 菌落数远多于对照组自发突变后产生的 his⁺ 菌落数,则可判断其为诱变剂,有致癌可能性。

(三) 在流行病学中的应用

近年来,分子生物学分析方法已被用于流行病学调查,从分子水平追踪传染源或相关基因的转移。如基于核酸分析法进行质粒谱分析、核酸序列分析等,确定引起某一疾病暴发流行的流行菌株或相关基因的来源,调查医院感染的各种细菌的某种耐药质粒的传播扩散情况。另外,从对噬菌体敏感性、溶原性及对细菌素的敏感性等也可研究流行菌株的同源性等。

(四) 在基因工程方面的应用

基因工程是一种 DNA 体外重组技术,其基本过程是从供体细胞(细菌或其他生物细胞)的 DNA 上切取一段需要表达的基因,即目的基因。然后将目的基因重组于载体(质粒或噬菌体)上,通过载体将目的基因转入受体菌内,使受体菌表达出目的基因的性状。随着细菌的大量生长繁殖,可表达出大量所需要的基因产物。这种打破生物种属间界限,使微生物、动植物乃至人类的遗传物质得以相互转移和重组是基因工程最大的特点和优点。目前采用基因工程技术已能大量生产胰岛素、生长激素、干扰素、白细胞介素和乙肝疫苗等制品,并已探索用基因工程技术治疗基因缺陷性疾病等。今后,基因工程在医学领域和生命科学中必将得到更广泛的应用。

第五节　细菌的感染与免疫

细菌在宿主机体内生长繁殖,与宿主相互作用,导致不同程度的病理损害过程,称为细菌的感染(bacterial infection)。来自宿主体外的微生物,通过一定方式从一个宿主体传播到另一个宿主体引起的感染称为传染。能引起宿主感染的细菌称为致病菌或病原菌(pathogenic bacterium,pathogen)。有些细菌在正常情况下并不致病,但在某些特定条件下可致病,故称条件致病菌(conditioned pathogen),也称机会致病菌(opportunistic bacterium)。

一、正常菌群与条件致病菌

(一) 正常菌群的概念及分布

1. 概念　在人的体表和与外界相通的腔道中寄居着不同种类和数量的微生物,一般情况下这些微生物通常对人体无害而有利,称正常微生物群(normal microbiota)或正常菌群(normal flora)。

2. 分布　人体各部位常见正常菌群的分布见表 2-2-3。

表 2-2-3　人体常见的正常菌群分布

部位	主 要 菌 类
皮肤	葡萄球菌、类白喉杆菌、铜绿假单胞菌、丙酸杆菌、白假丝酵母菌、非致病性分枝杆菌
口腔	葡萄球菌、甲型和丙型链球菌、肺炎链球菌、奈瑟菌、乳杆菌、类白喉棒状杆菌、放线菌、螺旋体、白假丝酵母菌、梭杆菌
鼻咽腔	葡萄球菌、甲型和丙型链球菌、肺炎链球菌、奈瑟菌、类杆菌
外耳道	葡萄球菌、类白喉棒状杆菌、铜绿假单胞菌、非致病性分枝杆菌
眼结膜	葡萄球菌、干燥棒状杆菌、奈瑟菌
胃	一般无菌
肠道	大肠埃希菌、产气肠杆菌、变形杆菌、铜绿假单胞菌、葡萄球菌、肠球菌、类杆菌、产气荚膜梭菌、破伤风梭菌、双歧杆菌、真杆菌、乳杆菌、白假丝酵母菌
尿道	葡萄球菌、类白喉棒状杆菌、非致病性分枝杆菌
阴道	乳杆菌、大肠埃希菌、阴道棒状杆菌、表皮葡萄球菌

（二）正常菌群的生理作用

正常菌群是生物进化过程中，微生物与宿主之间形成的一种相对稳定、长期共存、相互有利的共生状态，对人体具有重要的生理意义，主要表现在以下几个方面。

1. 生物拮抗作用　正常菌群对来自人体外的致病菌有明显的生物拮抗作用。其作用机制主要是：①通过产生某些化学物质抑制病原菌的繁殖。②通过配体与黏膜上皮细胞表面受体紧密结合，形成一层生物膜，对机体起占位性保护作用。③通过营养竞争作用，阻止病原微生物的生长。

2. 营养作用　正常菌群参与宿主体内某些物质代谢、营养转化和合成。例如，肠道中的大肠埃希菌能合成维生素 K 和 B 族维生素等，乳杆菌和双歧杆菌可产生尼克酸、叶酸等供人体利用。

3. 免疫作用　正常菌群作为异种抗原能刺激宿主免疫器官的发育成熟；亦可刺激机体产生异嗜性抗体，对具有交叉抗原的致病菌有一定程度的抑制作用，如双歧杆菌能诱导产生 SIgA，阻止某些肠道致病菌对肠黏膜的黏附作用。

4. 延缓衰老作用　肠道正常菌群中的双歧杆菌、乳杆菌具有延缓衰老的作用，可能与其产生过氧化物歧化酶催化自由基歧化，以清除自由基的毒性有关。健康乳儿肠道中，双歧杆菌约占肠道菌群的 98%，随着年龄的增长，双歧杆菌数量逐渐减少。

5. 抗肿瘤作用　正常菌群通过使某些致癌物质转化成非致癌性物质或激活巨噬细胞等免疫细胞而发挥一定的抗肿瘤作用。

（三）条件致病菌

如果正常菌群与人体之间或正常菌群之间的平衡关系因各种原因被打破，此时也会对人体产生致病性，从而成为条件致病菌或机会致病菌，造成机会性感染。

1. 条件致病菌的致病条件

（1）定位转移：正常菌群离开原定植部位向其他部位转移，由于脱离原有制约因素的控制导致过度繁殖而致病。例如，大肠埃希菌从原寄居的肠道进入泌尿道，或手术时经切口将皮肤黏膜的正常菌群带入无菌体腔如腹腔、胸腔等，或经某些侵入性诊疗操作（如内镜等）将正常菌群带入受检器官，可分别引起相应部位的感染。

（2）菌群失调：主要因为长期或大量应用抗菌药物抑制或杀灭了正常菌群，导致原来处于劣势的菌群或耐药菌趁机大量繁殖而致病。若正常菌群中各种菌的比例严重失调并伴随有临床表现的称为菌群失调症（dysbacteriosis）。

135

（3）免疫功能低下：应用免疫抑制剂（如糖皮质激素等）、抗肿瘤药物或放射治疗时，或因宿主自身患某种疾病如白血病、艾滋病等均可造成全身免疫功能降低，引发内源性感染。

2. 机会性感染　通常将由条件致病菌所致的感染称机会性感染，其主要特点如下。①菌株毒力弱或无明显毒力：常见的条件致病菌有大肠埃希菌、克雷伯菌属、铜绿假单胞菌、变形杆菌属、肠杆菌属、葡萄球菌和白念珠菌等。②多为耐药菌感染：菌株对抗生素多具耐药性，往往为多重耐药，不仅难以治疗，而且可在医院内人群中传播引起流行。③常有新的致病菌株被分离出来：近年来证实，艰难梭菌、阴沟肠杆菌、肠球菌等已成为较常见的条件致病菌株。④特定的感染人群：机会性感染的主要人群为各种原因导致机体抗感染免疫功能低下者，如老年人和婴幼儿，艾滋病、白血病、糖尿病、尿毒症等患者，重症感染长期大量使用广谱抗生素者等。

二、细菌感染

能引起宿主疾病的细菌称病原性细菌（pathogenic bacterium），其致病的性能称为致病性（pathogenicity）或病原性，致病菌致病性的强弱程度称为毒力（virulence），不同种细菌的致病力不同，细菌的毒力常用半数致死量（median lethal dose，LD_{50}）或半数感染量（median infective dose，ID_{50}）表示。即在规定时间内，通过指定的感染途径，能使一定体重或年龄的某种动物半数死亡或感染需要的最小细菌数或毒素量。

致病菌的致病性与细菌的毒力、侵入的数量、侵入的部位及机体的免疫力等有密切关系。

（一）细菌的致病机制

细菌的毒力是细菌致病的物质基础，主要包括侵袭力（invasiveness）和毒素（toxin）。侵袭力是致病菌能突破宿主皮肤黏膜防御屏障，进入机体并在体内定植、繁殖和扩散的能力。毒素是细菌在生长繁殖过程中合成的一些大分子毒性物质，可造成宿主组织损伤或生理功能紊乱。

1. 侵袭力　主要包括荚膜、黏附素、侵袭性物质和生物被膜等。

（1）荚膜：细菌表面的荚膜和荚膜类物质具有抵抗吞噬细胞的吞噬和阻碍体液中杀菌物质如补体和抗体等的作用，使致病菌能在宿主体内大量繁殖而引起病变。例如，肺炎链球菌和炭疽杆菌因有荚膜的存在而使其致病性明显增强。链球菌的 M 蛋白、伤寒杆菌的 Vi 抗原、大肠埃希菌的 K 抗原等均属微荚膜，也有类似致病作用。

（2）黏附素：细菌黏附于宿主体表或黏膜上皮细胞是引起感染的首要条件。具有黏附作用的细菌结构称为黏附素或黏附因子，分两类：一类是菌毛黏附素，主要存在于 G^- 菌；另一类是非菌毛黏附素，是菌体表面的毛发样物质，主要存在于 G^+ 菌菌体表面，如金黄色葡萄球菌的膜磷壁酸、链球菌表面的黏附蛋白等。

菌毛的黏附作用具有选择性，这种选择性黏附是由宿主易感细胞表面相应受体决定的，此类受体多为糖类成分。当黏附素作为配体与宿主细胞表面相应受体结合后，配体与受体分子发生构象变化，从而通过信号分子分别传递给细菌和宿主细胞，引起双方生理生化的变化。

（3）侵袭素：有些毒力强及具有侵袭性的细菌具有侵袭基因，细菌黏附后，此类基因被激活，编码产生侵袭素并表达于细菌表面，介导细菌侵入细胞（主要为黏膜上皮细胞）或促进细菌扩散。如 A 群链球菌产生的透明质酸酶可分解细胞间质的透明质酸、链激酶溶解纤维蛋白、链道酶降解脓汁中高黏度的 DNA 链等。

（4）细菌生物被膜（bacterial biofilm）：简称生物膜，是细菌附着于活体组织或非活体组织表面、由自身产生的胞外多聚基质（extracellular matrix，ECM）包裹的有一定结构和功能的菌细胞群体，它是菌细胞在长期进化过程中所表现出的为适应环境压力而形成的与浮游菌（planktonic）迥然不同的另一种生存方式。生物膜状态菌无论其形态结构、生理生化特性、致病性、对药物的敏感性等均与浮游状态菌有显著差异。因为受到生物被膜的保护,被膜内菌能够逃逸机体免疫系统的攻击和药物的杀伤,且能在体内播散,从而易造成慢性、难治性感染。

2. **毒素**　细菌毒素按其来源、性质和作用等不同,可分为外毒素(exotoxin)和内毒素(endotoxin)两种。

(1) 外毒素:主要由 G⁺ 菌和部分 G⁻ 菌产生,大多数外毒素是在细菌细胞内合成后分泌至细胞外,如厌氧芽孢梭菌、A 群链球菌等产生的外毒素;少数存在于菌体内,待细菌裂解后释放出来,如痢疾志贺菌和肠产毒型大肠埃希菌的外毒素。外毒素的主要特性如下。①化学成分是蛋白质:化学性质不稳定,不耐热。外毒素多由 A 和 B 两个亚单位组成。A 亚单位是外毒素活性部分,决定其毒性效应。B 亚单位无毒性,能与宿主靶细胞表面的特殊受体结合,介导 A 亚单位进入靶细胞。A 或 B 亚单位单独对宿主无致病作用,因而外毒素分子的完整性是致病的必要条件。②毒性强且作用具有选择性:某些外毒素的毒性作用极强,如 1 毫克精制肉毒毒素能杀死 2 亿只小鼠,毒性比氰化钾大 1 万倍。不同细菌产生的外毒素,对机体的组织器官具有选择作用,通过与靶细胞表面相应的受体结合引起特殊的临床症状。例如,破伤风痉挛毒素作用于神经细胞引起肌肉痉挛;肉毒毒素能阻断胆碱能神经末梢释放乙酰胆碱,使眼和咽肌等麻痹。③免疫原性强:外毒素具有良好的免疫原性,可经 0.3‰~0.4‰ 甲醛脱毒,成为具有免疫原性而无毒性的类毒素(toxoid),接种机体后可诱导机体产生具有中和外毒素作用的抗体即抗毒素(antitoxin)。

外毒素的种类繁多,根据外毒素对宿主细胞的亲和性及作用方式等,可将外毒素分成神经毒素、细胞毒素和肠毒素三大类,举例如下(表 2-2-4)。

表 2-2-4　常见外毒素的种类及作用特点

类型	毒素名称	来源	所致疾病	作用机制	症状和体征
神经毒素	痉挛毒素	破伤风梭菌	破伤风	阻断抑制性神经元释放抑制性神经递质	骨骼肌强直性收缩
	肉毒毒素	肉毒梭菌	肉毒中毒	抑制胆碱能运动神经元释放乙酰胆碱	肌肉松弛性麻痹
细胞毒素	白喉毒素	白喉杆菌	白喉	抑制细胞蛋白质合成	肾上腺出血、心肌损伤、外周神经麻痹
	致热外毒素	A 群链球菌	猩红热	损伤毛细血管内皮细胞	猩红热
肠毒素	肠毒素	霍乱弧菌	霍乱	激活肠黏膜腺苷酸环化酶,上皮细胞内 cAMP 增高,通透性增加	剧烈呕吐、腹泻、脱水
	肠毒素	葡萄球菌	食物中毒	作用于呕吐中枢	呕吐、腹泻
	肠毒素	大肠埃希菌	腹泻	不耐热肠毒素同霍乱肠毒素;耐热肠毒素使细胞内 cGMP 增高	剧烈呕吐、腹泻、脱水

(2) 内毒素:是 G⁻ 菌细胞壁中的脂多糖(lipopolysaccharide, LPS),当细菌死亡裂解或用人工方法破坏菌体后才释放出来。螺旋体、衣原体、支原体、立克次体亦有类似的 LPS,有内毒素活性。内毒素的分子结构由 O-特异性多糖、核心多糖和脂质 A 三部分组成,主要特性如下。①化学成分为脂多糖:耐热,加热 160 ℃经 2~4 小时,才被灭活。②免疫原性弱:不能用甲醛脱毒成类毒素;内毒素注射机体可产生相应抗体,但中和作用较弱。③脂质 A 是内毒素的主要毒性组分:不同的 G⁻ 菌的脂质 A 结构虽有差异,但内毒素对机体引起的毒性作用大致相同。

内毒素的主要生物学作用如下。①发热反应:内毒素作用于巨噬细胞、淋巴细胞等使之产生 IL-1、IL-6 和 TNF-α 等细胞因子,这些细胞因子作为内源性致热原作用于下丘脑体温调节中枢,引起机体发热。②白细胞反应:当内毒素进入血循环后,中性粒细胞数先短时间内急剧减少,系与其移动并黏附至组织毛细血管壁有关。1~2小时后,LPS诱生的中性粒细胞释放因子刺激骨髓释放中性粒细胞进入血流,使数量显著增加,且有左移现象。但伤寒沙门菌内毒素例外,始终使血循环中的白细胞总数减少,机制尚不清楚。③中毒性休克:当 G⁻ 菌大量死亡崩解时释放大量 LPS 入血,可导致内毒素血症。内毒素及所诱生的细胞因子如 TNF-α、IL-1、IL-6 等能损伤血管内皮细胞,刺激白细胞和血小板释放生物活性物质,活化补体系统和凝血系统等,使小血管功能紊乱而造成微循环障碍,出现内毒素休克。④弥漫性血管内凝血(DIC):为 G⁻ 菌感染的严重表现。大量的 LPS 可直接活化凝血系统,也可通过损伤血管内皮细胞间接活化凝血系统。

细菌外毒素与内毒素的主要区别见表 2-2-5。

表 2-2-5 外毒素与内毒素的主要区别

区别要点	外 毒 素	内 毒 素
来源	G⁺ 菌及部分 G⁻ 菌细胞产生向菌体外分泌或菌体裂解后释放	G⁻ 菌细胞壁裂解后释放
化学成分	蛋白质	脂多糖
稳定性	不稳定,加热 60 ℃以上迅速破坏	稳定,160 ℃ 2~4 小时才破坏
免疫原性	强,刺激机体产生高浓度抗毒素;可经甲醛脱毒制成类毒素	较弱,不能经甲醛脱毒制成类毒素
毒性作用	强,对组织器官有选择性毒害作用,引起特殊的临床表现	较弱,各种细菌内毒素的毒性作用大致相同,引起发热、白细胞反应、休克、DIC 等

(二)细菌侵入的数量

感染的发生,除致病菌必须具有一定的毒力物质外,还需有足够的数量。一般是细菌毒力愈强,引起感染所需的菌量愈小;反之,则菌量愈大。例如,毒力极强的鼠疫耶氏菌,在无特异性免疫力的机体中,只要有数个细菌侵入就可发生感染;而毒力较弱的沙门菌,常需摄入数亿个细菌才引起急性胃肠炎。

(三)细菌侵入的途径

各种细菌通过特定的侵入门户,才能到达特定器官和组织而致病。如伤寒沙门菌必须经口进入,破伤风梭菌须经深部创伤进入并在厌氧环境中才能致病等。但也有一些致病菌可有多种侵入门户,如结核分枝杆菌,可经呼吸道、消化道、皮肤创伤等多个部位侵入引起感染。

(四)细菌感染的发生和发展

细菌感染过程的发生发展取决于细菌与机体双方力量的对比,即细菌的毒力、数量和机体的免疫状态。

1. 感染的来源 引起感染的细菌或来源于宿主体外,或来源于宿主自身。

(1)外源性感染(exogenous infection):外源性感染的传染源主要如下。①患者:患者在疾病潜伏期一直到病后一段恢复期内,都可作为传染源。②带菌者:无临床症状,但体内带有某种致病菌并不断排出体外传染健康人群,称健康带菌者;有些传染病患者恢复后可在一定时间内继续排菌,称恢复期带菌者。带菌者因无症状,易被忽视,因此是重要的传染源,其危害性超过患者。③病畜和带菌动物:有些细菌是人畜共患病的致病菌,因而病畜或带菌动物的致病菌也可传播给人类,如鼠疫耶氏菌、炭疽芽孢杆菌、布氏杆菌等。

(2)内源性感染(endogenous infection):引起内源性感染的细菌来自于体内,多为条件致病菌,或为曾经感染而潜伏在体内的致病菌如结核分枝杆菌。多因滥用抗生素造成菌群失调和各种原因造成机体免疫力降低所致,故具有条件依赖性。

2. 感染传播的方式和途径

(1) 呼吸道感染：通过吸入含有致病菌的飞沫或尘埃等经呼吸道感染,如肺结核、白喉、百日咳等。

(2) 消化道感染：通过粪-口途径即摄入被粪便污染的饮水食物所致,如伤寒、菌痢、霍乱、食物中毒等胃肠道传染病。水、手指和苍蝇等昆虫是消化道传染病传播的重要媒介。

(3) 创伤伤口感染：皮肤黏膜的细小破损可引起各种化脓菌如葡萄球菌等直接或间接感染。深部创伤混有泥土,有可能引起破伤风梭菌等厌氧菌感染。

(4) 性接触感染：通过人类自身的性行为而感染淋病奈瑟菌、梅毒螺旋体等。

(5) 节肢动物叮咬感染：有些传染病是通过吸血昆虫传播的,如人类鼠疫由鼠蚤叮咬传播。

(6) 多途径感染：结核分枝杆菌、炭疽芽孢杆菌等致病菌的传播可经呼吸道、消化道、皮肤创伤等多种途径感染。

3. 感染的类型

(1) 隐性感染(inapparent infection)：当机体抗感染免疫力较强或侵入的病原菌数量不多、毒力较弱,感染后对机体损害较轻,不出现或出现不明显的临床症状称隐性感染。隐性感染后,机体常可获得特异性免疫力,亦可携带病原体而成为重要的传染源。

(2) 显性感染(apparent infection)：当机体抗感染的免疫力较弱,或侵入的致病菌数量多、毒力强,导致机体组织细胞受到不同程度的损害,发生病理改变,并出现临床表现时称显性感染。如显性感染由外源性致病菌引起并可传给他人,则称传染病(infectious disease)。

临床上显性感染按病情缓急不同,分为急性感染和慢性感染。如按感染的部位不同,可分为局部感染和全身感染。临床上常见的全身感染有下列几种情况。①毒血症(toxemia)：致病菌侵入机体后,只在机体局部生长繁殖,病原菌不进入血循环,产生的外毒素入血。外毒素经血循环到达易感的组织和细胞,引起特殊临床症状,如白喉、破伤风等。②内毒素血症(endotoxemia)：G^- 菌侵入血流,并在其中大量繁殖,崩解后释放出大量的内毒素;也可因病灶内大量的 G^- 菌死亡,释放的内毒素入血所致。③菌血症(bacteremia)：致病菌由局部侵入血流,但未在血流中生长繁殖,只是短暂出现于血流中,如伤寒早期可发生菌血症。④败血症(septicemia)：致病菌侵入血流后,在血中大量繁殖并产生毒性产物,引起严重的全身性中毒症状,如高热、皮肤和黏膜淤斑、肝脾肿大等。鼠疫耶氏菌、炭疽芽孢杆菌等可引起败血症。⑤脓毒血症(pyemia)：化脓性病菌侵入血流后,在血中大量繁殖,并通过血流扩散至机体其他组织或器官,产生新的化脓性病灶。如金黄色葡萄球菌引起的脓毒血症,常导致多发性肝脓肿、皮下脓肿和肾脓肿等。

三、抗细菌感染免疫

病原菌进入人体后,首先遇到机体固有免疫的抵抗,若未能将其有效清除,则数日后产生适应性免疫,并协同固有免疫共同杀灭病原菌。

(一) 固有免疫(非特异性免疫)

机体抗细菌的固有免疫主要包括生理屏障、模式识别受体作用、吞噬作用和正常体液中的抗菌物质作用等。

1. 屏障结构　包括皮肤黏膜屏障、血脑屏障和胎盘屏障等,构成机体抗感染的第一道防线,通过机械性阻挡或正常微生物群的拮抗作用而抵御致病菌入侵。

2. 模式识别受体作用　机体通过模式识别受体(PRR)识别病原菌表面的病原相关分子模式(PAMP),后者包括 G^- 菌脂多糖、G^+ 菌肽聚糖、细菌和真菌甘露糖、分枝杆菌和螺旋体的脂蛋白等。PRR 识别 PAMP 后可通过激活补体、趋化作用和激活吞噬细胞等机制发挥抗感染作用。PRR

139

作用是抗菌感染的第二道防线。

3. **吞噬作用** 病原菌一旦突破屏障结构进入机体,首先遭到吞噬细胞的吞噬作用。根据大小形态,吞噬细胞分为两种。①小吞噬细胞:主要指血液中的中性粒细胞。②大吞噬细胞:即血液中的单核细胞和组织中的巨噬细胞。通过趋化、黏附、吞入、杀灭和消化等过程,最终杀伤和降解细菌,其结果导致完全吞噬或不完全吞噬以及组织损伤。

4. **体液因素** 正常体液中含有的多种抗菌活性物质如补体、溶菌酶、防御素、乙型溶素等,可与其他抗菌因素共同发挥抗菌效应。

(二) 适应性免疫(特异性免疫)

适应性免疫是指机体在与细菌等抗原物质接触后获得的有针对性的免疫防御功能,包括体液免疫和细胞免疫两大类。

1. **体液免疫** 由抗体介导的体液免疫主要针对胞外菌感染,其效应主要表现如下。①抑制细菌黏附:黏膜表面的 SIgA 可阻挡病原菌在黏膜的定植。②调理吞噬作用:通过位于吞噬细胞表面的 Fc 受体与 IgG Fc 段的结合促进吞噬细胞吞噬被 Fab 段结合的细菌。③中和外毒素:抗毒素(即抗体)与外毒素结合后可封闭其毒性部位或阻止其与靶细胞结合。④ADCC(抗体依赖性细胞介导的细胞毒作用):IgG Fc 段与 NK 细胞表面的 Fc 受体结合后介导 NK 细胞对病原菌感染细胞的杀伤。

2. **细胞免疫** 以效应 T 细胞为主的细胞免疫主要针对胞内菌感染。其效应主要表现如下。①细胞毒性 T 细胞(CTL):特异性杀伤胞内寄生菌感染的靶细胞,但其杀伤作用受 MHC 限制。②Th1 细胞:活化的 Th1 细胞可通过分泌多种细胞因子,介导炎症反应和激活吞噬细胞等发挥抗感染作用,也可辅助 CTL 细胞的分化及活化。

四、医院感染

医院感染(nosocomial infection)亦称医院获得性感染(hospital acquired infection),是指医院内各类人群在医院内所获得的感染。特点是:①对象为一切在医院内活动的人群,如患者、探视者、陪护及医院工作人员等,但主要是住院患者。②感染发生地点在医院内,感染发生的时限为患者在医院期间和出院后不久发生的感染。医院感染的来源主要是机会性感染,以内源性感染为主,外源性少见。传播方式和途径以接触为主,如侵入性诊疗技术,易感对象是医院内患者,特别是免疫功能低下的患者多见。

(一) 医院感染的来源

1. **交叉感染** 由医院内患者之间,或患者与医务人员之间通过咳嗽、交谈,特别是经手密切接触而直接感染或通过生活用品等物质而间接感染。

2. **内源性感染** 亦称自身感染,由于某种原因患者自身体内正常菌群转变为条件致病菌大量繁殖而引起的感染。

3. **医源性感染** 在治疗、诊断或预防过程中,因所用器械等消毒不严格而造成的感染。

(二) 医院感染的易感人群

1. **免疫力较低的婴幼儿和老年人** 因婴幼儿免疫功能尚未发育健全且从母体天然被动获得的 IgG 已消失,老年人因免疫器官老化、功能衰退所致。

2. **某些慢性疾病患者** 白血病、糖尿病、尿毒症、肝硬化、心瓣膜病等患有免疫功能缺陷或基础疾病的患者对感染特别易感。

3. **接受器官移植术的患者** 此类患者为防止排斥反应而长期应用免疫抑制剂导致免疫功能低下所致。

4. 接受特殊诊疗的患者　如使用支气管镜、膀胱镜、胃镜等检查时,或使用侵入性治疗器械如气管插管、导尿管、伤口引流管等,可将机体某部位的正常菌群带入相应检查部位;也可由于所用器械灭菌不彻底,或操作者未能严守无菌操作规程,均可将病原体带入相应部位而造成感染。

(三)医院感染的预防和控制

现代医院由于各种药物、医疗手段和先进诊疗设备的广泛应用,医院感染的感染率及死亡率呈不断上升趋势。据统计,全世界医院感染率为 3% ~ 20%,我国医院感染率为 4.6%。可见,医院感染已成为当今世界面临的突出公共卫生问题,预防和控制医院感染具有重大意义。目前控制医院感染的方法有:

1. 消毒灭菌　牢固树立无菌观念,所有进入人体组织或无菌器官的医疗用品必须灭菌,接触皮肤黏膜的器械和用品必须严格消毒。由于诊疗活动中医务人员手部皮肤上的细菌较易成为医院感染的来源,故须对下列情况下的手部皮肤清洁和消毒。①接触患者前后。②进行无菌操作前。③进入和离开隔离病房、重症监护病房、母婴同室、新生儿病房、烧伤病房、传染病房等重点部门时。④戴口罩和穿隔离衣前后。⑤接触可能污染的物品之后或处理污物之后。

2. 隔离预防　为防止病原体从患者或带菌者传给其他人群的一种保护性措施。制定隔离预防的措施原则上以切断感染的传播途径为主,如预防高度传染性或强毒力的、经空气与接触等途径传播的病原体感染应采用严格隔离(strict isolation);预防具有高度传染性或有流行病学意义的、主要由接触途径感染的疾病采用接触隔离(contact isolation);预防经飞沫短距离传播的感染性疾病采用呼吸道隔离(respiratory isolation);预防经粪-口途径传播的感染采用肠道隔离(enteric isolation)等。

3. 合理使用抗菌药物　抗菌药物使用不当导致菌群失调是造成内源性感染的重要因素,已越来越受到社会广泛关注。合理使用抗菌药物是预防和控制医院感染的重要措施,合理使用抗生素有以下原则。①有效控制感染,争取最佳疗效。②预防和减少抗生素的毒副作用。③注意使用剂量、疗程和给药途径,避免产生耐药菌株。④密切注意患者体内正常菌群失调。⑤应根据药敏试验结果严格选择用药。⑥必要时可联合使用抗生素。

第六节　细菌感染的检查方法

一、病原学检查

(一)标本的采集与送检

标本采集与送检是病原诊断的第一步,直接关系到结果的正确性和可靠性,其必须遵循以下原则。①早期采集,尽可能在疾病早期及使用抗菌药物之前采集。②严格无菌操作,避免杂菌污染。送检标本必须准确地从感染部位采集,并尽量避免污染。③根据不同疾病和疾病的不同时期采集不同标本。伤寒患者在病程第 1 周采集血液,2 ~ 3 周取粪便及尿液。急性菌痢取脓血黏液便,有利于病原菌的分离。④采集的标本必须尽快送检。大多数细菌标本可冷藏送检,但对不耐寒冷的细菌如脑膜炎奈瑟菌、淋病奈瑟菌等标本的送检要注意保温或采用床边接种。⑤做好标记,以防出现差错。

(二)细菌的分离培养与鉴定

1. 分离培养　根据所采集的不同标本,分别接种在不同的培养基上进行培养,观察培养基上生长出的菌落特征进行初步判断。

2. 形态学检查　凡在形态和染色性上具有特征的致病菌直接涂片染色后镜检有助于初步诊

141

断。例如,用抗酸染色法在患者痰中查见抗酸性细长杆菌,可初步诊断为结核分枝杆菌感染。用革兰染色法在脓液中发现 G^+ 葡萄串状球菌,可初步诊断为葡萄球菌感染。

3. **生化试验** 生物化学鉴定是目前检测肠道细菌最常用的方法,如肠道杆菌根据其对糖和蛋白质的分解能力不同进行鉴定。现已有多种微量、快速、半自动或全自动生化反应试剂盒或检测仪器可供使用。

4. **动物试验** 主要用于分离、鉴定致病菌,测定菌株产毒性等。此外,还可用 ELISA 法测定多数细菌的外毒素,用鲎试验检测细菌热原质。

5. **药物敏感性试验** 将分离培养后的细菌进行药敏试验,对指导临床选择用药、及时控制感染有重要意义。

(三)抗原检测

不同病原体可表达或分泌特异性抗原物质,通过用已知抗体检测相应病原体抗原,即可诊断病原体的种类和型别。

1. **酶联免疫吸附试验(ELISA)** 用酶标记已知抗体(或抗原),将已知抗原(或抗体)吸附于固相载体表面,使抗原抗体反应在固相表面进行,加入底物后,与固定于固相表面的酶发生酶促反应,形成有色产物,通过测定有色产物的多少,即可定量检测被检病原体抗原的含量。

2. **免疫荧光技术** 用荧光素标记已知抗体,将其加到临床标本涂片或被感染组织切片表面,抗体与标本或感染组织中的相应抗原结合,若观察到标本中有荧光菌球形成或组织切片荧光,即可诊断相应病原体感染。

(四)核酸检测

不同物种具有特定核酸序列,通过检测病原体的核酸序列即可特异性诊断病原体的种类和型别。

1. **PCR 技术** 为一种选择性体外扩增 DNA 或 RNA 片段的技术。在体外经数小时的处理,即可使同一序列的基因扩增上百万倍。PCR 技术基本步骤是:从标本中提取 DNA(或 RNA)作为扩增模板,选用特异寡核苷酸作为引物,经解链、退火、延伸等循环后,使 DNA(或 RNA)迅速扩增。若需进一步鉴定,可再做核酸杂交等鉴定。

2. **核酸杂交技术** 方法是制备待测标本 DNA(或 RNA),并将其点在硝酸纤维素滤膜上,加热或碱处理使其解链,再加经放射性核素或荧光素等标记的已知病原体特异性的 DNA(或 RNA)单链做探针。按照碱基互补原则,探针与待测病原体的 DNA(或 RNA)单链杂交,然后通过检测杂交信号(如放射活性、荧光斑点等),即可检测标本中有无相应病原体。该法不受标本中杂质的干扰,可从标本直接检测出感染的致病菌基因。

3. **基因芯片技术** 是以基因连锁、限制性长度的多态性及连锁不平衡等基因定位方法为基础,以同源 DNA 分子杂交为基本工作原理而设计的检测方法。具体方法是:按预先设计的微阵列将已知 cDNA 序列固定于载体支持物上,加入待检样品(用荧光素等标记样品中的 cDNA 作为探针),通过检测微阵列每个位点探针分子的杂交信号强度,即可检测样品 cDNA 含量或获得序列信息。一张芯片上可同时标有多种病原体基因或一种病原体的多个基因,制成病原体基因诊断芯片。一次可对样本中可能存在的多种病原体或一种病原体的多个基因进行监测分析。

4. **寡核苷酸指纹图谱技术** 其主要程序为:病原体 RNA 纯化、标记,用 RNA 酶切割,使 RNA 降解为大小不等的寡核苷酸片段,通过聚丙烯酰胺凝胶电泳进行放射自显影产生指纹图谱。主要用于追踪传染源及流行病学调查等方面的研究。

二、血清学检查

人体受病原菌感染后,可激发机体产生特异性抗体。其抗体的量将随感染进程而增多,用已知的细菌或抗原检测患者血清中有无相应抗体及抗体效价的动态变化,可作为某些传染病的辅助诊断。由于抗体主要存在于血清中,故将抗原与抗体的反应称为血清学反应。血清学反应主要适用于免疫原性强的病原菌及病程较长的传染病的诊断,亦适用于难以分离培养的病原菌感染的诊断。

通常血清学诊断需采双份血清检测。第一份血清采于发病初期,第二份血清需在间隔2~3周后采集。若第二份血清抗体效价比第一份血清增高4倍或4倍以上,则可确诊为现症感染,如诊断伤寒、副伤寒的肥达试验及风湿病的抗"O"试验等。抗体效价变化受多种因素影响,如感染早期应用抗生素治疗,老年人体弱免疫功能低下等,抗体效价也可无明显升高,此时,抗体效价升高不显著时,不应轻易否定诊断。

三、其他方法

利用细菌在代谢过程中产生的挥发性脂肪酸谱,用气液相色谱法来鉴定细菌,主要用于诊断厌氧菌感染、细菌 L 型的检测、噬菌体对细菌的分型等。

(李 丹 胥 冰 叶荷平 汪长中 陈文娜)

第三章

细 菌 学 各 论

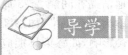
导学

掌握：各种病原性球菌的形态与染色、培养特性及致病性；肠道杆菌的共同特性，常见肠道杆菌（埃希菌属、志贺菌属、沙门菌属）的致病物质及所致疾病；霍乱弧菌的形态与染色、培养特性、致病性（肠毒素及其致病机制）及微生物学检查；厌氧芽孢杆菌的致病性（致病条件，致病物质，所致疾病）和防治原则；无芽孢厌氧菌感染的致病条件，感染特征及所致疾病；结核分枝杆菌的生物学性状，致病性与免疫性，结核菌素试验的原理及意义。

熟悉：葡萄球菌、链球菌的抗原构造及分类；病原性球菌的微生物学检查；肠道杆菌的微生物学检查；幽门螺杆菌的生物学特点和致病性；厌氧性细菌的种类与分布，结核分枝杆菌的微生物学检查与防治原则；其他细菌的生物学性状及致病性。

了解：麻风分枝杆菌等的致病性。

第一节 球 菌

球菌是一大类常见的细菌，广泛分布在自然界，亦常存在于人和动物的体表及与外界相通的腔道内。其中，对人致病的称之为病原性球菌，这些球菌主要引起化脓性炎症，故又称为化脓性球菌。根据革兰染色性不同，球菌分成 G^+ 球菌和 G^- 球菌两类，前者主要有葡萄球菌、链球菌、肺炎链球菌，后者主要包括脑膜炎奈瑟菌、淋病奈瑟菌等。

一、葡萄球菌属

葡萄球菌属（*Staphylococcus*）的细菌因排列成葡萄串状而得名，为一群 G^+ 球菌，广泛存在于自然界、人和动物的体表及与外界相通的腔道内。多数葡萄球菌不致病，有些人的皮肤和鼻咽部可带有致病菌株，医务人员的鼻咽部带菌率可高达70%，且多为耐药菌株，是医院内交叉感染的重要传染源。葡萄球菌能引起局部组织、内脏器官及全身的化脓性炎症，为最常见的化脓性球菌。

（一）生物学性状

1. **形态与染色** 呈球形或椭圆形，直径 $0.5\sim1\,\mu m$。常葡萄串状排列，有时亦可见双球或短链状。葡萄球菌无鞭毛，无芽孢，在体内可形成荚膜。革兰染色为阳性，当衰老、死亡、被白细胞吞噬或受某些药物作用后，菌体常转为革兰阴性。

2. **培养特性** 营养要求不高，在普通培养基上生长良好。需氧或兼性厌氧。最适生长温度为 37 ℃，最适 pH 为 7.4。在普通琼脂培养基上可形成表面光滑湿润、不透明的圆形菌落，菌落因菌

144

种不同而呈现金黄色、白色或柠檬色。在血琼脂平板上，某些葡萄球菌菌落周围可形成完全溶血环。葡萄球菌耐盐性强，在含有 10% NaCl 培养基中能生长，故可用高盐培养基分离菌种。

3. 生化反应　多数葡萄球菌能分解葡萄糖、麦芽糖和蔗糖，产酸不产气。致病菌株能分解甘露醇。

4. 抗原　抗原构造复杂，已发现的抗原有 30 余种，重要的有以下几种。

（1）葡萄球菌 A 蛋白（Staphy lococcal protein A，SPA）：是细胞壁上的表面抗原，为一种单链多肽，与细胞壁肽聚糖共价连接，有属特异性。SPA 可与人 IgG1、IgG2 和 IgG4 的 Fc 段发生非特异性结合，通过与吞噬细胞 Fc 受体竞争结合抗体，从而降低抗体介导的调理吞噬作用。此外，SPA 与 IgG 结合形成的复合物具有促细胞分裂、引起超敏反应、损伤血小板等多种生物学活性。以含 SPA 的葡萄球菌为载体，结合特异性抗体后，可开展协同凝集试验（coagglutination assay），该试验广泛应用于微生物抗原的检测。

（2）荚膜：宿主体内的大多数金黄色葡萄球菌表面存在着荚膜多糖，可抑制中性粒细胞的趋化与吞噬作用；抑制丝裂原对单核细胞的增殖反应，并能介导细菌对医学合成材料的黏附。

（3）多糖抗原：存在于细胞壁中，具有群特异性，借此可以分群，A 群多糖抗原化学组成为磷壁酸中的 N-乙酰葡糖胺核糖醇残基，B 群多糖抗原化学组成是磷壁酸中的 N-乙酰葡糖胺甘油残基。

5. 分类　目前已发现葡萄球菌属细菌 51 种（亚种），根据产生的色素及生化反应不同，可将常见的葡萄球菌分为金黄色葡萄球菌（S. aureus）、表皮葡萄球菌（S. epidermidis）和腐生葡萄球菌（S. saprophyticus）3 种，其主要生物学性状差异见表 2-3-1。

表 2-3-1　三种葡萄球菌的主要生物学性状

性状	金黄色葡萄球菌	表皮葡萄球菌	腐生葡萄球菌
菌落色素	金黄色	白色	柠檬色
葡萄球菌 A 蛋白	+	−	−
产生溶血素	+	−	−
发酵甘露醇	+	−	−
分解葡萄糖	+	+	−

根据是否产生血浆凝固酶，也可将葡萄球菌分为凝固酶阳性葡萄球菌和凝固酶阴性葡萄球菌（coagulase-negative staphylococci，CNS）。只有金黄色葡萄球菌能产生血浆凝固酶，故又称之为凝固酶阳性葡萄球菌，其他葡萄球菌统归为凝固酶阴性葡萄球菌。过去一直把是否产生凝固酶作为鉴别葡萄球菌有无致病性的重要指标，如今 CNS 已成为医院感染的重要病原菌。

6. 抵抗力　葡萄球菌对外界因素的抵抗力强于其他无芽孢细菌。加热 60 ℃ 1 小时或 80 ℃ 30 分钟才被杀死；干燥脓汁、痰液中可存活 2～3 个月；2% 石炭酸中 15 分钟或 1‰ 氯化汞水中 10 分钟死亡；对碱性染料敏感，如 1：10^5 的龙胆紫溶液可抑制其生长。近年来由于广泛应用抗生素，耐药菌株迅速增多，尤其是耐甲氧西林金黄色葡萄球菌（methicillin-resistant S. aureus，MRSA）已经成为医院内感染最常见的致病菌。

（二）致病性与免疫性

1. 致病物质　除荚膜等结构毒力因子外，致病性葡萄球菌可产生多种酶和毒素，主要有以下几种。

（1）凝固酶（coagulase）：可分为两种，一种是分泌至细菌外的游离凝固酶，被血浆中凝固酶反应因子激活后,形成葡萄球菌凝血酶,使纤维蛋白原变为纤维蛋白,从而引起血浆凝固。另一种是结合于细菌表面的结合凝固酶,与纤维蛋白原结合后,使纤维蛋白原变为纤维蛋白引起细菌凝聚。凝固酶使纤维蛋白包绕在菌体表面,一方面阻碍吞噬细胞的吞噬与胞内消化作用,并可保护细菌抵抗血清杀菌物质的损伤作用。另一方面,病灶周围有纤维蛋白的沉积,限制了细菌扩散,使病灶局限化。

(2) 葡萄球菌溶素(staphylolysin):是一组蛋白质,分 α、β、γ、δ 4 种,由质粒或染色体编码。其溶血作用机制可能是毒素分子插入细胞膜疏水区,损伤细胞膜而造成细胞溶解。除红细胞外,对白细胞、血小板、肝细胞、成纤维细胞、血管平滑肌细胞均有毒性作用。

(3) 杀白细胞素(leukocidin):又称为 Panton-Valentine(PV)杀白细胞素。PV 杀白细胞素只攻击中性粒细胞和巨噬细胞,其作用部位主要在白细胞的细胞膜。通过改变细胞膜的结构,增加细胞通透性,从而造成白细胞的损伤。

(4) 肠毒素(enterotoxin):30％～50％金黄色葡萄球菌能够产生肠毒素,是一组对热稳定的可溶性蛋白质。毒素经 100 ℃ 30 分钟不被破坏,并能抵抗胃肠液中蛋白酶的水解作用。肠毒素作用于肠道神经细胞受体,刺激呕吐中枢,引起呕吐为主要症状的食物中毒。

(5) 表皮剥脱毒素(exfoliative toxin, exfoliatin):也称表皮溶解毒素(epidemolytic toxin),属蛋白质,分 A、B 两个血清型,由前噬菌体和质粒编码。毒素作用于皮肤上 GM4 样糖脂受体后,发挥丝氨酸蛋白酶功能,裂解细胞间桥小体,破坏细胞间连接,引起烫伤样皮肤综合征(staphylococcal scalded skin syndrome, SSSS)。

(6) 毒性休克综合征毒素-1(toxic shock syndrome toxin 1, TSST-1):是某些金黄色葡萄球菌生长繁殖过程中分泌的一种外毒素,该毒素由染色体编码,作为超抗原引起毒性休克综合征。

2. 所致疾病　金黄色葡萄球菌可引起化脓性和毒素性两种疾病。

(1) 化脓性疾病:球菌可通过多种途径进入机体,引起局部或器官的感染,甚至是败血症。局部感染主要由金黄色葡萄球菌引起,如毛囊炎、疖、痈、麦粒肿、伤口化脓等。内脏器官感染如气管炎、肺炎、脓胸、中耳炎、脑膜炎等,全身感染如败血症、脓毒血症等。

(2) 毒素性疾病:由外毒素引起。①食物中毒:食入被肠毒素污染的食物后 1～6 小时,可出现头晕、恶心、呕吐、腹泻等急性胃肠炎症状。发病 1～2 日可自行恢复,预后良好。②烫伤样皮肤综合征:由表皮剥脱毒素引起。多见于新生儿及免疫力低下者,皮肤呈弥漫性红斑,起皱,继而形成水疱,造成皮肤脱落。③毒性休克综合征:由 TSST-1 引起,主要表现为高热、低血压、猩红热样皮疹、腹泻、呕吐,严重时出现休克。

近年来,CNS 成为创伤、尿道、中枢神经系统感染和败血症的常见病原菌,引起的常见感染有泌尿道感染、败血症、术后感染和植入性医用器械引起的感染。

3. 免疫性　人对葡萄球菌有一定的天然免疫力。只有当皮肤黏膜损伤或机体免疫力降低时才易引起感染。病后能获得一定程度的免疫力,但难以防止再次感染。

(三) 微生物学检查

根据病情可采集脓汁、分泌液、脑脊液、穿刺液、胸腹水、血液等标本进行检测。

1. 涂片染色镜检　标本经直接涂片染色后镜检,可根据细菌形态、排列方式和染色性做初步诊断。

2. 分离培养和鉴定　将标本接种于血平板,或经肉汤培养基增菌后再接种血平板,根据菌落特点(色素、溶血),以及凝固酶试验、甘露醇发酵试验等区别金黄色葡萄球菌和 CNS。其中,CNS 鉴定应进一步做常规生化试验、质粒图谱、耐药谱等联合分析。分离培养后做药物敏感试验有助于临床治疗方案的确定。

3. 肠毒素检测 取食物中毒患者的标本(如食用的可疑食物、呕吐物等),用 ELISA 检测,方法简便敏感。

4. 分子生物学技术 如 PCR、核糖体分型法等检测、分析质粒和基因组 DNA,用于疾病的诊断和流行病学检查。

(四)防治原则

注意个人卫生,皮肤黏膜受损应及时消毒处理。加强对饮食服务业的监管,防止引起食物中毒。医院内要做好消毒隔离,防止医源性感染。必须避免滥用抗生素,治疗应根据药敏试验结果,选用敏感抗菌药物。

二、链球菌属

链球菌属(*Streptococcus*)的细菌为一群链状或成双排列的 G$^+$ 球菌,广泛分布于自然界、人及动物粪便和健康人鼻咽部,大部分不致病。病原性链球菌为化脓性球菌中的另一类常见细菌,能引起各种化脓性炎症,还可引起肺炎、猩红热和风湿热等重要疾病。链球菌属中对人类致病的主要是 A 群链球菌和肺炎链球菌。链球菌分类方法尚未统一,目前常采用以下方法。

1. 根据溶血现象分类

(1)甲型溶血性链球菌(α-hemolytic *streptococcus*):菌落周围形成较窄的草绿色溶血环,溶血环中的红细胞并未被完全溶解,称甲型溶血或 α 溶血。这类链球菌又被称为草绿色链球菌(viridans *streptoccus*),多为机会致病菌。

(2)乙型溶血性链球菌(β-hemolytic *streptococcus*):菌落周围形成较宽的完全透明的溶血环,称乙型溶血或 β 溶血,溶血环中的红细胞被完全溶解。这类链球菌又被称为溶血性链球菌(*streptoccus* hemolyticus),其致病力强,可引起多种疾病。

(3)丙型链球菌(γ-*streptococcus*):菌落周围不形成溶血环,这类链球菌亦称非溶血性链球菌(*streptococcus* non-hemolytics),一般不致病。

2. 根据抗原结构分类 按照 C 多糖抗原不同,将链球菌分成 A~H、K~T 和 U~V 共 20 群。对人致病的多为 A 群,B、C、D、G 群偶见。同群链球菌间,因表面蛋白质抗原不同又分为若干型,如 A 群链球菌根据 M 抗原不同分为 100 多个型。

(一)A 群链球菌

A 群链球菌又称为化脓性链球菌,是人类常见的感染细菌,也是链球菌中对人致病作用最强的细菌。

1. 生物学性状

(1)形态与染色:革兰阳性,呈球形或椭圆形,直径 0.6~1 μm,常链状排列。在液体培养基中形成长链,在固体培养基中为短链。链球菌无鞭毛,无芽孢,多数菌株在培养早期(2~4 小时)形成透明质酸的荚膜,随着培养时间延长,荚膜可消失。

(2)培养特性:营养要求较高,通常需用含血液或血清的培养基培养。大多数兼性厌氧,少数专性厌氧。最适生长温度为 37 ℃,最适 pH 为 7.4~7.6。在血清肉汤中易形成长链,管底呈絮状沉淀,在血琼脂平板上,可形成灰白色“针尖”状细小菌落,表面光滑、边缘整齐。不同菌株溶血不一。

(3)生化反应:分解葡萄糖,产酸不产气。对乳糖、甘露醇、山梨醇的分解,随不同菌株而异。链球菌不被胆汁溶解,一般不分解菊糖,借此可用来鉴别甲型溶血性链球菌和肺炎链球菌。

(4)抗原:抗原构造较复杂,主要有 3 种。①C 多糖抗原:系群特异性抗原,为细胞壁的多糖组分,不同菌群寡糖组成有较大区别。②蛋白质抗原:或称表面抗原。具有型特异性,A 群链球菌

147

有 M、T、R 和 S 不同性质的蛋白质抗原,与致病性有关的是 M 抗原。③核蛋白抗原:或称 P 抗原,无特异性。

（5）抵抗力:一般链球菌 55 ℃即可被杀死,某些菌株能耐 60 ℃ 30 分钟。对常用消毒剂敏感。在干燥尘埃中存活数个月。乙型链球菌对青霉素、红霉素、四环素都很敏感。青霉素是首选药物,极少有耐药株发现。

2. 致病性与免疫性

（1）致病物质

1）黏附素:菌体表面的脂磷壁酸和 M 蛋白结合在宿主细胞表面的纤连蛋白受体上,介导链球菌的黏附。M 蛋白具有抗吞噬功能,并与心肌、肾小球基底膜有异嗜性抗原,可刺激机体产生特异性抗体,损害心肾等组织。

2）链球菌溶血素（streptolysin）:根据对氧的稳定性,分为链球菌溶血素 O（streptolysin O,SLO）和链球菌溶血素 S（streptolysin S, SLS）两种。①SLO:为含—SH 基的蛋白质,对氧敏感,遇氧时—SH 基被氧化为—SS—基,失去溶血活性。该毒素能破坏白细胞和血小板,对心肌有急性毒性作用。SLO 免疫原性强,85%～90%链球菌感染患者在感染后 2～3 周至病愈后数个月到 1 年内可检出抗链球菌溶素"O"抗体（antistreptolysin O, ASO）,风湿热患者血清中 ASO 明显增高,活动期升高更显著,因此检测 ASO 含量可作为链球菌感染和风湿热及其活动期的辅助诊断。②SLS:系一种小分子的糖肽,无免疫原性,对氧稳定,血平板菌落周围的溶血环即"SLS"所致,SLS 对白细胞和多种组织细胞有破坏作用。

3）致热外毒素（pyrogenic exotoxin）:又称红疹毒素或猩红热毒素,该毒素由温和噬菌体基因编码,分 A、B、C 3 个血清型,具有超抗原生物学活性,是引起人类猩红热的主要毒性物质。

4）侵袭性酶:主要有透明质酸酶（hyaluronidase）、链道酶（streptodornase, SD）、链激酶（streptokinase, SK）。透明质酸酶能分解细胞间质的透明质酸,便于细菌扩散。链道酶为链球菌 DNA 酶,能分解脓液中具有高度黏稠性的 DNA,使脓汁稀薄易于扩散。链激酶能使血液中纤维蛋白酶原变为纤维蛋白酶,可溶解血块或阻止血浆凝固,有利于细菌蔓延。

（2）所致疾病

1）化脓性感染:如呼吸道侵入可引起咽峡炎、扁桃体炎、咽炎、中耳炎、气管炎、肺炎等;经皮肤创口侵入可引起淋巴管炎、丹毒、蜂窝织炎、坏死性筋膜炎、脓疱疮等皮肤及皮下组织感染。

2）毒素性疾病:主要是猩红热,为一种急性呼吸道传染病,常见于儿童。传染源为患者和带菌者,临床表现主要为发热、咽峡炎、全身弥漫性皮疹和疹退后明显的皮肤脱屑。

3）超敏反应性疾病:由链球菌多种型别引起,如风湿热和急性肾小球肾炎等,目前认为其发病机制为 Ⅱ、Ⅲ 型超敏反应。上呼吸道感染后可发生风湿热,该病多见于儿童,其主要表现为多发性关节炎、心肌炎、心包炎、心内膜炎等。引起上呼吸道感染和皮肤感染的链球菌均可引起急性肾小球肾炎,临床表现为浮肿、尿少、血尿、蛋白尿等,病程短,多能自愈,预后良好。

（3）免疫性:链球菌感染后,机体可获得一定的免疫力。但因其型别多,各型间无交叉免疫性,故常可反复感染。患过猩红热后可产生同型的致热外毒素抗体,能建立牢固的同型抗毒素免疫。

3. 微生物学检查

（1）涂片染色镜检:脓液标本可直接涂片,染色镜检,如发现典型形态的细菌即可作出初步诊断。

（2）分离培养与鉴定:脓汁或棉拭子直接接种在血琼脂平板,血液标本应先增菌后再接种血平板。37 ℃孵育 24 小时后,如有 β 溶血菌落应与葡萄球菌区别,有 α 溶血菌落要与肺炎链球菌鉴别。疑有草绿色链球菌所致的细菌性心内膜炎的血培养应观察 3 周。

（3）ASO 试验：是用链球菌溶血素"O"作为抗原，检测血清中 ASO，如血清中 ASO 超过 400 U 有诊断意义，可作为风湿热或急性肾小球肾炎的辅助诊断依据。

4. 防治原则　对于不同传播途径引起的各式链球菌感染可通过控制治疗传染源、切断传播途径等措施予以预防。对急性上呼吸道感染和扁桃体患者，应及时彻底治疗，以防超敏反应性疾病的发生。对猩红热患者，在治疗的同时应进行隔离。链球菌感染则可选用广谱抗生素，如青霉素、头孢菌素等。

（二）肺炎链球菌

肺炎链球菌（*S. pneumoniae*）又称肺炎双球菌（*Pneumococcus*），常寄居在人的鼻咽腔中。多数不致病或致病力弱，仅少数有致病力，是细菌性肺炎的主要病原菌。

1. 生物学性状

（1）形态与染色：G^+ 双球菌，菌体呈矛头状，宽端相对，尖端向外。在痰液、脓汁、病灶中亦可呈单个或短链状。无鞭毛，无芽孢。在体内或含血清的培养基中可形成荚膜。

（2）培养特性：营养要求较高，通常需用含血液或血清的培养基培养，兼性厌氧。最适生长温度为 37 ℃，最适 pH 为 7.4～7.8。在血平板上，形成圆形略扁、灰白色、半透明的细小菌落，周围有草绿色溶血环。肺炎链球菌能产生自溶酶，若孵育时间超过 48 小时，菌体渐溶解，菌落中央下陷呈脐状。在血清肉汤中孵育，初期呈混浊生长，稍久因菌自溶而使培养液渐变澄清。自溶酶可被胆汁或胆盐等活性物质激活，从而促进培养物中的菌体溶解。

（3）生化反应：肺炎链球菌对葡萄糖、麦芽糖、乳糖、蔗糖等分解，产酸不产气。对菊糖发酵反应不一，大多数新分离菌株为阳性，故菊糖在鉴别肺炎链球菌与甲型溶血性链球菌时仅有参考价值。

（4）抗原：肺炎链球菌有荚膜多糖抗原、C 多糖和 M 蛋白等，根据荚膜多糖抗原不同，可将该菌分为 84 个血清型。

（5）抵抗力：对多数理化因素抵抗力较弱，对一般消毒剂敏感。有荚膜菌株抗干燥力较强，在干痰中可存活 1～2 个月。对青霉素类抗生素敏感。

2. 致病性与免疫性

（1）致病物质

1）荚膜：是肺炎链球菌的主要毒力因子，有荚膜的肺炎链球菌可以逃逸宿主的吞噬作用。

2）肺炎链球菌溶血素（pneumolysin）：能溶解羊、兔、马和人的红细胞，也能破坏吞噬细胞和纤毛化上皮细胞。

3）分泌型 IgA：蛋白酶能破坏分泌型 IgA 介导的黏膜免疫。

此外，细菌表面蛋白黏附素及所分泌的磷酸胆盐、过氧化氢等物质也参与了该菌的致病。

（2）所致疾病：肺炎链球菌经常存在于正常人的口腔及鼻咽部，一般不致病，当机体免疫力下降时才致病，多侵犯婴幼儿及年老体弱者。肺炎链球菌主要引起人类大叶性肺炎，成人肺炎多数由 1、2、3 型肺炎链球菌引起，儿童的大叶性肺炎以 14 型引起最常见。肺炎后可继发胸膜炎、脓胸，也可引起中耳炎、乳突炎、副鼻窦炎、脑膜炎和败血症等。

（3）免疫性：肺炎链球菌感染后，机体出现抗肺炎链球菌荚膜多糖的特异性抗体，可建立较牢固的型特异性免疫。

3. 微生物学检查　可根据病情取痰液、脓汁、血液或脑脊液等标本进行检测。

（1）涂片染色镜检：标本可直接涂片染色镜检，如发现典型的具有荚膜的 G^+ 双球菌即可作出初步诊断。

(2) 分离培养与鉴定：痰或脓液可直接接种于血琼脂平板上，血液或脑脊液须先增菌，然后行分离培养。37℃孵育24小时后，挑取α溶血的可疑菌落做鉴定，以区分该菌与甲型溶血性链球菌。

肺炎链球菌与甲型溶血性链球菌鉴别以胆汁溶菌试验、奥普托辛（Optochin）试验最为常用。胆汁溶菌试验是将菌液中加入10%去氧胆酸钠或2%牛磺胆酸盐，或牛、猪、兔等新鲜胆汁，置于室温，在5～10分钟内出现细菌溶解，培养基变清者为阳性，是肺炎链球菌，甲型溶血性链球菌则为阴性。该试验是鉴别肺炎链球菌和甲型溶血性链球菌的可靠方法。

4. **防治原则**　制备并应用多价荚膜多糖菌苗是预防肺炎链球菌感染的主要措施。治疗肺炎链球菌感染首选青霉素，必要时做药敏试验选择合适的抗生素。

（三）其他医学相关链球菌

1. **草绿色链球菌**　草绿色链球菌为人口腔、上呼吸道正常菌群，较常见的有变异链球菌（S. mutans）、咽峡炎链球菌（S. anginosus）和唾液链球菌（S. salivarius）等。变异链球菌与龋齿密切相关，该菌能产生葡糖基转移酶，分解口腔中的蔗糖产生黏性大的不溶性葡聚糖，使口腔中细菌黏附在牙齿表面形成菌斑，其中乳杆菌能发酵多种糖类产生大量酸，导致牙釉质脱钙，形成龋齿。咽峡炎链球菌入侵血流后在一般情况下会短时间被清除，但如果心瓣膜有病损或用人工瓣膜者，细菌则易停留并引起亚急性细菌性心内膜炎。

2. **无乳链球菌**　为上呼吸道正常菌群，作为机会致病菌可引起新生儿肺炎、败血症和脑膜炎，近年来死亡率不断升高，并可产生神经系统后遗症，已引起广泛关注。

三、奈瑟菌属

奈瑟菌属（Neisseria）是一群 G^- 双球菌。多数无鞭毛和芽孢，有荚膜和菌毛。需氧，具有氧化酶和触酶。该属有脑膜炎奈瑟菌（N. meningitidis）、淋病奈瑟菌（N. gonorrhoeae）、干燥奈瑟菌（N. sicca）、浅黄奈瑟菌（N. subflava）、解乳奈瑟菌（N. flavescens）、黏膜奈瑟菌（N. mucosa）等，对人致病的只有脑膜炎奈瑟菌和淋病奈瑟菌。其他奈瑟菌均为鼻咽腔的正常菌群，在机体抵抗力下降时偶可致病。

（一）脑膜炎奈瑟菌

脑膜炎奈瑟菌又称脑膜炎球菌（Meningococcus），是流行性脑脊髓膜炎（流脑）的病原菌。

1. **生物学性状**

(1) 形态与染色：肾形或豆形双球菌，直径 $0.6～0.8\ \mu m$。两菌接触面平坦或略向内陷。人工培养后可成卵圆形或球状，排列较不规则，单个、成双或4个相连等。在患者脑脊液中，多位于中性粒细胞内。新分离菌株大多有荚膜和菌毛。

(2) 培养特性：营养要求较高，需在含有血清、血液等的培养基中才能生长。专性需氧，5% CO_2 湿润环境中生长更佳。最适生长温度为37℃，最适 pH 为 7.4～7.6。常用的是经80℃以上加热的血琼脂平板，因色似巧克力，故名巧克力（色）培养基。孵育24小时后，形成直径 1.0～1.5 mm 的无色、圆形、光滑、透明、似露滴状的菌落。能产生自溶酶，如培养物不及时转种，超过48小时常死亡。

(3) 生化反应：大多数脑膜炎奈瑟菌分解葡萄糖和麦芽糖，产酸不产气。

(4) 抗原：主要有3种。①荚膜多糖抗原：根据该抗原的不同，可将脑膜炎奈瑟菌分为 A、B、C、D、H、I、K、L、X、Y、Z、29E 和 W135 共13个血清群。与人类疾病关系密切的主要是 A、B、C、Y 及 W135 群，我国 A 群致病最常见，占95%以上。②外膜蛋白：具有型特异性，目前已有20个血清型被确定。③脂寡糖（lipooligosaccharide, LOS）：LOS 由脂质 A 和核心寡糖组成，类似 LPS，具有类毒素的活性。LOS 为脑膜炎奈瑟菌的主要致病物质。

（5）抵抗力：对理化因素的抵抗力极弱，对干燥、热、消毒剂等均敏感。在室温中 3 小时即死亡，55 ℃ 5 分钟内被破坏。

2. 致病性与免疫性

（1）致病物质：其致病物质有荚膜、菌毛、IgA1 蛋白酶和 LOS。荚膜具有抗吞噬作用，菌毛可黏附于鼻咽部上皮细胞，利于进一步侵入。IgA1 蛋白酶可破坏黏膜免疫，利于细菌黏附于黏膜。LOS 是脑膜炎奈瑟菌最主要的致病物质。病菌侵入机体繁殖后，因自溶或死亡而释放出 LOS，作用于小血管和毛细血管，引起坏死出血，故皮肤出现瘀斑。严重败血症时，因大量 LOS 释放可造成弥散性血管内凝血和中毒性休克。

（2）所致疾病：脑膜炎奈瑟菌是流行性脑脊髓膜炎（流脑）的病原菌。病菌主要经飞沫侵入人体的鼻咽部，当机体免疫力较弱时，细菌侵入血流引起败血症，但只有极少数患者感染细菌经血入侵脑脊髓膜，产生化脓性炎症。主要临床表现为发病突然，有严重的头痛、呕吐、颈项强直等脑膜刺激征，皮肤出现瘀斑。

（3）免疫性：机体对脑膜炎奈瑟菌的免疫力主要为体液免疫。感染或疫苗接种 2 周后，血清中群特异性 IgG、IgM 和 IgA 抗体水平明显升高。儿童因免疫力弱，发病率高。

3. 微生物学检查　采取患者的脑脊液、血液或刺破出血瘀斑取其渗出液。脑膜炎奈瑟菌对低温和干燥极敏感，故标本采取后应注意保暖保湿并立即送检。接种的培养基宜预温，最好是床边接种。

（1）涂片染色镜检：在中性粒细胞内、外有 G⁻ 双球菌，可作出初步诊断。

（2）分离培养与鉴定：血液或脑脊液需先增菌，再行分离培养，挑取可疑菌落涂片染色检查，并做生化反应和玻片凝集试验鉴定。

脑膜炎奈瑟菌易自溶，患者脑脊液和血清中可有可溶性抗原存在。故用已知的抗体，采用对流免疫电泳、SPA 协同凝集试验、ELISA 等方法可快速检测标本中的抗原。

4. 防治原则　预防脑膜炎奈瑟菌感染的关键是要尽快消除传染源、切断传播途径及提高人群免疫力。注意隔离治疗流脑患者，控制传染源。治疗首选青霉素和磺胺药。对儿童应注射 A 和 C 群二价或 A、C、Y 和 W135 群四价混合流脑荚膜多糖疫苗进行特异性预防。

（二）淋病奈瑟球菌

淋病奈瑟球菌简称淋球菌（*Gonococcus*），是人类淋菌性尿道炎（淋病）的病原菌。

1. 生物学性状

（1）形态与染色：豆形双球菌，直径 0.6～0.8 μm。两菌接触面平坦，成双排列。在脓汁标本中，多位于中性粒细胞内。该菌有荚膜，致病株有菌毛。

（2）培养特性：营养要求高。专性需氧，初次培养需供给 5% CO_2。需巧克力（色）培养基培养。孵育 48 小时后，形成直径 0.5～1.0 mm 的凸起、圆形、灰白色的光滑型菌落。

（3）生化反应：只分解葡萄糖，产酸不产气，不分解其他糖类，氧化酶试验阳性。

（4）抗原：表层抗原至少有 3 类。①菌毛蛋白：由菌毛蛋白组成菌毛，介导对上皮细胞的黏附，并具有抵抗中性粒细胞的杀菌作用。②外膜蛋白抗原：有 Por 蛋白（porin protein，PI）、Opa 蛋白（opacity proteins，PII）和 Rmp 蛋白（reduction-modifiable，PIII）。③脂寡糖：具有类毒素的活性。

（5）抵抗力：对热、冷、干燥和消毒剂极度敏感，与脑膜炎奈瑟菌相似。

2. 致病性与免疫性

（1）致病物质：其致病物质有菌毛、荚膜、LOS、外膜蛋白和 IgA1 蛋白酶。菌毛有利于细菌黏附在上皮细胞表面；Por 蛋白可介导细菌与敏感细胞黏附，并能阻止吞噬溶酶体形成，有利细菌在

151

细胞内生存;Opa 蛋白能促进细菌牢固黏附于上皮细胞并介导细菌间黏附;Rmp 蛋白则有保护其他表面抗原抵抗杀菌抗体作用;LOS 能够引起局部炎症和全身反应;IgA1 蛋白酶能破坏黏膜表面存在的特异性 IgA1 抗体,有利细菌对黏膜表面的黏附。

（2）所致疾病：人类是淋病奈瑟菌的唯一宿主,淋病主要通过性接触传播。另外,污染的毛巾、衣裤、寝具等也起一定传播作用。淋病奈瑟菌通过菌毛黏附上皮细胞,侵入泌尿生殖系统而感染。感染初期,一般引起男性前尿道炎,女性尿道炎与子宫颈炎。主要临床表现为尿痛、尿频、尿道流脓、宫颈可见脓性分泌物等。如不及时治疗,引起慢性感染、不育症或宫外孕。

母体患有淋菌性阴道炎或子宫颈炎时,婴儿出生时可患淋菌性结膜炎,眼部有大量脓性分泌物生成,又称脓漏眼。

（3）免疫性：人类对淋病奈瑟菌的感染无天然抵抗力。病后保护性免疫力不强,不能防止再次感染。

3. 微生物学检查　取泌尿生殖道脓性分泌物或子宫颈口表面分泌物。淋病奈瑟菌抵抗力弱,标本采集后应注意保暖保湿,立即送检接种。为抑制杂菌生长,可在培养基中加入抗生素,如多黏菌素 B 和万古霉素。

（1）涂片染色镜检：如在中性粒细胞内发现有 G⁻ 双球菌时,有诊断价值。

（2）分离培养与鉴定：挑取菌落涂片染色镜检呈现 G⁻ 双球菌即可诊断,还可进一步做生化反应等鉴定。

应用免疫酶试验、直接免疫荧光法、PCR 技术可直接检测标本中淋病奈瑟菌的抗原或核酸。

4. 防治原则　开展防治性病的知识教育是非常重要的环节。对患者要早发现、早用药,彻底治疗。淋球菌对青霉素、磺胺等多种抗生素敏感,但易产生耐药性。目前普遍使用的大观霉素,虽疗效好,但仍有耐药菌株的发现,故还应做药物敏感试验以指导合理选择药物。另外,对淋病患者性伴侣的检查和治疗亦是控制淋病传播的重要途径。婴儿出生时,不论母亲有无淋病,都应以 1% 硝酸银等药物滴眼,以预防新生儿淋菌性眼炎的发生。目前无有效疫苗供使用。

第二节　肠道杆菌

肠杆菌科（Enterobacteriaceae）细菌是一大群寄居在人类和动物肠道中生物学性状近似的 G⁻ 无芽孢杆菌,广泛分布于土壤、水和腐物中。大多数是肠道正常菌群,但当宿主抵抗力下降或寄居部位发生改变时,也可引起疾病,成为条件致病菌,如大肠埃希菌、变形杆菌等;少数为致病菌如伤寒沙门菌、志贺菌、致病性大肠埃希菌等,可直接引起肠道感染。

肠杆菌科细菌种类繁多,根据生化反应、抗原构造、基因组 DNA 序列分析,目前有 44 个菌属,170 多个菌种,其中与医学关系密切的不足 20 种（表 2-3-2）。

表 2-3-2　肠杆菌科中与医学有关的细菌

菌属	代表菌	菌属	代表菌
埃希菌属	大肠埃希菌	肠杆菌属	产气杆菌
志贺菌属	痢疾志贺菌	变形杆菌属	普通变形杆菌
沙门菌属	伤寒沙门菌	沙雷菌属	灵杆菌
克雷伯菌属	肺炎杆菌	耶尔森菌属	鼠疫杆菌
枸橼酸菌属	弗劳地枸橼酸杆菌	摩根菌属	摩氏摩根菌

肠杆菌科细菌的共同生物学特性:

1. 形态与结构 为中等大小(0.3~1.0)μm×(1.0~6.0)μm 的 G⁻ 杆菌。无芽孢,多数有鞭毛和菌毛,少数有荚膜。

2. 培养 兼性厌氧菌,营养要求不高,在普通培养基上生长良好。在液体培养基中呈均匀混浊生长,在普通琼脂平板上可形成直径 2~3 mm、光滑、湿润、灰白色的菌落。

3. 生化反应 能分解多种糖类和蛋白质,形成不同的代谢产物,常用于鉴别菌属和菌种。其中,乳糖发酵试验能初步鉴别肠道致病菌和非致病菌。肠道致病菌一般不分解乳糖,而非致病菌多数分解乳糖。据此采用含有乳糖和指示剂的肠道选择鉴别培养基培养,大部分非致病菌发酵乳糖呈有色菌落;志贺菌、沙门菌等肠道致病菌不分解乳糖呈无色菌落。

4. 抗原结构 较为复杂,主要有菌体(O)抗原、鞭毛(H)抗原、荚膜(K)或包膜抗原及菌毛抗原。

(1)菌体(O)抗原:存在于细胞壁脂多糖(LPS)的最外层,具有属的特异性。其脂多糖的核心多糖是肠杆菌科细菌的共同抗原。O 抗原耐热,加热 100 ℃ 20 分钟不被破坏。有 O 抗原的菌落呈光滑(S)型,在人工培养基上多次传代后,易失去 O 抗原,菌落变为粗糙(R)型,菌落表现为"S-R"变异。O 抗原主要刺激产生 IgM 抗体。

(2)鞭毛(H)抗原:化学成分为蛋白质,不耐热,加热 60 ℃ 30 分钟即被破坏。H 抗原的特异性取决于多肽链上的氨基酸排列顺序和空间构型。细菌失去鞭毛后,则暴露 O 抗原,成为"H-O"变异,其动力随之消失。H 抗原主要刺激产生 IgG 抗体。

(3)荚膜(K)抗原:具有型特异性,化学成分为多糖或蛋白质,不耐热,加热 60 ℃ 30 分钟可灭活。荚膜抗原存在于 O 抗原外,可阻止 O 抗原凝集现象;重要的荚膜抗原有沙门菌的 Vi 抗原、大肠埃希菌的 K 抗原等,具有抗吞噬功能,与细菌的毒力有关。

(4)菌毛抗原:为菌毛蛋白,可干扰 O 抗原凝集;因其不耐热,可加热除去。

5. 抵抗力 不强,60 ℃ 30 分钟即可杀死,对一般化学消毒剂敏感。但在自然界生存能力强,在水或冰中可生存数个月。胆盐和煌绿等对非致病性肠道杆菌有选择性抑制作用,借此可制备选择培养基来分离致病菌。

6. 变异 肠杆菌科细菌极易出现变异,如毒力变异、S-R 菌落变异、H-O 抗原变异、生化反应特性改变等,最常见的是耐药性变异(如志贺菌)。

一、埃希菌属

埃希菌属(*Escherichia*)为一群 G⁻ 杆菌,是人类和动物肠道的正常菌群。常见的有大肠埃希菌(*Escherichia coli*,*E. coli*),简称大肠杆菌,新生儿出生后数小时即可进入肠道并终生伴随,在肠道内合成 B 族维生素和维生素 K,供人体吸收利用。但当宿主抵抗力下降或细菌移居肠道外,可引起机会感染;有些型别的大肠埃希菌为致病菌,可引起肠内感染。在卫生学上,大肠埃希菌常被用作粪便污染的检测指标。在分子生物学和基因工程研究中,又是重要的实验材料和研究对象。

(一)生物学性状

1. 形态与结构 中等大小 G⁻ 杆菌,直径(0.4~1.0)μm×(0.7~3.0)μm。多数有周身鞭毛,能运动。有菌毛,无芽孢,无荚膜。

2. 培养与生化反应 大肠埃希菌在普通琼脂培养基上生长良好,形成圆形、凸起、湿润、灰白色、中等大小的光滑型菌落,有些菌株在血平板上产生溶血环。生化反应活泼,发酵葡萄糖等多种糖类,产酸产气。大多数菌株发酵乳糖,可与沙门菌、志贺菌等区别。典型大肠埃希菌的 IMViC 试验结果为"＋＋－－"。

3. **抗原结构** 主要有 O、H 和 K 3 种抗原。O 抗原有 170 多种,H 抗原有 60 多种,K 抗原有 100 多种。根据耐热性不同,K 抗原有 L、B、A 3 型,一个菌株只含一型。按 O：K：H 排列表示大肠埃希菌的血清型,如 O_{111}：K_{58}：H_2。

4. **抵抗力** 该菌对热的抵抗力比其他肠道杆菌为强,55 ℃ 60 分钟或 60 ℃ 15 分钟有些菌仍可存活。在自然界的水中可存活数周至数个月,在低温的粪便中存活更久。胆盐、煌绿等对大肠埃希菌有抑制作用。对磺胺类、链霉素、氯霉素等敏感,但可由带有 R 因子的质粒转移而获得耐药性。

(二) 致病性

1. **肠外感染** 大肠埃希菌在肠道内不致病,作为条件致病菌可引起的内源性感染主要是细菌寄居位置改变的结果。以泌尿系统感染最常见,如尿道炎、膀胱炎、肾盂肾炎。亦可引起腹膜炎、阑尾炎、胆囊炎、术后创口感染等。免疫力低下者可引起败血症,甚至引起新生儿大肠埃希菌脑膜炎等。

2. **肠道感染** 某些血清型大肠埃希菌(称致病性大肠杆菌)引起人类腹泻,为外源性感染。主要有 5 种类型(表 2-3-3)。

表 2-3-3 引起腹泻的大肠埃希菌

大肠埃希菌	致病部位	所 致 疾 病
ETEC	小肠	婴幼儿及旅行者腹泻,有水样便、恶心、呕吐、低热等
EIEC	大肠	成人和儿童菌痢样胃肠炎,有水样便、少量血便、发热
EPEC	小肠	婴幼儿腹泻,有水样便、恶心、呕吐、发热
EHEC	大肠	出血性结肠炎,有剧烈腹痛、血便、低热或无热,并发血小板减少及溶血性尿毒综合征等
EAEC	小肠	婴幼儿持续性腹泻,有水样便、呕吐、脱水、低热

(1) 肠产毒性大肠埃希菌(enterotoxigenic *E. coli*,ETEC):引起婴幼儿及旅游者腹泻,致病物质主要是肠毒素和定植因子。定植因子(colonization factor,CF)又称为黏附素(adhesin),即菌毛,能黏附于肠黏膜细胞上,使细菌不被肠蠕动和肠分泌液清除,构成感染的第一步。ETEC 产生的肠毒素属外毒素,分为不耐热肠毒素(heat labile enterotoxin,LT)和耐热肠毒素(heat stable enterotoxin,ST)两种。LT 的致病机制与霍乱肠毒素相似,可导致细胞内 cAMP 升高,细胞内水、钠、氯和碳酸氢钾过度分泌,同时细胞吸收减少,小肠外液增多,最终导致腹泻。ST 作用于鸟苷酸环化酶,使细胞内 cGMP 升高,肠液分泌增加,引起水样腹泻。

(2) 肠侵袭性大肠埃希菌(enteroinvasive *E. coli*,EIEC):主要侵犯较大儿童和成人,引起类似菌痢的胃肠炎,临床表现发热、腹痛、腹泻、脓血便、里急后重等症状。EIEC 不产生肠毒素,主要侵袭结肠黏膜上皮细胞,并在其中生长繁殖,最后杀死感染细胞,再扩散到邻近细胞,导致组织破坏和炎症发生。EIEC 的侵袭能力与其携带一系列侵袭性基因的质粒有关。

(3) 肠致病性大肠埃希菌(enteropathogenic *E. coli*,EPEC):主要感染婴儿,引起婴儿腹泻。耐药性强。EPEC 主要在十二指肠、空肠回肠上段大量繁殖。EPEC 能黏附于微绒毛,破坏刷状缘微绒毛细胞,使肠黏膜上皮细胞结构和吸收功能受损,导致严重腹泻,故又称为黏附性大肠埃希菌。

(4) 肠出血性大肠埃希菌(enterohemorrhagic *E. coli* EHEC):引起出血性结肠炎和溶血性尿毒综合征。以 5 岁以下儿童易感,暴发性流行为主。最常见的流行株是 O_{157}：H_7。EHEC 主要寄生于牛等动物肠道中,随粪便排出,污染环境及食物,通过牛肉、牛奶及奶制品、水果、蔬菜、饮水等经口感染。EHEC进入肠道与肠上皮细胞结合,产生志贺样毒素(shiga-like toxin,SLT),引起血性腹泻。

(5)肠集聚性大肠埃希菌(enteroaggregative *E. coli*,EAEC):是发展中国家引起急性和慢性腹泻的一种病原菌,可引起婴幼儿持续性腹泻,伴有脱水。其致病的机制为质粒编码的菌毛黏附于小肠上皮细胞,阻止液体吸收,引起腹泻。

(三)微生物学检查

1. 临床标本的检查

(1)肠外感染:根据疾病不同采集不同标本,无菌操作采集中段尿、血液、脑脊液、脓汁等。初步鉴定根据 IMViC(＋＋－－)试验,最后鉴定依据系列生化反应。尿路感染除检测大肠埃希菌外,还应计数细菌总数,当尿液含菌量≥10^5/ml时,才有诊断价值。

(2)肠内感染:腹泻采集粪便,直接接种到选择培养基上进行分离培养;血液标本需先经肉汤培养基增菌,再接种于血琼脂培养基和选择培养基。37 ℃孵育18~24 小时后,挑取可疑菌落,涂片染色镜检,并通过生化反应和血清学试验,对病原性大肠埃希菌鉴定血清型。也可用 DNA 探针或 PCR 的方法检测。

2. 卫生学检查 大肠埃希菌不断随粪便排出体外,易污染周围环境和水源、食品、药品等。样品中检出大肠埃希菌越多,表示样品被粪便污染越严重,也可间接表明可能有肠道致病菌污染。

(1)细菌总数:检测每 1 毫升或每 1 克样品中所含细菌数。将样品做系列稀释后倾注培养,37 ℃ 24~48 小时后计菌落数。我国规定的卫生标准是每 1 毫升饮水中细菌总数不得超过100 个。

(2)大肠菌群数:大肠菌群是指经 37 ℃ 24 小时培养,可发酵乳糖产酸产气的肠道杆菌,包括埃希菌属、枸橼酸杆菌属、克雷伯菌属和肠杆菌属等。我国的饮用水卫生标准是 100 毫升饮水中不得检出大肠菌群;口服药(如各类中药制剂)不得检出大肠埃希菌。

(四)防治原则

应加强饮食卫生检查,改善公共卫生条件,避免食用不清洁的食物或污染的水源。医院严格实施消毒措施,防止医源性感染。在特异性免疫预防研究中,发现肠产毒型大肠埃希菌菌毛抗原是一种关键性抗原,给新生家畜用菌毛疫苗防治腹泻已获得成功。

二、志贺菌属

志贺菌属(*Shigella*)是人类肠道致病菌,引起细菌性痢疾,俗称痢疾杆菌(dysentery bacterium)。全世界年病例数超过 2 亿,年死亡病例达 65 万。我国年统计病例约为 200 万,发病率有逐年下降趋势。

(一)生物学性状

1. 形态与结构 有菌毛、无芽孢、无荚膜及鞭毛的革兰阴性短小杆菌。

2. 培养与生化反应 营养要求不高,在普通培养基上生长良好。可分解葡萄糖,产酸不产气。除宋内志贺菌可迟缓发酵乳糖(3~4 日),均不发酵乳糖。不产生 H_2S,可与沙门菌区别。甘露醇发酵可用于菌群鉴别。

3. 抗原结构和分类 有 O 抗原和 K 抗原。O 抗原有群、型特异性,可借此将志贺菌分为 4 群40 多个血清型及亚型(表 2-3-4)。除 A 群外,志贺菌均能发酵甘露醇,D 群还有鸟氨酸脱羧酶。在我国菌痢常见的病原菌为福氏志贺菌,其次为宋内志贺菌。

表 2-3-4 志贺菌属的分类及生化特性

菌种	群	型	亚型	甘露醇	鸟氨酸脱羧酶
痢疾志贺菌	A	1～10	8a，8b，8c	-	-
福氏志贺菌	B	1～6，x，y变型	1a，1b，2a，2b，3a，3b，3c，4a，4b	+	-
鲍氏志贺菌	C	1～18		+	-
宋内志贺菌	D	1		+	+

4. 抵抗力 宋内志贺菌对外界环境的抵抗力最强,鲍氏、福氏志贺菌次之,痢疾志贺菌最弱。在污染食品、蔬菜及瓜果上,志贺菌可生存 10 日左右。在适宜温度下,可在水和食品中繁殖,引起暴发流行。加热 60 ℃ 10 分钟可被杀死。对酸敏感,在粪便中由于其他肠道杆菌产酸可使志贺菌在数小时死亡,因此粪检必须及时。对化学消毒剂敏感,用 1% 石炭酸或苯扎溴铵等均能杀死志贺菌。

5. 变异 志贺菌易发生变异,如 S-R 菌落变异,常伴随有毒力和抗原构造的变异;耐药性变异,对链霉素、氯霉素、磺胺等耐药;营养缺陷型变异,如链霉素依赖株（Sd 株),毒力弱,可制成活疫苗。

(二) 致病性与免疫性

1. 致病物质 主要是侵袭力和内毒素,有的菌株还可产生外毒素。

(1) 侵袭力:志贺菌的脂多糖对胃酸和胆汁具有一定的抵抗力,其外膜蛋白具有较强的侵袭力。菌毛能黏附于回肠末端和结肠黏膜的上皮细胞。K 抗原也与致病力有关。

(2) 内毒素:志贺菌各菌株都有强烈的内毒素。细菌溶解后释放内毒素,作用于肠黏膜,使其通透性增高,促进内毒素的吸收,引起发热、神智障碍,甚至中毒性休克等症状。内毒素破坏肠黏膜上皮细胞,形成炎症、溃疡、出血,呈现典型的脓血黏液便。内毒素刺激肠壁自主神经,导致肠功能紊乱、肠蠕动失调和痉挛,出现腹痛、腹泻,尤其是直肠括约肌痉挛明显,产生里急后重等症状。

(3) 外毒素:由痢疾志贺菌产生的一种外毒素称为志贺毒素（Shiga toxin, ST),ST 有 3 种生物学活性:神经毒性,可破坏中枢神经系统,引起麻痹;细胞毒性,能损伤肝细胞和肠黏膜细胞,使其变性坏死;肠毒素性,类似霍乱肠毒素,在疾病早期导致水样腹泻。

2. 所致疾病 志贺菌引起细菌性痢疾（简称菌痢)。患者或带菌者为传染源,通过粪-口途径传播。夏秋两季发病率高。细菌在局部繁殖,不入血。志贺菌随饮食进入肠道,潜伏期一般 1～3 日。由于菌群和人体反应性不同,临床症状亦不同。一般有以下 3 种情况。

(1) 急性菌痢:有发热、腹痛、里急后重、脓血黏液便等典型症状。

(2) 中毒性痢疾:常见于小儿。肠道症状不典型,以全身中毒症状为主。由于内毒素迅速吸收入血,出现高热,并造成机体微循环障碍,导致 DIC、多器官功能衰竭等,死亡率高。

(3) 慢性菌痢:若急性菌痢治疗不彻底或机体抵抗力弱而转为慢性,多由福氏志贺菌引起,病程 2 个月以上,迁延不愈或时愈时发。

志贺菌感染后,部分患者成为恢复期带菌者,是菌痢的主要传染源。

3. 免疫性 志贺菌感染主要为消化道黏膜局部免疫,可产生 SIgA。由于细菌不入血,而且型别多,病后不能获得牢固的免疫力。

(三) 微生物学检查

1. 标本 取脓血便或黏液便立即送检。若不能及时送检,则保存于 30% 的甘油缓冲盐水中。中毒性菌痢可取肛拭。

2. 分离鉴定 标本接种于鉴别培养基中,并用生化反应和血清学凝集试验确定菌群和菌型。

3. 毒力试验 用 Senery 试验测定志贺菌的侵袭力,将受试菌用生理盐水配制成 9 亿 cfu/ml 细菌悬液,接种于豚鼠眼结膜囊内。若发生角膜结膜炎则为 Senery 试验阳性,表明受试菌有侵袭力。

4. 快速诊断

(1) 免疫染色法:将粪便标本与志贺菌抗血清混匀,在光镜下观察有无凝集现象。

(2) 免疫荧光菌球法:将标本接种于含有荧光素标记的志贺菌免疫血清液体培养基中,37 ℃培养 4~8 小时。若标本中有相应型别的志贺菌存在,可与荧光抗体凝集成荧光菌球,在荧光显微镜下易被检出。该方法简便、快速、特异性高。

(3) 协同凝集试验:先将志贺菌的 IgG 抗体与葡萄球菌 A 蛋白结合成诊断试剂,用于检测粪便标本中有无志贺菌的可溶性抗原存在。

(4) 胶乳凝集试验:用志贺菌抗血清致敏胶乳后能与粪便中志贺菌抗原发生凝集反应。

(四)防治原则

及时隔离治疗患者和带菌者,控制传染源。注意饮食和饮水卫生。特异性预防可使用口服减毒活疫苗,如链霉素依赖株(streptomycin dependent strain, Sd)多价活疫苗。治疗可用磺胺类药或黄连素等,也可用吡哌酸、诺氟沙星、氧氟沙星等。治疗时应作药敏试验,以防耐药菌株产生。

三、沙门菌属

沙门菌属(*Salmonella*)是一大群寄生于人和动物肠道内,形态结构、生化反应和抗原构造相似的 G⁻ 杆菌。目前沙门菌属细菌的血清型至少有 2 500 多种,能感染人类的沙门菌血清型约有 1 400 多种。

沙门菌属中仅有少数血清型(如伤寒沙门菌、甲型副伤寒沙门菌、肖氏沙门菌、希氏沙门菌)对人类致病,引起肠热症;还有部分沙门菌为人畜共患病的病原菌(如鼠伤寒沙门菌、猪霍乱沙门菌、肠炎沙门菌等)可引起胃肠炎(食物中毒)或败血症。

(一)生物学性状

1. 形态与结构 中等大小的 G⁻ 杆菌,无芽孢,无荚膜,大多数有周身鞭毛及菌毛。

2. 培养与生化反应 营养要求不高,在普通培养基上形成中等大小、圆形、无色半透明的光滑型菌落。肉汤培养基中加入胆汁或胆盐,可促进沙门菌的生长。用于患者血液或骨髓标本的增菌培养。

不分解乳糖和蔗糖,能发酵葡萄糖、麦芽糖和甘露糖,除伤寒沙门菌只产酸外,其他沙门菌均产酸产气。生化反应对沙门菌属中各菌种和亚种鉴定具有重要意义(表 2-3-5)。

表 2-3-5 重要沙门菌属细菌的生化特性、免疫原性及所致疾病

血清型组	菌种	生化特性				O 抗原	H 抗原		所致疾病
		葡萄糖	乳糖	H₂S	动力		第Ⅰ相	第Ⅱ相	
A 组	甲型副伤寒沙门菌	⊕	—	—/+	+	1, 2, 12	a	—	副伤寒
B 组	肖氏沙门菌	⊕	—	+++	+	1, 4, 5, 12	b	1, 2	副伤寒
	鼠伤寒沙门菌	⊕	—	+++	+	1, 4, 5, 12	i	1, 2	胃肠炎、败血症
C 组	猪霍乱沙门菌	⊕	—	+	+	6, 7	c	1, 5	胃肠炎、败血症
	希氏沙门菌	⊕	—	+/—	+	6, 7, Vi	c	1, 5	副伤寒、败血症
D 组	肠炎沙门菌	⊕	—	+++	+	1, 9, 12	g. m	—	胃肠炎、败血症
	伤寒沙门菌	+	—	—/+	+	9, 12, Vi	d	—	伤寒

3. 抗原结构

(1) O抗原：为细胞壁的脂多糖中特异性多糖部分，性质稳定，能耐100 ℃达数小时。依其抗原性不同，用阿拉伯数字顺序排列表示，每个沙门菌血清型含有一种或多种O抗原。凡含有相同O抗原组分的归为一组，用A、B、C……表示，分为A～Z、O51～O63、O65～O67共有42组，我国已发现有26组，引起人类致病的沙门菌大多数在A～E组。O抗原刺激机体主要产生IgM类的抗体，有抗吞噬的作用。

(2) H抗原：为鞭毛蛋白质，对热不稳定，60 ℃15分钟或乙醇处理被破坏。H抗原分为第Ⅰ相和第Ⅱ相两种。第Ⅰ相特异性高，又称特异相，用a、b、c等表示；第Ⅱ相特异性低，为数种沙门菌所共有，也称非特异相，用1、2、3等表示。具有第Ⅰ相和第Ⅱ相H抗原的细菌称为双相菌。每一组沙门菌根据H抗原不同，可进一步分型。H抗原刺激机体主要产生IgG抗体。

(3) Vi抗原：存在于菌体表面，由聚-N-乙酰-D-半乳糖胺糖醛酸组成。不稳定，经60 ℃加热、石炭酸处理或人工传代培养易破坏或丢失。因与毒力有关，故又称毒力抗原。Vi抗原有抗吞噬作用，可阻止O抗原与相应抗体的凝集反应。Vi抗原的免疫原性弱，当病菌在体内存在时，可产生一定量抗体；病菌被清除后，抗体也随之消失，故检测Vi抗体有助于诊断伤寒带菌者。

4. 抵抗力　对理化因素抵抗力不强。但在水中能存活2～3周，粪便中存活2～3个月，冰冻土壤中可过冬。

5. 变异　主要有S-R菌落变异、H-O抗原变异和位相变异等。近年来发现耐药性变异在增加，可形成带有耐药质粒的菌株。

（二）致病性与免疫性

1. 致病物质　沙门菌有较强的内毒素和一定的侵袭力，有些菌株能产生肠毒素。

(1) 侵袭力：沙门菌能黏附与侵入肠黏膜上皮细胞，侵袭素（invasin）是沙门菌染色体基因编码的蛋白质，介导细菌的黏附与侵入。O抗原和Vi抗原有抗吞噬和抗胞内消化作用，也能阻挡补体的溶菌作用。

(2) 内毒素：由沙门菌死亡时释放。可引起发热，使白细胞减少，刺激肠黏膜炎症反应等。大剂量导致中毒症状和休克。这些与内毒素激活补体替代途径产生C3a、C5a等和诱发免疫细胞分泌IL-1、TNF-α、IFN-γ等细胞因子有关。

(3) 肠毒素：个别沙门菌如鼠伤寒沙门菌可产生类似产毒性大肠埃希菌的肠毒素。

2. 所致疾病　对人类致病的只有伤寒和副伤寒沙门菌。多数沙门菌是人畜共患病，家畜、家禽和鼠类等均可带菌。人类因食用患病或带菌动物的肉、乳、蛋后或被病鼠尿污染的食物等而致病。主要有以下3种类型。

(1) 伤寒与副伤寒：也称肠热症。通过粪-口途径传播。伤寒杆菌引起伤寒，甲型副伤寒沙门菌、肖氏沙门菌、希氏沙门菌引起副伤寒。伤寒和副伤寒的致病机制和临床表现基本相似，副伤寒症状较轻，病程较短。

细菌经消化道进入小肠，由侵袭素介导细菌黏附和穿过黏膜上皮细胞，到达肠壁固有层淋巴组织，被吞噬细胞吞噬，并在其中繁殖。此阶段患者无症状。细菌经淋巴液到达肠系膜淋巴结大量繁殖后，经胸导管入血，引起第一次菌血症。患者出现发热、乏力、全身酸痛等前驱症状（相当于病程第1周）。细菌随血流进入肝、脾、肾、骨髓、胆囊等器官，并在其中繁殖后，再次入血造成第二次菌血症，并释放大量内毒素，此期症状明显，相当于病程的第2～3周，患者持续高热（39 ℃以上）保持7～10日，同时出现相对缓脉、肝脾肿大和全身中毒症状，部分病例胸腹部皮肤出现玫瑰疹；胆囊中细菌随胆汁排至肠道，一部分随粪便排出体外，另一部分可再次侵入肠壁淋巴组织，出现超敏反应，引起局部坏死和溃疡，严重者可发生肠出血和肠穿孔等并发症。肾脏中的细菌可随尿排出；之后进入恢复期,患者逐渐康复。典型伤寒的病程为 3～4 周,病愈后部分患者可自粪便或尿液继续排菌 3 周至 3 个月,成为重要的传染源。

（2）胃肠炎（食物中毒）：是最常见的沙门菌感染,约占 75％,多为集体发病。主要摄入由大量鼠伤寒沙门菌、肠炎沙门菌、猪霍乱沙门菌、希氏沙门菌等污染的食物后 6～24 小时,出现发热、恶心、呕吐、腹痛、水样便,偶有黏液或脓性腹泻。细菌一般不入血,患者血培养阴性,粪便培养阳性。一般多在 2～3 日自愈,不易形成带菌者。

（3）败血症：常由猪霍乱沙门菌、鼠伤寒沙门菌、肠炎沙门菌、希氏沙门菌等引起,多见于儿童和免疫力低下的成人。细菌从肠道入血,症状严重,有高热、寒战、厌食和贫血等,肠道症状不明显。10％患者经血播散,可引起局部化脓性炎症,如脑膜炎、骨髓炎、胆囊炎、心内膜炎等。粪便培养常为阴性,血培养阳性率高。

3. **免疫性**　伤寒与副伤寒病后可获得牢固的免疫力,一般不再感染,由于沙门菌主要在细胞内生长繁殖,因此以细胞免疫为主。对致病过程中存在于血流和细胞外的沙门菌,特异性抗体有辅助杀菌作用。胃肠炎的免疫主要依靠炎症反应和局部产生 SIgA 的作用。

（三）微生物学检查

1. **标本采集**　急性胃肠炎采集可疑食物、粪便、呕吐物,败血症采集血液。肠热症病程不同采集不同标本,第 1～2 周采血液,2～3 周取粪便及尿液,全程可抽骨髓(图 2-3-1)。

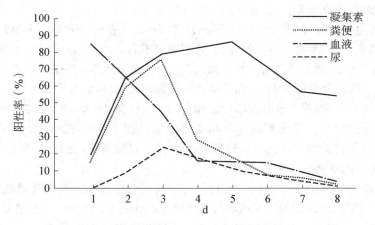

图 2-3-1　伤寒患者不同病程各种标本检查阳性率

2. **分离培养与鉴定**　血液和骨髓需先接种于胆汁肉汤增菌;粪便和经离心的尿沉淀物可直接接种肠道杆菌选择性培养基,经 37 ℃ 18～24 小时培养后,挑选无色半透明的不发酵乳糖的菌落涂片、染色、镜检,并接种双糖或三糖铁培养基,结合生化反应和玻片凝集试验鉴定。

3. **肥达试验**（Widal test）　用已知的伤寒沙门菌 O 抗原和 H 抗原以及甲型副伤寒沙门菌、肖氏沙门菌、希氏沙门菌 H 抗原与患者血清做试管定量凝集实验,检测患者血清中的相应抗体及其效价,作为伤寒与副伤寒的辅助诊断。肥达试验结果必须结合临床表现、病程、病史等分析判断。①正常人抗体水平：因隐性感染或其他菌的交叉感染,正常人体内有少量抗体。一般伤寒沙门菌 O 抗体效价≥1∶80,H 抗体效价≥1∶160,副伤寒沙门菌 H 抗体效价≥1∶80 时才有诊断价值。②动态观察：发病初期及 2 周后分别测 1 次,若后者效价高出前者 4 倍以上,有诊断意义。③O 抗体和 H 抗体的诊断意义：O 抗体为 IgM,出现早,消失快,不易受非特异性刺激产生;H 抗体为 IgG,出现晚,消失慢,容易受非特异性刺激产生。因此 O 抗体和 H 抗体效价均超过正常值,则伤寒与副伤寒可能性大,还需对致病菌做鉴定;若两者均低,患伤寒与副伤寒的可能性小;若 O 高 H 低,可能是感染早期或其他沙门菌的交叉感染;若 O 低 H 高,可能是曾经感染或预防接种或非特异性回忆反应。

4. 伤寒带菌者检查　一般先用血清学方法检测可疑者血清中 Vi 抗体效价,若≥1∶10 时,再反复取粪便等进行病原菌分离培养,以确定是否为带菌者。

(四) 防治原则

沙门菌经消化道感染,因此为防止沙门菌的传播,最重要的是加强饮水、食品等的卫生监督管理,及早隔离、治疗患者;防止病菌污染饮水、食物等,切断传播途径。

使用伤寒沙门菌 Ty21a 减毒口服活疫苗或伤寒 Vi 多糖疫苗进行伤寒与副伤寒的特异预防。

治疗可选择的药物有氨苄西林、环丙沙星等。

预防食物中毒,需加强禽畜产品和食品卫生监督管理。

四、其他肠道杆菌属

(一) 变形杆菌属

变形杆菌属(Proteus)分布很广,存在于土壤、污水、泥土和各种腐败物中,也存在于人和动物的肠道中,为条件致病菌,一般不致病。但可引起继发感染,如慢性中耳炎、创伤感染等,也可引起尿路感染、婴儿腹泻、食物中毒、败血症或其他混合感染等。

G^- 两端钝圆的小杆菌,直径$(0.4\sim1.0)\mu m\times(0.6\sim3.0)\mu m$,有明显的多形性,呈球形和丝状形。无荚膜,有菌毛,有周身鞭毛,运动活泼。营养要求不高,在普通琼脂平板上繁殖迅速,呈扩散性生长,形成迁徙生长现象。若在培养基中加入 0.1% 石炭酸或 0.4% 硼酸使鞭毛生长受到抑制,则迁徙现象消失。尿素分解试验阳性,而其他肠道杆菌都是阴性,故有重要的鉴别价值。

变形杆菌属有 8 个种,其中普通变形杆菌和奇异变形杆菌 2 个菌种与医学关系较为密切,在特定条件下常引起尿路感染。普通变形杆菌和奇异变形杆菌产生的尿素酶分解尿素产氨,使尿液 pH 增高,有利于变形杆菌的生长。有些变形杆菌尚可引起脑膜炎、腹膜炎、败血症和食物中毒等疾病,也是医院感染的重要病原菌。

变形杆菌属根据 O 抗原分群,H 抗原分型,有 100 多个血清型。其中普通变形杆菌 X19、X2 和 XK 菌株的 O 抗原(OX19、OX2、OXk)与某些立克次体有共同抗原,可出现交叉反应。故可用这些菌株代替立克次体检测血清中相应的抗体,来帮助诊断立克次体病,称为外-斐反应(Weil-Felix reaction)。

(二) 克雷伯菌属

克雷伯菌属(Klebsiella)共有 7 个种,为 G^- 杆菌,直径$(0.5\sim0.8)\mu m\times(1.0\sim2.0)\mu m$。单独、成双或短链状排列。无芽孢,无鞭毛,有较厚的多糖荚膜,多数有菌毛。营养要求不高,在普通琼脂平板上形成较大的灰白色黏液型菌落,用接种环挑之易拉成丝,有助于鉴别。在肠道杆菌选择性培养基上能发酵乳糖,呈现有色菌落。

常为医院感染的病原菌,主要易感糖尿病、恶性肿瘤、年老体弱者和婴幼儿,主要引起肺炎、支气管炎以及泌尿道的感染。

(三) 肠杆菌属

肠杆菌属(Enterobacter)为 G^- 粗短杆菌,周身鞭毛,无芽孢,有的菌株有荚膜。营养要求不高,在普通琼脂平板上形成湿润、灰白色或黄色黏液型大菌落,发酵乳糖,不产生 H_2S。

肠杆菌属是肠杆菌科中最常见的环境菌群,常见于土壤和水中。不是肠道的常居菌群,偶可从粪便和呼吸道中分离到。肠杆菌属有 14 个种,与医学有关的有产气肠杆菌和阴沟肠杆菌,为条件致病菌,与泌尿道、呼吸道和伤口感染有关,偶可引起败血症和脑膜炎。

（四）沙雷菌属

沙雷菌属(*Serratia*)为 G⁻ 小杆菌,周身鞭毛,无芽孢,一般不形成荚膜。营养要求不高,在普通琼脂培养基上形成不透明、白色或红色或粉红色菌落。沙雷菌属有 13 个种,其中黏质沙雷菌黏质亚种可在住院患者中引起泌尿道和呼吸道感染、脑膜炎、败血症、心内膜炎和外科术后感染。

（五）枸橼酸杆菌属

枸橼酸杆菌属(*Citrobactcr*)为 G⁻ 杆菌,周身鞭毛,无芽孢,能形成荚膜。营养要求不高,在普通琼脂平板上形成湿润、灰白色、隆起、边缘整齐的菌落。发酵乳糖,产生 H_2S。

枸橼酸杆菌广泛存在于自然界,是人和动物肠道的正常菌群,为条件致病菌。枸橼酸杆菌属有 12 个种,其中弗劳地枸橼酸杆菌可引起胃肠道感染,柯塞枸橼酸杆菌可引起新生儿脑膜炎和脑脓肿。

（六）摩根菌属

摩根菌属(*Morganella*)有两个亚种,其形态、染色和生化反应与变形杆菌相似,但无迁徙现象。以枸橼酸盐阴性、H_2S 阴性和鸟氨酸脱羧酶阳性为其特征。摩根菌摩根亚种可致住院患者和免疫力低下患者的泌尿道感染和伤口感染。

第三节 弧 菌 属

弧菌属(*Vibrio*)细菌是一大群氧化酶试验阳性,菌体短小,弯曲呈弧状、运动活泼的 G⁻ 菌。广泛分布于自然界,以水中最多。对人类有致病性的主要有霍乱弧菌和副溶血弧菌。

一、霍乱弧菌

霍乱弧菌(*V. cholerae*)是烈性消化道传染病霍乱的病原菌。霍乱发病急,传染性强,病死率高,为我国甲类法定传染病。1966 年国际弧菌命名委员会将霍乱弧菌分为古典生物型及 EL Tor 生物型。自 1817 年起 100 多年期间曾发生过 7 次世界性大流行,前 6 次均起源于印度恒河三角洲,是由霍乱弧菌古典生物型所引发的。1961 年的第七次世界大流行起源于印尼苏拉威西岛,由 EL Tor 生物型引起。1992 年一个新的流行株 O139 群在印度和孟加拉的一些城市出现,并很快在亚洲传播,这是首次由非 O1 群霍乱弧菌引起的流行。

（一）生物学特性

1. 形态与染色　霍乱弧菌为革兰染色阴性,细菌弯曲呈弧形或逗点状,长 0.8~3 μm、宽 0.5~1.5 μm,从患者体内新分离出的细菌形态典型,呈弧状或逗点状。经人工培养后,常失去典型形态而呈杆状,与肠道杆菌难以区别。取患者米泔水样粪便直接涂片染色镜检,可见其相互排列如"鱼群"状。霍乱弧菌无芽孢和荚膜(O139 群除外),有菌毛和一根单鞭毛,运动非常活泼,悬滴观察可见穿梭样或流星状运动。

2. 培养特性　本菌为兼性厌氧菌,营养要求不高,在普通琼脂培养基或蛋白胨水中生长良好,在碱性琼脂平板上经 12~18 小时培养可形成圆形、透明或半透明的无色、扁平菌落。耐碱不耐酸,于 pH 8.0~9.0 的碱性环境中生长更佳,因其他细菌在此环境中不易生长,故常用 pH 8.4 的碱性蛋白胨作为选择培养基。霍乱弧菌在 TCBS 培养基上生长良好,菌落呈黄色,培养基呈暗绿色。

3. 生化反应　霍乱弧菌能发酵葡萄糖、甘露醇及蔗糖、麦芽糖,产酸不产气;缓慢发酵乳糖;不发酵阿拉伯糖;还原硝酸盐为亚硝酸,吲哚反应阳性。

4. 抵抗力　本菌对热、干燥、日光、酸和消毒剂均敏感。100 ℃煮沸 1～2 分钟死亡,在正常胃酸中仅存活 4 分钟,以 1∶4 漂白粉水溶液处理患者的排泄物或呕吐物 1 小时可达到消毒目的。对链霉素、氯霉素和四环素敏感,对庆大霉素有耐药性。

(二) 致病性与免疫性

1. 致病物质

(1) 鞭毛、菌毛:霍乱弧菌鞭毛运动有助于细菌穿过肠黏膜表面的黏液层,借菌毛黏附于肠黏膜。

(2) 霍乱肠毒素:为目前已知的致泻毒素中毒性最强的毒素。霍乱肠毒素由一个 A 亚单位(霍乱肠毒素的毒性物质)和 4～6 个 B 亚单位(结合单位)组成。后者与小肠黏膜上皮细胞神经苷脂(GM1 受体)结合后,毒素分子变构,使 A 亚单位脱离 B 亚单位进入细胞膜,其降解后的毒性部分使细胞内 cAMP 浓度增高,肠黏膜上皮细胞分泌功能亢进,致使肠液大量分泌,导致严重的呕吐与腹泻。

2. 所致疾病　引起烈性肠道传染病霍乱。人类是霍乱弧菌的唯一易感者,传染源为患者及带菌者。传播途径主要是通过污染的水源或未煮熟的食物如海产品、蔬菜经口摄入。正常胃酸条件下需大量细菌(10^8～10^{10} 个)进入方可感染,当胃酸低时,少量细菌(10^2～10^4)即可感染。因此任何能降低胃中酸度的药物或其他原因,都可使人对霍乱弧菌感染的敏感性增加。病菌通过胃酸屏障后进入小肠,利用单鞭毛的运动穿过黏液层,依靠菌毛等黏附因子定植在肠黏膜表面并迅速繁殖产生肠毒素。一般在吞食含菌食物后 1～3 日发病,表现为剧烈的腹泻和呕吐,多无腹痛,每日大便数次或数十次。严重时每小时失水量可高达 1 升,排出米泔水样的腹泻物。由于大量水分和电解质丧失而导致严重脱水、代谢性酸中毒、低碱血症和低容量性休克及心律不齐和肾功能衰竭。如未及时治疗,患者可在 12～24 小时内死亡,病死率高达 25%～60%。但若及时给患者补充液体及电解质,病死率可小于 1%。

3. 免疫性　感染后可获得牢固免疫力,再感染者少见。患者发病数个月后可产生抗肠毒素抗体及抗菌抗体。抗肠毒素抗体主要针对霍乱毒素 B 亚单位,抗菌抗体主要针对 O 抗原,抗 H 抗体无保护作用。肠腔中的 SIgA 可凝集黏膜表面的病菌,使其失去动力,同时可与菌毛等黏附因子结合,阻止霍乱弧菌黏附至肠黏膜上皮细胞。O1 群与 O139 群间无交叉免疫。

(三) 微生物学检查

霍乱是烈性传染病,对首例患者的病原学诊断应快速、准确,并及时报告疫情。患者米泔水样粪便或呕吐物应快速送检或存放在 Cary-Blair 保存液中送检,其标本必须严密包装,专人送检。

对疑为霍乱标本的快速检验十分必要。悬滴法暗视野显微镜观察是否有运动活泼的菌体,亦可采用荧光抗体法或 SPA 协同试验进行诊断。在快速诊断基础上将标本接种至碱性蛋白胨水增菌或在 TCBS 选择培养基上,因霍乱弧菌可分解蔗糖而呈黄色菌落,挑选可疑菌落涂片,革兰染色为阴性弧菌,悬滴法呈鱼群样穿梭运动。可通过生化反应、O1 群多价与单价血清及 O139 群抗血清做玻片凝集反应进行进一步鉴定。

(四) 防治原则

改善社区环境,加强饮水消毒、食品卫生管理和粪便管理,培养良好个人卫生习惯,不生食贝壳类海产品等,是预防霍乱弧菌感染和流行的重要措施。对可疑病例应加强检疫并及时确诊上报,并严格隔离治疗,同时对患者及带菌者的粪便及呕吐物要进行彻底消毒处理,必要时实行疫区封锁,严防疫情蔓延。

接种霍乱死疫苗,可增强人群免疫力,保护率在 50%～90%,可维持 3～6 个月。治疗霍乱的关键是及时补充液体和电解质,预防大量失水导致的低血容量性休克和酸中毒,应用四环素、强力霉素、呋喃唑酮、氯霉素和复方 SMZ-TMP 等抗生素可减少外毒素的产生。

二、副溶血性弧菌

副溶血性弧菌(*V. parahaemolyticus*)是一种嗜盐性弧菌,存在于近海岸的海水、海底沉积物及鱼、贝等海产品中。根据菌体 O 抗原不同,现已有 13 个血清群,体内致病菌能引起食物中毒,尤以日本、美国和东南亚及我国台北地区多见,也是我国大陆沿海地区夏秋季食物中毒中最常见的一种病原菌。

(一)生物学性状

本菌呈弧形、杆状、丝状及球状等多种形态,有单鞭毛,运动活泼,革兰染色阴性,无芽孢和荚膜。

营养要求不高,但具有嗜盐性,在含有 3.5% NaCl,pH 7.5~8.5 的培养基中生长良好。但当 NaCl 浓度高于 8% 时不能生长。在盐浓度不适宜的培养基中,细菌呈长杆状或球杆状等多形态。在 TCBS 培养基上,副溶血弧菌形成绿色菌落。

本菌抵抗力弱,不耐热,90 ℃ 1 分钟即被杀死;56 ℃ 5 分钟可被灭活,1% 醋酸或 50% 食醋 1 分钟、淡水中 2 日内死亡,海水中可存活 47 日或更长。

(二)致病性

本菌引起的食物中毒常因食入未煮熟的海产品如海蜇、海鱼、海虾及各种贝类,或被本菌污染的盐腌制品而感染,因食物容器或砧板生熟不分污染本菌后,也可发生食物中毒。该病常年均可发生,多发生在夏秋季。潜伏期为 2~26 小时,平均 6~10 小时。主要临床症状是腹痛、腹泻、呕吐、脱水和发热,粪便多为水样或糊状,少数为黏液血便,应注意与菌痢的区别。病程 1~7 日,一般恢复较快,病后免疫力不强,可重复感染。该菌还可引起浅表创伤感染、败血症等。

(三)微生物学检查与防治

实验室检查时取患者粪便、肛拭子或剩余食物,直接分离培养于 SS 琼脂平板或嗜盐菌选择平板。如出现可疑菌落,进一步做嗜盐性试验与生化反应,最后用血清学试验进行鉴定。

治疗可用抗菌药物,如庆大霉素、复方 SMZ-TMP、氟哌酸或吡哌酸等,严重病例需输液和补充电解质。

第四节 厌氧性细菌

厌氧性细菌(anaerobic bacteria)是一群必须在无氧环境中才能生长繁殖的细菌,简称厌氧菌。根据能否形成芽孢,将厌氧菌分为厌氧芽孢梭菌和无芽孢厌氧菌两类(表 2-3-6)。

表 2-3-6 厌氧芽孢梭菌和无芽孢厌氧菌的特点比较

特点	厌氧芽孢梭菌	无芽孢厌氧菌
形态	杆形	球形、杆形
染色	革兰阳性	革兰阳性、阴性
来源	自然界、人和动物肠道	体表及外界相通的腔道
致病性	腐生菌、致病菌	条件致病菌
感染源	外源性感染	内源性感染

163

特点	厌氧芽孢梭菌	无芽孢厌氧菌
临床表现	典型	不典型
诊断	以临床表现为主	以细菌学诊断为主
防治	类毒素、抗毒素、抗生素	抗生素

一、厌氧芽孢梭菌属

厌氧芽孢梭菌属（*Clostridium*）是一群专性厌氧、能形成芽孢的 G⁺ 粗大杆菌。因芽孢直径常大于菌体宽度，使菌体膨大呈梭形，故名梭菌。目前已报道 227 个种和亚种，主要分布于土壤，人和动物肠道及粪便中。多数为腐生菌，少数为致病菌，如破伤风梭菌、产气荚膜梭菌、肉毒梭菌等，可引起人类破伤风、气性坏疽和肉毒中毒等疾病。

（一）破伤风梭菌

破伤风梭菌（*C. tetani*）是引起破伤风的病原菌，广泛分布于土壤及哺乳动物肠道中。当机体受到外伤、创口被污染或分娩使用不洁器械剪断脐带时，本菌芽孢侵入伤口，在特定条件下，发芽繁殖，释放外毒素，引起破伤风（tetanus）。

1. 生物学性状

（1）形态与染色：细长杆状 G⁺ 菌，长 $2\sim18\ \mu m$，宽 $0.5\sim1.7\ \mu m$，有周鞭毛，无荚膜。芽孢正圆形，位于菌体顶端，直径大于菌体宽度，使细菌呈鼓槌状，为本菌的典型形态特征。

（2）培养特性：专性厌氧，在庖肉培养基中培养呈均匀浑浊生长，肉渣被消化呈微黑色，有腐败臭味。在血液琼脂平板上，37 ℃ 48 小时后呈薄膜状爬行生长，伴 β 溶血。

（3）生化反应：一般不发酵糖类，不分解蛋白质。

（4）抵抗力：繁殖体抵抗力与其他细菌相似，但其芽孢抵抗力强，可耐煮沸 1 小时，在干燥的土壤和尘埃中可存活数十年。

2. 致病性

（1）致病条件：破伤风梭菌的芽孢由伤口侵入人体，在局部发芽繁殖产生毒素而致病。伤口局部形成厌氧微环境是其引起感染的重要条件，如窄而深的伤口；被泥土或异物污染；伴有需氧菌及兼性厌氧菌的同时感染；坏死组织多，局部组织缺血、缺氧，均可造成局部厌氧环境，有利于破伤风梭菌的繁殖。

（2）致病物质：破伤风梭菌能产生强烈的外毒素，包括破伤风痉挛毒素（tetanospasmin）和破伤风溶血素（tetanolysin）。破伤风痉挛毒素是目前已知的引起破伤风的主要致病物质，其化学本质为蛋白质，不耐热，65 ℃ 30 分钟即被破坏，也可被肠道的蛋白酶破坏。该毒素由质粒编码，是一种神经毒素，对脊髓前角神经细胞和脑干神经细胞有高度的亲和力。其毒性极强，仅次于肉毒毒素，对人的致死量小于 $1\ \mu g$。经 0.3% 的甲醛处理后，失去毒性仍保留免疫原性成为类毒素，用于免疫接种。

破伤风梭菌的致病机制为：破伤风梭菌以芽孢的形式侵入厌氧的伤口，发芽成为繁殖体后仅在伤口局部大量繁殖，并释放毒素。毒素沿神经纤维间隙上行或经血液、淋巴液到达中枢神经系统，阻止抑制性神经介质的释放，导致肌肉强烈痉挛而致病。

在正常生理情况下，当机体一侧屈肌的运动神经元受到刺激而兴奋时，同时还有神经冲动传递到抑制性神经元，使其释放抑制性递质，抑制同侧伸肌的运动神经元。故当屈肌收缩时，伸肌自然松弛，以此协调肢体的屈伸运动。此外，屈肌运动神经元同时也受到抑制性神经元（Renshaw 细胞)的反馈调节,使其兴奋程度受控制,不至于过高。由于破伤风痉挛毒素能阻止抑制性神经递质的释放,使抑制性神经元的抑制作用减弱,肌肉兴奋性增强,引起屈肌和伸肌同时发生强烈收缩,导致骨骼肌出现强直痉挛,从而出现角弓反张等症状。经淋巴液、血液到达脑干运动神经中枢的毒素,以相同的机制引起面部肌肉运动的兴奋与抑制失调,形成苦笑面容、牙关紧闭等典型的破伤风临床表现。

（3）所致疾病:主要有两种。①外伤性破伤风:破伤风梭菌引起的破伤风,潜伏期一般 7～14 日,潜伏期长短与芽孢入侵部位距离中枢神经系统的远近有关。潜伏期越短,病死率越高。典型的临床症状为牙关紧闭、苦笑面容、角弓反张、抽搐等,可因窒息或呼吸衰竭而死亡。②新生儿破伤风:又称脐风,七日风。因分娩时使用了灭菌不严格的医疗器械剪断脐带或脐部消毒不严格,破伤风梭菌芽孢侵入脐部所致,一般出生后 4～7 日发病。患儿早期出现张口、吸奶困难等症状有助于诊断。

3. 免疫性　主要是抗毒素发挥中和作用。破伤风痉挛毒素毒性强,极微量即可致人死亡,不足以使机体产生有效保护作用的抗毒素。因此,获得有效免疫的途径是注射类毒素或抗毒素进行人工免疫。机体产生的或人工注射的抗毒素可结合游离的毒素,阻断毒素与神经细胞膜受体结合,但对已结合到膜上的毒素则无中和作用。

4. 微生物学检查　根据典型症状体征和创伤史即可作出临床诊断,一般不采集标本进行细菌学检查。

5. 防治原则　正确处理伤口,及时清创、扩创,并用 3% 过氧化氢溶液冲洗,防止形成厌氧微环境;应用抗生素杀灭破伤风梭菌和其他细菌。由于破伤风痉挛毒素能迅速与神经组织发生不可逆性结合,一旦发病治疗困难,故预防尤为重要。

（1）人工主动免疫:注射破伤风类毒素进行特异性预防。目前我国常规采用含有白喉类毒素、百日咳疫苗和破伤风类毒素的白百破三联疫苗(pertussis-diphtheria-tetanus vaccine, DPT),免疫后可同时获得对这三种常见病的免疫力。对军人和易受伤人群,必要时可加强注射破伤风类毒素,使血清中抗毒素迅速达到有效保护的水平。

（2）人工被动免疫:对伤口污染严重而又未经基础免疫者,应立即注射精制破伤风抗毒素(tetanus antitoxin, TAT)进行紧急预防,剂量为 1 500～3 000 U。在注射破伤风抗毒素治疗的同时,还可注射类毒素进行主动免疫,以维持血清中抗毒素水平。

（3）特异性治疗:已发病者应早期、足量使用 TAT,以阻止毒素与细胞膜受体结合,剂量为 10 万～20 万 U。

TAT 是马血清纯化制剂,无论用于紧急预防或治疗,注射前都必须做皮试,测试有无超敏反应。皮试阳性者可改用人破伤风免疫球蛋白(human tetanus immunoglobulin, TIG)。

（二）其他厌氧芽孢梭菌

其他常见厌氧芽孢梭菌的生物学性状、致病性和防治原则见表 2-3-7。

表 2-3-7　其他常见厌氧芽孢梭菌的生物学性状及致病

种属名	主要生物学性状	致病性	防治原则
产气荚膜梭菌 C. perfringens	G⁺粗大杆菌,两端平齐,芽孢椭圆形,位于次极端,体内形成荚膜。25～50 ℃均可生长,在牛乳培养基形成"汹涌发酵"现象	产生 α、β 毒素等 10 余种外毒素和酶,引起气性坏疽、食物中毒、坏死性肠炎等疾病	通过消除伤口厌氧环境,并预防性使用抗生素进行预防。治疗采用大剂量青霉素,气性坏疽多价抗毒素及高压氧舱
肉毒梭菌 C. botulinum	G⁺粗短杆菌,芽孢呈椭圆形,菌体形似"网球拍"。有鞭毛,无荚膜	产生剧毒性神经外毒素——肉毒毒素,引起食物中毒、婴儿肉毒病、创伤感染中毒等	加强食品卫生管理和监督。采用抗毒素治疗及对症治疗

（续表）

种属名	主要生物学性状	致病性	防治原则
艰难梭菌 *C. difficile*	G⁺粗大杆菌，芽孢卵圆形位于次极端，有鞭毛。用环丝氨酸-甘露醇等特殊培养基培养	产生肠毒素、细胞毒素，引起抗生素相关性腹泻与假膜性结肠炎	避免长期使用抗生素引起的菌群失调。选用敏感抗生素治疗

二、无芽孢厌氧菌

无芽孢厌氧菌是一大群专性厌氧、无芽孢的菌属，包括 G⁺ 和 G⁻ 球菌和杆菌，有 30 多个属，与人类疾病相关的主要有 10 个属。无芽孢厌氧菌多为体内正常菌群，并占绝对优势，如在肠道菌群中厌氧菌占 99.9%，在皮肤、口腔、上呼吸道和泌尿生殖道的正常菌群中 80%～90% 也是无芽孢厌氧菌。在临床厌氧菌感染中，无芽孢厌氧菌感染率约占 90%。

（一）致病性

1. **致病条件** 无芽孢厌氧菌在一定条件下引起内源性感染，这些条件包括寄居部位的改变、宿主免疫力下降或菌群失调，以及局部有坏死组织、供血障碍等形成的厌氧微环境。

2. **致病物质** 无芽孢厌氧菌的致病物质有菌毛、荚膜等表面结构以及产生的毒素和胞外酶，细菌通过菌毛、荚膜等结构黏附和侵入上皮细胞、各种组织。同时，产生的多种毒素和胞外酶等有利于细菌的定居与扩散。有些厌氧菌能产生超氧化物歧化酶（SOD），增强对局部环境氧的耐受性，有利于局部致病。

3. **感染特征** ①多为内源性感染，呈慢性过程。②感染无特定病型，多为化脓性炎症，引起组织坏死或脓肿，也可侵入血液引起败血症。③分泌物脓液黏稠，呈黑色、乳白色浑浊或血色，有恶臭，有时有气体产生。④分泌物直接涂片镜检可见细菌，但常规培养无细菌生长。⑤使用氨基糖苷类抗生素长期治疗无效。

4. **所致疾病** 无芽孢厌氧菌引起的感染可遍布全身，临床常见的有腹腔感染、女性生殖道与盆腔感染、口腔感染及呼吸道感染、败血症、中枢神经系统感染等（表 2-3-8）。

表 2-3-8　与人类有关的主要无芽孢厌氧菌

分类	常见菌属（菌种）	致病性
G⁻厌氧杆菌	类杆菌属（脆弱类杆菌、产黑色素类杆菌） 普雷沃菌属（产黑色素普雷沃菌、二路普雷沃菌） 卟啉单胞菌属（牙龈卟啉菌、不解糖卟啉菌） 梭杆菌属（核梭杆菌、坏死梭杆菌）	败血症、中枢系统感染（脑脓肿、脑膜炎等）、呼吸系统感染（肺脓肿、吸入性肺炎、脓胸等）、心血管系统感染（感染性心内膜炎等）、口腔感染（牙龈炎、牙周炎等）、腹腔感染（腹腔脓肿、腹膜炎等）、生殖系统及盆腔感染（盆腔脓肿、子宫内膜炎等）
G⁻厌氧球菌	韦荣球菌属	出现在混合感染中
G⁺厌氧杆菌	丙酸杆菌属（痤疮丙酸杆菌） 真杆菌属（迟钝真杆菌） 乳杆菌属 双歧杆菌属	丙酸杆菌属引起皮肤软组织感染，双歧杆菌致病作用不明确，真杆菌属出现在混合感染中
G⁺厌氧球菌	消化链球菌属	同 G⁻杆菌，可引起多组织系统的感染

（二）微生物学检查

采集正常无菌部位的标本，如血液、腹腔液、胸腔液等，标本采集后应立即放入厌氧标本瓶中，迅速送检。

1. 涂片染色镜检　脓汁或穿刺液标本直接涂片染色,观察细菌形态特征、染色性和菌量多少,作为初步判断时的参考。

2. 分离培养与鉴定　是证实无芽孢厌氧菌感染的可靠标准。最常用的培养基是牛心脑浸液血平板,37℃厌氧培养2～3日,若无细菌生长,继续培养至1周。生长的细菌必须做耐氧试验,确定是专性厌氧菌后,再进行鉴定。

此外,气相色谱法、液相色谱法、核酸杂交等技术有助于细菌的进一步鉴定。

(三)防治原则

避免厌氧菌致病条件的形成。正确选用抗生素,95%以上 G⁻ 厌氧菌对甲硝唑、亚胺培南、哌拉西林、替卡西林等敏感。G⁺ 厌氧菌对万古霉素敏感。新型喹诺酮类药对 G⁺、G⁻ 厌氧菌都有较高的抗菌活性。注意细菌耐药性的产生,必要时做药物敏感试验,可为临床治疗提供指导。

第五节　分枝杆菌属

分枝杆菌属(*Mycobacterium*)是一类细长略弯的杆菌,因有分枝生长趋势而得名。本属菌的主要特点是细菌菌体含有大量分枝菌酸(mycolic acid),与其染色性、致病性、抵抗力等密切相关。一般染色方法很难着色,需经加温或延长染色时间,且着色后能抵抗 3%盐酸乙醇的脱色作用,故又称抗酸杆菌(acid-fast bacilli)。分枝杆菌属可分为结核分枝杆菌、非结核分枝杆菌和麻风分枝杆菌3类,结核分枝杆菌和麻风分枝杆菌为致病性的分枝杆菌,非结核分枝杆菌(如耻垢杆菌)一般对人无致病性。

一、结核分枝杆菌

结核分枝杆菌(*M. tuberculosis*)又称结核杆菌,是结核病的病原体,对人有致病性的结核分枝杆菌有人型、牛型和非洲型,可通过多种途径侵犯全身多种器官和组织,但以肺结核最常见。结核病至今作为单一传染病仍然是人类最大的死亡原因之一,估计世界人口中有 1/3 感染结核分枝杆菌。目前全球每年有 800 万～900 万新发病例,超过 300 万人死于本病,其中 95%的患者分布在发展中国家。1993 年 WHO 和国际防痨组织在伦敦召开会议,呼吁世界各国政府向结核病做斗争。我国是采取现代结核病控制的国家之一,但结核病疫情十分严重。中国属于全球 22 个结核病高负担国家之一,结核病患者数居世界第二位,仅次于印度,占西太平洋地区患者数的 70%。作为单一传染病,结核病仍是我国最大的死亡原因,每年死于结核病的人约有 25 万。

(一)生物学性状

1. 形态与染色　结核分枝杆菌为(1～4)μm×0.4 μm 大小的细长稍弯杆菌,有分枝生长倾向,牛型较人型粗短。感染组织中的形态呈多形性,如痰中呈细长弯曲的串珠状或丝状、颗粒状,巨噬细胞中则呈明显的索状生长。

本菌因细胞壁含大量脂质,特别是分枝菌酸包围在肽聚糖层外面,影响染料着色。革兰染色阳性,但不易着色。常用姜-尼(Ziehl-Neelsen)抗酸染色法,即以 5%石炭酸复红加温染色,复红与胞壁中分枝菌酸结合成牢固复合物后,能抵抗 3%盐酸乙醇脱色,经亚甲蓝复染,结核杆菌仍保持红色,其他细菌则被亚甲蓝复染呈蓝色。

结核分枝杆菌在电镜下可见细胞壁外有荚膜,镜下因制片时遭破坏而不易看到。荚膜对结核分枝杆菌有一定的保护作用。

结核杆菌在体内、外经溶菌酶、青霉素或环丝氨酸诱导可影响细胞壁肽聚糖的合成,巨噬细胞吞噬结核分枝杆菌后溶菌酶可破坏肽聚糖。这些因素均可导致其变为 L 型,使结核杆菌呈颗粒状或丝状。异烟肼影响分枝菌酸的合成,既可导致 L 型,又可使其抗酸染色变为阴性。这种多形性和染色性的改变在肺内外结核感染标本中常能见到。L 型是结核病反复发作、迁延不愈的重要原因。

2. **培养特性与生化反应** 专性需氧,营养要求高,常用罗氏(Lowenstein-Jensen)培养基(含有蛋黄、甘油、马铃薯、无机盐和孔雀绿等)作为分离培养。最适生长温度为 37 ℃,生长缓慢,约 18 小时才分裂 1 次。2~4 周可形成粗糙、凸起、表面皱褶、呈米黄或乳白色菜花状菌落,经化疗后菌落常不典型;在液体培养基中呈膜样生长,有毒株呈索状生长;在杜氏吐温白蛋白培养基中呈分散均匀生长,繁殖速度加快,利于做药敏试验和动物接种。

结核分枝杆菌不发酵糖类。人型结核分枝杆菌可合成烟酸和还原硝酸盐,有别于牛分枝杆菌。结核分枝杆菌与抗结核药物接触一段时间、药物撤除后,其重新生长有一段延迟时间,称为结核分枝杆菌的生长延迟时间,是间歇给药的实验基础。热触酶试验可用于区别结核分枝杆菌和非结核分枝杆菌,方法是将浓的细菌悬液置 68 ℃水浴加温 20 分钟,再加 H_2O_2,观察有无气泡产生,有气泡者为阳性。结核分枝杆菌大多数触酶试验为阳性,而热触酶试验阴性;非结核分枝杆菌大多数两种试验均阳性。

3. **抵抗力** 结核分枝杆菌抵抗力相对较强。本菌因含有大量脂质,耐干燥能力特别强,黏附在尘埃中传染性可持续 8~10 日,干痰中可存活 6~8 个月。对湿热敏感,加热 62~63 ℃经 15 分钟或煮沸即可杀死。对紫外线敏感,日光直射数小时可被杀死。结核杆菌抵抗力与环境中有机物的存在密切相关,如痰液中消毒剂可使痰中蛋白质凝固,包围在细菌周围,增强其抵抗力。5% 石炭酸在无痰环境中只需 5~30 分钟杀死本菌,而在有痰时则需 12~24 小时。在 70~75% 乙醇中数分钟即可死亡,是最常用的消毒剂。

本菌对酸(3% HCl 或 6% H_2SO_4)和碱(4% NaOH)有抵抗力,可耐受 15 分钟以上,常用于处理含有杂菌的待检标本,可提高结核杆菌的检出率。对异烟肼、利福平、链霉素、环丝氨酸、乙胺丁醇和对氨水杨酸等敏感,但长期用药可导致耐药株不断增加。吡嗪酰胺因可进入细胞内杀菌,故其耐药性<5%。

4. **变异性** 结核分枝杆菌可发生形态、菌落、毒力、耐药性和免疫原性等变异。如在预防接种中广泛应用的卡介苗(BCG),是 Calmette 等将牛型结核分枝杆菌培养在含甘油、胆汁、马铃薯的培养基中,经 13 年 230 次传代而获得的减毒活疫苗菌株。

在繁殖过程中,结核菌可由于基因自发突变(原发性耐药)或药物诱发突变(继发性耐药)等而产生耐药性。研究表明,一般对异烟肼耐药者,对利福平和链霉素大多敏感。但近年来结核分枝杆菌的多重耐药菌株(MDR-TB)增多,甚至引起爆发流行。目前多主张异烟肼、利福平或吡嗪酰胺联合用药,以减少耐药性的产生,增强疗效。另外,细菌的 L 型可能与结核病的久治不愈、反复发作或病情恶化等有关。

(二)致病性

结核分枝杆菌不产生内、外毒素及侵袭性酶类,其致病性可能与细菌在宿主组织中的顽强增殖引起的炎症、菌体成分和代谢产物的毒性以及机体对其产生的免疫损伤有关。

1. **致病物质**

(1)荚膜:主要成分为多糖,部分为脂质和蛋白质。其作用包括:①荚膜可与吞噬细胞表面的补体受体结合,介导结核分枝杆菌的黏附和入侵。②荚膜可阻止有害物质(如 NaOH)进入细菌,保护细菌免受损伤。③菌体被吞噬细胞吞入后,荚膜可抑制吞噬体与溶酶体的融合。④荚膜含有多种酶可降解宿主组织中的大分子物质,为入侵的结核杆菌繁殖提供所需营养。

(2)脂质:细菌的毒力可能与菌体所含复杂的脂质成分有关。①索状因子:因该菌有毒株呈索状生长而得名。它为分枝菌酸和海藻糖结合形成的糖脂,可破坏线粒体结合的呼吸和磷酸化酶系,抑制白细胞游走和引起慢性肉芽肿。若将其从细菌中除去,则细菌丧失毒力。②磷脂:可促使巨噬细胞增生,使炎症灶中的巨噬细胞转变为类上皮细胞,与结核肉芽肿和干酪样坏死病变有关。③硫酸脑苷脂:可阻碍单核细胞活化,抑制吞噬体-溶酶体的形成,有利于细菌在吞噬细胞内生存。④蜡质 D:为肽糖脂和分枝菌酸复合物,具有佐剂效应,可辅助菌体蛋白诱发机体产生迟发(Ⅳ)型超敏反应。

(3)蛋白质:免疫原性强,与蜡质 D 结合可激发机体发生Ⅳ型超敏反应,引起组织坏死和全身中毒症状。

2. **所致疾病**　传染源主要为开放性的肺结核患者和自身体内残留的结核病灶。本菌可通过呼吸道、消化道或皮肤黏膜侵入易感机体,引起全身多种组织器官的感染。肠道因有大量的正常菌群寄居,结核分枝杆菌须经竞争后才能生存并黏附于易感细胞,引起肠道感染。肺泡中无正常菌群,故经呼吸道引起的肺结核较为多见。

(1)肺部感染

1)原发感染:多见于儿童和未受过感染的成人。未接种卡介苗的易感机体,初次感染结核分枝杆菌,机体尚未建立特异免疫功能,细菌侵入肺泡后,虽可被巨噬细胞吞噬,但由于该菌有大量脂质,可抵抗溶酶体酶而生长繁殖,并可导致巨噬细胞裂解,继发渗出性肺泡炎、坏死和干酪样变性,形成肺原发病灶。同时,原发灶具有向全身扩散倾向,约 28% 患者可经淋巴管扩散,引起所属肺门淋巴结发炎肿大,称原发综合征。灶内巨噬细胞将特异性抗原递呈给周围淋巴细胞。机体感染结核 3~6 周后,可产生特异性细胞免疫,同时也出现迟发型超敏反应。灶内菌体的细胞壁磷脂,一方面刺激巨噬细胞转化为类上皮样细胞,另一方面抑制蛋白酶对组织的溶解,发生干酪样坏死,进一步形成结核结节。原发感染中少数患者因免疫力低下,结核分枝杆菌可沿淋巴或血行播散,形成结核性胸膜炎、脑膜炎、粟粒性肺结核等相应脏器结核病。约有 90% 以上的原发感染灶可形成纤维化或钙化,不治自愈。但病灶内仍可残留少数活菌或细菌 L 型,构成有菌免疫特点,亦可成为疾病复发和肺外结核发生的来源。

2)继发感染:多发生于成年人。继发感染多因遗留的潜在病灶复燃(少数为外源性感染),可发生在全身各种组织器官,但以继发肺结核多见。因机体经初次感染已具有一定的特异性细胞免疫,故病灶多限于局部。但由于伴随Ⅳ型超敏反应损伤,病灶又易发生干酪样坏死和形成空洞,排菌者相对较多,也比原发性肺结核更具临床和流行病学意义。

近年来发现结核分枝杆菌 L 型因缺少细胞壁脂质成分,多不能刺激结核结节形成,而仅出现淋巴结肿大和干酪样坏死。在病灶中仅可见形态不典型的抗酸菌,却不出现典型的结核结节,即形成"无反应性结核"。

(2)肺外感染:部分患者结核分枝杆菌可经血行播散引起结核性脑膜炎、肾结核;痰液进入消化道可引起肠结核;也可见泌尿系结核、骨结核、皮肤结核及淋巴结核等。

(三) 免疫性

1. **免疫机制**　结核分枝杆菌为兼性胞内寄生菌,机体对结核杆菌虽能产生抗体,但无明确保护作用。因此,抗结核免疫主要为以 T 细胞为主的细胞免疫。但抗体在抗结核菌免疫中可发挥协调、增强作用。肺泡中的巨噬细胞不能阻止所吞噬结核分枝杆菌的生长,但可提呈抗原,致敏周围的淋巴细胞。致敏 T 细胞可释放 IL-2、IL-4、IL-6 和 IFN-γ 等多种细胞因子,这些细胞因子不仅可趋化如 NK 细胞及更多 T 细胞(包括 αβT 细胞和 γδT 细胞)、巨噬细胞等向细菌感染局部浸润,并使之活化,促进局部抗菌炎症反应。上述结核的免疫属于感染免疫(infection immunity),又称有菌免疫,即只有当结核分枝杆菌或其组分在体内存在时才有免疫力,一旦细菌或其组分在体

169

内清除,免疫也随之消失。

研究表明,在结核分枝杆菌的感染过程中,感染、免疫和超敏反应三者是同时存在的。激活的单核细胞可在病灶中杀伤结核分枝杆菌,同时出现的Ⅳ型超敏反应可致局部组织细胞损伤坏死。结核分枝杆菌诱导机体产生抗菌免疫和超敏反应虽均为T细胞所介导,但两者产生的物质基础不同。超敏反应主要由结核菌素蛋白和蜡质D共同引起,而抗菌免疫则由细菌核糖体(rRNA)引起。两种不同抗原成分激活不同的T细胞亚群释放出不同的细胞因子,产生不同的效应。

2. 结核菌素试验 结核菌素试验是用结核菌素来测定机体对结核分枝杆菌及其成分是否存在Ⅳ型超敏反应的一种皮肤试验。

(1)结核菌素试剂:结核菌素有两种。①旧结核菌素(OT):为结核菌肉汤培养物加热灭菌后的浓缩滤液,主要成分是结核菌蛋白,稀释2000倍后,每0.1 ml含5 U。②结核菌素纯蛋白衍生物(PPD):为OT经三氯醋酸沉淀后的纯化物,非特异性反应较少。国际上常用PPD-RT23,我国从人型结核菌制成PPD-C及从卡介苗制成PPD-BCG,每0.1 ml含5 U。

(2)实验方法与意义:取OT或PPD 5 U,注射于左前臂掌侧中部中央皮内,72小时作为观察反应的时间,红肿硬结直径>5 mm者为阳性反应,≥15 mm为强阳性。若PPD-C侧红肿大于PPD-BCG侧为感染;反之,可能为卡介苗接种所致。

结核菌素试验阳性仅表示曾感染过结核分枝杆菌或已接种卡介苗出现Ⅳ型超敏反应,并不意味正在患病。结核菌素试验对婴幼儿的诊断价值较大,3岁以下强阳性则可视为有新近结核菌感染。

阴性反应除了提示未受过结核菌感染外,还可见于以下情况。①曾感染但已达生物学痊愈。②感染初期,一般结核菌感染后需4周以上才能建立免疫反应。③严重结核病患者(或无反应性结核病)。④细胞免疫功能低下者,如患麻疹、AIDS等严重影响细胞免疫功能的疾病或应用免疫抑制剂的肿瘤、白血病患者。⑤敏感性衰退的老年人。⑥结核菌素存在质量问题或注射技术不当。

为排除假阴性,临床诊断通常使用5 U PPD,若无反应,可在1周后再用相同量皮试(产生结核菌素增强效应),若仍为阴性则可基本排除结核感染;或可加用无菌植物血凝素(PHA)针剂,0.1 ml (10 μg)皮试,若24小时红肿大于PHA皮丘者为细胞免疫为正常,若无反应或反应未超过PHA皮丘者为免疫低下。

(3)实际应用:①用于选择卡介苗接种对象及免疫效果测定。若结核菌素试验阴性者,则应接种BCG,接种后若结核菌素试验阳转者,提示已获得免疫,否则需补种。②作为婴幼儿结核病诊断的参考。③在未接种BCG人群中,做结核分枝杆菌感染的流行病学调查。④测定肿瘤患者的特异性细胞免疫功能。

(四)微生物学检查

1. 标本处理 根据结核菌感染部位不同,可取痰、支气管灌洗液、尿沉渣、脑脊液、胸腹水或关节积液。其他肺外感染尚可取血液或相应部位分泌液及组织细胞等。无杂菌标本(如脑脊液及胸、腹水)可直接离心沉淀法集菌。有杂菌标本(痰、支气管灌洗液、粪便等)需经4% NaOH处理15分钟或3% HCl处理30分钟后中和,再离心沉淀。取沉淀物做涂片、抗酸染色、镜检或结核菌培养。

2. 直接涂片镜检 检查标本直接或集菌后涂片,经抗酸染色,找到抗酸杆菌再结合临床症状,即可初步诊断;为加强染色,标本尚可用石炭酸复红染色过夜,用0.5%盐酸乙醇脱色30秒,则包括大多结核菌L型也可着色;另可用金胺染色,在荧光显微镜下结核菌为金黄色荧光体,阳性率可提高10~30倍。

3. 分离培养 将集菌处理后的沉淀物接种于罗氏培养基中,加橡皮塞于37℃培养。通常2~4周长出肉眼可见的粗糙型菌落。也可将标本接种于含血清液体培养基,37℃培养1~2周在管底可出现颗粒沉淀。取上述菌落或沉淀物可直接涂片,或进一步做生化、药物敏感试验和菌种鉴定等。

4. **动物接种** 用于结核杆菌分离和毒力测定。将集菌后材料注入豚鼠腹股沟皮下,3~4周后,如局部淋巴结肿大、结核菌素试验阳性,即解剖动物。观察局部淋巴结和肝、肺等脏器有无结核病变,并做病理切片、抗酸染色检查结核杆菌,或取脏器培养结核杆菌等。如6~8周仍不见发病,也应进行解剖检查。

5. **快速诊断** 聚合酶链反应(PCR)、核酸分子杂交、结核分枝杆菌抗体检测等技术已用于结核分枝杆菌快速鉴定。如PCR技术进行DNA鉴定,每1毫升中只需数个结核分枝杆菌即可获得阳性,且结果1~2日即可得出,但需注意排除假阳性和假阴性。此外,芯片技术已应用于结核分枝杆菌耐药性的检测。

(五)防治原则

预防控制结核病主要措施包括及时发现、治疗痰菌阳性患者和卡介苗的接种。新生儿可直接进行卡介苗接种,约80%可获得免疫力。1岁以上者须先做结核菌素试验,阴性者接种。接种后2~3个月做结核菌素试验,阳性者表示接种成功,机体已获免疫力;阴性者需补种。细胞免疫缺陷者应慎用或不用。

早期、联合、适量、规律和全程用药是结核病化疗原则。合理联合应用抗结核药物可增加药物协同作用,降低耐药性的产生。异烟肼、利福平、链霉素、乙胺丁醇、吡嗪酰胺为一线抗结核药物。异胭肼和利福平合用或在其基础上加用吡嗪酰胺为常用联合用药方案。

中药对提高机体免疫功能和改善病情方面也有一定疗效,常用方剂有养阴清肺汤、百合固金汤和四君子汤等,按病情可加减使用。大蒜素、黄连素和猫爪草、车前草、地榆、百部、厚朴、五味子、白头翁、连翘、金银花、栀子、茵陈、菊花、蒲公英等单味中药在体外均可抑制结核分枝杆菌生长。

二、麻风分枝杆菌

麻风分枝杆菌(*M. laprae*)又称麻风杆菌,是麻风的病原菌。世界各地均有流行,目前约有1 000万病例,亚、非及拉丁美洲较多,其中非洲约有400万,印度约有380万。我国1949年前麻风流行较严重,约有50万患者。目前,其发病率已大幅度下降,患者基本控制在2 000例以内。麻风治愈后有一定的复发率(约3.7%),故仍应予重视。

(一)生物学性状

麻风分枝杆菌细长,略带弯曲,多呈束状排列。经理化因素影响后可出现L型变异,呈现颗粒状、短杆状或念珠状等。抗酸染色和革兰染色均为阳性,但常用抗酸染色。

麻风分枝杆菌为典型胞内寄生菌,患者渗出物标本涂片中可见大量麻风分枝杆菌存在于细胞内。感染细胞胞质呈泡沫状,称为麻风细胞,检测该细胞与结核分枝杆菌感染的鉴别具有重要鉴别意义。麻风分枝杆菌人工体外培养尚未成功。

(二)致病性与免疫性

麻风分枝杆菌只侵犯人类,主要通过破损皮肤、黏膜和呼吸道等途径侵入易感机体。此外,如痰液、汗液、乳汁、外生殖道分泌液中均可有麻风分枝杆菌,因此本病也可通过接触传播。人对麻风分枝杆菌抵抗力较强,主要通过细胞免疫应答及$\alpha\beta T$和$\gamma\delta T$细胞发挥重要作用。麻风病是一种慢性传染病,潜伏期长,发病缓慢,病程长。因机体的免疫状态不同,临床表现各异,可分为瘤型和结核型麻风两种。

1. **瘤型麻风** 病原菌主要侵犯皮肤、黏膜,随病程发展,常可累及内脏和神经系统。传染性强,为开放性麻风。患者多为细胞免疫功能缺损,巨噬细胞功能低下,麻风菌素试验阴性,病原菌

171

可在细胞内大量繁殖。机体体液免疫基本正常,血清中可出现大量自身抗体并与受损组织释放抗原结合,免疫复合物可沉淀于皮肤或黏膜下,形成红斑和结节,即麻风结节。这是麻风的典型病灶。

2. 结核型麻风 病原菌侵犯皮肤和外周神经,不侵犯内脏。患者早期皮肤出现斑疹,周围神经逐渐变粗变硬,感觉功能障碍。传染性小,为闭锁性麻风。机体细胞免疫多正常,细胞内很少见有麻风分枝杆菌。有些病变可能与Ⅳ型超敏反应有关。病情稳定,极少演变为瘤型麻风。

另外,少数患者为介于两型之间的类型或非特异性炎症的未定型,它们可向上述两型分化。

(三) 微生物学检查

麻风分枝杆菌微生物检查主要是取标本涂片染色、镜检。麻风菌素试验因与结核菌有交叉反应,故对诊断意义不大。

从患者鼻黏膜或皮损处取材涂片,做抗酸染色及镜检。麻风分枝杆菌为典型的胞内菌,在细胞内找到大量抗酸分枝杆菌,具有诊断意义。也可用金胺染色在荧光显微镜检查,以提高检查阳性率。

(四) 防治原则

麻风病目前尚无特异性预防方法,应早发现、早治疗。治疗药物主要有砜类、利福平、氯苯吩嗪和丙硫异烟胺等,并多采用联合用药以降低耐药性的产生。

第六节 其 他 细 菌

其他常见病原性细菌,见表 2-3-9。

表 2-3-9 其他常见病原性细菌

菌名	主要生物学性状	致病性与免疫性	特异性防治
嗜肺军团菌 (*L. pneumophila*)	中等大小 G⁻ 杆菌,有端生或侧生鞭毛,无芽孢,有菌毛和微荚膜。需氧,营养要求较苛刻	嗜肺军团菌引起的军团病,主要通过呼吸道吸入带菌飞沫、气溶胶而感染,多流行于夏秋季,为全身性疾患,临床表现多样化	目前尚无有效的军团菌疫苗。治疗首选红霉素,对疗效不佳者可合用利福平及其他药物
羊布鲁菌(*B. melitensis*)	G⁻ 球杆菌,两端钝圆,无芽孢,无鞭毛,光滑型菌有微荚膜。需氧,营养要求较高	细菌可通过皮肤、黏膜进入宿主体内,并在机体脏器内大量繁殖和快速扩散入血。感染后易转为慢性	急性期患者用抗生素治疗,慢性患者除继续使用抗生素治疗外,还应采用综合疗法以增强机体免疫功能
鼠疫耶氏菌 (*Y. pestis*)	G⁻ 卵圆形短杆菌,有荚膜,无芽孢,无鞭毛。兼性厌氧,最适生长温度为 27~30℃,最适 pH 为 6.9~7.2	鼠疫是自然疫源性传染病,鼠蚤为主要的传播媒介。临床常见有腺鼠疫、肺鼠疫和败血症型鼠疫	治疗必须早期足量使用抗菌药,磺胺类、链霉素、氯霉素、氨基糖苷类抗生素等均有效。鼠疫感染后能获得牢固免疫力,很少再次感染
炭疽芽孢杆菌 (*B. anthracis*)	粗大 G⁺ 杆菌,两端截平,无鞭毛,可形成荚膜。芽孢在有氧条件下形成,呈椭圆形,位于菌体中央,芽孢直径小于菌体横径。需氧或兼性厌氧,最适温度为 30~35℃。细菌芽孢在干燥土壤或皮毛中能存活数年至 20 余年	炭疽芽孢杆菌主要致病物质是荚膜和炭疽毒素,炭疽毒素是造成感染者致病和死亡的主要原因	本菌对青霉素、红霉素、氯霉素等均敏感

（续表）

菌名	主要生物学性状	致病性与免疫性	特异性防治
铜绿假单胞菌（*Pseudomonas*）	中等大小 G⁻ 杆菌。单端有 1～3 根鞭毛，运动活泼。无芽孢，有荚膜，临床分离的菌株常有菌毛。需氧，在普通培养基上生长良好。最适生长温度为 35 ℃，在 4 ℃ 不生长而在 42 ℃ 可生长是铜绿假单胞菌的特点。菌落大小不一，扁平湿润，边缘不齐，产生带荧光的水溶性色素而使培养基呈绿色	主要致病物质是内毒素，尚有菌毛、荚膜、胞外酶和外毒素等多种致病因子。主要临床表现为局部化脓性炎症。亦可引起中耳炎、角膜炎、脓胸、泌尿道炎，以及菌血症、败血症	治疗可选用庆大霉素、多黏菌素等
流感嗜血杆菌（*H. influenzae*）	G⁻ 小杆菌。无鞭毛、无芽孢，有荚膜，毒力较强。多数菌株有菌毛。需氧或兼性厌氧。最适生长温度为 33～37 ℃，pH 为 7.6～7.8	主要致病物质为荚膜、菌毛与内毒素等。原发性感染多引起急性化脓性感染，常见于儿童；继发性感染多见于成人	机体抗流感嗜血杆菌的免疫以体液免疫为主；治疗可选用广谱抗生素
幽门螺杆菌（*Helicobacter pylori*）	革兰染色阴性，菌体弯曲呈螺形、S 形或海鸥状，一端或两端有多根鞭毛，运动活泼，常聚集成团或呈鱼群样排列。微需氧菌，营养要求高，需在含血或血清的培养基上生长，最适生长条件为 pH 6.0～7.0	细菌繁殖后产生的致病物质除直接引起黏膜细胞损伤外，还可通过Ⅳ、Ⅱ型超敏反应造成组织损伤，引起胃酸的大量分泌以及造成胃上皮细胞凋亡	治疗可用抗菌疗法，多采用以铋剂或抑酸剂为基础，再加两种抗生素的三联疗法
空肠弯曲菌（*C. jejuni*）	空肠弯曲菌菌体细长，呈弧形、螺旋形、S 形或海鸥状。菌体一端或两端有鞭毛，运动活泼，在暗视野镜下观察似飞蝇。无荚膜，不形成芽孢。空肠弯曲菌为微需氧菌，最适温度为 37 ℃～42 ℃，营养要求高	人群普遍易感，通过食入污染空肠弯曲菌的食物感染。5 岁以下儿童的发病率最高，夏秋季多见	

（梅 雪 陈文娜 郭 羽 叶荷平）

173

第四章

其他原核微生物

导学 ▐▐▐

掌握：支原体、衣原体、立克次体、螺旋体及放线菌的定义和所致疾病。
熟悉：支原体、衣原体、立克次体、螺旋体及放线菌的主要生物学性状。
了解：支原体、衣原体、立克次体、螺旋体及放线菌所致疾病的微生物学检查方法和防治原则。

原核细胞微生物除细菌外，还包括支原体、衣原体、立克次体、螺旋体和放线菌等。因这些微生物的结构和组成与细菌接近，故从分类学角度，它们可列入广义的细菌范畴。

第一节 支 原 体

支原体(Mycoplasma)是一类没有细胞壁的原核细胞型微生物，由于它们能形成有分枝的长丝，故称之为支原体。对人致病的支原体主要为肺炎支原体、人型支原体、生殖器支原体和溶脲脲原体。

一、生物学性状

(一) 形态与染色

支原体没有细胞壁，具有高度多形性。直径 $0.2\sim0.3~\mu m$，能通过 $0.45~\mu m$ 细菌滤器，是目前所知能在无生命培养基中繁殖的最小微生物。革兰染色阴性，但不易着色，用姬姆萨(Giemsa)染料着色 3 小时以上呈淡紫色。

(二) 培养特性

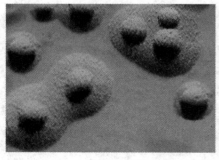

图 2-4-1 支原体菌落形态(×10)

支原体的营养要求比一般细菌高，培养基中除无胆甾原体外必须加入 $10\%\sim20\%$ 人或动物血清。支原体一般为兼性厌氧，生长最适温度为 $36\sim37~℃$。一般在 pH $7.6\sim8.0$ 生长良好，低于 7.0 时死亡。溶脲脲原体因可分解尿素产氨，使培养基 pH 升高，故其最适 pH 为 $5.5\sim6.5$。

支原体主要以二分裂繁殖为主，生长繁殖速度缓慢，在含 1.4% 琼脂的固体培养基上孵育 $2\sim3$ 日后形成细小菌落，肉眼不易观察，低倍镜下呈荷包蛋样菌落(图 2-4-1)。肺炎支原体的菌落较大，直径 $100\sim150~\mu m$。溶脲脲原体的菌落最小,仅 $10\sim40~\mu m$。

(三) 抵抗力

支原体因无细胞壁,对热、干燥的抵抗力弱,对紫外线敏感,易被酚、甲醛和脂溶剂灭活,但对结晶紫的抵抗力大于细菌。支原体对干扰蛋白质合成的抗生素如红霉素、氯霉素、链霉素、螺旋霉素、强力霉素等敏感,但对可干扰细胞壁合成的抗生素耐药。

二、致病性与免疫性

(一) 致病物质

支原体与宿主易感细胞的黏附是引起感染的先决条件。肺炎支原体、生殖器支原体通过其顶端结构与宿主易感细胞上的受体结合而黏附于细胞上,支原体可从宿主细胞膜获得脂质和胆固醇作为营养的来源,同时释放有毒代谢产物使宿主细胞受损。溶脲脲原体可与精子相黏附影响其动力,或引起免疫损伤而致不育。

(二) 所致疾病

1. **肺炎** 肺炎支原体(*M. pneumoniae*)主要侵犯呼吸道,一般通过飞沫传播引起肺炎。肺炎支原体与学龄儿童、青少年和中青年所患肺炎密切相关,也可引起成人和 5 岁以下儿童肺炎以及偶发的流行性肺炎。支原体肺炎的病理变化以间质性肺炎为主,又称原发性非典型肺炎(primary atypical pneumonia)。

支原体肺炎通常采用冷凝集试验进行血清学诊断,但仅 50% 左右患者出现阳性。呼吸道合胞病毒感染、腮腺炎、流感等也可出现非特异性的冷凝集素效价升高。

2. **泌尿生殖道感染** 引起泌尿生殖道感染的支原体主要有溶脲脲原体(*U. urealyticum*)、人型支原体(*M. hominis*)、生殖器支原体(*M. genitalium*),现已被列为性传播性疾病的病原体。

三、微生物学检查

肺炎支原体的诊断方法靠分离培养和血清学检查,生殖道支原体的诊断可用分离培养、核酸杂交和 PCR 等方法。目前应用较多的是代谢抑制试验,即将支原体接种在一个含有血清和酚红的葡萄糖培养基中,若抗体与支原体相对应,则支原体生长和代谢受到抑制,酚红不变颜色。

四、防治原则

加强宣传教育,注意公共卫生和个人卫生,预防经性传播途径的感染。可采用喹诺酮类、四环素类药物治疗感染。

第二节 衣 原 体

衣原体(Chlamydia)是一类严格在真核细胞内寄生,有独特发育周期,能通过细菌滤器的原核细胞型微生物。衣原体的共同特征是:①革兰染色阴性,在光学显微镜下可见。②具有细胞壁,其组成与 G^- 菌相似。③含有 DNA 和 RNA 两类核酸,有核糖体和较复杂的酶类,但不够完善,必须利用宿主细胞的代谢产物作为能量来源。④有独特的发育周期,仅在活细胞内以二分裂方式繁殖。⑤对多种抗生素敏感。能引起人类疾病的有沙眼衣原体、肺炎嗜衣原体、鹦鹉热嗜衣原体。目前在发达国家中,由衣原体感染所致的性传播疾病的发病率已超过淋病奈瑟菌感染,成为最常见的性传播疾病。

一、生物学性状

（一）形态与染色

衣原体在宿主细胞内生长繁殖，具有特殊的发育周期，可观察到两种不同的颗粒结构。

1. 原体（elementary body，EB）　为发育成熟的衣原体，呈小球形、椭圆形或梨形，小而致密，Giemsa 染色呈紫色，直径 $0.2 \sim 0.4\ \mu m$，有细胞壁，为衣原体的胞外形式。原体在宿主细胞外较稳定，无繁殖能力，但具有高度的感染性，通过吞饮作用进入宿主易感细胞后，细胞膜包围于原体外形成空泡，原体在空泡中逐渐发育、体积增大进入增殖状态，形成始体。

2. 始体（initial body）　又称网状体（reticulate body，RB），呈大球形或椭圆形，大而疏松，无致密核质，但有纤细网状结构。Giemsa 染色呈蓝色，直径 $0.5 \sim 1.0\ \mu m$，无胞壁，为细胞内形式。始体是衣原体发育周期中的繁殖型，在细胞外很快死亡，故不具感染性。始体经二分裂方式繁殖，在空泡内发育成许多子代原体，形成致密的包涵体。最后，成熟的子代原体从破坏的感染细胞中释出，再感染新的易感细胞，开始新的发育周期。整个发育周期需 $48 \sim 72$ 小时。

包涵体是指在易感细胞内含繁殖的子代原体和始体的空泡。由于发育时期不同，包涵体的形态和大小差别较大，成熟的包涵体含大量的原体。

（二）培养特性

衣原体为专性细胞内寄生，不能用人工培养基培养，可在 $6 \sim 8$ 日龄鸡胚或鸭胚卵黄囊中生长繁殖，并可在卵黄囊膜内找到包涵体、原体和始体颗粒。

衣原体对热和常用消毒剂敏感，在 $60\ ℃$ 仅能存活 $5 \sim 10$ 分钟，在 $-70\ ℃$ 可保存数年。红霉素、四环素、螺旋霉素和强力霉素及利福平等均可抑制衣原体的繁殖。

二、致病性与免疫性

（一）致病物质

衣原体可通过创面侵入机体，原体吸附于易感的黏膜上皮细胞并在其中繁殖，也可进入单核-巨噬细胞繁殖，产生类似 G^- 菌的内毒素性物质，抑制宿主细胞代谢，直接破坏宿主细胞或引起 Ⅳ 型超敏反应导致性病淋巴肉芽肿等。

（二）所致疾病

已知的与人类疾病有关的衣原体有沙眼衣原体、肺炎嗜衣原体和鹦鹉热嗜衣原体 3 种，均可引起肺部感染。沙眼衣原体和肺炎嗜衣原体主要在人类之间以呼吸道飞沫、母婴接触和性接触等方式传播。鹦鹉热嗜衣原体可通过接触和吸入感染有该种衣原体的禽类的组织、血液和粪便等的气雾或尘埃而感染人类。

1. 沙眼　由沙眼衣原体引起。主要经直接或间接接触，即眼-眼或眼-手-眼途经传播。早期表现为眼睑结膜急性或亚急性炎症，出现流泪、黏液脓性分泌物、结膜充血等症状。后转为慢性，出现结膜瘢痕、眼睑内翻、倒睫、角膜血管翳所致角膜损害，甚至导致失明。

2. 包涵体结膜炎　婴儿多为分娩过程中通过产道时感染，常引起滤泡性结膜炎，病变类似沙眼，其分泌物内含大量衣原体，但不形成结膜瘢痕，不出现角膜血管翳，一般经数周或数个月痊愈。

3. 肺炎　经飞沫或呼吸道分泌物传播，亦可在家庭或医院等集体场所相互传染。主要引起青少年急性呼吸道感染，表现为咽痛、声音嘶哑等临床症状，还可引起心包炎、心肌炎和心内膜炎。

4. 性病淋巴肉芽肿　由沙眼衣原体引起。主要通过两性接触传播，男性常侵犯腹股沟淋巴结，引起化脓性淋巴结炎和慢性淋巴肉芽肿。女性常侵犯会阴、肛门和直肠，可形成肠皮肤瘘管及会阴-肛门-直肠狭窄和梗阻。

三、微生物学检查

正确采集和运送衣原体标本对感染的诊断十分重要。对于急性期沙眼或包涵体结膜炎患者，以临床诊断为主，同时可取眼结膜刮片或眼穹窿部及眼结膜分泌物做涂片。对于泌尿生殖道感染者，由于临床症状不一定典型，因而实验室检查很重要，可采用宫颈刮片或泌尿生殖道拭子，少数取精液或其他病灶活检标本，也可以用初段尿离心后涂片。

四、防治原则

预防沙眼应注意个人卫生，不使用公共毛巾、浴巾和脸盆，避免直接或间接的接触传染。预防泌尿生殖道衣原体感染应广泛开展性病知识宣传，提倡健康的性行为，积极治愈患者和带菌者。治疗可选用磺胺类药物和红霉素、诺氟沙星等。

第三节 立 克 次 体

立克次体（Rickettsia）是大小介于细菌和病毒之间的一类独特的微生物，为一类严格活细胞内寄生的原核细胞型微生物。可见多形性，如球杆状、杆状或长丝状等，呈二分裂方式繁殖，大多数不能用人工培养基培养，对四环素类和氯霉素类抗生素敏感，但磺胺类药物可促其繁殖。

与人类关系密切的立克次体主要包括：引起流行性斑疹伤寒和斑疹伤寒的普氏立克次体；引起地方性斑疹伤寒的莫氏立克次体；引起恙虫病的恙虫病立克次体等。

一、普氏立克次体

普氏立克次体（R. prowazekii）是流行性斑疹伤寒（虱传斑疹伤寒或称典型斑疹伤寒）的病原体，为纪念研究斑疹伤寒而献身的捷克科学家 Von prowazek 而得名。

（一）生物学性状

普氏立克次体呈多形态性，以短杆形为主，在胞质内呈单个或短链状，长 $0.6\sim2.0\ \mu m$，宽 $0.3\sim0.8\ \mu m$。革兰染色阴性，着色较浅，姬姆萨法染色呈紫色或蓝色。

立克次体的脂多糖成分与变形杆菌的某些 X 株菌体抗原有相同或相似的抗原决定簇，可引起交叉反应。临床上常利用这种非特异性直接凝集反应辅助诊断斑疹伤寒、斑点热和恙虫病，称为外斐反应（Weil-Felix reaction）。

（二）致病性与免疫性

1. 致病物质　普氏立克次体的储存宿主是患者，患者是唯一的传染源，传播媒介是人虱。感染方式是虱-人-虱-人。人虱叮咬患者，立克次体进入人虱体内，在肠管上皮细胞内生长繁殖，细胞破坏后随粪便排出体外。当感染的人虱叮咬健康人时，立克次体可随虱粪排泄于人的皮肤上，由于瘙痒抓伤皮肤时立克次体便可侵入人体而致病。

2. 所致疾病　流行性斑疹伤寒的潜伏期为 10～14 日，发病急，患者可出现高热、剧烈头痛和周身疼痛，4～7 日后可见皮疹，严重的为出血性皮疹。有时还伴有神经、心血管系统症状和其他实质器官损害。多见于 50 岁以上的成年人，60 岁以上老人病死率高。

3. 免疫性　机体感染以后可产生群和种特异性抗体，还可通过细胞免疫产生 IFN-γ 等细胞因子，使病后获得较强的免疫力。

外斐反应即为利用变形杆菌 OX_{19} 抗原检测血清中特异性抗体的方法，当抗体滴度为 $\geqslant1:160$ 或恢复期抗体滴度比感染早期增高 $\geqslant4$ 倍者可诊断为斑疹伤寒。灭虱是预防流行性斑疹伤寒的重要措施。

二、斑疹伤寒立克次体

斑疹伤寒立克次体(*R. typhi*)或称莫氏立克次体(*R. mooseri*),是地方性斑疹伤寒(亦称鼠型斑疹伤寒)的病原体。地方性斑疹伤寒主要发生在非洲和南美洲。

(一)生物学性状

斑疹伤寒立克次体大小形态同普氏立克次体,但链状排列少见。其染色性、菌体结构、抗原构造、培养特性、抵抗力等与普氏立克次体相似。

(二)致病性与免疫性

斑疹伤寒立克次体的主要储存宿主是鼠,主要传播媒介是鼠蚤和鼠虱,感染方式是鼠-蚤-鼠。立克次体长期寄生于隐性感染鼠体内,鼠蚤吸食疫鼠血液后,立克次体进入其消化道并在肠上皮细胞内繁殖,细胞破裂后释出并随蚤粪排出体外,在鼠群间传播。鼠蚤只在鼠死亡后才离开鼠转而叮吮人血,使人感染。带有立克次体的干燥蚤粪还可经口、鼻及眼结膜等途径进入人体而致病。

地方性斑疹伤寒的临床症状与流行性斑疹伤寒相似,但发病缓慢,常经过 8～12 日的潜伏期后出现发热和皮疹,且病情轻,较少累及中枢神经系统和心肌,病死率低于 1%。

三、恙虫病立克次体

恙虫病立克次体(*O. tsutsugamushi*)是恙虫病的病原体,该病主要流行于日本和东南亚、西南太平洋岛屿及我国的东南与西南地区。

恙虫病是一种自然疫源性疾病,恙螨是恙虫病立克次体的寄生宿主、储存宿主和传播媒介。野鼠和家鼠为主要传染源。人被恙螨叮咬后,经 7～10 日的潜伏期后突然出现剧烈头痛、高热,可出现耳聋。叮咬处最初为红斑样皮疹,继而形成水疱,破裂后发生溃疡,伴有黑色焦痂。可出现神经系统、循环系统以及肝、肺、脾等损害症状。

第四节 螺 旋 体

螺旋体(Spirochete)是一类细长、柔软、弯曲呈螺旋状、运动活泼的原核细胞型微生物,广泛分布在自然界和动物体内,有细胞壁,内含脂多糖和胞壁酸,以二分裂方式繁殖,对抗生素敏感。对人类有致病性的螺旋体有 3 个属,即密螺旋体(*Treponema*)、疏螺旋体(*Borrelia*)及钩端螺旋体(*Leptospira*)。

一、密螺旋体

密螺旋体的螺旋量多、细密、规则、两端尖,对人致病的密螺旋体有苍白密螺旋体(*T. pallidum*)和品他密螺旋体(*T. carateum*)两个种。苍白密螺旋体苍白亚种,俗称梅毒螺旋体,可引起梅毒,人体是其唯一宿主。

(一)生物学性状

1. 形态与染色　全长 5～15 μm,宽约 0.2 μm。两端尖直,有 8～14 个致密而规则的小螺旋,电镜下可见细胞膜内为螺旋形原生质体,外面紧绕着 3～4 根周浆鞭毛,与其运动有关。经 Fontana 镀银染色法后呈棕褐色,可在光镜下观察。革兰染色为阴性,但不易着色。不染色的新鲜标本可于暗视野显微镜下观察其形态和运动方式。

2. 培养特性　不能在无活细胞的人工培养基中生长繁殖。可在家兔上皮细胞中生长,但繁殖速度较慢,且只能维持数代。

3. 抵抗力　梅毒螺旋体的抵抗力极弱,对温度和干燥特别敏感。加热 41.5 ℃ 1 小时或 50 ℃ 5 分钟死亡;血液中的梅毒螺旋体 4 ℃ 3 日后可死亡。对常用化学消毒剂敏感,在 1‰～2‰石炭酸数分钟死亡。对青霉素、红霉素、四环素或砷剂等均敏感。

(二)致病性与免疫性

1. 致病性　自然情况下,梅毒螺旋体只感染人类,人是梅毒唯一传染源。梅毒有先天性和获得性两种,前者从母体通过胎盘传染胎儿,后者主要经性接触传播,少数通过输血等间接途径感染。获得性梅毒临床上分为 3 期:

(1) Ⅰ 期梅毒:感染后 3 周左右在侵入局部出现无痛性硬结及溃疡,称硬性下疳。多见于外生殖器,其溃疡渗出液中存在大量梅毒螺旋体,感染性极强。一般 4～8 周后,硬下疳常自愈。经 2～3 个月无症状的隐伏期后进入第 Ⅱ 期。

(2) Ⅱ 期梅毒:此期的主要表现为全身皮肤、黏膜梅毒疹,淋巴结肿大,有时亦累及骨、关节、眼及其他脏器。在梅毒疹和淋巴结中,存在大量梅毒螺旋体。初次出现的梅毒疹不经治疗在 3 周至 3 个月后会自行消退,部分病例经潜伏 3～12 个月后可再发作。Ⅱ 期梅毒因治疗不当,经过 5 年或更久的反复发作而进入Ⅲ期。

(3) Ⅲ 期梅毒:即晚期梅毒,发生于感染 2 年以后,亦可长达 10～15 年。病变可波及全身组织和器官。基本表现为皮肤黏膜的溃疡性损害或内脏器官的肉芽肿样病变(梅毒瘤),常累及皮肤、肝、脾和骨骼,严重者在经过 10～15 年后引起心血管及中枢神经系统损害,导致动脉瘤、脊髓瘤及全身麻痹等。病灶内螺旋体少且不易检出。

Ⅰ、Ⅱ 期梅毒又统称为早期梅毒,此期传染性强而破坏性小,Ⅲ 期梅毒又称为晚期梅毒,该期传染性小,病程长且破坏性大。

先天性梅毒多发生于妊娠 4 个月之后,系母体梅毒螺旋体通过胎盘进入胎儿所致,出生胎儿常表现为马鞍鼻、锯齿形牙、间质性角膜炎、先天性耳聋等特殊体征。

2. 免疫性　机体针对梅毒的免疫是感染性免疫,以细胞免疫为主,体液免疫只有一定的辅助防御作用,意义不大。当螺旋体从体内清除后仍可再感染梅毒,此病周期性潜伏与再发的原因可能与体内产生的免疫力有关。

(三)微生物学检查

1. 标本　Ⅰ 期梅毒取硬下疳渗出液,Ⅱ 期梅毒取梅毒疹渗出液或局部淋巴结抽出液。先天性梅毒诊断应取脐血标本进行检测。

2. 显微镜检查　新鲜标本可立即在暗视野显微镜下检查,螺旋体呈现活泼的运动。亦可将标本与荧光标记的梅毒螺旋体抗体结合后,在荧光显微镜下观察。

3. 血清学诊断　人体感染梅毒螺旋体后,除产生特异性抗体外,还产生一种称为反应素的抗体。梅毒血清学试验有非密螺旋体抗原试验(如 VDRL 试验和 RPR 试验)和密螺旋体抗原试验(如 FTA - ABS 试验和 TPHA 试验)两类。

(四)防治原则

梅毒属性病,预防的主要措施是加强卫生宣传教育和严格社会管理,目前尚无疫苗预防。对患者应早诊、早治,现多采用青霉素治疗 3 个月至 1 年,以血清中抗体转阴为治愈指标。

二、钩端螺旋体

钩端螺旋体简称钩体,可引起人及动物的钩端螺旋体病,简称钩体病,是在世界各地广泛流行的一种人畜共患病,我国绝大多数地区都有不同程度的流行,尤以南方最为严重,属国家重点防治的传染病之一。

（一）生物学性状

1. **形态与染色** 钩端螺旋体具有细密而规则的螺旋，一端或两端弯曲呈钩状，呈 C 或 S 形。长 6～20 μm，宽 0.1～0.2 μm，在暗视野显微镜下，形似细小珍珠排列的细链，运动活泼，可移动、屈曲或围绕长轴做快速旋转运动。电镜下钩体为圆柱状结构，在胞壁与浆膜之间是由两条轴丝扭成的中轴，位于菌体一侧。钩体革兰染色为阴性，但不易被碱性染料着色，常用镀银染色法染成棕褐色。

2. **培养特性** 钩端螺旋体是唯一可人工培养的螺旋体，最适温度 28～30 ℃，pH 7.2～7.6，常用柯索夫（Korthof）培养基培养，生长缓慢，接种后 3～4 日开始繁殖，1～2 周后可见液体培养基呈半透明云雾状混浊。在固体培养基上，经 28 ℃ 孵育 1～3 周，可形成透明、不规则、直径＜2 mm 的扁平细小菌落。

3. **抵抗力** 钩体对理化因素的抵抗力较其他致病螺旋体强，在水或湿土中可存活数周至数个月，对干燥、热、日光的抵抗力均较弱，60 ℃ 1 分钟即死亡。对 0.5%来苏、0.1%石炭酸、1%漂白粉等敏感，对青霉素、金霉素等抗生素敏感。

（二）致病性与免疫性

1. **致病性** 钩体病为自然疫源性人畜共患传染病，主要于夏、秋季节流行，农民、牧民、畜牧兽医等从业人员发病率较高。鼠和猪是钩体的重要储存宿主和传染源。钩体可在动物的肾小管中生长繁殖，从尿中排出污染水源和土壤。当人接触到污染的水源、稻田等疫水时，钩体能穿过正常或破损的皮肤和黏膜侵入人体。经 7～10 日潜伏期后进入血流大量繁殖，引起早期钩体败血症，出现头痛、发热、恶寒、乏力、全身酸痛、腓肠肌压痛、结膜充血、表浅淋巴结肿大等表现。1 个月后钩体可侵入肝、脾、肺、心、肾、淋巴结和中枢神经系统，引起相关脏器和组织的损害。

2. **免疫性** 致病性钩端螺旋体进入人体后，单核-巨噬细胞可以吞噬病菌。若病菌数量少、毒力低，被完全或大部分杀灭，则不形成感染或呈隐性感染状态。发病后 1～2 周，随着特异性抗体逐渐增多，血循环中的钩端螺旋体迅速被清除。但抗体对侵入肾脏的病菌作用较小，可经尿排菌达半年左右。

（三）微生物学检查

发病 1 周内取血液，第二周以后取尿，有脑膜炎症状者取脑脊液进行检查。血液可直接于暗视野显微镜镜检或经镀银染色后镜检，也可用免疫荧光法或免疫酶染色法检查。尿液标本一般需浓缩（离心）后培养。

血清学试验一般在病初及发病 2～3 周各采血 1 次，凝集试验检测凝集效价在 1∶300 以上或晚期比早期血清效价高 4 倍以上有诊断意义。

（四）防治原则

要做好防鼠、灭鼠工作，加强对带菌家畜的管理，消灭传染源。同时切断传播途径，避免或减少与疫水接触。对流行区的居民、矿工、饲养员及易感人员进行疫苗接种。治疗首选青霉素或氨苄西林，对青霉素过敏者可选用庆大霉素或金霉素，接触感染动物或疫水者的预防可口服强力霉素。

三、伯氏疏螺旋体

伯氏疏螺旋体（*B. burgdorferi*）是莱姆病的病原体。莱姆病是一种自然疫源性传染病，因 1977 年在美国康涅狄格州的莱姆镇最初被发现而命名。啮齿类动物是主要传染源，主要传播媒介是硬蜱。人被疫蜱叮咬后，经 3～30 日潜伏期，在叮咬部位可出现慢性移行性红斑。初始为红色斑疹或丘疹，随后皮损逐渐扩大，可形成数个红色枪靶状圈环。一般经 2～3 周后皮损自行消退。早期患者可口服强力霉素、羟氨苄青霉素或红霉素。晚期患者一般用青霉素联合头孢曲松静脉滴注。

第五节 放 线 菌

放线菌是原核细胞型微生物,因菌落呈放线状而得名,分为不含分枝菌酸的放线菌属和含分枝菌酸的诺卡菌属两大类。

一、放线菌属

放线菌属(Actinomycetes)为不规则、无芽孢的 G+ 杆菌。常寄居在人和动物口腔、上呼吸道、胃肠道和泌尿生殖道,在某些条件下可引起内源性感染。

(一)生物学性状

1. 形态与染色 放线菌以裂殖方式繁殖,常形成分枝状无隔营养菌丝,但不形成空中菌丝,菌丝细长,直径 0.5~0.8 μm,24 小时后断裂成链球或链杆状,无荚膜和鞭毛。

在患者病灶组织和瘘管流出的脓样物质中,可找到肉眼可见的黄色硫黄样颗粒,是放线菌在病变部位形成的菌落。在显微镜下可见颗粒呈菊花状,中央部分由分枝的菌丝交织组成,呈革兰染色阳性;周围部分菌丝细长,放射状排列,末端膨大呈棒状,革兰染色阴性;行苏木素伊红(HE)染色,中央呈紫色,末端膨大处为红色。

2. 培养特性 放线菌为厌氧或微需氧菌,初次分离需加入 5% CO$_2$。在血琼脂平板上培养4~6 日后,可长出灰白或淡黄色的粗糙型不规则不溶血的微小圆形菌落(直径<1 mm)。在牛心脑浸液培养基上,经 37 ℃厌氧培养 18~24 小时的微菌落在显微镜下观察呈蛛网状,有助于此菌的鉴定。

(二)致病性与免疫性

1. 致病性 放线菌在机体抵抗力减弱、口腔卫生不良、拔牙或外伤时容易引起内源性感染,导致软组织的慢性或亚急性肉芽肿性炎症,病灶中央常坏死形成脓肿,若无继发感染则大多呈慢性无痛性过程,并常伴有多发性瘘管形成,排出黄色硫黄样颗粒,此即放线菌病(actinophytosis),常见于面颈部感染,约占患者的 60%。

2. 免疫性 放线菌病患者血清中可测到多种抗体,但抗体对机体无保护作用,亦无诊断价值。机体对放线菌的免疫主要靠细胞免疫。

(三)微生物学检查

采集患者局部病灶,在瘘管的脓汁、痰液或活检组织中寻找硫黄样颗粒。将可疑颗粒制成压片,在显微镜下观察是否有呈放线状排列的菌丝,必要时取标本做厌氧培养。放线菌生长缓慢,常需观察 1~2 周以上方可见菌落,亦可取活组织切片染色检查。

(四)防治原则

放线菌感染尚无特异的预防方法。注意口腔卫生,牙病及口腔破损应及时治疗。局部治疗主要为手术清创,切除坏死组织,同时应用大剂量青霉素较长时间治疗,或应用复方新诺明、克林达霉素、氨苄青霉素、红霉素或林可霉素治疗,一般治疗时间不少于 6 周。

二、诺卡菌属

诺卡菌属(Nocardia)是一群需氧放线菌,其细胞壁含分枝菌酸,广泛分布于土壤中,不属于人体正常菌群。引起人类疾病主要为星形诺卡菌(N. asteriodes)和巴西诺卡菌(N. brasiliensis)。

181

(一) 生物学性状

1. 形态与染色　诺卡菌属形态与放线菌属相似,色素颗粒压碎染色镜检可见菊花状,菌丝末端不膨大,中心部位为革兰染色阳性,边缘的流苏样棒状体为革兰染色阴性。部分诺卡菌抗酸阳性,但经 1‰盐酸乙醇延长脱色时可转变为阴性,以此与结核分枝杆菌相区别。

2. 培养特性　专性需氧菌,营养要求不高。在普通培养基或沙氏琼脂培养基中于室温或 37 ℃均可缓慢生长,一般需 1 周以上始见菌落。菌落大小不等,可呈干燥或蜡样,表面有皱褶,可产生红、粉红、黄、白或紫等颜色的色素颗粒。在液体培养基中形成菌膜浮于液面,液体澄清。星形诺卡菌菌落表面无白色菌丝,巴西诺卡菌菌落表面有白色菌丝生长。

(二) 致病性与免疫性

星形诺卡菌为外源性感染,T 细胞缺陷(如白血病或艾滋病患者)及器官移植使用免疫抑制剂治疗的患者为易感人群。主要通过呼吸道引起原发性、化脓性肺部感染,可出现肺结核的症状。肺部病灶可转移到皮下组织,也可扩散到其他器官,表现为化脓性肉芽肿样改变。

(三) 微生物学检查

取脓液、痰涂片和压片检查,可见有革兰阳性和部分抗酸性分枝菌丝。若见散在的抗酸性杆菌,应与结核分枝杆菌相区别。

(陈文娜)

第五章

病　毒　总　论

 导学

> **掌握**：病毒的基本结构；病毒对宿主细胞的致病作用。
> **熟悉**：病毒的增殖周期；理化因素对病毒的影响；病毒的传播方式与病毒感染类型。
> **了解**：病毒的人工培养方法与防治原则。

病毒（virus）是一类特殊的生命体。与其他微生物比较，病毒具有体积微小、结构简单、遗传物质单一、严格活细胞内寄生、以复制方式增殖、对常用抗生素一般不敏感等特点。病毒与人类疾病的关系极为密切，约 75% 的人类传染病由病毒引起。有些病毒性疾病传染性强，传播快；有些病毒性疾病则病情严重，病死率高；部分病毒可引起持续性感染或肿瘤、先天性畸形等。近年来，新现和再现病毒的感染和生物安全已成为事关全球的社会卫生问题，病毒感染的防治已成为人类关注的热点。学习医学病毒学的目的在于控制、消灭病毒性疾病，保障人类健康。

第一节　病毒的基本性状

一、病毒的大小与形态

完整的成熟病毒颗粒称为病毒体（virion）。病毒体大小的测量单位为纳米（nanometer，nm），各类病毒大小为 20～300 nm。最大的痘病毒约 300 nm，最小的脊髓灰质炎病毒只有 20～30 nm。

病毒的形态具有多样性。多数人和动物病毒呈球形或近似球形，少数为子弹形、砖块形。大部分病毒的形态较为固定，但有些病毒则具有多形性，如正黏病毒形状可呈球形、丝状和杆状。

二、病毒的结构与功能

（一）病毒的结构

1. **基本结构**　病毒体的基本结构是由核心（core）和衣壳（capsid）构成的核衣壳（nucleocapsid）。

（1）核心：位于病毒体中心，主要成分为核酸，构成病毒基因组，主导病毒复制、遗传和变异。部分核酸具有感染性，被称为感染性核酸。病毒体核心部位还有少量的功能性蛋白质，如病毒自己编码的一些酶类。

（2）衣壳：包围在核酸外面的蛋白质外壳称为衣壳，其主要功能是保护核心部位的核酸免受破坏，并能介导病毒进入宿主细胞。衣壳蛋白具有免疫原性，是病毒体的主要抗原成分。

衣壳由一定数量的壳粒(capsomeres)组成。每个壳粒称为一个形态亚单位,由一些多肽分子即结构亚单位组成。不同病毒体衣壳所含的壳粒数目和排列方式不同,可作为病毒鉴别和分类的依据。根据壳粒排列方式的不同,病毒结构有以下几种对称型。①螺旋对称型:壳粒沿着螺旋形的病毒核酸链对称排列,如正黏病毒和副黏病毒。②立体对称型:核酸浓集成球形或近似球形结构,外周壳粒排列成 20 面体对称型。球状病毒多数呈此种对称型。③复合对称型:结构复杂的病毒体,壳粒排列既有螺旋对称,又有立体对称形式,如痘病毒和噬菌体。

2. 辅助结构　有些病毒的核衣壳外部还有包膜(envelope)包裹。包膜是病毒在成熟过程中核衣壳以出芽方式向细胞外释放时获得的,含有宿主细胞的细胞膜成分,包括脂质和少量的糖类。包膜表面常有突起,称为包膜子粒或刺突(spike)。包膜的性质和功能是:①构成病毒的表面抗原,可诱发机体免疫应答。②与病毒感染性有关,包膜中脂质与细胞脂质成分同源,彼此易于亲和、融合。③维护病毒体的完整性,包膜所含的磷脂、胆固醇及中性脂肪等能加固病毒体的结构。④包膜对干燥、热、酸和脂溶剂敏感。有包膜病毒被称为包膜病毒,无包膜病毒被称为裸病毒(图 2-5-1)。

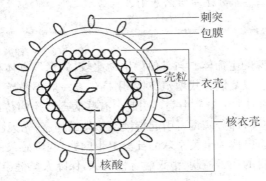

图 2-5-1　病毒体结构模式图

某些包膜病毒(如流行性感冒病毒)在核衣壳外层和包膜内层之间有基质蛋白存在。

(二) 病毒的化学组成及功能

1. 核酸　病毒体内仅含有一种核酸,DNA 或 RNA,据此把病毒分为 DNA 病毒和 RNA 病毒两大类。病毒核酸具有多样性,形状上有线型和环型,构成上有双链、单链和分节段核酸。病毒核酸大小差别很大,如乙肝病毒 DNA 只有 3 kb,而痘病毒的基因组有 300 kb。单链 RNA 病毒依据核酸是否具有 mRNA 的作用,又分为正链 RNA 和负链 RNA。正链 RNA 本身就是 mRNA,负链 RNA 则需要合成具有 mRNA 功能的互补链 RNA 参与翻译过程。

病毒核酸携带了病毒的全部遗传信息,决定了病毒基因组的复制和子代病毒的增殖及生物学性状。有的病毒核酸在除去衣壳蛋白后,可进入易感宿主细胞并能增殖,具有感染性,故称为感染性核酸。

2. 蛋白质　病毒蛋白约占病毒体总重量的 70%,分为结构蛋白和非结构蛋白两大类。

(1) 结构蛋白:指构成病毒有形成分(衣壳、包膜和基质)的蛋白质。衣壳蛋白一般由多个多肽亚单位组成;包膜蛋白多为糖蛋白且突出于病毒体外;基质蛋白是连接衣壳蛋白和包膜蛋白的部分,多具有跨膜和锚定(anchor)的功能。结构蛋白的功能是:保护病毒核酸,使其免受外界因素的破坏;参与病毒的感染过程;具有良好免疫原性,可以用于特异性诊断,也可以激发机体的免疫学反应。

(2) 非结构蛋白:指由病毒基因组编码,但不参与病毒体构成部分的病毒蛋白多肽,包括酶类

（如蛋白水解酶、DNA 多聚酶、逆转录酶等）和特殊功能蛋白（如抑制宿主细胞生物合成的蛋白质）。开展病毒非结构蛋白的深入研究，对阐明病毒本质、揭示其致病机制和防治原则等有重要意义。

3. 脂质和糖　主要存在于包膜病毒的包膜上，大部分来自宿主细胞膜。

三、病毒的增殖

（一）复制周期

病毒缺少增殖所需的酶系统、能量和许多原材料，必须在易感的活细胞内增殖。病毒在易感细胞内以自我复制的方式进行增殖。从病毒进入细胞开始，经基因组复制到子代病毒被释出的全过程，称为一个复制周期。人和动物病毒的复制周期依次包括吸附、穿入、脱壳、生物合成、装配、成熟和释放等 7 个连续阶段（图 2-5-2）。

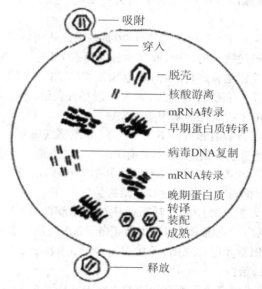

图 2-5-2　病毒（包膜病毒）复制周期示意图

1. 吸附（adsorption）　吸附是病毒与细胞相互作用的开始，分为两个阶段。①病毒与细胞的静电结合（非特异、可逆）；②宿主细胞表面受体与病毒包膜或衣壳表面的配体病毒吸附蛋白特异性结合（特异、不可逆）。后者决定了病毒侵入的细胞类型。吸附过程可在数分钟到数十分钟内完成。

2. 穿入（penetration）　病毒吸附在宿主细胞膜后，主要是通过吞饮或融合方式穿入细胞膜。①吞饮：即病毒与细胞表面结合后内凹入细胞，细胞膜内陷形式类似吞噬泡，病毒进入细胞质内。无包膜的病毒多以吞饮形式进入易感细胞内。②融合：指病毒包膜与细胞膜密切接触，在融合蛋白的催化下，病毒包膜与细胞膜融合，将病毒核衣壳释放至细胞质内。

3. 脱壳（uncoating）　病毒体脱去衣壳后，核酸才能发挥作用。多数病毒在穿入细胞时已在细胞的溶酶体酶的作用下脱壳并释放出核酸，少数病毒的脱壳过程较复杂。这些病毒往往是在脱壳前，病毒的酶已在起转录 mRNA 的作用。

4. 生物合成（biosynthesis）　病毒基因组一旦从衣壳中释放后，进入病毒复制的生物合成阶段，即病毒利用宿主细胞提供的低分子物质大量合成病毒核酸和蛋白质。此阶段用血清学方法和电镜检查宿主细胞，找不到病毒颗粒，故被称为隐蔽期。

185

（1）双链 DNA 病毒：人和动物 DNA 病毒的基因组绝大多数为双链 DNA（dsDNA），dsDNA 病毒的生物合成分三个阶段。①早期转录和翻译：dsDNA 利用细胞核内 RNA 多聚酶，转录出早期 mRNA，再在细胞质的核糖体上翻译出早期蛋白。早期蛋白主要为非结构蛋白，为病毒核酸复制提供 DNA 多聚酶和调节蛋白。②dsDNA 复制：在解链酶的作用下，dsDNA 解链，按 DNA 半保留复制方式，以亲代单链 DNA 为模板，复制出子代双链 DNA。③晚期转录和翻译：以大量子代病毒 DNA 为模板，转录晚期 mRNA，再经翻译合成晚期蛋白。晚期蛋白主要是病毒结构蛋白，为病毒装配作好准备。

（2）单链 DNA 病毒：单链 DNA（ssDNA）病毒种类很少，有人类输血传染病毒（TTV）和微小病毒是 ssDNA 病毒。ssDNA 病毒的基因组可以是正链或负链，现以亲代负单链（－ssDNA）病毒为例说明生物合成过程。其先以－ssDNA 为模板，合成一条互补链形成中间型 dsDNA，解链后再由新合成的互补链为模板复制出子代－ssDNA，由另一条链为模板转录 mRNA 后，进一步翻译出病毒蛋白质。

（3）正单链 RNA 病毒：小 RNA 病毒、黄病毒和某些出血热病毒属正单链 RNA（＋ssRNA）病毒。＋ssRNA 不但是复制子代病毒的模板，而且本身就具有 mRNA 功能。病毒进入细胞脱壳后，＋ssRNA 可直接与细胞核糖体结合进行翻译，产生病毒 RNA 多聚酶等早期蛋白和结构蛋白。在病毒 RNA 多聚酶作用下，以＋ssRNA 为模板，合成一条互补负链，形成双链 RNA 复制中间体，再以负链 RNA 为模板，复制出子代病毒的基因组 RNA。

（4）负单链 RNA 病毒：多数有包膜的 RNA 病毒（如流感病毒等）属此类病毒。负单链 RNA（－ssRNA）病毒核酸虽携带有遗传信息，但不具有 mRNA 的功能。病毒进入细胞脱壳后，首先依赖病毒的 RNA 多聚酶，转录出互补正链 RNA，形成复制中间体，然后以正链 RNA 为模板，既合成子代负单链 RNA，又翻译出病毒的结构蛋白和非结构蛋白。

（5）双链 RNA 病毒：人类病毒中只有呼肠孤病毒科是双链 RNA（dsRNA）病毒。双链 RNA 病毒先由其负链 RNA 复制出新正链 RNA，再由新正链 RNA 复制出新的负链 RNA。其复制是非对称型，也不遵循 DNA 半保留复制的原则，子代 RNA 全部为新合成的 RNA。正链 RNA 又翻译出病毒的结构蛋白和非结构蛋白。

（6）逆转录病毒：逆转录病毒含有两个相同的正链 RNA 分子，称正单链双体 RNA，＋ssRNA 不具有 mRNA 功能，只能作为逆转录的模板，病毒体含有逆转录酶。在细胞质中，先以亲代 RNA 为模板，在逆转录酶的作用下合成互补 DNA 链后，形成 RNA：DNA 杂交中间体，再由病毒的 RNA 酶 H 水解去除 RNA，负单链 DNA 进入细胞核内，进而合成另一条 DNA 互补链形成双链 DNA 分子。dsDNA 整合到细胞染色体 DNA 上形成前病毒（provirus），前病毒在细胞核内转录出病毒 mRNA 和子代病毒 RNA。病毒 mRNA 在细胞质中翻译合成子代病毒的结构蛋白质和非结构蛋白质。人类免疫缺陷病毒（HIV）和人白血病病毒均属于逆转录病毒。

（7）DNA 嗜肝病毒科：这一类病毒很特殊，如人类乙型肝炎病毒（HBV）的基因组复制与上述六类均不相同，复制依赖逆转录过程。其逆转录过程发生在转录之后，在装配好的病毒衣壳中，以前病毒 DNA 转录的 RNA 为模板进行逆转录，同时形成 RNA：DNA 中间体，然后形成子代双链环状 DNA（见肝炎病毒章）。

5. 装配（assembly）　指将生物合成的蛋白质和核酸及其已形成的构件，组装成核衣壳的过程。除痘病毒外，DNA 病毒的核衣壳都在核内装配。绝大多数 RNA 病毒在细胞质内装配。螺旋对称型病毒的核衣壳装配，则由先组装好的衣壳围绕病毒基因组装配成核衣壳。无包膜病毒和疱疹病毒先形成 20 面体的空心衣壳，病毒核酸从衣壳的裂缝中进入壳内，最后形成核衣壳。

6. 成熟（maturation）　指病毒核衣壳装配好后，病毒发育成为具有感染性的病毒体的阶段。

病毒成熟的标准是：①形态结构完整；②具有感染性；③具有成熟颗粒的免疫原性。具有这些特征的无包膜病毒核衣壳即为成熟病毒体。有包膜病毒的核衣壳装配好后尚需获得包膜后才能成熟为完整的病毒体。

7. 释放（release） 成熟的病毒体以不同方式离开宿主细胞的过程称为释放。有包膜病毒的核衣壳多通过芽生方式，从细胞膜系统（核膜或细胞膜）获得包膜而释放。无包膜病毒在复制和装配过程中严重影响和破坏了细胞，病毒多通过溶解细胞释放出大量子代病毒。

（二）异常繁殖与干扰现象

1. 顿挫感染与缺陷病毒 病毒进入宿主细胞后，如细胞不能为病毒增殖提供所需要的酶、能量及必要的成分，则病毒就不能合成本身的成分，或者虽合成部分或全部病毒成分，但不能组装和释放出有感染性的病毒颗粒，称为顿挫感染（abortive infection）。因病毒基因组不完整或因某一基因位点改变，不能进行正常增殖，复制不出完整的有感染性病毒颗粒，此病毒称为缺陷病毒（defective virus）。但当其与另一种病毒共同培养时，若后者能为前者提供所缺乏的物质，就能使缺陷病毒完成正常的增殖，这种有辅助作用的病毒被称为辅助病毒（helper virus）。

2. 干扰现象 两种病毒感染同一细胞时，一种病毒抑制另一种病毒增殖的现象称为干扰现象（interference）。干扰现象不仅发生在异种病毒之间，也可发生在同种、同型及同株病毒之间。在使用疫苗预防疾病时，应注意合理使用，避免干扰现象发生。

四、病毒的遗传与变异

（一）基因突变

病毒在增殖过程中常发生基因组中碱基序列的置换、缺失或插入，引起基因突变。由基因突变产生的病毒表型性状改变的毒株为突变株（mutant）。

1. 条件致死性突变株（conditional lethal mutant） 指只能在某种条件下增殖，而在另一种条件下则不能增殖的病毒株。例如，温度敏感性突变株（temperature sensitive mutant，ts）在 28～35 ℃ 条件下可增殖，而在 37～40 ℃ 条件下不能增殖。ts 突变株常具有减低毒力而保持其免疫原性的特点，是生产减毒活疫苗的理想株。

2. 缺陷型干扰突变株（defective interference mutant，DIM） 指因病毒基因组中碱基缺失突变引起，其所含核酸较正常病毒明显减少，并发生各种各样的结构重排。DIM 由于基因的缺陷而不能单独复制，必须在辅助病毒（通常是野生株）存在时才能进行复制。DIM 在一些疾病中起重要作用，特别是与某些慢性疾病的发生有关。

3. 宿主范围突变株（host-range mutant，HR） 指病毒基因组突变而影响了对宿主细胞的感染范围，能感染野生型病毒所不能感染的细胞。利用此特性可制备狂犬病疫苗，也可对分离的流感病毒株等进行基因分析。

4. 耐药突变株（drug-resistant mutant） 临床上应用针对病毒酶的药物后，有时病毒经短暂抑制后又重新复制，常因编码病毒酶基因的改变而降低了靶酶对药物的亲和力或作用，从而使病毒对药物产生耐受性而能继续增殖。

（二）基因重组与重配

基因重组（gene recombination）是指两种病毒感染同一宿主细胞时发生基因交换，产生具有两个亲代特征的有感染性的子代病毒，其子代病毒称为重组体（recombinants）。对于基因分节段的 RNA 病毒（如流感病毒等），通过交换 RNA 节段而进行基因重组的现象，称为重配（reassortment）。流感病毒基因重配所产生的变异株曾引起多次流感世界性大流行。一般而言，发生重配概率可高于不分节段病毒的基因重组的概率。

（三）基因整合

在病毒感染宿主细胞的过程中,有时病毒基因组中 DNA 片段可插入到宿主染色体 DNA 中,这种病毒基因组与细胞基因组的重组过程称为基因整合(gene integration)。整合既可引起病毒基因的变异,也可引起宿主细胞染色体基因的改变,导致细胞转化发生肿瘤等。

（四）基因产物的相互作用

1. **互补作用** 两种病毒感染同一细胞时,其中一种病毒的基因产物(如结构蛋白和代谢酶等)促使另一病毒增殖。这种现象可发生于感染性病毒与缺陷病毒或灭活病毒之间,甚至两种缺陷病毒之间的基因产物互补,而产生两种感染性子代病毒。

2. **表型混合** 两株病毒共同感染同一细胞时,一种病毒复制的核酸被另一病毒所编码的蛋白质衣壳或包膜包裹,导致生物学特征的改变。这种改变不是遗传物质的交换,而是基因产物的交换,称表型混合(phenotypic mixing)。

五、理化因素对病毒的影响

1. **物理因素** ①多数病毒耐冷不耐热。在 0 ℃以下的温度,特别是在干冰温度(−70 ℃)和液态氮温度(−196 ℃)下,可长期保持其感染性。大多数病毒于 50～60 ℃ 30 分钟即被灭活。②多数病毒在 pH 5～9 的范围内比较稳定,在 pH 5.0 以下或 pH 9.0 以上迅速灭活。不同病毒对 pH 的耐受能力有很大不同。在 pH 3.0～5.0 时肠道病毒稳定,鼻病毒很快被灭活。③γ 射线、X 线和紫外线都能使病毒灭活。有些病毒经紫外线灭活后,若再用可见光照射,因激活酶的原因,可使灭活的病毒复活,故不宜用紫外线来制备灭活病毒疫苗。

2. **化学因素** 病毒对化学因素的抵抗力一般较细菌强,可能是由于病毒缺乏酶类的原因。①包膜病毒对脂溶剂敏感。病毒包膜含脂质成分,易被乙醚、氯仿、去氧胆酸盐等脂溶剂溶解。乙醚对病毒包膜破坏作用最大,故乙醚灭活试验可鉴别有包膜和无包膜病毒。②酚及其衍生物为蛋白质变性剂,故可作为病毒的消毒剂。③氧化剂、卤素及其化合物对病毒有很好的灭活作用。④现有抗生素对病毒无抑制作用。分离病毒时,抗生素常用于抑制待检标本中的细菌。⑤有些中草药(如板蓝根、大青叶、大黄等)对某些病毒有一定的抑制作用。

第二节 病毒感染与免疫

一、病毒感染

（一）传播方式

1. **水平传播(horizontal transmission)** 指病毒在人群中不同个体之间的传播以及动物与人体间(媒介或直接接触)的传播。病毒主要通过呼吸道、消化道、皮肤、黏膜和血液等途径进入人体,引起感染。

2. **垂直传播(vertical transmission)** 指病毒从宿主的亲代向子代的传播方式,主要发生在胎儿期、分娩过程和出生后的哺乳期。存在于母体的病毒可以经过胎盘-胎儿、产道-新生儿和母-婴哺乳途径,由亲代传播给子代。主要是孕妇发生病毒血症,或病毒与血细胞紧密结合造成子代的感染。垂直传播方式产生的感染称垂直感染,已知 HBV、CMV、HIV 和风疹病毒等病毒可引起垂直感染。

病毒侵入机体后,有些病毒只在入侵部位感染细胞内增殖并产生病变,引起局部感染或表面感染。当机体防御能力降低或病毒的毒力过强时,病毒可由入侵部位向全身播散,引起全身感染。

播散方式有 3 种。①直接接触播散：经过细胞间接触播散。②经血流播散：病毒从入侵部位直接进入血液，或通过接种、输血、注射、动物叮咬和外伤进入血液向全身播散。③经神经系统播散：病毒和感染部位的神经元接触，发生感染并向远离入侵部位或全身播散。

（二）感染类型

1. 隐性感染　病毒进入机体后，不引起临床症状的感染称为隐性感染（inapparent viral infection），又称为亚临床感染（subclinical viral infection）。隐性感染者虽不出现临床症状，但病毒仍可在体内增殖并向外界排出，成为重要的传染源。隐性感染者也称病毒携带者，在流行病学上具有十分重要的意义。

2. 显性感染　病毒进入机体，感染靶细胞后大量增殖造成细胞结构和功能损伤，致使机体出现临床症状的感染类型。病毒显性感染按症状出现早晚和持续时间长短又分急性感染和持续性感染。

（1）急性感染：病毒入侵机体后，潜伏期短、发病急，病程数日或数周，恢复后机体内不再有病毒，并常获得特异性免疫。

（2）持续性感染：病毒在机体内可持续存在数个月、数年甚至数十年，可出现症状，也可不出现症状。体内病毒长期存在成为长期带毒者，是重要的传染源。持续性感染的主要类型有 3 种。①潜伏性感染（latent infection）：急性或隐性感染后，病毒基因组潜伏在特定组织或细胞内，但并不能产生有感染性的病毒体，此时用常规方法不能检出病毒，但在某些条件下病毒可被激活而急性发作，并可检测出病毒的存在。②慢性感染（chronic infection）：显性或隐性感染后，病毒持续存在于机体血液或组织中，病毒不断排出体外，经血液传播。病程长达数个月或数十年，患者临床症状轻微或为无症状病毒携带者。③慢发病毒感染（slow virus infection）：病毒感染后有很长的潜伏期，潜伏期间机体无症状，也分离不出病毒。但以后出现慢性、进行性疾病，常导致死亡。

（三）致病机制

1. 对宿主细胞的致病作用

（1）杀细胞效应（cytocidal effect）：病毒在宿主细胞内复制后，可在很短时间内一次释放大量子代病毒，细胞被裂解死亡。此种情况称杀细胞性感染（cytocidal infection），主要见于无包膜、杀伤性强的病毒。其机制是：①病毒在增殖过程中，阻断细胞核酸与蛋白质的合成，细胞新陈代谢功能紊乱，造成细胞病变与死亡。②在病毒的大量复制过程中，细胞核、细胞膜、内质网、线粒体均可被损伤，导致细胞裂解死亡。③某些病毒的衣壳蛋白具有直接杀伤宿主细胞的作用。在体外实验中，可用光学显微镜观察细胞病变效应（cytopathic effect，CPE）。

（2）稳定状态感染（steady state infection）：某些病毒进入细胞后能够复制，病毒以出芽方式释放子代，不阻碍细胞的代谢，也不破坏溶酶体膜，因而细胞不立即溶解死亡，常见于有包膜病毒。稳定状态感染可引起宿主细胞融合及细胞表面产生新抗原，表达病毒抗原的细胞可成为细胞免疫攻击的靶细胞。

（3）包涵体形成：某些病毒感染细胞后，在细胞内形成用普通光学显微镜可观察到的、与正常细胞结构和着色不同的圆形或椭圆形斑块，称为包涵体（inclusion body）。包涵体的位置、大小、染色性因病毒种类而异，因而可作为病毒感染的辅助诊断。

（4）细胞凋亡（apoptosis）：为一种由基因控制的程序性细胞死亡，属正常的生物学现象。病毒感染可导致宿主细胞发生凋亡，这一过程可能促进细胞中病毒释放，但是它也限制了由病毒"工厂"生产的病毒体数量。许多病毒（如疱疹病毒、腺病毒、丙型肝炎病毒）通过抑制磷酸化酶（PKR），抑制细胞凋亡的通路，从而阻止此种保护作用。

（5）基因整合与细胞转化：某些 DNA 病毒和逆转录病毒在感染中可将基因整合于宿主细胞

基因组中。整合感染可导致细胞转化,增殖变快,失去细胞间接触抑制。基因整合或其他机制引起的细胞转化与肿瘤形成密切相关,目前已知与人类肿瘤密切相关的病毒有人乳头瘤病毒及单纯疱疹病毒-2型(与宫颈癌发生有关)、乙型肝炎病毒(与肝癌发生有关)、EB病毒(与鼻咽癌发生有关)、人类T细胞白血病病毒(与白血病发生有关)、人类免疫缺陷病毒(与Kaposi肉瘤发生有关)。

2. 病毒感染的免疫病理作用

(1) 抗体介导的免疫病理作用:病毒的包膜蛋白、衣壳蛋白均可刺激机体产生相应抗体,抗体与抗原结合可阻止病毒扩散,促进病毒被清除。然而,感染后许多病毒抗原可出现于宿主细胞表面,与抗体结合后,激活补体,导致宿主细胞破坏,属Ⅱ型超敏反应。病毒抗原与抗体结合形成的复合物,可导致Ⅲ型超敏反应。

(2) 细胞介导的免疫病理作用:特异性细胞免疫是宿主清除胞内病毒的重要机制,CTL对靶细胞膜病毒抗原识别后引起的杀伤,能终止细胞内病毒复制,对感染的恢复起关键作用。但细胞免疫也损伤宿主细胞,引起Ⅳ型超敏反应。

(3) 致炎症细胞因子的病理作用:TNF-α、IL-1等细胞因子的大量产生将导致代谢紊乱,并活化血管活化因子,引起休克、DIC、恶病质等严重病理过程,甚至危及生命。

(4) 免疫抑制作用:某些病毒感染可抑制免疫功能,导致体内潜伏病毒激活或促进某些肿瘤的生长,使疾病复杂化,亦可能成为病毒持续性感染的原因之一。

3. 病毒的免疫逃逸 有些病毒可能通过逃避免疫监视、防止免疫激活或阻止免疫反应发生等方式来逃脱免疫应答。有些病毒通过编码蛋白质特异性抑制免疫反应而实现免疫逃逸,有些病毒形成合胞体让病毒在细胞间传播时逃避抗体作用。例如,乙型肝炎病毒可抑制干扰素(IFN)的转录,阻断抗病毒蛋白的表达和IFN-γ作用。

二、抗病毒免疫

(一) 固有免疫

1. 机械和化学屏障 皮肤是阻止病毒感染的良好屏障;呼吸道黏膜细胞纤毛的反向运动是一种保护机制;胃酸对病毒有灭活作用,有包膜病毒一般不能引起消化道感染;血脑屏障和胎盘屏障可阻止大多数病毒感染脑细胞和胎儿。

2. 单核-巨噬细胞 固定或游走的巨噬细胞吞噬并消化大分子异物(如病毒),抗体或补体的活性成分能调理吞噬作用;IFN-γ可活化巨噬细胞增强其杀灭病毒的能力。

3. NK细胞 在病毒特异性抗体起作用之前,机体首先发生的固有免疫应答是产生IFN(主要为IFN-α、IFN-β)和NK细胞。在无抗原刺激的情况下,NK细胞通过非抗体依赖的方式杀伤病毒感染的细胞,是机体抗病毒的重要防线。NK细胞也具有抗体依赖性细胞介导的细胞毒作用(ADCC)。病毒感染的早期以NK细胞杀伤作用为主,感染后3日达高峰,到第7日左右CTL活性开始表现,则NK细胞的作用逐渐降低。NK细胞杀伤靶细胞的作用是非特异性的。

4. 干扰素(Interferon, IFN) 为病毒或其他干扰素诱生剂刺激人或动物巨噬细胞、淋巴细胞和体细胞所产生的,具有抗病毒、抗肿瘤和免疫调节等多种生物学活性的糖蛋白。病毒、细菌内毒素、原虫、人工合成的双链RNA等诱生剂均可诱导干扰素的产生。干扰素的作用特点是:①具有广谱抗病毒活性;②抗病毒作用有相对的种属特异性;③具有调节免疫功能和抑制肿瘤细胞生长的作用。

IFN可分为Ⅰ型、Ⅱ型和Ⅲ型。Ⅰ型IFN包括IFN-α、IFN-β等,主要由病毒感染的细胞、浆细胞样树突状细胞等产生;Ⅱ型IFN即IFN-γ,主要由活化的T细胞、NK细胞产生;Ⅲ型IFN包括IFN-λ1(IL-29)、IFN-λ2(IL-28A)、IFN-λ3(IL-28B),主要由树突状细胞产生。IFN具有抗病毒、抗细胞增殖、抗肿瘤和免疫调节等作用,属小分子量蛋白质,4 ℃可保存较长时间,-20 ℃可长期保存活性,56 ℃被灭活,可被蛋白酶破坏。

IFN 不能直接杀伤病毒,是通过与宿主细胞膜受体结合,继而触发宿主细胞的信号传递,发生一系列的生化反应,诱导基因转录并翻译出抗病毒蛋白(antiviral protein, AVP),发挥抗病毒效应。抗病毒蛋白主要有 $2'-5'$ 腺嘌呤核苷合成酶($2'-5'$A 合成酶)和蛋白激酶(protein kinase R, PKR)等,前者降解病毒 mRNA,后者通过 PKR 磷酸化 eIF-2,使 eIF-2 不能再被循环用于蛋白质翻译起始,两者最终都是抑制病毒蛋白的合成,使病毒终止复制。

(二)适应性免疫

1. **体液免疫** ①中和抗体:指针对病毒某些表面抗原的抗体。此类抗体能与细胞外游离的病毒结合从而消除病毒的感染能力。其作用机制主要是直接封闭与细胞受体结合的病毒抗原表位,或改变病毒表面构型,阻止病毒吸附、侵入易感细胞。②血凝抑制抗体:表面含有血凝素的病毒,可刺激机体产生抑制血凝现象的抗体。IgM、IgG 有血凝抑制抗体的活性。③补体结合抗体:此类抗体由病毒内部抗原或病毒表面非中和抗原所诱发,不能中和病毒的感染性,但可通过调理作用增强巨噬细胞的吞噬作用。检测补体结合抗体可协助诊断某些病毒性疾病。

2. **细胞免疫** 免疫细胞内病毒的清除主要依赖于细胞免疫。构成病毒特异性细胞免疫反应的主要效应因素是 CD8$^+$ 杀伤性 T 细胞(CTL)和 CD4$^+$Th1 细胞。CD8$^+$ CTL 可通过其抗原受体识别病毒感染的靶细胞,依靠细胞裂解和细胞凋亡两种机制杀伤靶细胞,是终止病毒感染的主要机制。活化的 Th1 细胞释放 IFN-γ、TNF 等多种细胞因子,通过激活巨噬细胞和 NK 细胞、诱发炎症反应、促进 CTL 的增殖和分化等,在抗病毒感染中起重要作用。

(三)抗病毒免疫持续时间

抗病毒免疫持续时间的长短在各种病毒之间差异很大。一般而言是:①有病毒血症的全身性病毒感染,病后免疫牢固,且持续时间较长。病毒感染只局限于局部或黏膜表面,无病毒血症,常引起短暂的免疫。②只有单一血清型的病毒感染,病后有牢固性免疫,持续时间长。血清型别多的病毒通过感染所建立的免疫对其他型病毒无免疫作用。③易发生抗原变异的病毒感染,病后只产生短暂免疫力。

第三节　病毒感染的检查方法

一、标本的采集与送检

病毒标本的采集与送检原则与细菌基本相似,但应特别注意下列原则:①用于分离病毒或检测病毒及其核酸的标本应采集患者急性期标本。②对本身带有其他微生物或易受污染的标本,进行病毒分离培养时,应以抗生素抑制标本中的细菌或真菌等生长。③标本应低温保存并尽快送检。如需较长时间运送,应将标本置于装有冰块或维持低温材料的保温容器内冷藏。病变组织可置于含抗生素的 50％甘油缓冲盐水中低温保存。不能立即检查的标本,应置于-70 ℃保存。④血清学诊断标本的采集应在发病初期和病后 2～3 周内各取 1 份血清,以利于动态观察抗体效价。

二、病毒的分离与鉴定

(一)动物接种

动物接种是最早的病毒分离方法,可根据病毒的亲嗜性选择敏感动物与适宜的接种部位,观察动物的发病情况。该方法简便,实验结果易观察,对某些尚无敏感的细胞进行培养的病毒,该方

191

法仍在沿用。在中药抗病毒作用的研究中，该方法得到应用。例如，用 A 型流感病毒小鼠肺适应株（A/PR/8/34）经鼻内接种建立小鼠肺部感染动物模型，用于中药抗流感病毒作用的研究。通过检查肺组织病理切片，判断中药疗效。

（二）鸡胚接种

鸡胚对多种病毒敏感，通常选用孵化 9～14 日的鸡胚，按病毒种类接种于不同部位。①绒毛尿囊膜接种：用于培养天花病毒、痘苗病毒及 HSV 等。②尿囊腔接种：用于流感病毒等的传代培养。③羊膜腔接种：用于流感病毒的初次分离培养。④卵黄囊接种：用于某些嗜神经病毒的培养。由于鸡胚对流感病毒最敏感，故目前在流感病毒的分离培养与传代培养中应用普遍。

（三）细胞培养

细胞培养法为病毒分离鉴定中最常用的方法，根据细胞生长的方式分为单层细胞培养和悬浮细胞培养，根据细胞来源、染色体特征及传代次数等可分为以下类型。①原代细胞：来源于动物、鸡胚或引产人胚组织的细胞（如人胚肾细胞等），对多种病毒敏感性高，但来源困难。②二倍体细胞：指细胞在体外分裂 50～100 代后仍保持 2 倍染色体数目的单层细胞。但经多次传代也会出现细胞老化，以致停止分裂。常用的二倍体细胞株有来自人胚肺的 WI-26 与 WI-38 株等，用于人类病毒的分离或病毒疫苗生产。③传代细胞系：由肿瘤细胞或二倍体细胞突变而来，能在体外持续传代，对病毒的敏感性稳定，因而被广泛应用。

病毒在培养细胞中的增殖有以下方面指征。①细胞病变：有些病毒在敏感细胞内增殖时可引起特有的细胞病变，称为细胞病变效应（cytopathic effect，CPE）。CPE 在未固定、未染色时，用低倍显微镜即可观察到。②红细胞吸附：带有血凝素的病毒感染细胞后，细胞膜上出现的血凝素（hemagglutinin），能与加入的脊椎动物（豚鼠、鸡、猴等）红细胞结合，此现象称红细胞吸附，常用作为正黏病毒与副黏病毒等的增殖指标。③病毒干扰作用：某些病毒感染细胞后不出现 CPE，但能干扰在其后感染同一细胞的另一个病毒的增殖，从而阻抑后者所特有的 CPE。据此，可用不能产生 CPE 的病毒干扰随后接种且可产生 CPE 的病毒，以检测病毒的存在。④细胞代谢的改变：病毒感染细胞的结果可使培养液的 pH 改变，这种培养环境的生化改变也可作为判断病毒增殖的指征。

（四）病毒的鉴定

从标本中新分离到的病毒，如果能稳定传代，应及时冷冻干燥保存，同时做进一步鉴定，以确定种属和型别。鉴定的方法包括用已知病毒抗体（最好用 McAb）做血清学鉴定（如血凝抑制试验、中和试验、补体结合试验、ELISA 等）、病毒核酸和基因核苷酸序列测定、病毒大小、形态、结构检测等。

三、病毒感染的快速诊断

（一）形态学检查

1. 电镜和免疫电镜检查　含有高浓度病毒颗粒（≥10^7 颗粒/ml）的样品，可直接应用电镜技术进行观察。对那些含低浓度病毒的样品，可用免疫电镜技术观察。即先将标本与特异抗血清混合，使病毒颗粒凝聚，以提高病毒的检出率和特异性。

2. 光学显微镜检查　有些病毒在宿主细胞内增殖后，在细胞的一定部位（胞核、胞质或者两者兼有）出现嗜酸性或嗜碱性包涵体，可在光学显微镜下观察到，对病毒感染的诊断有一定价值。

（二）病毒成分检测

1. 病毒蛋白抗原检测　采用免疫学标记技术直接或间接检测标本中的病毒抗原进行早期诊断，目前常用的方法有酶免疫测定法和荧光免疫测定法，而放射性污染的放射免疫测定逐步被非放射性标记物（如地高辛等）技术取代。免疫标记技术操作简单、特异性强、敏感性高，用标记的高质量单克隆抗体可以检测到 ng 至 pg 水平的抗原或半抗原。应用蛋白印迹技术（Western blot）检测病毒抗原，具有确诊意义。

2. 病毒核酸检测 ①核酸扩增技术：用特异引物序列扩增病毒特异序列，以诊断病毒感染。目前 PCR 技术（包括 RT－PCR 技术）已发展到既能定性又能定量的水平，应用较多的是定量实时荧光 PCR（real-time PCR）。②核酸杂交技术：常用于病毒检测的核酸杂交技术有斑点杂交（dot blot hybridization）、原位杂交（in situ hybridization）、DNA 印迹杂交（Southern blot）、RNA 印迹杂交（Northern blot）等。③基因芯片技术：该技术在病毒诊断和流行病学调查方面有着广阔的应用前景。④基因测序：将所检测的病毒特征性基因序列与这些基因库的病毒标准序列进行比较，以达到诊断病毒感染的目的。

（三）早期抗体检测

检测病毒特异性 IgM 抗体可辅助诊断急性病毒感染，特别是对证实孕妇感染风疹病毒尤为重要，但应注意类风湿因子（IgM）的干扰。另外，检测早期抗原的抗体是快速诊断的另一途径，如检测针对 EBV 的早期抗原（EA）、核心抗原（EANA）和衣壳抗原（VCA）等的抗体，可以区别急性或慢性 EBV 感染。

第四节 病毒感染的防治原则

一、病毒感染的预防

（一）人工主动免疫

接种疫苗是人工主动免疫预防病毒感染最有效的措施。用于预防病毒感染的人工主动免疫的生物制剂有：①灭活疫苗，如乙型脑炎、狂犬病、甲型肝炎、流感等灭活疫苗。②活疫苗（亦称减毒活疫苗），如脊髓灰质炎、流感、麻疹、腮腺炎、风疹、乙型脑炎、甲型肝炎等减毒活疫苗。③重组载体疫苗，如痘苗病毒是常用的载体，已被用于甲型肝炎病毒、乙型肝炎病毒、麻疹病毒、单纯疱疹病毒等重组载体疫苗的研制。④亚单位疫苗，包括化学提取或人工合成疫苗，如流感病毒血凝素疫苗、HBsAg 及狂犬病毒刺突糖蛋白等。⑤基因工程疫苗（又称重组疫苗），如目前已广泛使用的重组乙肝疫苗（rHBsAg）。

（二）人工被动免疫

人工被动免疫主要用于在人群中广泛感染（包括隐性感染、显性感染）的麻疹、脊髓灰质炎、甲型肝炎等的紧急预防，生物制剂有含特异性抗体的免疫血清或恢复期患者血清、胎盘球蛋白、丙种球蛋白和与细胞免疫有关的细胞因子，如转移因子、干扰素、IL－1、IL－6 等。

二、病毒感染的治疗

（一）抗病毒化学制剂

目前抗病毒的化学药物主要有核苷类化学药物、非核苷类化学药物、蛋白酶抑制剂、金刚烷胺类药物。临床上应用的核苷类化学药物有：①治疗疱疹病毒感染的阿昔洛韦、阿糖腺苷等。②治疗 HIV 感染的叠氮脱胸苷和拉米呋定。③治疗 RNA 病毒感染的利巴韦林。近年来，拉米呋定在临床上用于治疗乙肝病毒的感染。非核苷类药物主要有奈韦拉平、地拉韦定和吡啶酮等。这类药物与核苷类似物联用对 HIV－1 复制的抑制有协同作用。蛋白酶抑制剂有萨喹那韦、英迪那韦和瑞托那韦等。华裔美国科学家用核苷类和（或）非核苷类逆转录酶抑制剂加蛋白酶抑制剂组成二联或三联疗法治疗 HIV 感染，被称为"鸡尾酒"治疗方案，可较长期抑制病毒复制，推迟 HIV 病情发展,延长患者寿命。

(二) 免疫调节剂或治疗剂

这类制剂包括细胞因子、Toll 样受体配体、抗体、抗原肽、激活的淋巴细胞和其他免疫治疗剂等,使用最广的是细胞因子。用于抗病毒的细胞因子主要有 IFN、TNF、IL-1、IL-8、IL-10、IL-12 等。干扰素是连接先天免疫和获得性免疫的重要细胞因子,具有广谱抗病毒作用和免疫调节功能。抗病毒血清和丙种球蛋白是传统的免疫制剂,但是其来源有限,效能不高。近年来,利用细胞融合技术、基因工程技术等生产的单克隆抗体为免疫调节治疗提供了新的思路。

(三) 中药

根据中医学理论对病毒感染性疾病进行辨证论治有较好的疗效,其作用的机制值得深入研究。黄芪、刺五加、石斛、丹参、降香、龙胆草、丝瓜、瓜蒌皮等,能诱导机体产生干扰素。大青叶、板蓝根、满山香、山蜡梅、金银花、连翘、柴胡、蟛蜞菊、香薷草、藿香、贯众、莲心、灵芝、大黄、黄芩等对某些或某种病毒有一定的抑制作用。中药的一些活性成分(如云芝多糖、甘草酸、人参皂苷等)具有诱生 IFN、抗病毒、促进免疫功能等作用。

(四) 抗病毒基因制剂

一般由 15～30 个碱基构成的反义寡核苷酸能特异性地与正义的病毒 mRNA 分子上的某一区域互补形成部分双链,从而达到反义抑制病毒基因表达的效果。寡核苷酸可以通过几种方式达到人为控制基因表达的目的:①反义寡核苷酸可针对 mRNA 分子中特定的序列进行互补杂交,造成"翻译扣留",从而阻断蛋白质合成。②抗基因寡核苷酸可针对双链 DNA 中的靶序列,形成三联体螺旋结构,造成"转录扣留",起到抑制转录的作用。③具有催化活性的寡核苷酸-核糖核酸酶(ribozyme)可切除 mRNA 或病毒 RNA 中特定的靶序列。

(五) 治疗性疫苗

治疗性疫苗是一种以治疗疾病为目的的新型疫苗,已应用的有人类免疫缺陷病毒、肝炎病毒等治疗性疫苗。治疗性疫苗与预防性疫苗合用可真正实现疫苗对人类健康的全面、有效的保护作用。

(卢芳国)

第六章

病毒学各论

 导学

　　掌握：流感病毒表面抗原、分型、变异与流感流行的关系和特异性预防；肠道病毒的共同特点，脊髓灰质炎病毒的致病性、特异性预防；人类肝炎病毒的种类及其特点，乙肝病毒(HBV)的生物学性状、致病性、免疫性、血清学检查的临床意义；HIV 的传染源和传播方式。

　　熟悉：流感病毒形态结构，麻疹病毒和风疹病毒的致病性和特异性预防；轮状病毒的致病性；甲肝病毒(HAV)生物学性状、致病性和免疫性、血清学检查、防治原则；乙肝病毒的特异性预防；流行性乙型脑炎病毒、汉坦病毒的致病性；人类疱疹病毒的共同特点，HSV 型别、致病特点；HIV 的生物学特性、致病机制、HIV 的临床表现及分期、微生物学检查；狂犬病毒的生物学特性、致病性及特异性防治。

　　了解：其他虫媒病毒、出血热病毒的致病性等。

第一节　呼吸道病毒

　　呼吸道病毒(viruses associated with respiratory infections)是指以呼吸道为侵入门户，在呼吸道黏膜上皮细胞中增殖，引起呼吸道局部感染或呼吸道以外组织器官病变的病毒，主要包括流感病毒、副流感病毒、呼吸道合胞病毒、麻疹病毒、腮腺炎病毒、尼派病毒、人偏肺病毒、鼻病毒、SARS冠状病毒以及风疹病毒、腺病毒、肠病毒等。呼吸道病毒种类多、传播快、传染性强，近年来流行的 SARS、禽流感、甲型 H_1N_1 流感均由呼吸道病毒引起。

一、流行性感冒病毒

　　流行性感冒病毒(influenza virus)简称流感病毒，属正黏病毒科(Orthomyxoviridae)病毒。人流感病毒分甲、乙、丙 3 种类型。甲型流感病毒是人和动物流感的主要病原体，因其抗原容易变异，多次引起世界性大流行。乙型流感病毒主要感染人类，引起小范围内流行。丙型流感病毒引起婴幼儿和免疫力低下人群感染，极少引起流行。

(一)生物学特性

　　1. 形态与结构　流感病毒多呈球形，直径 80～120 nm。从患者体内初次分离到的病毒体有时呈丝状或杆状。病毒体由核衣壳和包膜构成(图 2-6-1)。

195

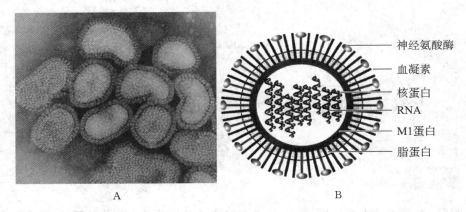

图 2-6-1 流感病毒形态与结构模式图

A. 电镜下形态；B. 结构模式图

(1) 核衣壳：由病毒 RNA、RNA 多聚酶和核蛋白(nucleoprotein，NP)组成。流感病毒的 RNA 为分节段的单链负股，甲型和乙型流感病毒有 8 个 RNA 节段，丙型流感病毒只有 7 个节段(缺乏形成神经氨酸酶的 NA 基因片段)。每个 RNA 节段分别编码不同的蛋白质，第 1～6 片段分别编码 PB2、PB1、PA、HA、NP 和 NA 蛋白，第 7 片段编码 M1 和 M2 两个基质蛋白，第 8 片段编码 NS1 和 NS2 两个非结构蛋白。分节段的 RNA 在宿主细胞细胞核中复制后，再进入细胞质合成结构蛋白和非结构蛋白，并装配成病毒体。装配过程中，不同的核酸节段之间易发生遗传物质的重组、交换或重配，使病毒生物学特性发生变异。NP 盘旋包绕病毒 RNA 呈螺旋对称排列，称为核糖核蛋白(ribonucleoprotein，RNP)。NP 是主要结构蛋白，免疫原性稳定，很少发生变异，其抗体无中和病毒的能力。NP 与包膜中的基质蛋白共同组成流感病毒型的特异性抗原。

(2) 包膜：由内层基质蛋白(matrix protein，MP)和外层脂蛋白(lipoprotein，LP)组成，具有维持病毒外形及完整性等作用。MP 蛋白抗原性较稳定，有型特异性，其抗体无中和病毒的能力。其中，M1 蛋白是病毒主要的结构成分，与病毒的包装、出芽、形态有关；M2 蛋白是离子通道型嵌膜蛋白，参与病毒复制，主要来源于宿主细胞膜。包膜表面镶嵌有两种刺突，即血凝素(hemagglutinin，HA)和神经氨酸酶(neuraminidase，NA)。

血凝素占病毒蛋白的 25%，为糖蛋白三聚体，每条单体前体(HA_0)由血凝素 1(HA_1)和血凝素 2(HA_2)通过精氨酸和二硫键连接而成。HA 在细胞蛋白酶水解作用下裂解精氨酸而活化为由二硫键连接的 HA_1 和 HA_2 后，才能形成病毒的感染性。HA_1 是病毒与红细胞、宿主细胞受体(唾液酸)连接的部位，与病毒吸附和感染有关；HA_2 具有膜融合活性，参与病毒包膜与细胞膜融合并释放核衣壳的过程。HA 主要功能如下。①凝集红细胞：通过与红细胞表面的糖蛋白受体结合，引起多种动物或人红细胞凝集，但病毒特异性抗体可以抑制红细胞凝集的形成。用红细胞凝集试验(hemoagglutination test)与红细胞凝集抑制试验(hemoagglutination inhibition test，HI)可辅助检测和鉴定流感病毒。②吸附宿主细胞：通过与细胞表面特异性受体结合而促进流感病毒与宿主细胞的吸附，与病毒的组织嗜性和病毒进入细胞的过程有关。③具有免疫原性：HA 刺激机体产生的特异性抗体具有中和病毒和抑制血凝的作用，为保护性抗体。

神经氨酸酶占病毒蛋白的 5%，为 4 个立体亚单位组成的糖蛋白四聚体，呈纤维状，镶嵌于包膜脂膜中。其主要功能如下。①参与病毒释放：主要通过水解病毒感染细胞表面糖蛋白末端的 N-乙酰神经氨酸，促使成熟病毒体的芽生释放。②促进病毒扩散：通过破坏病毒与细胞膜上特异受体的结合，液化细胞表面黏液，促进病毒从细胞上解离及扩散。③具有免疫原性：NA 刺激机体产生的特异性抗体可以抑制 NA 的水解能力,但不能中和病毒的感染性。

HA 和 NA 的抗原结构很不稳定,易发生变异,一个氨基酸的置换就可能改变其抗原性,导致流感流行。

2. 分型、变异与流感流行的关系 根据 NP 和 MP 的抗原性不同,流感病毒被分为甲、乙、丙 3 型。甲型流感病毒根据其表面 HA 和 NA 抗原性的不同,又分为若干亚型,迄今发现 HA 包括 $H_1 \sim H_{16}$ 亚型、NA 包括 $N_1 \sim N_9$ 亚型。目前,在人类流行的甲型流感病毒亚型主要有 H_1、H_2、H_3 和 N_1、N_2 等抗原构成的亚型,1997 年以来发现 H_5N_1 型,后又报道过 H_7N_7、H_9N_2、H_7H_9 等亚型禽流感病毒也可以感染人。乙型流感病毒间虽有变异,但尚不能划分亚型。丙型流感病毒目前未发现抗原变异与新亚型。抗原性变异是流感病毒变异的主要形式,HA 和 NA 是流感病毒的主要变异成分。流感病毒的抗原性变异包括抗原性漂移(antigenic drift)和抗原性转变(antigenic shift)两种形式。抗原性漂移属于量变,即亚型内变异,变异幅度小或连续变异,通常由病毒基因点突变和人群免疫力选择性降低引起,易于发生小规模的流感流行。抗原性转变是指在自然流行条件下,甲型流感病毒表面的一种或两种抗原结构发生大幅度的变异,或者由于两种或两种以上甲型流感病毒感染同一细胞时发生基因重组而形成的变异,属于质变。抗原性转变可出现抗原结构不同的新亚型(如 H_1N_1 转变为 H_2N_2 等),由于人群普遍缺少对新亚型病毒株的免疫力,因此,可以引起流感大流行。甲型流感病毒的抗原性变异与流感大流行见表 2 - 6 - 1。

表 2 - 6 - 1 甲型流感病毒的抗原性变异与流感大流行

亚型名称	抗原结构	流行年代	代表病毒株 型别/分离地点/毒株序号/分离年代(亚型)
原甲型	H_1N_1	1918	A/PR/8/34,可能为猪流感病毒
亚甲型	H_1N_1	1947	A/FM/1/47
亚洲甲型	H_2N_2	1957	A/Singapore/1/57
香港甲型	H_3N_2	1968	A/Hongkong/1/68
香港甲型与新甲型	H_3N_2,H_1N_1	1977	A/USSR/90/77
甲型 H_1N_1	H_1N_1	2009	?

3. 培养特性 流感病毒能在鸡胚羊膜腔和尿囊腔中增殖,初次分离培养接种鸡胚羊膜腔内,传代培养接种尿囊腔内。增殖的病毒游离于羊水或尿囊液中,用红细胞凝集试验检测病毒。流感病毒可在人羊膜、猴肾、狗肾等细胞中增殖,但不引起明显的细胞病变(CPE),依据红细胞吸附试验(hemadsorption test)可以判定病毒感染与增殖情况。易感动物为雪貂。病毒在小鼠中连续传代可形成肺部适应株,引起小鼠肺部广泛病变或动物死亡。

4. 抵抗力 流感病毒抵抗力较弱,对干燥、日光、紫外线和乙醚、甲醛、过氧化氢等化学药物敏感。病毒不耐热,56 ℃ 30 分钟即可灭活;室温下病毒传染性很快丧失,在 4 ℃ 能存活 1 周,-80 ℃ 能长期保存。

(二)致病性与免疫性

1. 致病性 传染源主要是患者,其次为隐性感染者。由于甲型流感病毒除感染人类外,还可感染禽、猪、马等多种动物,乙型流感病毒也可在人和猪群中流行。因此,患病及带病毒动物对人类的危害不可忽视。1997 年以来,中国香港及多个国家与地区出现了 H_5N_1 高致病性禽流感病例,累计禽流感患者达数百例。流感病毒主要由飞沫、气溶胶通过呼吸道在人群中传播。人群普遍易感,潜伏期长短取决于侵入病毒量和机体免疫状态,一般为 1～4 日。

病毒感染呼吸道上皮细胞后,可迅速形成子代病毒并扩散和感染邻近细胞,引起广泛的细胞空泡变性,患者出现畏寒、头痛、发热、全身酸痛、鼻塞、流涕、咳嗽等症状。在症状出现的 1～2 日内,病毒随分泌物大量排出。流感发病率高,但病死率低,死亡病例多见于有细菌感染等并发症的婴幼儿、老人等。由于人流感病毒受体主要分布于人咽喉和鼻腔的细胞表面,禽流感病毒受体主要分布于人体下呼吸道的支气管和其前端的肺泡细胞上,因此,禽流感病毒一般不能在人群中直接传播,但重组形成的新病毒可能引起人的感染。禽流感病毒感染人类时,常侵犯下呼吸道,引起气管炎、肺炎。部分病例中病情发展迅速,很快出现呼吸衰竭,严重者可导致死亡。

2. **免疫性**　人感染流感病毒后可产生特异性细胞免疫应答和体液免疫应答。呼吸道黏膜局部分泌的 SIgA 抗体有阻断病毒感染的保护作用,但只能存留数个月。血清中抗 HA 特异性抗体为中和抗体,有抗病毒感染、减轻病情的作用,可持续数个月至数年;抗 NA 特异性抗体可以抑制病毒的释放与扩散,但不能中和病毒的感染性;抗 NP 特异性抗体具有型特异性,可用于病毒的分型。不同型别流感病毒感染不能诱导交叉性保护抗体的产生。流感病毒特异性 $CD4^+$ T 淋巴细胞可以辅助 B 细胞产生特异性抗体,$CD8^+$ T 细胞可通过直接作用和溶解病毒感染细胞而发挥交叉抗病毒作用,参与病毒的清除与疾病的恢复。

(三) 微生物学检查

在流感流行期间,根据典型临床症状可以初步诊断,但确诊或流行病学监测必须结合实验室检查。

1. **病毒的分离与鉴定**　采集发病 3 日内患者的咽漱液或咽拭子,经抗生素处理后接种于 9～11 日龄鸡胚羊膜腔或尿囊腔中,于 33～35 ℃孵育 3～4 日后,收集羊水或尿囊液进行红细胞凝集试验。如红细胞凝集试验阳性,即用红细胞凝集抑制试验鉴定病毒型别。细胞培养(如人胚肾或猴肾细胞)也可用于病毒分离。

2. **血清学诊断**　采取患者急性期和恢复期血清,用 HI 试验检测抗体效价,如果恢复期比急性期血清抗体效价升高 4 倍以上,即可作出诊断。补体结合试验(complement fixation, CF)可以检测 NP、MP 抗体,辅助新近感染的诊断。

3. **快速诊断**　采用间接或直接免疫荧光法,检查患者鼻黏膜印片或呼吸道脱落上皮细胞涂片中的病毒抗原。采用 ELISA 技术,检查患者呼吸道脱落上皮细胞或咽漱液中的病毒颗粒或病毒抗原。采用 PCR、核酸杂交或序列分析等方法检测病毒核酸,可以快速诊断。

(四) 防治原则

1. **预防**　①一般预防措施:加强锻炼;流行期间避免人群聚集;必要的情况下进行空气消毒等。②特异性预防措施:在流感流行季节之前对易感人群进行流感疫苗预防接种,可有效减少接种者感染流感的机会或减轻流感症状。由于流感病毒的变异,需用当地流行病毒株及时制备特异性预防疫苗。目前使用流感疫苗包括全病毒灭活疫苗、裂解疫苗和亚单位疫苗 3 种。

2. **综合治疗措施**　金刚烷胺可抑制甲型流感病毒的穿入与脱壳过程。神经氨酸酶抑制剂奥司他韦、托那米韦对耐金刚烷胺和金刚乙胺的甲型 H_1N_1 流感病毒有效。干扰素、中草药等有一定疗效。中医辨证论治在甲型 H_1N_1 流感及人类禽流感的防治中取得了肯定的疗效。

二、麻疹病毒

麻疹病毒(measles virus)属于副黏病毒科(Paramyxoviridae)麻疹病毒属(*Morbillivirus*)病毒,是严重危害儿童健康的急性呼吸道传染病麻疹的病原体。该病目前仍是发展中国家儿童死亡的主要原因之一。

（一）生物学性状

1. 形态与结构 麻疹病毒呈球形或丝形，直径 120～250 nm。核心为负 RNA，不分节段，基因组长约 6 kb，有 6 个基因，编码磷酸化蛋白、NP、M 蛋白、融合蛋白、血凝素蛋白和依赖 RNA 的 RNA 聚合酶。衣壳包绕核酸，呈螺旋对称。其外有包膜，包膜上有能凝集猴红细胞的血凝素（HA）和具有溶血、促细胞融合的溶血素（haemolysin，HL）。血凝素和溶血素可以诱导机体产生中和抗体，对麻疹病毒再感染有免疫作用。麻疹病毒抗原性较稳定，只有一个血清型。其抗原性只有小幅度变异。

2. 培养特性 麻疹病毒可在许多原代或传代细胞（如人胚肾、人羊膜、Vero、HeLa 等细胞）中增殖，并产生细胞融合或形成多核巨细胞病变等。在病毒感染细胞质及细胞核内可见嗜酸性包涵体。

3. 抵抗力 麻疹病毒抵抗力较弱，加热 56 ℃ 30 分钟和常用消毒剂都能使病毒灭活，病毒对日光及紫外线敏感。

（二）致病性与免疫性

1. 致病性 麻疹病毒的唯一自然储存宿主是人。传染源是急性期患者，在患者出疹前 6 日至出疹后 3 日内有传染性；主要通过飞沫传播，也可经用品或密切接触传播。麻疹传染性极强，易感者接触患者后几乎全部发病。潜伏期为 9～12 日。麻疹病毒经呼吸道进入机体后，首先感染具有麻疹病毒受体 CD46 分子的靶细胞，并在其中增殖，再侵入淋巴结增殖，然后入血形成第一次病毒血症。同时，病毒在全身淋巴组织中大量增殖后再次入血，形成第二次病毒血症。病毒随血流可侵犯机体皮肤、黏膜和呼吸系统，有时可侵犯中枢神经系统。由于病毒先在呼吸道黏膜、眼结膜处增殖，患者出现发热、流涕、咳嗽、眼结膜充血、流泪、畏光等症状，2～3 日后大多数患者口腔颊部黏膜上出现灰白色、外绕红晕的黏膜斑（Koplik 斑），有助于早期诊断。发热 3～5 日后，由于病毒对血管内皮细胞的直接作用和机体免疫系统对局部病毒抗原产生的 III 型和 IV 型超敏反应，颈部、躯干、四肢相继出现皮疹，皮疹为红色针尖大小的丘疹，皮疹消退后可留下暂时的棕褐色斑。麻疹病毒感染常见并发感染有支气管炎、肺炎、中耳炎等，约 0.1% 患者可因超敏反应发生麻疹后脑炎。极个别患者麻疹病毒长期存在于中枢神经系统内，可引起亚急性硬化性全脑炎（SSPE）。

2. 免疫性 人感染麻疹病毒后可获得终身免疫力，主要包括体液免疫和细胞免疫，感染后产生的抗 HA 抗体和抗 HL 抗体均有中和病毒作用，细胞免疫在麻疹恢复中起主导作用。6 个月内的婴儿因从母体获得 IgG 抗体，故不易感染，麻疹多见于 6 个月至 5 岁的婴幼儿。

（三）微生物学检查

典型麻疹病例根据临床症状即可诊断，对轻症和不典型病例应进行微生物学检查。

1. 病毒分离与鉴定 取患者发病早期的血液、咽嗽液或咽拭子，经抗生素处理后接种于人胚肾、猴肾或人羊膜细胞中进行病毒分离培养。7～10 日以后可出现典型 CPE，用免疫荧光技术检测病变细胞中的麻疹病毒抗原。

2. 血清学诊断 取患者急性期和恢复期双份血清，进行 HI 试验或中和试验等，检测病毒特异性抗体。当抗体滴度增高 4 倍以上可辅助诊断麻疹病毒感染。间接荧光抗体法或 ELISA 检测 IgM 抗体，可以辅助早期诊断。

3. 快速诊断 用荧光标记抗体检查患者咽嗽液中黏膜细胞的麻疹病毒抗原，用核酸分子杂交技术及 RT－PCR 技术等检测感染细胞内的病毒核酸。

（四）防治原则

主要预防措施是隔离患者，进行人工主动免疫，提高儿童免疫力。目前我国主要使用麻疹减毒活疫苗进行免疫接种。对于部分与麻疹患儿有密切接触，但未注射过疫苗的易感儿童，在接触后的 5 日内肌注丙种球蛋白等有一定的预防效果。

三、冠状病毒

冠状病毒(coronavirus)属于冠状病毒科(Coronaviridae)冠状病毒属(*Coronavirus*)。由于病毒包膜上有向四周伸出的突起,形如花冠而得名(图 2-6-2)。2002 年冬至 2003 年春,肆虐全球的严重急性呼吸窘迫综合征(severe acute respiratory syndrome,SARS)系 SARS 冠状病毒引起。

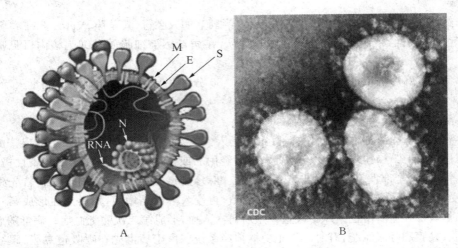

图 2-6-2　冠状病毒形态与结构模式图

A. 结构模式图;B. 电镜下形态

(一) 生物学性状

冠状病毒形态不规则,呈球形或椭圆形,直径 80～160 nm。核心由核酸和核衣壳蛋白组成。核酸为非分节段的单正链 RNA,基因组为 20 000～29 000 bp。核衣壳呈螺旋状,趋向于 20 面体。有包膜,包膜表面有间隔排列较宽的 3 种糖蛋白突起。①S 蛋白(spike protein):为受体结合蛋白,也是冠状病毒的主要抗原蛋白,在病毒与宿主细胞表面受体结合及膜融合过程中起关键作用。②M 蛋白(membrane protein):为病毒包膜的主要成分,与病毒核衣壳有主要作用,决定病毒的多形态性。③E 蛋白(envelope protein):与营养物质的跨膜运输、子代病毒的跨膜释放和病毒包膜形成有关。少数冠状病毒还有 HE 糖蛋白,是一种血凝素脂酶。

冠状病毒可在人胚肾、肠、肺的原代细胞中生长,感染初期细胞病变不明显,连续传代后细胞病变明显加强。与冠状病毒属中其他已知的成员不同,SARS-CoV 病毒引起 Vero 和 FRhk-4 细胞病变效应。目前分离的感染人的冠状病毒主要有 229E、OC43 和 SARS 冠状病毒(SARS-CoV) 3 个型别。

冠状病毒容易变异,近几年来不断发现新的冠状病毒。SARS 冠状病毒是可以感染人类的突变病毒株。

冠状病毒对乙醚、氯仿、酯类、紫外线和理化因子较敏感,含氯消毒剂和过氧乙酸数分钟内可以杀死粪便和尿液中的 SARS 病毒;紫外线照射 30 分钟可杀死体外 SARS 病毒、37 ℃数小时使其丧失感染性。

(二) 致病性与免疫性

冠状病毒主要感染成人或较大儿童,引起普通感冒和咽喉炎,某些毒株还可引起成人腹泻,

SARS-CoV 可引起 SARS。病毒经飞沫传播,也可经粪-口途径传播。主要在冬春季流行,疾病的潜伏期平均 3～7 日,典型的冠状病毒感染出现流涕、不适等感冒症状。不同型别冠状病毒的致病力不同,引起的临床表现也不尽相同,OC43 病毒株感染的症状比 299E 病毒株严重。SARS 冠状病毒感染的主要症状有发热、咳嗽、头痛、肌肉痛和呼吸道感染症状。大多数 SARS 病毒感染者能够自愈,少数病例死亡,WHO 报告其死亡率约 14%,尤其在 40 岁以上或有潜在疾病的感染者(如冠心病、糖尿病、哮喘和慢性肺病),更易造成死亡。病后免疫力不强,甚至不能防御同型病毒的再感染。

(三)微生物学检查

SARS 相关样品处理、病毒培养和动物试验需在生物安全三级(BSL-3)实验室进行,一般用细胞培养、器官培养技术对鼻分泌物、咽嗽液等标本进行病毒分离,取双份血清用中和试验、ELISA 等进行血清学诊断。快速诊断可用荧光抗体技术、酶免疫技术和 RT-PCR 技术检测病毒抗原或核酸。

(四)防治原则

目前尚无疫苗预防,尚无特效药物治疗。中医辨证论治在 2003 年 SARS 的防治中发挥了一定的作用。

四、其他常见呼吸道病毒

其他常见呼吸道病毒见表 2-6-2。

表 2-6-2　其他常见呼吸道病毒

病毒名称	主要生物学特性	致病性	病原学诊断	防治原则
副流感病毒(parainfluenza virus)	副流感病毒科,球形,125～250 nm,单股 RNA,不分节段,核衣壳呈螺旋对称,包膜上有 HN、F 蛋白刺突,5 个血清型,1、2、3 型为人类感染的主要型别	通过人与人直接接触或飞沫传播,引起上呼吸道感染,也可引起婴幼儿及儿童严重的呼吸道感染	分离病毒;免疫荧光法检查	暂无有效疫苗与治疗方法
呼吸道合胞病毒(respiratory syncytial virus)	副黏病毒科,球形,90～130 nm,单股 RNA,核衣壳螺旋对称,包膜上有刺突,但无 HA;1 个血清型	通过手、污染物品和呼吸道传播。引起婴幼儿支气管炎,较大儿童和成人则为上呼吸道感染	病毒分离;免疫荧光法检查	减毒活疫苗或灭活疫苗在试用
腮腺炎病毒(mumps virus)	副黏病毒科,球形,100～200 nm,单股 RNA,核衣壳螺旋对称,包膜上有 HA	病毒在呼吸道细胞增殖,可侵入腮腺和其他器官,约 70% 感染者出现流行性腮腺炎。青春期感染可合并睾丸或卵巢炎,也可见脑炎	分离病毒;血清学检查	防止飞沫传播,减毒活疫苗
风疹病毒(rubella virus)	披膜病毒科,球形,15～30 nm,单股 RNA,核衣壳 20 面体对称,无包膜;有 1 个血清型	经呼吸道传播引起儿童风疹,也可经垂直感染引起胎儿先天性畸形	病毒分离;血清学诊断;免疫荧光法检查	减毒活疫苗;与患者接触的孕妇注射丙种球蛋白
鼻病毒(rhinovirus)	小 RNA 病毒科,球形,15～30 nm,单股 RNA,核衣壳 20 面体对称,无包膜。有 114 个血清型	手是主要的传播媒介,其次为飞沫传播。引起普通感冒,婴幼儿和慢性呼吸道疾病患者常引起支气管炎和支气管肺炎	病毒分离,因病程短而意义不大	型别多,制备疫苗有困难
腺病毒(adenovirus)	腺病毒科,立体对称的 20 面体,60～90 nm,线状双股 DNA,无包膜,人类腺病毒分 6 个组、49 个血清型	主要引起上呼吸道感染与肺炎。个别型别可经胃肠道和眼结膜等途径感染而引起咽结膜热、流行性角膜炎和小儿胃肠炎	免疫荧光技术、酶联免疫吸附试验等快速诊断	对症治疗和抗病毒治疗

第二节 肠 道 病 毒

肠道病毒(enterovirus)为小 RNA 病毒科中的肠道病毒属,是一类生物学性状相似、病毒颗粒非常小的单正链 RNA 病毒。包括:①脊髓灰质炎病毒(poliovirus),分为 1~3 型。②柯萨奇病毒(coxsackievirus),分为 A、B 两组。A 组包括 1~22、24 型;B 组包括 1~6 型。③埃可病毒(enteric cytopathogenic human orphan virus,简称 ECHO 病毒),包括 1~9、11~27、29~33 型。④新型肠道病毒(new enteroviruses),为 1969 年后陆续分离,统一编号为 68、69、70、71 型。⑤其他急性胃肠炎病毒,包括轮状病毒,肠道腺病毒 40、41、42 型,杯状病毒和星状病毒,主要引起急性胃肠炎。

肠道病毒的共同特征:①病毒小,无包膜,直径 24~30 nm;核酸为单正链 RNA,衣壳呈 20 面体立体对称。②在易感细胞中增殖,迅速引起细胞病变(但柯萨奇病毒的 A1、19、22,只能在新生乳鼠中生长)。③耐酸、乙醚等脂溶剂和去垢剂,在 pH 3~5 时稳定;在污水和粪便中能存活 4~6 个月;对热、干燥、紫外线敏感。④主要经粪-口途径传播,并可经病毒血症侵犯多种脏器,引起如脊髓灰质炎、无菌性脑膜炎、心肌炎和急性出血性结膜炎等疾病。

一、脊髓灰质炎病毒

脊髓灰质炎病毒是急性传染病脊髓灰质炎(poliomyelitis)的病原体。病毒侵犯脊髓前角运动神经细胞,导致弛缓性肢体麻痹,患者以儿童多见,故也称小儿麻痹症。

(一)生物学性状

1. 形态结构　脊髓灰质炎病毒呈球形,直径 27 nm,无包膜;核酸为单正链 RNA,长约 7.4 kb;衣壳为 20 面体立体对称,主要由 VP1~4 4 种蛋白质成分组成。VP1~3 均暴露于病毒衣壳表面,是病毒蛋白与中和抗体的结合位点,VP1 还与病毒的吸附有关。VP4 位于衣壳内部,可维持病毒的三维结构。一旦病毒 VP1 与宿主细胞表面受体结合后,VP4 即被释出,衣壳松动,病毒基因组脱壳穿入细胞,在细胞质中进行生物合成,装配成完整病毒体,并通过细胞裂解方式释放。

2. 血清型　根据免疫原性不同,可分为Ⅰ、Ⅱ、Ⅲ 3 个血清型。3 型间无交叉免疫力。我国流行以Ⅰ型为主。

3. 培养特性　病毒可在人胚肾、人羊膜、猴肾及 Hela 细胞等灵长类来源的细胞培养中增殖,形成典型溶细胞性病变。猴、猩猩等灵长类动物对本病毒敏感,感染后可发生肢体麻痹。

4. 抵抗力　对理化因素抵抗力较强。低温(-70 ℃)可保存活力达 8 年之久,在 4 ℃冰箱中可保存数周;但对干燥很敏感;在水、牛奶和粪便中可生存数个月;可耐胃酸、蛋白酶和胆汁的作用;但不耐热,56 ℃ 30 分钟可迅速被破坏;能耐受一般浓度的化学消毒剂,如 70%乙醇及 5%甲酚溶液,但对高锰酸钾、过氧化氢溶液、漂白粉等敏感,可被其迅速灭活。

(二)致病性与免疫性

1. 传染源与传播途径　人(患者或带毒者)是脊髓灰质炎唯一的传染源,儿童为主要易感者,主要于夏秋季流行。主要通过粪-口途径传播,而日常生活接触是主要的传播方式,被污染的手、食物、用品、衣物、玩具都可传播本病,少数情况下可通过飞沫传播。

2. 致病性　病毒经口进入人体后,即侵入咽部和肠道的淋巴组织中增殖,包括扁桃体、颈部深层淋巴及肠系膜淋巴结等。如此时人体产生特异性抗体,局部感染得到控制,则形成隐性感染。抗体低下时病毒则进入血循环,引起第一次病毒血症。病毒通过血流到达全身淋巴结、肝、脾的网状内皮细胞再次增殖,再度入血,导致第二次病毒血症。如数日内血循环中的特异性抗体足以将病毒中和,则疾病发展至此停止,此阶段在临床上相当于本病的前驱期。若机体缺乏免疫力,病毒随血流通过血脑屏障侵入中枢神经系统,并沿神经纤维扩散,主要在脊髓前角运动神经细胞内增殖,导致细胞变性坏死,引起所支配的骨骼肌弛缓性麻痹。

机体被脊髓灰质炎病毒感染后,90％以上的感染者表现为隐性感染;约5％的感染者发生顿挫感染,出现发热、头痛、乏力、咽痛和呕吐等非特异性症状,并迅速恢复;有1％～2％的感染者,病毒侵入中枢神经系统和脑膜,产生非麻痹型脊髓灰质炎或无菌性脑膜炎,出现颈背强直、肌痉挛等症状。只有0.1％～2％的感染者出现暂时性肢体麻痹或永久性弛缓性肢体麻痹,以四肢尤其是下肢麻痹多见,极少数患者发展为延髓麻痹,导致呼吸、心脏衰竭而死亡。

3. 免疫性 感染病毒后,特异性抗体对机体有重要保护作用,局部SIgA可阻止病毒在咽喉部、肠道内的吸附和初步增殖,阻断病毒经粪便排出播散。血液中的中和抗体IgG、IgM可阻止病毒侵入中枢神经系统。由于中和抗体在体内维持时间长,故感染后可获得对同型病毒较牢固的免疫力。血液中IgG抗体可经胎盘由母亲传给胎儿,故出生后6个月以内的婴儿较少发病。

（三）微生物学检查

1. 病毒分离与鉴定 粪便标本经抗生素处理,接种于猴肾或人胚肾细胞分离出病毒后,再用中和试验鉴定其型别。

2. 血清学检查 取病程初期及恢复期双份血清进行中和试验,若恢复期抗体效价增高4倍或以上有诊断意义。

3. 快速诊断 还可用核酸杂交、PCR等分子生物学方法检测患者咽拭子、粪便等标本中的病毒基因组的存在而进行快速诊断。

（四）防治原则

自20世纪50年代中期以来,注射型灭活脊髓灰质炎疫苗(IPV,Salk苗)和口服型脊髓灰质炎减毒活疫苗(OPV,Sabin苗)相继问世并得以广泛应用,使脊髓灰质炎发病率急剧下降,绝大多数发达国家已消灭了脊髓灰质炎病毒野毒株。2001年10月,WHO宣布我国为亚太地区第二批消灭脊髓灰质炎的国家之一。但在非洲、中东和亚洲的少数发展中国家仍有野毒株的存在,因此疫苗主动免疫仍需继续加强。IPV和OPV都是三价混合疫苗,免疫后都可获得针对三个血清型脊髓灰质炎病毒的保护性抗体。我国自2016年5月1日起,实施新的脊髓灰质炎疫苗免疫策略,在2月龄时注射一剂IPV,3月龄、4月龄及4岁时各口服一剂OPV。

二、柯萨奇病毒、埃可病毒与新型肠道病毒

柯萨奇病毒、埃可病毒和新型肠道病毒在其形态、生物学性状、感染及免疫与脊髓灰质炎病毒相似。但前两者病毒的型别多,病毒受体在组织和细胞中分布广泛,所致疾病种类多。病毒主要通过粪-口途径传播,也可经呼吸道或眼黏膜感染。其致病特点包括:①病毒在肠道中增殖却很少引起肠道疾病。②不同的肠道病毒可引起相同的临床综合征,如散发性脊髓灰质炎样麻痹症、无菌性脑膜炎、脑炎、呼吸道感染等。③同一种病毒也可引起几种不同的临床疾病(表2-6-3)。

表2-6-3 肠道病毒感染常见的病毒型别及所致疾病

疾病	脊髓灰质炎病毒	柯萨奇病毒	埃可病毒	新型肠道病毒
麻痹症	1～3	A7,9;B2～5	2,4,6,9,11(可能1,7,13,14,16,18,31)	70,71
无菌性脑膜炎	1～3	A2,4,7,9,10;B1～6	1～11,13～23,25,27,28,30,31	70,71

（续表）

疾病	脊髓灰质炎病毒	柯萨奇病毒	埃可病毒	新型肠道病毒
无菌性脑炎		B1～5	2,6,9,19(可能 3,4,7,11,14,19,20)	70,71
疱疹性咽峡炎		A2～6,8,10		
手足口病		A5,10,16		71
皮疹		A4,5,6,9,16；B5	2,4,6,9,11,16,18(可能 1,3,5,7,12,14,19,20)	
流行性胸痛		A9；B1～5	1,6,9	
心肌炎,心包炎		A4,16；B1～5	1,6,9,19	
急性结膜炎		A24		
急性出血性结膜炎				70
感冒		A21,24；B4,5	4,9,11,20,25(可能 1～3,6～8,16,19,22)	
肺炎		A9,16；B4,5		68
腹泻		A18,20,21,22,24	18,20	
肝炎		A4,9；B5		4,9
发热	1～3	B1～6		
新生儿全身感染		B1～5	3,4,6,9,17,19	
糖尿病		B3,4,5		
病毒感染后疲劳综合征		B组		

1. **无菌性脑膜炎**　为肠道病毒感染中极为常见的一种综合病症,几乎所有的肠道病毒都与无菌性脑膜炎、脑炎和轻瘫有关。夏秋季发生,表现为发热、头痛和脑膜刺激等症状,病程1～2周。

2. **麻痹症**　在无菌性脑膜炎的基础上,部分病例可进入麻痹期,临床表现为特有的脊神经支配的肌群或部分肌群麻痹。

3. **疱疹性咽峡炎**　主要由柯萨奇A组病毒引起,夏秋季多见,主要为1～7岁儿童。典型症状为突然发热、咽痛、厌食、吞咽困难。在软腭、咽部、悬雍垂周围出现水疱性溃疡。

4. **心肌炎和心包炎**　散发于成人和儿童,一般多先有短暂的发热、感冒,继而出现心脏症状,如心动过速、心电图异常等,预后不良。新生儿患病毒性心肌炎病死率高。

5. **手足口病**　多见于5岁以下小儿,主要由柯萨奇病毒A16引起,夏秋季易流行。临床表现为发热,患儿口腔内颊部软硬腭、舌等出现疱疹、溃疡,继之在手足心、肘、膝、臀部出现小米粒状红色丘疹。

6. **急性出血性结膜炎**　常见于成年人,俗称"红眼病"。潜伏期短,起病急,侵犯双眼,引起眼睑水肿、眼球压痛、结膜下严重出血。预后良好。

三、急性肠胃炎病毒

胃肠炎是人类最常见疾病之一,其病原体除细菌、寄生虫外,大多数胃肠炎由病毒引起。这些病毒分属4个病毒科：呼肠病毒科的轮状病毒(Rotavirus),杯状病毒科(Caliciviridae)的 SRSV 和"典型"人类杯状病毒(Calicivirus),腺病毒科的肠道腺病毒 40、41、42 和星状病毒科(Astroviridae)

的星状病毒(Astrovirus)。它们所致的胃肠炎临床表现相似,主要为腹泻和呕吐,但流行方式却明显分为两种:5 岁以内的小儿腹泻与与年龄无关的暴发流行(表 2-6-4)。预防主要是控制传染源,切断传播途径。治疗主要是补液,维持机体电解质平衡,防止严重脱水和酸中毒,以减少患儿的死亡率。

表 2-6-4　几种急性肠胃炎病毒的特征

病毒	生物学特性	抗原	发病年龄	主要症状	流行
轮状病毒	病毒呈球形,直径 70～75 nm。基因组为双链 RNA,由 11 个片段组成。分别编码 6 种结构蛋白(VP1～4、VP6、VP7)和 6 种非结构蛋白(NSP1～6)。其外有双层衣壳,内衣壳的壳粒沿病毒核心边缘呈放射状排列,形似车轮辐条	根据内衣壳蛋白 VP 抗原性的不同,分为 A～G7 个组,仅 A、B、C 3 组能引起人类腹泻	A 组所致 6 个月至 2 岁婴幼儿的急性胃肠炎最为常见(80% 以上),大龄儿童和成人感染 A 组轮状病毒多为隐性感染。B 组可引起成人和大龄儿童腹泻。C 组对人的致病性类似 A 组,但发病率很低	潜伏期 2～4 日。引起发热、呕吐、腹痛、腹泻等,患者最主要的症状是腹泻。少数严重者可因脱水、酸中毒而导致死亡	传染源:患者和无症状带毒者。经粪-口途径传播。主要在冬季流行
肠道腺病毒	根据 DNA 同源性和血凝格局,归属于人类腺病毒 F 组。其形态结构、基因组成、复制特点、致病和免疫与其他腺病毒基本一致	分 40、41、42 型,已证实是引起婴儿病毒性腹泻的第二位病原体	主要侵犯 5 岁以下小儿	主要引起腹泻,很少有发热或呼吸道症状	传染源:患者和无症状带毒者。主要经粪-口途径传播。四季均可发病,以夏季多见
杯状病毒	包括小圆形结构化病毒(SRSV)和"典型"杯状病毒。杯状病毒科的特点是球形,SRSV 大小约 27 nm,HuCV 31～38 nm,无包膜。基因组为单正链 RNA,7.3～7.6 kb。只有一种衣壳蛋白。尚不能细胞培养。SRSV 是世界上引起非细菌性胃肠炎暴发流行最重要的病原体	根据其基因序列,SRSV 分为两个基因组。"典型"杯状病毒属人杯状病毒(HuCV)	SRSV 可累及任何年龄组 HuCV 主要引起 5 岁以下小儿腹泻,但发病率很低	潜伏期约 24 小时。突然发病,有恶心、呕吐、腹痛和轻度腹泻,呈自限性,无死亡发生。感染后可产生相应抗体,但其保护作用不明确	传染源:患者和无症状带毒者。主要经粪-口途径传播,其次为呼吸道。传染性强。主要在冬季流行
星状病毒	人星状病毒呈球形,28～30 nm,无包膜,电镜下表面结构呈星形,有 5～6 个角。核酸为单正链 RNA,7.0 kb		5 岁以下婴幼儿	潜伏期 3～4 日,引起发热、头痛、恶心、腹泻等,后者可持续 2～3 日,甚至更长。感染后可产生抗体,有保护作用,免疫力较牢固	世界性分布。粪-口途径传播,冬季流行

第三节　肝炎病毒

肝炎病毒(hepatitis virus)是指以肝细胞为宿主细胞并引起肝细胞损伤的一组不同种属的病毒。目前公认的人类肝炎病毒有甲型肝炎病毒、乙型肝炎病毒、丙型肝炎病毒、丁型肝炎病毒和戊型肝炎病毒等,近年来还发现了一些新的与人肝炎相关的病毒,如庚型肝炎病毒和 TT 病毒等。由于这些病毒的致病性尚不明确,因此是否为新型人类肝炎病毒尚需进一步证实。此外,还有一些病毒(如巨细胞病毒、EB病毒、单纯疱疹病毒、黄热病病毒、风疹病毒等)也可引起肝脏炎症,但不列入肝炎病毒范畴。

一、甲型肝炎病毒

甲型肝炎病毒(hepatitis A virus,HAV)是甲型肝炎的病原体。1973年Feinstone采用免疫电镜技术,首次在实验感染的急性肝炎患者的粪便中发现HAV颗粒。HAV原来归于小RNA病毒科的肠道病毒72型,1993年国际病毒分类委员会将HAV归类为小RNA病毒科的一个新属——嗜肝病毒属(*Hepatovirus*)。

(一) 生物学性状

1. 形态与结构　HAV颗粒呈球形,直径27～32 nm,*HAV*基因组为单正链RNA,核衣壳为20面立体对称,无包膜(图2-6-3)。电镜下HAV呈现为实心和空心两种类型的颗粒,前者为成熟的完整病毒体,具感染性,后者为缺乏病毒核酸的空心衣壳。单正链RNA由5′末端非编码区、编码区和3′末端非编码区组成。编码区只有一个开放读码框架(ORF),分为P1、P2、P3功能区,P1区编码VP1、VP2、VP3和VP4 4种多肽,其中VP1、VP2、VP3为病毒衣壳蛋白的主要成分,包围并保护核酸,具有免疫原性,可诱导机体产生抗体。VP4含量很少,其作用和功能尚不清楚。P2和P3区编码病毒的RNA多聚酶、蛋白酶等非结构蛋白,在病毒RNA复制和蛋白质的加工过程中起作用。HAV免疫原性稳定,仅有一个血清型。

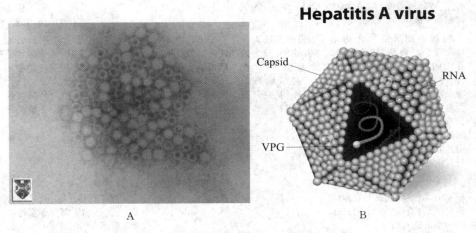

Hepatitis A virus

A　　　　　　　　　　　　　B

图 2-6-3　HAV形态与结构图

A. 电镜下形态;B. 结构模式图

2. 培养特性　黑猩猩、狨猴、猕猴及我国猕猴属中的红面猴等对HAV易感,经口或静脉注射感染HAV后均可发生肝炎。动物模型主要用于HAV的病原学研究、疫苗研制和药物筛选等。HAV可在原代狨猴肝细胞、传代恒河猴胚肾细胞、非洲绿猴肾细胞、人胚肺二倍体细胞及人肝癌细胞株等多种细胞中增殖,但增殖非常缓慢且不引起细胞病变。自标本中分离HAV常需数周甚至数个月,并且很难获得大量病毒。应用免疫荧光染色法可检出培养细胞中的HAV抗原成分。

3. 抵抗力　HAV对理化因素有较强的抵抗力。可耐受乙醚、氯仿,在pH为3的酸性环境中稳定;在60 ℃条件下可存活4小时;在淡水、海水、泥沙和毛蚶等水生贝类中可存活数日至数个月;但100 ℃ 5分钟可使之灭活,对紫外线、甲醛和氯敏感。

（二）致病性与免疫性

1. **传染源与传播途径**　HAV 的传染源为患者和隐性感染者，主要经粪-口途径传播，通过污染水源、食物、海产品、食具等造成散发流行或爆发流行。甲型肝炎的潜伏期为 15～50 日，平均 30 日，在潜伏期末病毒随粪便大量排出，传染性强。HAV 主要侵犯儿童和青少年，感染后大多表现为隐性感染，不出现明显的症状和体征，但粪便中有病毒排出，是重要的传染源。

2. **致病机制**　HAV 经口侵入人体，首先在咽部或唾液腺中增殖，然后到达肠黏膜与局部淋巴结中大量增殖，并侵入血流形成病毒血症，最终侵犯肝脏，在肝脏增殖后通过胆汁进入肠道并随粪便排出。甲型肝炎患者有明显的肝脏炎症，肝细胞肿胀、变性、溶解，临床表现为乏力、食欲减退、恶心、呕吐、黄疸、肝脾肿大、血清转氨酶升高等。目前认为，HAV 引起肝细胞损伤，致病机制主要与免疫病理反应有关。在感染早期，主要是自然杀伤细胞，引起受感染的肝细胞溶解。然后，机体特异性细胞免疫被激活，杀伤性 T 细胞（CTL）在 HLA 的介导下杀伤肝细胞。IFN-γ 在 HAV 的感染和免疫损伤机制中也起重要作用，高水平的 IFN-γ 可促进肝细胞表达 HLA，从而增强了 HLA 介导的 CTL 对肝细胞的细胞毒作用。甲型肝炎一般为自限性疾病，预后良好，不发展成慢性肝炎和慢性携带者。

3. **免疫性**　HAV 的显性感染或隐性感染均可诱导机体产生持久的免疫力。抗-HAV IgM 在感染早期即出现，发病后 1 周达高峰，维持 2 个月左右逐渐下降；抗-HAV IgG 在急性期后期或恢复期早期出现，并可维持多年，对 HAV 的再感染有免疫保护作用。

（三）微生物学检查

HAV 的微生物学检查以血清学检查和病原学检查为主。血清学检查包括用 ELISA 法检测患者血清中的抗-HAV IgM 和 IgG，抗-HAV IgM 是甲型肝炎早期诊断最可靠的血清学指标，抗-HAV IgG 检测主要用于了解既往感染史或流行病学调查。病原学检查包括 RT-PCR 法检测粪便标本中的 HAV RNA，ELISA 法检测 HAV 抗原，免疫电镜法检测病毒颗粒等。

（四）防治原则

1. **预防**　①一般预防措施：做好卫生宣教工作，加强食物、水源和粪便管理是预防甲型肝炎的主要环节。②特异性预防措施：减毒活疫苗和灭活疫苗用于甲型肝炎的特异性预防。基因工程亚单位疫苗和基因工程载体疫苗等新型疫苗正在研制中。注射丙种球蛋白及胎盘球蛋白，应急预防甲型肝炎有一定效果。

2. **综合治疗措施**　抗病毒化学药物结合中医辨证论治有稳定的疗效。

二、乙型肝炎病毒

乙型肝炎病毒（hepatitis B virus，HBV）属于嗜肝 DNA 病毒科（Hepadnaviridae）正嗜肝 DNA 病毒属（*Orthohepadnavirus*）病毒，是乙型肝炎的病原体。HBV 感染是全球性公共卫生问题，估计全世界 HBV 携带者高达 3.5 亿。我国人群 HBV 携带率约为 10%，HBV 携带者超过 1.2 亿。

（一）生物学性状

1. **形态与结构**　电镜下 HBV 感染者血清中可见 3 种形态的病毒颗粒，即大球形颗粒、小球形颗粒和管形颗粒（图 2-6-4）。①大球形颗粒：又称为 Dane 颗粒，是 1970 年 Dane 首先在乙型肝炎患者血清中发现的，是有感染性的完整的 HBV 颗粒，直径 42 nm，电镜下呈双层结构的球形颗粒。外层相当于病毒的包膜，由脂质双层和病毒基因编码的包膜蛋白组成，包膜蛋白包括 HBV 表面抗原（hepatitis B surface antigen，HBsAg）、前 S1 抗原（Pre S1）和前 S2 抗原（Pre S2）。内层为病毒的核心，相当于病毒的核衣壳，呈 20 面体立体对称，核心表面的衣壳蛋白为 HBV 核心抗原（hepatitis B core antigen，HBcAg）。病毒核心内部含病毒的双链 DNA 分子、DNA 聚合酶等。②小

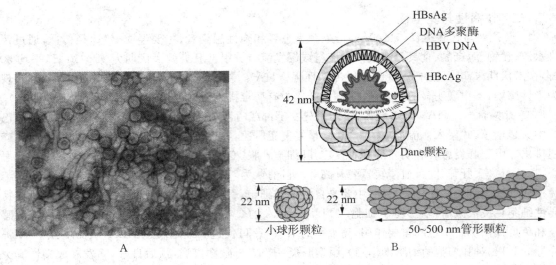

图 2-6-4　HBV 形态与结构图

A. 电镜下形态；B. 结构模式图

球形颗粒：直径 22 nm，为一种中空颗粒，成分为 HBsAg，是 HBV 在肝细胞内复制时产生过剩的 HBsAg 装配而成，不含病毒 DNA 及 DNA 聚合酶，无感染性。这种小球形颗粒大量存在于血液中。③管形颗粒：由小球形颗粒聚合而成，成分与小球形颗粒相同，具有与 HBsAg 相同的免疫原性。颗粒长 100～500 nm，直径 22 nm，亦存在于血液中。

2. **基因结构与编码蛋白**　HBV DNA 分子为不完全双链环状 DNA，两链长短不一。长链是负链，约有 3 200 个核苷酸。短链为正链，是长链长度的 50%～100%。HBV DNA 负链含 4 个开放阅读框（ORF），分别称为 S、C、P、X 区。其中 S 区有 3 个启动子，分别编码主蛋白（含 HBsAg）、中蛋白（含 PreS2 Ag 和 HBsAg）和大蛋白（含 PreS1 Ag、PreS2 Ag、HBsAg）。C 区有 2 个启动子，分别编码含 HBeAg 的 PreC 蛋白和含 HBcAg 的 C 蛋白（衣壳蛋白）。P 基因最长，约占基因组的 75% 以上（与其他区重叠），编码 DNA 聚合酶（含逆转录酶和 RNA 酶 H 功能）。X 区编码含 154 个氨基酸的碱性多肽（HBXAg）。HBsAg 具有共同表位 a 和两组互相排斥的亚型表位 d/y、w/r，故 HBsAg 可分为 4 种血清亚型，即 adr、adw、ayr、ayw。PreS2 和 PreS1 为病毒的主要吸附蛋白，可与肝细胞病毒受体结合，抗-HBs 及抗-PreS1、抗-PreS2 抗体均为中和抗体。HBeAg 是体内有 HBV 复制及血清具有传染性的标志。HBcAg 免疫原性很强，可刺激机体产生抗-HBc，抗-HBc 可维持较长时间。乙型肝炎的急性期、恢复期和 HBcAg 携带者中常可测出抗-HBc，此抗体对病毒无中和作用。体内如发现 HBcAg 或抗-HBc，表示 HBV 在肝内持续复制。HBXAg 可反式激活细胞内的原癌基因及 HBV 基因，与肝癌的发生、发展有关；长链的裂口亦位于此区。

3. **HBV 的复制**　HBV 的复制周期如下：①HBV 通过 Pre S1 和 Pre S2 与肝细胞表面特异性受体结合，进入肝细胞后，在胞质中脱去衣壳，病毒 DNA 进入细胞核内。②在 HBV 的 DNA 多聚酶的催化下，以负链 DNA 为模板，延长修补正链 DNA 裂隙区，形成完整的双链 DNA。③双链 DNA 形成超螺旋环状 DNA，在细胞 RNA 聚合酶的作用下，以负链 DNA 为模板，转录成 0.8 kb、2.1 kb、2.4 kb 和 3.5 kb 的 4 种 mRNA。0.8 kb mRNA 编码 HBxAg；2.1 kb mRNA 编码 Pre S2 和 HBsAg；2.4 kb mRNA 编码 PreS1、PreS2 和 HBsAg；3.5 kb mRNA 既可作为病毒的前基因组 RNA，又可编码 P 蛋白、HBcAg 和 HBeAg 前体蛋白。④病毒的前基因组、蛋白引物及 DNA 聚合酶共同进入组装好的病毒核衣壳中。⑤在病毒 DNA 聚合酶的逆转录酶活性作用下，自 DR 区开始,以前基因组 RNA 为模板,逆转录出全长的 HBV DNA 负链。在负链 DNA 合成过程中,前基因组被 RNA 酶 H 降解而消失。⑥病毒以新合成的负链 DNA 为模板,也自 DR 区开始复制互补的正链 DNA。⑦复制中的正链 DNA(长短不等)与完整的负链 DNA 结合形成子代病毒基因组,进入内质网中装配成完整的病毒颗粒,经芽生方式释放到细胞外。

4. 培养特性 黑猩猩是 HBV 的易感动物。猕猴虽可感染 HBV,但不如前者敏感。HBV 的组织培养尚未成功,目前采用的是 DNA 转染细胞培养系统,将病毒 DNA 导入肝癌细胞株,使这些细胞株可分泌 HBsAg、HBcAg、HBeAg 和 Dane 颗粒。DNA 转染细胞培养系统可用于抗 HBV 药物的研究。

5. 抵抗力 HBV 对外界环境的抵抗力较强,对低温、干燥、紫外线均有耐受性。不被 70% 乙醇灭活。高压蒸汽灭菌法、100 ℃加热 10 分钟可灭活 HBV, 0.5% 过氧乙酸、5% 次氯酸钠和环氧乙烷等常用于 HBV 的消毒。上述消毒手段仅能使 HBV 失去传染性,但仍可保留 HBsAg 的免疫原性。

(二)致病性与免疫性

1. 传染源 主要传染源为乙型肝炎患者或无症状 HBV 携带者。乙型肝炎患者潜伏期、急性期或慢性活动初期,其血清都有传染性。HBV 携带者因无症状而不易被察觉,作为传染源的危害性比患者更大。

2. 传播途径 ①血液和血制品传播:HBV 在血循环中大量存在,极微量带 HBV 大球形颗粒的血经微小伤口进入人体即可导致感染。②垂直传播:多发生于胎儿期和围生期。HBsAg 和 HBeAg 双阳性的母亲,胎内传播率约为 10%。HBV 也可通过哺乳传播。③性传播及密切接触传播:从 HBV 感染者的精液和阴道分泌物中可检出 HBV,HBsAg 阳性的配偶较其他家庭成员更易感染 HBV,表明 HBV 可以经性途径传播。

3. 致病机制与免疫机制 HBV 的致病机制尚不完全清楚,目前认为免疫病理反应以及病毒与宿主细胞间的相互作用是肝细胞损伤的主要原因。HBV 侵入机体后,首先感染以肝细胞为主的多种细胞,在细胞内复制产生完整的病毒颗粒并分泌 HBsAg、HBeAg 和 HBcAg 等抗原成分。在血液或肝细胞膜上的病毒抗原成分可诱导免疫应答。

(1)细胞免疫及其介导的免疫病理反应:病毒抗原致敏的杀伤性 T 细胞(CTL)是清除 HBV 的重要环节。细胞免疫清除 HBV 的途径有:①特异性 CTL 直接杀伤靶细胞。②特异性 T 细胞产生和分泌多种细胞因子而发挥的抗病毒效应。③CTL 诱导肝细胞凋亡。然而,特异性 CTL 介导的细胞免疫效应在清除病毒的同时又可导致肝细胞损伤,过度的细胞免疫反应可引起大面积的肝细胞破坏,导致重症肝炎。若特异性细胞免疫功能低下则不能有效清除病毒,病毒在体内持续存在而形成慢性肝炎。

(2)体液免疫及其介导的免疫病理反应:HBV 感染可诱导机体产生抗- HBs、抗- Pre S1 和抗- Pre S2 等特异性抗体,这些保护性中和抗体可直接清除血循环中游离的病毒,并阻断病毒对肝细胞的黏附作用。然而,HBsAg 及抗- HBs 可形成免疫复合物,导致 III 型超敏反应,如果免疫复合物大量沉积于肝脏内,可使肝脏毛细管栓塞,导致急性肝坏死,临床表现为重症肝炎。

(3)自身免疫反应引起的病理损害:HBV 感染肝细胞后,细胞膜上除含有病毒特异性抗原外,还可引起肝细胞表面自身抗原发生改变,暴露出肝特异性脂蛋白抗原(liver specific protein, LSP),导致免疫病理损伤。在慢性肝炎患者血清中常可检测到抗 LSP 抗体、抗核抗体等自身抗体。

(4)免疫耐受与慢性肝炎:机体对 HBV 的免疫耐受是导致 HBV 持续性感染的重要原因。当HBV 感染者特异性细胞免疫和体液免疫处于较低水平或完全缺乏时,机体既不能有效地清除病毒,也不能产生有效的免疫应答杀伤靶细胞,病毒与宿主之间"和平共处",形成免疫耐受,临床表现为无症状 HBV 携带者或慢性持续性肝炎。

(5) 病毒变异与免疫逃逸：HBV DNA 的 4 个 ORF 区均可发生变异,其中 S 基因、Pre S 基因、Pre C 基因及 C 基因的变异较为重要,这些变异可导致病毒的免疫原性和机体特异性免疫应答改变。例如,S 基因编码的"a"抗原表位基因发生点突变或插入突变,使其免疫原性改变或抗原位点丢失,导致抗- HBs 不能与之结合或亲和力降低,从而使 HBV 逃避体液免疫的监视与中和作用。"a"抗原变异导致现有的诊断方法不能检出 HBsAg,出现所谓的"诊断逃逸"。

4. HBV 与原发性肝癌　HBV 感染与原发性肝癌有密切关系。流行病学研究显示,我国 90% 以上的原发性肝癌患者感染过 HBV;HBsAg 携带者发生原发性肝癌的危险性比正常人高 217 倍。肝癌细胞染色体中有 HBV DNA 的整合,整合的 HBV 基因片段有 50% 左右为 X 基因片段。X 基因编码的 X 蛋白可反式激活细胞内原癌基因或生长因子基因等。

(三) 微生物学检查

HBV 感染的实验室诊断方法主要是检测血清标志物,HBV 的血清标志物主要是已知抗原抗体系统和病毒核酸等。

1. HBV 抗原、抗体检测　主要用 ELISA 法检测 HBsAg、抗- HBs、HBeAg、抗- HBe 及抗- HBc(俗称"两对半"),必要时也可检测 Pre S1 和 Pre S2 的抗原和抗体。

(1) HBsAg 和抗- HBs：HBsAg 是机体感染 HBV 后最先出现的血清学指标,是 HBV 感染的指标之一,是筛选献血员的必检指标。HBsAg 阳性见于急性乙型肝炎、慢性乙型肝炎或无症状携带者。急性乙型肝炎恢复后,一般在 1~4 个月内 HBsAg 消失,HBsAg 阳性持续 6 个月以上则认为已向慢性肝炎转化。无症状 HBV 携带者可长期 HBsAg 阳性。HBsAg 阴性并不能完全排除 HBV 感染,因为 S 基因突变或低水平的表达可使常规检查方法难于检出。抗- HBs 是 HBV 的特异性中和抗体,见于乙型肝炎恢复期、既往 HBV 感染者或接种 HBV 疫苗者。抗- HBs 的出现表示机体对 HBV 感染有免疫力。

(2) HBeAg 和抗- HBe：HBeAg 与 HBV DNA 聚合酶的消长基本一致。HBeAg 阳性提示 HBV 在体内复制,有较强的传染性。若持续阳性则提示有发展成慢性乙型肝炎的可能。如 HBeAg 转为阴性,表示病毒停止复制。抗- HBe 阳性表示 HBV 复制能力减弱,传染性降低。但在 Pre C 基因发生变异时,由于变异株的免疫逃逸作用,即使抗- HBe 阳性,病毒仍大量增殖。

(3) 抗- HBc：抗- HBc 产生早,滴度高,持续时间长,几乎所有急性期病例均可检出。抗- HBc IgM 阳性提示 HBV 处于复制状态,具有强的传染性。抗- HBc IgG 在血中持续时间较长,是感染过 HBV 的标志,检出低滴度的抗- HBc IgG 提示既往感染,高滴度提示急性感染。HBcAg 阳性表示病毒颗粒存在,具有传染性,但由于其仅存在于肝细胞内,不易在血清中检出,故不用于常规检测。

HBV 抗原、抗体的检测结果的临床分析见表 2-6-5。

表 2-6-5　HBV 抗原、抗体检测结果的临床分析

HBsAg	HBeAg	抗- HBs	抗- HBe	抗- HBc IgM	抗- HBc IgG	结果分析
+	−	−	−	−	−	HBV 感染者或无症状携带者
+	+	−	−	+	−	急性乙型肝炎(传染性强,俗称"大三阳")
+	−	−	+	−	+	急性感染趋向恢复(俗称"小三阳")
+	−	−	−	−	+	急性或慢性乙型肝炎,或无症状携带者
−	−	−	+	+	+	乙型肝炎恢复期
−	−	−	−	−	+	既往感染
−	−	+	−	−	−	既往感染或接种过疫苗

2. 血清 HBV DNA 检测　应用核酸杂交技术、常规 PCR 技术或荧光定量 PCR 技术可以直接检测 HBV DNA,这些方法特异性强,敏感性高,可测出极微量的病毒。检出 HBV DNA 是病毒存在和复制的最可靠的指标,广泛应用于临床诊断和药物效果评价。

3. 血清 DNA 聚合酶检测　可判断体内是否有病毒复制,但近年来已被检测 HBV DNA 所取代。

(四) 防治原则

1. 预防

(1) 一般预防措施:严格管理传染源(对患者的用具严格消毒,及时消毒处理其分泌物、排泄物等),切断传播途径(加强血液、血制品管理,严格筛选供血员)。

(2) 特异性预防措施:①接种乙型肝炎疫苗是最有效的特异性预防措施。血源疫苗(第一代乙型肝炎疫苗)是从 HBsAg 携带者血液中提纯的 HBsAg 经甲醛灭活而成,具有良好的免疫保护效果,因来源及安全性问题,已停止使用。基因工程疫苗(第二代乙型肝炎疫苗)是将编码 HBsAg 的基因克隆到酵母菌、哺乳动物细胞或牛痘苗病毒中,高效表达,产生 HBsAg 经纯化而制成疫苗。新型的乙型肝炎疫苗如 HBsAg 多肽疫苗及 HBV DNA 核酸疫苗等目前尚在研究中。②高效价抗-HBs 人血清免疫球蛋白可用于紧急预防。

2. 综合治疗措施　广谱抗病毒药物、调节机体免疫功能及护肝药物联合应用为好。拉米夫定、泛昔洛韦、单磷酸阿糖腺苷(Ara-A)、干扰素及清热解毒、活血化瘀的中药等对 HBV 感染有一定的疗效。

三、丙型肝炎病毒

丙型肝炎病毒(hepatitis C virus,HCV)于 1989 年方被命名,1991 年被归属于黄病毒科(Flaviviridae),过去被称为肠道外传播的非甲非乙型肝炎病毒。

丙型肝炎病毒感染呈全球性分布,主要经血或血制品传播。HCV 感染的重要特征是感染易于慢性化,急性期后易发展为慢性肝炎,部分患者可进一步发展为肝硬化或肝癌。

(一) 生物学性状

HCV 是一类具有包膜结构的单正链 RNA 病毒。病毒体呈球形,大小为 40~60 nm。对氯仿、甲醛、乙醚等有机溶剂敏感。可感染黑猩猩并在体内连续传代,引起慢性肝炎。

HCV 基因组为一条单正链线状 RNA,长度约 9.5 kb,由 9 个基因区组成:自 5′端开始,依次为 5′端非编码区、核心蛋白区(core,C 区)、包膜蛋白-1 区(E1 区)、包膜蛋白-2/非结构蛋白-1 区(E2/NS1 区)、非结构蛋白-2 区(NS2 区)、非结构蛋白-3 区(NS3 区)、非结构蛋白-4 区(NS4 区)、非结构蛋白-5(NS5 区)和 3′端非编码区。其中,C 区和 E1 区为病毒结构蛋白编码区,即编码病毒的衣壳及包膜蛋白。5′端非编码区的核苷酸序列保守性强,可用于基因检测诊断。E1、E2/NS1 区基因容易发生变异,使包膜蛋白的免疫原性改变而不被原有的抗包膜抗体识别,使病毒得以持续存在,这是 HCV 易引起慢性丙型肝炎的原因之一。C、NS3、SN4 及 NS5 区的基因表达产物,可用于检测患者血清中的抗-HCV。

根据 HCV 毒株基因序列的差异,可将 HCV 分为不同的基因型。其中,欧美各国流行株多为 Ⅰ 型;亚洲地区以 Ⅱ 型为主,Ⅲ 型为辅;Ⅴ、Ⅵ 型主要在东南亚(泰国等)。Ⅳ 型与 Ⅲ 型接近,我国以 Ⅱ 型为主。目前认为 Ⅱ 型 HCV 复制产生的病毒量多,较难治疗。

(二) 致病性与免疫性

多数丙型肝炎患者可不出现症状,发病时已呈慢性过程。慢性肝炎的表现亦轻重不等,约 20% 可发展为肝硬化。一般认为,Ⅱ 型 HCV 的致病性较强,复制快,血流中病毒量多,故症状较重。应用免疫组化染色证实,病毒除存在于肝细胞质中,在肝外(如淋巴细胞)亦有存在。肝穿刺病理学检查可见肝内淋巴细胞浸润及肝细胞坏死,部分丙型肝炎患者可出现肾小球肾炎,提示 HCV 的抗原可形成免疫复合物沉积于肾小球基底膜。HCV 是引起输血后慢性肝炎及肝硬化的主要原因之一。在意大利、希腊、日本等国肝癌患者血中,50%～70%患者抗- HCV 阳性,我国肝癌患者血中约 10%存在抗- HCV。从癌组织提取 RNA,用逆转录 PCR(RT - PCR)检测,约 10%有 HCV RNA。

丙型肝炎患者恢复后,仅有低度免疫力。实验感染黑猩猩恢复后,再用同一毒株攻击,几乎无保护力,提示免疫力不强。机体感染 HCV 后,可依次出现 IgM 和 IgG 型抗体。特异性淋巴细胞增殖实验显示,部分恢复期 HCV 感染者可出现阳性反应。在免疫力低下人群中,可能同时感染 HBV 及 HCV,这种双重感染是否会导致疾病加重,尚无定论。

(三) 微生物学检查

1. 检查病毒 RNA 因 HCV 在血液中含量很少,故需用极敏感的检测方法。采用套式 RT -PCR 法,即从患者血清中提取病毒 RNA,经逆转录酶作用合成 cDNA,再用两对引物先后扩增,以求扩增出极微量的病毒 RNA。由于 5′端非编码区序列最为保守,故两对引物的序列均应选自该区。目前常采用 PCR -荧光法检测 HCV RNA,此法不但可以定性,亦可定量检测。

2. 检查抗体 以核心区蛋白质与 NS3、NS4 及 NS5 区蛋白质为抗原,用酶联免疫法检测抗体,可快速过筛献血员并可用于诊断丙型肝炎患者。抗- HCV 阳性者表示已被 HCV 感染,不可献血。为确诊还可进一步以不同表达蛋白分别检测相应抗体(蛋白印迹法检测)。

(四) 防治原则

我国已规定,检测抗- HCV 是过筛献血员的必需步骤,对血制品亦需进行检测以防污染。疫苗的研制有一定难度,因 HCV 免疫原性不强,且毒株易变异。

四、其他肝炎病毒及与肝炎相关病毒

其他肝炎病毒及与肝炎相关病毒见表 2 - 6 - 6。

表 2 - 6 - 6 其他肝炎与肝炎相关病毒

病毒名称	主要生物学性状	致病性	病原学诊断	防治原则
丁型肝炎病毒 (hepatitis D virus, HDV)	δ 病毒属,缺陷病毒,单股负链共价闭合的环状 RNA,有包膜(含 HBV 的 HBsAg)	主要通过输血或使用血制品传播;常可导致 HBV 感染者的症状加重与病情恶化	检测血清中抗 HDV 抗体或抗原	同"HBV"
戊型肝炎病毒 (hepatitis E virus, HEV)	肝病毒属,球形,直径 27～34 nm,单股正链 RNA,无包膜	主要经粪-口途径传播。致病机制主要是 HEV 对肝细胞的直接损伤和免疫病理损伤。临床主要表现为急性感染,预后好	ELISA 法检测抗 HEV 抗体	无疫苗,预防主要是切断粪-口传播途径
庚型肝炎病毒 (hepatitis G virus, HGV)	黄病毒科,类似 HCV,单股正链 RNA,有 5 个基因型	主要通过输血传播,常合并 HCV 或(和)HBV 感染,是否单独致病尚存在争议	RT - PCR 检测 HGV 核酸	切断传播途径,防止血液或医源性感染
TT 病毒(TT virus, TTV)	分类未定,球形,直径 30～50 nm,单股负链 DNA,无包膜	感染率较高,主要通过输血或使用血制品传播。可与 HCV 重叠感染,其嗜肝性与致病性尚不明确,可能存在消化道传播途径	RT - PCR 检测 TTV 核酸	防止血液或医源性感染

第四节 虫媒病毒与出血热病毒

一、虫媒病毒

虫媒病毒（arbovirus）是指通过吸血节肢动物叮咬易感脊椎动物而传播疾病的病毒。虫媒病毒是一个生态学名称，是根据传播方式归类的病毒。其隶属不同的病毒科属，可引起虫媒病毒病。虫媒病毒分布广泛，已经发现至少537种，其中130多种对人畜致病，导致脑炎、发热、皮疹、关节痛、出血热和休克等。我国流行的主要虫媒病毒有流行性乙型脑炎病毒（epidemic type B encephalitis virus）、登革病毒（dengue virus）、森林脑炎病毒（forest encephalitis virus）、寨卡病毒（Zika virus）等。

（一）流行性乙型脑炎病毒

流行性乙型脑炎病毒简称乙脑病毒，属于黄病毒科黄病毒属。乙脑是严重危害人畜健康的急性传染病，夏秋季流行，除新疆、西藏、青海外，全国各地均有病例发生。

1. 生物学性状 乙脑病毒呈球形，直径30～40 nm，核心为单股正链RNA，有包膜，核衣壳呈20面体立体对称。病毒结构蛋白包括衣壳蛋白（capsid protein，C蛋白）、膜蛋白（membrane protein，M蛋白）和包膜蛋白（envelope protein，E蛋白），C蛋白和M蛋白在病毒的包装和成熟过程中起重要作用；E蛋白具有血凝活性，能凝集鹅、鸽、雏鸡红细胞；参与病毒的吸附、穿入与致病，可诱导机体产生中和抗体和血凝抑制抗体。

乳鼠是常用的敏感动物，脑内接种是分离病毒、大量制备抗原的可靠方法。BHK细胞系、C6/36细胞系及鸡胚成纤维细胞是常用的敏感细胞，病毒感染后出现明显CPE，细胞培养增殖病毒用于疫苗制备、诊断抗原、筛选药物等。

乙脑病毒不耐热，56 ℃30分钟灭活，酸、乙醚、去氧胆酸钠等均可灭活病毒。

2. 致病性与免疫性 乙脑病毒的主要传染源是携带病毒的家畜和鸟类。动物感染后，没有明显的症状和体征，但出现病毒血症，成为传染源。在我国，猪是最重要的传染源。三带喙库蚊是乙脑病毒的主要传播媒介，感染病毒后，经卵传代，通过动物-蚊-动物途径循环，带毒蚊子叮咬人类，则可造成人类感染。

病毒感染后，主要侵犯中枢神经系统，潜伏期4～7日，病毒在体内大量增殖入血形成病毒血症，引起发热、寒战及全身不适等症状，数日后可自愈；少数患者出现脑膜及脑组织炎症反应，造成神经元细胞变性坏死、毛细血管栓塞、淋巴细胞浸润，甚至出现局灶性坏死和脑组织软化。临床表现为高热、意识障碍、抽搐、颅内压升高和脑膜刺激征。重症患者可能因呼吸循环衰竭而死亡，部分患者病后遗留失语、强直性痉挛、精神失常等后遗症。

乙脑病后可获得稳定而持久的免疫力，机体对乙脑病毒的免疫依赖体液免疫、细胞免疫和完整的血脑屏障。

3. 微生物学检查 乙脑早期快速诊断通常采集急性期患者血清或脑脊液检测特异性抗体，或RT-PCR检测病毒核酸。取死者脑组织研磨成10％悬液，接种1～3日龄乳鼠脑内，待发病濒死时，取脑制备悬液，用抗体中和试验鉴定病毒，或接种敏感细胞（如C6/36细胞系）分离病毒。

4. 防治原则 目前对乙脑尚无特效的治疗方法，重在预防，10岁以下儿童和来自非疫区的居民需要疫苗接种，防蚊灭蚊是有效措施，管理动物宿主可以有效降低发病率。

（二）其他常见虫媒病毒（表2-6-7）

表2-6-7　中国其他常见虫媒病毒

病毒名称	生物学性状	致病性与免疫性	微生物学检查	防治原则
登革病毒	登革病毒属于黄病毒科黄病毒属，形态结构与乙脑病毒相似，呈球形，直径17～25 nm，核衣壳20面体立体对称，有包膜，核心是单股正链RNA（+ssRNA），病毒RNA具感染性 根据病毒包膜蛋白的抗原性不同，登革病毒分为4个血清型，2型流行最广泛，各型病毒间抗原性有交叉，与乙脑病毒、西尼罗病毒存在共同抗原，病毒易变异，可引起地区性登革热的爆发流行 登革病毒可以在多种昆虫和哺乳动物细胞培养中增殖，引起不同程度CPE，常用昆虫传代细胞系（如白纹伊蚊C6/36）进行病毒分离，利用哺乳动物细胞系检测病毒效价和制备疫苗 病毒对热、脂溶剂、紫外线、γ射线等敏感，56℃30分钟可灭活病毒，胃酸、胆汁和蛋白酶可破坏病毒包膜及降解核酸	登革病毒广泛流行于热带和亚热带地区，如我国海南、广西等。登革病毒的自然宿主包括低级灵长类和蚊，主要传播媒介是埃及伊蚊和白纹伊蚊。感染者是主要传染源，通过蚊-人-蚊循环传播和感染 登革病毒多引起无症状的隐性感染，发病患者主要临床表现有登革热、登革出血热和登革热休克综合征。登革热早期病情较轻，主要表现为发热，肌肉痛和骨、关节酸痛，伴有皮疹或轻微的皮肤出血点，血小板轻度减少；登革热晚期表现为皮肤和黏膜出血、血小板减少，最终发展为循环衰竭、血压降低和休克等，病死率高 感染后产生牢固的抗同型病毒免疫力，但若再次感染其他型病毒，有可能引起登革出血热（dengue hemorrhagic fever, DHF）和登革休克综合征（dengue shock syndrome, DSS），病死率很高	一般采用血凝抑制试验进行血清学检查，ELISA法检测血清中特异性IgM用于登革病毒感染的早期诊断，RT-PCR法可以检测病毒的双重或多重感染	目前尚无特异性的预防和治疗方法，控制传播媒介、防止蚊虫叮咬是防治登革病毒感染的重要措施
森林脑炎病毒	森林脑炎病毒呈球形，直径30～40 nm，核衣壳20面体立体对称，有包膜，含血凝素糖蛋白，核酸为单正链RNA。病毒培养特性和抵抗力与乙脑病毒相似，但嗜神经性较强，接种成年小白鼠腹腔、地鼠或豚鼠脑内，易发生脑炎致死 奶类对森林脑炎病毒有保护作用，病毒在牛奶中经65℃15分钟才能被灭活	蜱是森林脑炎病毒的传播媒介和长期宿主，蜱叮咬带毒动物后，病毒在蜱体内增殖，可经卵传代。牛、马、狗、羊等家畜在自然疫源地受蜱叮咬而传染，成为人的传染源 病毒感染8～14日后发生脑炎，出现肌肉麻痹，萎缩、昏迷致死，少数痊愈者也常遗留肌肉麻痹。病愈后皆产生持久的牢固免疫力	临床检测急性期和恢复期双份血清特异性抗体，恢复期抗体滴度升高4倍以上有明确诊断意义	对森林疫区人群接种灭活疫苗，效果良好。抗血清可防止发病或减轻症状。防护衣袜、涂擦邻苯二甲酸酯防蜱叮咬，是重要的森林预防方法
寨卡病毒	寨卡病毒属黄病毒科黄病毒属，病毒核酸为单股正链RNA（约11 kb），编码3种结构蛋白（衣壳蛋白、膜蛋白、包膜蛋白）和7种非结构蛋白（non-structural protein, NS）：NS1、NS2A、NS2B、NS3、NS4A、NS4B及NS5。寨卡病毒主要分为亚洲型和非洲型两种，同源性约90%，近年来主要流行亚洲型毒株 寨卡病毒的抵抗力不详，但黄病毒属病毒一般不耐酸，不耐热，60℃30分钟可灭活，常用70%乙醇、脂溶剂、过氧乙酸等灭活病毒	寨卡病毒经蚊虫叮咬进行传播，白纹伊蚊是寨卡病毒的传播媒介，也可发生垂直传播和输血传播 寨卡病毒感染后，大多数人表现为隐性感染，约20%会表现轻微症状，典型的症状包括急性起病的低热、斑丘疹、关节疼痛（主要累及手、足小关节）、结膜炎，其他症状包括肌痛、头痛、眼眶痛及无力，持续不到1周。在疫情调查中发现寨卡病毒与小头症之间存在有关联，但机制尚不清楚	寨卡病毒感染的诊断主要是通过逆转录聚合酶链式反应（RT-PCR）检测血液、尿液、唾液中的病毒RNA，检测靶点包括包膜蛋白基因或NS5区	防蚊虫叮咬、灭蚊是最好的防控方法。在出入境管理中加强对虫媒病毒感染输入病例的监测，降低本土传播风险，尚无有效的疫苗和治疗药物

二、出血热病毒

出血热(hemorrhagic fever)是一大类疾病的统称,临床以高热、出血、低血压为主要共同特征,有较高的病死率。引起出血热的病毒种类较多,经由不同的媒介和途径传播。近年来,受到广泛关注的人类出血热病毒包括汉坦病毒(Hantavirus)、克里米亚-刚果出血热病毒(Crimea-Congo hemorrhagic fever virus,CCHFV)、埃博拉病毒(Ebola virus)等(表2-6-8)。

表2-6-8　人类常见出血热病毒

病毒名称	生物学性状	致病性与免疫性	微生物学检查	防治原则
汉坦病毒	汉坦病毒属于布尼亚病毒科,呈圆形、卵圆形或长形,有包膜,单负链RNA(-ssRNA),分节段。病毒易感动物种类多,如黑线姬鼠、长爪沙鼠、乳小白鼠和金地鼠等。常规乳小白鼠脑内接种,病毒增殖后可在全身大多数组织和器官中出现。在人胚肾细胞内增殖,出芽释放,无明显细胞病变 汉坦病毒抵抗力不强,对紫外线、75%乙醇和脂溶剂(乙醚、丙酮、去氧胆酸钠等)很敏感,不耐酸	汉坦病毒是自然疫源性疾病,有明显的地区性和季节性,10～12月份多见,与鼠类分布与活动有关。目前认为带毒鼠通过唾液、尿、粪污染环境,人经呼吸道、消化道或直接接触等方式被传染 人类对汉坦病毒普遍易感,病毒感染后,潜伏期约2周,起病急、发展快,早期损伤表现为病毒直接损伤血管内皮细胞、免疫细胞等;晚期通过免疫病理损伤导致全身毛细血管内皮细胞和小血管损伤,导致肾综合征出血热。临床三大典型主症:高热、出血、肾脏损害。病后可获得牢固的免疫力,二次发病非常罕见	早期诊断常用ELISA检测患者特异性IgM抗体。RT-PCR检测病毒核酸,对核酸片段进行扩增做序列分析鉴定病毒的类型	灭鼠、防鼠、灭虫、消毒和个人防护是主要的预防措施,对于肾综合征出血热患者以液体疗法(输液调节水和电解质平衡)结合抗病毒治疗效果较好。国内疫苗已研制成功,效果良好
克里米亚-刚果出血热病毒	克里米亚-刚果出血热病毒属于布尼亚(布尼奥罗)病毒科内罗病毒属,病毒颗粒呈圆形和椭圆形,直径85～120 nm,有包膜。在鼠脑感染组织中可见到吉姆萨染色呈嗜碱性的、红细胞大小的胞质包涵体	病毒通过蜱虫叮咬或接触病毒感染组织传播,潜伏期2～12日。起病急骤,恶寒战栗,发热39～41℃,头痛剧烈,周身肌痛,四肢关节酸痛剧烈。早期颜面和颈项部皮肤潮红,眼结膜、口腔黏膜及软腭明显充血,呈醉酒貌,持续恶心、呕吐。起病2～3日鼻出血,严重时连续大量呕血,发生血尿和血便。多见肝肿大,重症病程2～3日即可死于严重出血、休克及神经系统并发症	患者近期的活动地点、蜱咬史和可疑的接触史等,有助于临床诊断。鼻出血不止及易出血均属早期常见症状。血常规检查白细胞计数和血小板明显减少。尿常规检查多有蛋白尿和血尿	目前尚无特效治疗,原则应采取综合治疗措施,而以控制出血和抗休克为主
埃博拉病毒	埃博拉病毒属丝状病毒科,呈长丝状体,单股负链RNA病毒,大小100 nm×(300～1 500)nm,有分支形、U形、6形或环形,有包膜,包膜表面有纤突,核酸为负链RNA。病毒分4个亚型:埃博拉-扎伊尔型(EBO-Zaire)、埃博拉-苏丹型(EBO-Sudan)、埃博拉-莱斯顿型(EBO-R)和埃博拉-科特迪瓦型(EBO-CI)。病毒常温下较稳定,60℃30分钟、紫外线照射2分钟可灭活病毒。对乙醚、去氧胆酸钠、次氯酸钠等消毒剂敏感。目前认为猴、猩猩等野生灵长类动物是主要宿主	埃博拉是人畜共通病毒,致病性极强,主要是通过血液、唾液、汗水和分泌物等传播,能引起致死性出血。埃博拉病毒感染后,在体内迅速扩散、大量繁殖,袭击多个器官,使之发生变形、坏死,并慢慢被分解。患者先是内出血,继而七窍流血不止,并不断将体内器官坏死组织从口中呕出,最后因广泛内出血、脑部受损等原因而在48小时后不治身亡	埃博拉病毒高度危险,必须在专门实验设施内进行病毒分离与鉴定。在非洲疫区主要通过检测埃博拉病毒的特异性抗体、抗原或核酸等进行诊断	尚无有效疫苗,通过注射大脑C型1类尼曼-匹克蛋白(NPC1)阻碍剂,阻断埃博拉病毒进入细胞核复制,由于NPC1蛋白负责胆固醇运输,使用阻碍剂会导致尼曼匹克症

第五节　疱　疹　病　毒

疱疹病毒(herpes viruses)属疱疹病毒科,有约 110 多种,是一组中等大小、结构相似、有包膜的 DNA 病毒,因其代表种单纯疱疹病毒能引起蔓延性疱疹而得名。与人类感染有关的疱疹病毒称为人疱疹病毒(human herpes viruses, HHV),现已知有 8(型)种,以单纯疱疹病毒感染最常见。

疱疹病毒有以下共同特点。①形态结构:呈球形,直径 150～200 nm,20 面体立体对称衣壳,基因组为线性双股 DNA。核衣壳周围有一层厚薄不等的非对称性被膜,其外有包膜和糖蛋白刺突。②培养方面:除 EB 病毒外均能在二倍体细胞核内复制,产生明显的细胞病变(CPE),核内出现嗜酸性包涵体,感染细胞可与邻近未感染的细胞融合成多核巨细胞。③感染方面:可表现为增殖性感染和潜伏性感染,部分病毒还具有整合感染作用,与细胞转化和肿瘤的发生相关。

一、单纯疱疹病毒

(一)生物学性状

单纯疱疹病毒(herpes simplex virus, HSV)具有典型的疱疹病毒形态结构特征,核心为双链线性 DNA,由长(L)、短(S)两个片段组成,可编码 100 多种多肽,部分多肽与病毒感染和细胞破坏密切相关。HSV 有 HSV-1 和 HSV-2 两个血清型,两型病毒的 DNA 有 50% 同源性,因此两型病毒既有型间的共同抗原,又有型特异性抗原。

HSV 对动物和组织细胞的敏感性广泛,常用的实验动物有小鼠、豚鼠、家兔等,动物脑内接种可引起疱疹性脑膜炎,角膜接种可引起疱疹性角膜炎。HSV 能在兔肾、人胚肺、人胚肾和猴肾等多种原代和传代细胞中增殖并引起细胞病变,表现为细胞肿大、变圆、折光性增强,可见有核内嗜酸性包涵体。

HSV 抵抗力较弱,易被脂溶剂灭活。

(二)致病性与免疫性

1. 传染源和传播途径　HSV 在人群中感染十分普遍,人是 HSV 唯一的自然宿主,患者和健康带毒者是传染源。HSV-1 主要通过直接或间接接触传播,侵犯口腔、皮肤黏膜、眼结膜、角膜及中枢神经系统;HSV-2 主要经性接触感染,侵犯生殖器官及生殖道黏膜。

2. 临床特点　主要侵犯外胚层来源的组织,包括皮肤、黏膜和神经组织,人感染 HSV 后多无明显症状。常见的临床表现是黏膜或皮肤局部集聚的疱疹,偶尔也可产生严重甚至致死的全身性感染。

3. 感染类型　分为原发感染、潜伏与复发感染及先天感染等 3 种。

(1)原发感染:因 6 个月以内婴儿多数尚存有从母体获得的抗体,HSV-1 原发感染常发生于 6 个月以后的婴幼儿,多数为隐性感染,少数出现龈口炎、唇疱疹、湿疹样疱疹、疱疹性角膜炎、疱疹性脑炎等。龈口炎最常见,系在口颊黏膜和齿龈处发生成群疱疹,破裂后形成溃疡,覆盖一层坏死组织。HSV-2 的原发感染主要引起生殖器疱疹,男性表现为阴茎的水疱性溃疡,女性为宫颈、外阴、阴道的水疱性溃疡,局部剧痛,可伴有发热、全身不适及淋巴结炎。

(2)潜伏与复发感染:人体原发感染 HSV 后产生的特异性免疫能将病毒大部分清除,但少量病毒可沿感觉神经到感觉神经节内潜伏下来,通常 HSV-1 潜伏于三叉神经节和颈上神经节,HSV-2 潜伏于骶神经节。潜伏的病毒不增殖,也不引起临床症状,称为潜伏感染。当机体受到各种非特异性刺激,如发热、寒冷、日晒、月经来潮、某些细菌或病毒感染、情绪紧张,或使用激素,潜伏的病毒可被激活并增殖,沿神经纤维轴突移行至神经末梢,进入神经支配的皮肤和黏膜重新增殖,再度引起病变,导致局部疱疹的复发,即为复发感染。其特点是每次复发病变部位往往都在同一部位,最常见的是在唇鼻间皮肤与黏膜交界处出现成群的小疱疹。

(3)先天感染:HSV-1可通过胎盘感染胎儿,影响胚胎细胞有丝分裂,导致流产或引起胎儿畸形、智力低下等先天性疾病。新生儿在通过有HSV-2感染的产道时可被感染,发生新生儿疱疹,临床表现为高热、呼吸困难和中枢神经系统症状。60%～70%受染新生儿可因此死亡,幸存者中有后遗症者可达95%。

此外,HSV-2与宫颈癌的发生有密切关系。依据为:①患过生殖器疱疹的妇女,宫颈癌的发病率高。②宫颈癌患者抗HSV-2抗体阳性率高。③宫颈癌组织细胞内可检出HSV-2病毒的抗原。④细胞培养中的HSV-2核酸可使地鼠细胞向癌细胞转化。

4. 免疫性　HSV原发感染后1周,血中可出现中和抗体,3～4周达高峰,可持续多年。中和抗体可清除游离病毒,对阻止病毒经血流播散和限制病程有一定作用。在抗HSV的免疫中,细胞免疫更为重要。HSV感染第二周机体内可出现Tc细胞,在病毒复制完成之前能破坏受染的宿主细胞,在清除细胞内的病毒方面发挥重要作用。但体液免疫和细胞免疫均不能清除潜伏的病毒和阻止复发。

(三)微生物学检查

1. 病毒的分离培养　可取患者水疱液、唾液、脊髓液及口腔、子宫颈、阴道分泌液,或角膜结膜刮取物等接种于兔肾、猴肾等易感细胞,2～3日后出现细胞肿胀、变圆、折光性增强和形成融合细胞等CPE。分离出病毒后,用HSV单克隆抗体做免疫荧光染色鉴定。

2. 快速诊断　将子宫颈黏膜、皮肤、口腔、角膜等组织细胞涂片后,用特异性抗体做间接免疫荧光或免疫组织化学染色法检测病毒抗原,将疱疹液进行电镜负染可迅速确诊。

此外,原位核酸杂交和PCR法可用于检测标本中HSV DNA。DNA限制性内切酶图谱也可做HSV鉴定和型别分析。因人群中HSV感染率高,广泛存在潜伏感染,HSV抗体测定对临床诊断意义不大,仅用于流行病学调查,常用方法为ELISA。但检测脊髓液抗体,对神经系统HSV感染的诊断有重要意义。

(四)防治原则

预防主要是切断传播途径,避免有害因素对机体的刺激,维持正常的机体免疫力。包膜糖蛋白亚单位疫苗在动物试验中显示良好效果,有应用前景。孕妇产道HSV-2感染者,分娩后应立即给新生儿注射丙种球蛋白作为紧急预防。

抗病毒药物疱疹净(5-碘脱氧尿嘧啶核苷)等滴眼对疱疹性角膜炎有效。无环鸟苷(ACV)可选择性地抑制疱疹病毒DNA合成,主要用于生殖器疱疹的治疗,可使局部排毒时间缩短,加速局部愈合,对口唇疱疹和疱疹性脑炎等也有一定疗效。但常规抗病毒药物难以清除潜伏状态的病毒,不能防止潜伏感染的复发。

二、水痘-带状疱疹病毒

水痘-带状疱疹病毒(varicella-zoster virus,VZV),因在儿童初次感染时引起水痘,在成人再发时引起带状疱疹而得名。

(一)生物学性状

VZV的生物学性状与HSV相似。核心亦为双链线性DNA,包含71个基因,编码67个不同蛋白质。仅一个血清型。实验动物及鸡胚对VZV均不敏感,可用人或猴的成纤维细胞培养,但增殖缓慢,引起局灶性细胞病变,如细胞核内包涵体以及多核巨细胞的形成。

217

（二）致病性与免疫性

VZV感染有原发感染水痘和复发感染带状疱疹两种类型。

水痘多见于3～9岁儿童，传染源主要是患者，急性期水痘内容物及呼吸道分泌物内均含有病毒。病毒经呼吸道黏膜或结膜侵入机体，先在局部淋巴结细胞内增殖，随后经血流到达肝、脾等脏器大量增殖后再次入血形成第二次病毒血症扩散到全身，特别是皮肤、黏膜组织。经2周左右潜伏期后，全身皮肤出现斑丘疹、水疱疹，可因感染形成脓疱疹。皮疹呈向心性分布，躯干比面部和四肢多。有免疫缺陷的儿童可表现为重症，少数患者可并发肺炎或脑炎。

带状疱疹多见于成人。水痘愈后，少量潜伏在脊髓后根神经节和颅神经的感觉神经节内的病毒因机体细胞免疫力下降或受发热、外伤等因素的影响而被激活，沿神经轴突到达所支配的皮肤细胞内增殖，引起皮损。初期局部皮肤有瘙痒、疼痛，继而出现呈带状分布的疱疹，以躯干和面额部为多见，常发生于身体的一侧，以躯干中线为界。

水痘病后可获终身免疫，但特异性免疫不能清除潜伏于神经节内的VZV，故不能阻止发生带状疱疹。

（三）微生物学检查

典型的水痘或带状疱疹可根据临床表现诊断。必要时可用疱疹液做电镜快速检查或细胞培养来分离病毒，也可用免疫荧光试验检测疱疹基底部材料涂片。

（四）防治原则

接种VZV减毒活疫苗能够诱发持久的保护性免疫。注射水痘-带状疱疹免疫球蛋白（VZIg）能在一定程度上阻止接触者发病或减轻症状，但无治疗价值。无环鸟苷、阿糖腺苷及大剂量的干扰素能缓解水痘和带状疱疹的局部症状。

三、巨细胞病毒

巨细胞病毒（cytomegalo virus，CMV）因其致所感染的细胞肿大，并出现巨大的核内包涵体而得名。

（一）生物学性状

形态结构与HSV相似，但对宿主或培养细胞有高度的种属特异性，即人CMV（HCMV）只能感染人，并只能在人的成纤维细胞中增殖。病毒在细胞培养中增殖缓慢，复制周期长，初次分离时常需1个月左右才出现细胞病变。其特点是细胞肿胀、变圆、核增大，形成巨大细胞，核内出现周围绕有一轮"晕"的大型嗜酸性包涵体。

（二）致病性与免疫性

HCMV感染在人群中广泛存在，我国成人感染率为60%～90%。其传染源为HCMV感染者，体内病毒可经唾液、尿、泪液、乳汁、精液、宫颈及阴道分泌物排出，经口腔、生殖道、胎盘、输血和器官移植等多种途径传播。

1. **垂直感染** HCMV可通过胎盘侵袭胎儿，引起宫内感染，也可在孕妇分娩时经产道感染新生儿。宫内感染可致患儿发生黄疸，肝脾肿大，血小板减少性紫癜及溶血性贫血或流产、死胎。幸存患儿常有耳聋、神经肌肉运动障碍和智力发育低下等症状。

2. **水平感染** 通过吸乳、接吻、性接触、输血等方式感染，通常为隐性感染。感染者免疫功能低下时，HCMV可侵袭多个器官和系统如肺、肝、肾、唾液腺、乳腺及其他腺体、多核白细胞和淋巴细胞等，引起单核细胞增多症、肝炎、间质性肺炎、视网膜炎、脑炎和结肠炎等疾病。此外，有实验提示HCMV具有潜在致癌的可能性。

细胞免疫和NK细胞在防御HCMV感染中起主导作用。

（三）微生物学检查

用唾液、尿液、子宫颈分泌液等标本离心沉淀，将脱落细胞用姬姆萨染色镜检，检查巨大细胞及核内和浆内嗜酸性包涵体，可作出初步诊断。分离培养可用人胚肺纤维母细胞。ELISA 法检测 HCMV 的 IgM 抗体，用于协助早期感染和急性感染的诊断。新生儿血清中检出其 IgM，说明胎儿在子宫内受到 HCMV 感染。也可用核酸杂交或 PCR 法检测标本中的 CMV 抗原和 DNA，快速准确，敏感性高。

（四）防治原则

有效疫苗尚待研制。有报道丙氧鸟苷、膦甲酸、CMV 特异性转移因子、高价免疫球蛋白和干扰素等治疗 HCMV 感染有一定疗效。

四、EB 病毒

（一）生物学性状

EB 病毒（Epstein-Barr virus，EBV）的形态结构与 HSV 相似，分离培养用人脐带血淋巴细胞。

（二）致病性与免疫性

EBV 在人群中感染普遍，我国感染率达 90% 以上。传染源为 EBV 的感染者，可通过呼吸道、消化道和输血传播。EBV 侵入人体后，先在鼻咽部上皮细胞内增殖，然后感染 B 细胞，通过 B 细胞播散至全身，但多为隐性感染。EBV 可长期潜伏在 B 细胞内，促进 B 细胞分裂增殖和抑制其凋亡。感染者免疫功能低下时，潜伏的 EBV 可被激活导致复发感染。

EBV 可引起传染性单核细胞增多症，多见于青少年，发热、咽炎和颈淋巴结肿大为其典型临床表现，可伴有肝脾肿大和肝功能紊乱，外周血单核细胞和异型淋巴细胞显著增多。此外，非洲儿童恶性淋巴瘤（即 Burkitt 淋巴瘤）和鼻咽癌亦与 EBV 感染有关。

EBV 增殖过程中，可产生 EBV 核抗原（EBNA）、早期抗原（EA）、膜抗原（MA）、衣壳抗原（VCA）等多种抗原，并诱导产生相应抗体。这些抗体可阻止外源性病毒感染，但潜伏于细胞内的病毒清除与细胞免疫无关。

（三）微生物学检查

EBV 分离培养困难，一般用免疫学方法协助诊断。EBV IgG 抗体可用免疫荧光法或免疫酶染色法检测。VCA - IgA 抗体的检测对鼻咽癌有辅助诊断意义。传染性单核细胞增多症可用嗜异性抗体凝集试验协助诊断。此外，可用原位核酸杂交或 PCR 法检查标本中 EBV 的 DNA。

（四）防治原则

目前试用的有用基因工程方法构建的同时表达 EBVgp320 和 HBsAg 的痘苗疫苗及病毒 gp320 膜蛋白疫苗。无环鸟苷和丙氧鸟苷可抑制 EBV 复制，有一定疗效。

第六节　逆转录病毒

逆转录病毒科（Retroviridae）是一组含逆转录酶的 RNA 病毒，其核衣壳均含两条完全相同的线性单股正链 RNA，可逆转录为双股 DNA 整合于宿主细胞的基因组中。根据致病作用，逆转录病毒目前分 3 个亚科，即 RNA 肿瘤病毒亚科（Oncovirinae），可引起人类疾病的有人类嗜 T 细胞病毒；慢病毒亚科（Lentivirinae），对人类有致病性的是人类免疫缺陷病毒，危害巨大；泡沫病毒亚科（Spumavirinae），尚未发现对人类有致病性的种类。

一、人类免疫缺陷病毒

人类免疫缺陷病毒(human immunodeficiency virus，HIV)是获得性免疫缺陷综合征(acquired immunodeficiency syndrome，AIDS)即艾滋病的病原体。1986 年由国际病毒分类委员会命名，有 HIV-1 和 HIV-2 两个型，两者核苷酸序列相差超过 40%。世界上的艾滋病大多由 HIV-1 引起，HIV-2 所致的艾滋病仅流行于西非地区。

(一) 生物学性状

1. **形态与结构**　HIV 呈球形，直径 100～120 nm，由病毒核心和外层的包膜组成(图 2-6-5)。包膜为类脂，嵌有 gp120 和 gp41 两种病毒特异的糖蛋白。gp120 构成包膜表面的刺突，其肽链上的某些区段(V1～5)的氨基酸序列呈高度易变性，称高变区，其中 V3 肽段是病毒与宿主细胞膜病毒受体(CD4 分子)结合的部位，亦是特异性中和抗体结合病毒的部位；gp41 为跨膜蛋白，介导病毒包膜与宿主细胞膜融合。病毒核心为两条单股正链 RNA 和逆转录酶、蛋白酶及整合酶，由内衣壳(p24)和外衣壳(p17)包绕。

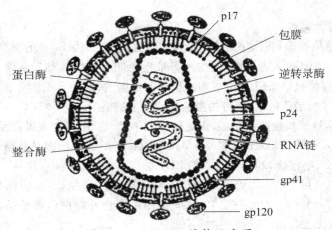

图 2-6-5　HIV 结构示意图

HIV 每条 RNA 链含 9 749 个核苷酸，有 *env*、*gag* 和 *pol* 3 个结构基因及 *tat*、*rev*、*nef*、*vif*、*vpr* 和 *vpu* 6 个调节基因。*env* 基因编码包膜糖蛋白(gp41 和 gp120)；*gag* 基因编码前体蛋白 p55，p55 经蛋白酶裂解成病毒的核衣壳蛋白(p7)、内膜蛋白(p17)和衣壳蛋白(p24)；*pol* 基因编码逆转录酶、蛋白水解酶和整合酶。调节基因编码调节蛋白，调控 HIV 在细胞内的复制。

2. **病毒的复制**　HIV 的特异性受体是 CD4 分子。CD4 主要表达于 CD4$^+$ T 细胞。此外，单核-巨噬细胞、树突状细胞、神经胶质细胞、皮肤的朗格汉斯细胞(Langenhans cell)及肠道黏膜的杯状、柱状上皮细胞等也可表达少量 CD4 分子。HIV 通过其包膜上的 gp120 与靶细胞表面的 CD4 分子结合形成复合物，引起 gp120 构象改变，其掩盖的 gp41 得以暴露。gp41 的 N 端疏水性强，可直接插入靶细胞表膜中，随即 HIV 包膜与靶细胞膜融合，病毒核心进入靶细胞。

病毒核心进入细胞后，病毒逆转录酶以病毒 RNA 为模板，以宿主细胞的 tRNA 做引物，逆转录形成互补的负链 DNA，构成 RNA：DNA 中间体。随后 RNA 酶 H 将中间体中的亲代 RNA 链水解去除，由负链 DNA 复制出正链 DNA，形成双链 DNA。双股 DNA 环化后，由胞质移行到胞核内。在病毒整合酶的作用下，病毒的基因组整合到宿主细胞基因组中形成前病毒。前病毒活化后转录形成单一的 RNA 前体。部分 RNA 前体修饰成为子代病毒的基因组；部分 RNA 前体拼接成为

mRNA,并在细胞的核蛋白体上翻译出子代病毒蛋白。RNA和子代病毒结构蛋白装配形成核衣壳,以出芽方式从宿主细胞膜上获得包膜,构成完整的子代病毒并释放到细胞外。

3. **培养特性**　恒河猴和黑猩猩能感染HIV,但其感染过程和引起的症状与人类艾滋病不同。在体外,HIV仅感染膜表面有CD4分子的T细胞和巨噬细胞,实验室常用新分离的正常人、患者T细胞或人T细胞传代株(H9等)培养,HIV增殖后细胞出现不同程度病变,培养细胞中可检出病毒抗原,培养液中可测出逆转录酶活性。

4. **抵抗力**　HIV对热、消毒剂和去污剂敏感,56℃加热30分钟或用0.5％次氯酸钠、0.1％漂白粉、70％乙醇、0.3％ H_2O_2、2％戊二醛或0.5％来苏等消毒剂处理10分钟均能灭活病毒,但室温(20～22℃)下可存活1周。对紫外线和γ射线有较强的抵抗力。

(二)致病性与免疫性

1. **传染源和传播途径**　传染源是HIV感染者,其血液、精液、阴道分泌物、唾液、乳汁、骨髓液、脑脊髓液、泪液及某些组织细胞中存在具有感染性的病毒颗粒,传播途径有3种。①性接触传播:异性或同性间的性接触是HIV的主要传播方式,生殖器溃疡的存在可大大增加经性接触感染HIV的危险性。②血源性传播:输入有HIV污染的血液或血制品、使用受HIV污染的注射器和针头可致感染。③母婴垂直传播:HIV可经胎盘、产道或哺乳传播。

2. **致病机制**　HIV可直接、间接损伤 $CD4^+$ T细胞,或诱导 $CD4^+$ T细胞凋亡。

(1) 直接损伤 $CD4^+$ T细胞的机制:①gp120直接损伤靶细胞膜,使靶细胞溶解。②HIV在靶细胞内大量复制,以出芽方式释出靶细胞,导致靶细胞膜损伤和通透性增高。③大量未整合的病毒RNA和核心蛋白分子在靶细胞内聚集,干扰靶细胞的生物合成。

(2) 间接损伤 $CD4^+$ T细胞的机制:①诱导靶细胞产生细胞毒性细胞因子。②诱导产生特异性CTL或通过ADCC效应杀伤表达有HIV抗原的靶细胞,gp120和gp41与MHCⅡ类分子有同源性,特异性抗体和CTL可与MHCⅡ类分子发生交叉反应。③靶细胞膜上表达的gp120分子与未感染细胞表面的CD4分子结合,导致细胞融合,形成多核巨细胞,生存时间显著缩短。

3. **HIV引起的免疫损伤**　HIV损伤 $CD4^+$ T细胞,引起严重免疫缺陷,表现如下。①细胞免疫功能缺陷: $CD4^+$ T细胞进行性减少, $CD8^+$ T细胞相对增多, $CD4^+/CD8^+$ T细胞比例降低或倒置(正常为2:1),T细胞功能障碍,对丝裂原和抗原的应答低下。②体液免疫功能异常:HIV的超抗原成分可致多克隆B细胞激活,血清Ig水平明显上升,并有多种自身抗体产生。由于缺乏Th辅助及B细胞功能的紊乱,体液免疫应答能力下降。③单核-巨噬细胞和NK细胞功能下降:单核-巨噬细胞被HIV感染后,其清除、趋化、黏附、杀菌和抗原呈递功能减退,并可携带HIV至其他组织细胞。NK细胞分泌IL-2、IL-12的能力降低,细胞毒作用下降。

4. **临床过程**　HIV感染的临床特征是潜伏期长,病程发展缓慢。其自然病程分急性期、潜伏期、临床症状期和典型AIDS发病期。急性期出现在初次感染HIV后3～6周,一般无明显临床症状或表现为流感样症状,可检测到抗gp120、抗gp41、抗gp24抗体和可溶性HIV抗原(p24)。潜伏期一般为6个月至4～5年,可长达10～12年。潜伏期虽然无临床症状,但HIV仍在宿主体内活跃复制,宿主免疫系统进行性衰退,外周血中可检出HIV抗体。在临床症状期初始出现AIDS相关综合征,表现为持续发热、盗汗、体重减轻、慢性腹泻、全身淋巴结肿大、血小板减少、口腔和皮肤真菌感染或其他免疫缺陷。典型AIDS发病期则主要出现三大症状:①机会感染,常见的病原体是卡氏肺孢菌。②恶性肿瘤,常见的是Kaposi肉瘤和恶性淋巴瘤等。③神经系统异常,可出现AIDS痴呆症。患者一般在2年内死亡。

5. **免疫性**　在HIV感染过程中,机体可产生高滴度的抗gp120的中和抗体及抗HIV多种蛋白质的抗体。这些抗体具有一定的保护作用,主要是在急性感染期降低血清中的病毒抗原量,但不能清除体内的病毒。HIV 感染诱导的特异性细胞免疫应答包括 ADCC、CTL 和 NK 细胞的细胞毒作用等,其中 CTL 对杀伤 HIV 感染的细胞和阻止病毒经细胞接触而扩散有重要作用,但 CTL 亦不能彻底清除体内潜伏感染的细胞。因此,HIV 仍能在体内持续地复制,构成长时期的慢性感染状态。

(三) 微生物学检查

1. 病毒及其组分检测

(1) 抗原检测:常用 ELISA 法检测 HIV 的核心蛋白 p24。该抗原在血清中出现最早,在病毒感染的急性期即可检出,潜伏期常为阴性,至艾滋病症状出现时又可检出。因此该抗原的检测可协助感染者血清 HIV 抗体阳性出现之前的诊断,还可用于 HIV 阳性母亲所生婴儿的早期辅助鉴别诊断和监测病程进展及抗病毒治疗效果。

(2) 检测病毒核酸:用 RT-PCR 法定量检测血浆中 HIV 的 RNA,多用于监测 HIV 感染者病情发展情况及评价药效。也可用核酸杂交法检测细胞中的前病毒 DNA,以判断潜伏期感染情况。

(3) 病毒的分离培养:常用的方法为共培养法,即用正常人外周血液分离单个核细胞,加 PHA 刺激并培养后,加入患者单个核细胞共培养。如有病毒增殖则可出现细胞病变,培养细胞中的病毒抗原可以用间接免疫荧光法检测,或用生化方法测定培养液中的逆转录酶活性。

2. 抗体检测　为检测 HIV 感染的常规方法。其特异性、敏感性较高,方法相对简便、成熟。一般感染 HIV 后 1～3 个月即可检出抗 HIV 抗体,检测方法有酶联免疫吸附试验(ELISA)、免疫荧光法(IFA)和放射免疫测定法(RIA)。ELISA 用去污剂裂解 HIV 感染细胞,以提取物做抗原,IFA 用感染细胞涂片做抗原。由于存在假阳性反应,故对阳性标本应进一步用免疫印迹试验等予以确认。

(四) 防治原则

HIV 感染至今尚无特效治疗方法,AIDS 死亡率高,扩散快。因此,应采取以预防为主、防治结合、综合治理的防治原则。

1. 病原学预防　目前尚缺乏有效的 HIV 疫苗。HIV 感染的预防措施主要有:①宣传教育;②控制并切断 HIV 传播途径;③加强对高危人群及献血员的 HIV 检测;④做好医疗器械消毒和患者血、排泄物的处理,防止交叉感染。

2. 化学药物治疗　目前临床用于抗 HIV 感染治疗的药物主要有核苷类逆转录酶抑制剂、非核苷类逆转录酶抑制剂和蛋白酶抑制剂。核苷类逆转录酶抑制剂和非核苷类逆转录酶抑制剂可干扰病毒 DNA 的合成,常用的药物有叠氮胸苷、双脱氧胞苷、双脱氧肌苷、拉米夫定、德拉维拉丁和耐维拉平等。蛋白酶抑制剂有赛科纳瓦、瑞托纳瓦、英迪纳瓦和耐非纳瓦等,可抑制 HIV 蛋白水解酶,使病毒的大分子聚合蛋白不被裂解而阻抑病毒的装配与成熟。抗逆转录病毒疗法(antiretroviral therapy,ART)针对 HIV 复制的不同环节,长期联合使用三种或三种以上的抗病毒药物,延缓了抗药性产生,可将 HIV 抑制到检测不到的水平,从而延长感染者的生命,改善其生活质量,但不能完全清除体内的 HIV。暴露前预防(pre-exposure prophylaxis,PrEP)是抗逆转录病毒药物的日常疗法,可以在潜在接触病毒之前保护 HIV 易感人群免受感染。

3. 中医药治疗　中药治疗 AIDS 的研究已取得一定成果。已发现猪苓、夏枯草、生甘草、七叶莲、猫爪草和土大黄等有抗 HIV 作用;人参、西洋参、太子参、黄芪、白术、灵芝、茯苓和当归等可增强巨噬细胞吞噬能力;肉桂、附子、仙灵脾、锁阳和菟丝子等可促进抗体生成和淋巴细胞转化。

222

二、人类嗜 T 细胞病毒

人类嗜 T 细胞病毒(human T-lymphotropic viruses,HTLV)属逆转录病毒科 RNA 肿瘤病毒

亚科,分Ⅰ型(HTLV-Ⅰ)和Ⅱ型(HTLV-Ⅱ),两型的基因组同源性达50%,分别引起T淋巴细胞白血病和毛细胞白血病。

(一)生物学性状

电镜下两型HTLV均呈球形,直径约100 nm。病毒核心为RNA和逆转录酶。其基因组含 *gag*、*pol*、*env* 3个结构基因和 *tax*、*rex* 2个调节基因。核心外有衣壳包裹,含p18和p24两种结构蛋白。最外层为包膜,其表面有刺突,为病毒特异性糖蛋白(gp120),能与CD4结合而介导病毒的感染。

(二)致病性与免疫性

HTLV感染以HTLV-Ⅰ为主,可通过输血、注射或性接触等途径传播,也可经胎盘、产道或哺乳等垂直传播。感染者多表现为无症状潜伏感染,其中约1/20感染者的$CD4^+T$细胞可发生转化而恶变,出现T淋巴细胞白血病。该病在加勒比海地区、南美东北部、日本西南部以及非洲的某些地区呈地方性流行,在我国部分沿海地区也发现少数病例。此外,HTLV-Ⅰ还能引起热带下肢痉挛性瘫痪和B淋巴细胞瘤。在静脉药瘾者等人群中,HTLV-Ⅱ的感染率较高,可引起毛细胞白血病和慢性$CD4^+T$细胞淋巴瘤。

(三)微生物学检查

血清中检出HTLV-Ⅰ抗体即可诊断为该病毒感染,方法多用ELISA、间接免疫荧光法、免疫印迹法等,也可用免疫印迹法和PCR法等检测抗原或病原体。病毒分离可采用患者新鲜外周血分离淋巴细胞,以PHA处理后加入含IL-2的营养液培养3~6周,电镜观察病毒颗粒,并检测上清液逆转录酶活性,最后用免疫血清或单克隆抗体鉴定。

(四)防治原则

目前对HTLV感染尚无特异的预防措施,可采用逆转录酶抑制剂和IFN-α等药物进行综合治疗。

第七节 其他病毒

一、狂犬病病毒

狂犬病病毒(rabies virus)是狂犬病的病原体,属弹状病毒科的狂犬病病毒属。

(一)生物学性状

1. 形态与结构 病毒似子弹状,大小约80 nm×180 nm,为单负链RNA病毒,由呈螺旋对称的核衣壳和包膜组成,包膜表面的糖蛋白刺突(G蛋白)具有嗜神经细胞的特性和血凝活性,与病毒的感染性和毒力有关。

2. 培养特性 多种动物如犬、猫、狼、狐狸、牛、羊、小鼠等可被狂犬病病毒感染,病毒在易感动物或人的中枢神经细胞内增殖时,可在胞质内形成嗜酸性包涵体,称内基小体(Negri body),有诊断意义。病毒能在地鼠肾细胞、人二倍体纤维母细胞等多种细胞中增殖,一般不引起细胞病变。患者和患病动物体内所分离到的病毒,称为自然病毒或街毒株(street strain),其特点是毒力强,但经多次兔脑传代后成为固定毒株(fixed strain),毒力降低,可以制作疫苗。

3. 抵抗力 对理化因素抵抗力不强,易被热(60 ℃ 30分钟)、强酸、强碱、甲醛、碘、乙醇等灭活;肥皂水、离子型和非离子型去垢剂等对病毒也有灭活作用。耐低温,病毒在冻干或-70 ℃状态下可存活5年以上,脑组织内的病毒置50%中性甘油中于4 ℃至少可保存半年。

（二）致病性与免疫性

1. **致病性**　狂犬病的主要传染源是狂犬,其次是家猫。动物发病前 5 日,其唾液中即可含有病毒。人被带毒动物咬伤后,病毒沿神经轴向心性扩散至中枢神经系统,然后沿传出神经离心性扩散至唾液腺、泪腺、角膜、鼻黏膜、骨骼肌、心肌、肝、肺等组织。潜伏期约 10 日至 10 余年,也可长达数十年。潜伏期的长短与咬伤部位距头部的远近、伤口深浅或伤者年龄有关。主要病变为急性弥漫性脑脊髓炎,早期症状有发热、头痛、乏力及伤口周围皮肤有麻木、发痒或蚁爬感,继而患者表现神经兴奋性增高、呼吸困难、狂躁不安等症状,并出现恐水现象,即喝水或与水接触即出现严重痉挛等症状,故狂犬病又称“恐水症”。随后患者转入麻痹、昏迷,最后因呼吸、循环衰竭而死亡,病死率 100%。

2. **免疫性**　狂犬病病毒的糖蛋白和核蛋白能刺激机体产生中和抗体和细胞免疫,在抗狂犬病病毒的特异性免疫中起重要作用。

（三）微生物学检查

可取死者或可疑动物脑组织涂片,用免疫荧光抗体法检查病毒抗原,或做组织涂片查内基小体。也可用 PCR 法检测标本中病毒的 RNA。

（四）防治原则

加强对犬、猫等的管理,做好预防接种。人被动物咬伤或抓伤后,应采取以下预防措施。

1. **伤口处理**　立即用 20% 肥皂水或 0.1% 苯扎溴铵或清水反复冲洗伤口,再用 70% 乙醇和 3% 的碘酒涂擦。伤口不缝合包扎。

2. **注射免疫血清**　伤口周围与底部注射高效价抗狂犬病病毒血清或人抗狂犬病病毒免疫球蛋白。

3. **接种疫苗**　接种狂犬疫苗是预防狂犬病的有效措施。人被咬伤后应尽早接种疫苗以防止发病。我国目前多用纯化 Vero 细胞狂犬病疫苗,产量大、成本低。人二倍体细胞疫苗,被 WHO 认为是“近乎理想的人用疫苗”,无致癌性,无任何外源动物杂质及神经毒性因子,注射针次少,不良反应轻,安全有效,目前人二倍体细胞狂犬病疫苗也已在我国上市。

二、人乳头瘤病毒

人乳头瘤病毒(human papilloma virus, HPV)一组具有种属特异性的嗜上皮病毒,属乳头瘤病毒科。

（一）生物学性状

HPV 呈球形,直径 52～55 nm,无包膜。核心为双链环状 DNA,长 7.8～8.0 kb,分为 7 个早期开放读码区(early region, ER)、2 个晚期开放读码区(late region, LR)和 1 个非编码区(noncoding region, NCR)。ER 编码 7 种功能不同的调控蛋白,其中 E1、E2 与病毒复制有关,E6、E7 的编码产物可分别结合抑癌基因 $p53$ 和 pRb 并使其失活。LR 编码衣壳蛋白 L1 和 L2。衣壳为 20 面体立体对称,有 72 个壳微粒。

根据 DNA 核苷酸序列的差别,HPV 被分为 100 多个型,各型之间有共同抗原和型特异性抗原。

（二）致病性

HPV 对上皮细胞有高度亲嗜性,可引起人类上皮的肿瘤和疣。根据感染部位不同可将 HPV 分为嗜皮肤性和嗜黏膜性两大类,均在局部增殖,不进入血液循环。根据与宫颈癌等肿瘤发生的关系,分为高危型和低危型。高危型的有 HPV16、18、31、33、35、45、49、51、52、56、58、59、66、68 等,其持续感染与宫颈癌发生密切相关,亦可诱发其他生殖道肿瘤及口腔癌、喉癌;低危型有 HPV6、

11、42、43、44 等,引起生殖器尖锐湿疣。

人是 HPV 唯一的自然宿主。其传播方式主要有皮肤黏膜直接接触,包括性接触和经共用毛巾、内衣等物品的间接接触。新生儿通过产道也可被 HPV 感染。

(三)微生物学检查

一般根据临床特点即可对 HPV 感染作出诊断,也可用 PCR 或核酸杂交法检测病毒的核酸或用免疫组化方法检测病变组织中的 HPV 抗原。

(四)防治原则

目前已经上市的 HPV 预防疫苗有 3 种,分别是二价疫苗(Cervarix)、四价疫苗(Gardasil4)和九价疫苗(Gardasil9),均具有良好保护作用。疣可用激光、冷冻、电灼或手术等方法除去。

附:朊粒

朊粒(Prion)亦称朊病毒或传染性蛋白粒子,是一类由正常宿主细胞基因编码的构象异常的朊蛋白(prion protein,PrP)。其能侵染动物并在其细胞内复制,是人和动物传染性海绵状脑病(transmissible spongiform encephalopathy,TSE)的病原体。

(一)生物学性状

PrP 为疏水性糖蛋白,分子量 $27 \sim 30$ kD,不含核酸和脂类,有细胞朊蛋白(cellular prion protein,PrP^c)和羊瘙痒病朊蛋白(scrapie prion protein,PrP^{sc})两种,空间构象上的差异是其主要区别。PrP^c 肽链的三维结构仅有 α 螺旋,对蛋白酶 K 敏感,存在于正常组织和感染动物的组织中,无致病性。PrP^{sc} 即朊粒,有多个 β 折叠存在,对蛋白酶 K 有抗性,仅存在于感染动物和人的组织中,有致病性和传染性。

朊粒对紫外线、电离辐射、超声波、高温、化学消毒剂和酶等理化因素有强大抵抗力。目前灭活朊粒的方法是用 5% 次氯酸钙或 1 mol/L NaOH 溶液浸泡 60 分钟,再经高压灭菌(134 ℃)2 小时以上。

(二)致病性与免疫性

现已发现由朊粒引起的人类疾病有克-雅病(Creutzfeld-Jakob disease,CJD)、克-雅病变种(variant CJD,v-CJD)、库鲁病(Kuru disease)、格斯特曼-斯召斯列综合征(Grestmann-Straussler Syndrome,GSS)、致死性家族失眠症(fatal familial insomnia,FFI)。朊粒引起的动物疾病有羊瘙痒病(scrapie of sheep and goat)和牛海绵状脑病(bovine spongiform encephalopathy,又称疯牛病)等。其共同特点是潜伏期长,原发性病变仅发生于中枢神经系统,呈慢性进行性退行性病变。病理切片可见中枢神经系统内星状细胞增生,神经元减少,出现空泡变性、淀粉样斑块,病灶内无炎症反应。

朊粒的传播途径尚不完全清楚,现已知的有:①遗传性感染,即家族性朊病毒传播。②医源性感染,如使用朊粒污染的外科器械、脑垂体生长激素、促性腺激素和角膜移植、输血等。③消化道感染,如食用朊粒污染的牛肉、动物肉骨粉饲料、牛骨粉汤等。

朊粒不引起适应性免疫应答,亦不能诱发干扰素产生,且不受干扰素影响。

(三)微生物学检查

常用患者脑脊液和病变脑组织等为标本,以免疫组化或免疫印迹法检测其中的 PrP^{sc}。

(四)防治原则

朊粒引起的疾病目前尚无有效的治疗方法。预防措施主要有:严格处理感染者的组织器官及其接触过的器械敷料,防止医源性感染;禁止向饲料中添加牛、羊骨肉粉,已感染的牲畜要彻底销毁;进口牛、羊肉及其制品应严格检疫。据报道,环四吡咯对朊粒感染有一定疗效。

225

(马 萍 范 虹 张军峰)

第七章

医 学 真 菌 学

导学

掌握：真菌的基本概念；主要病原性真菌的致病性和微生物学检查。
熟悉：真菌的培养条件、形态特征、繁殖方式；真菌的抵抗力。
了解：霉菌、二相性真菌、真菌中毒症的概念；其他病原性真菌的致病性。

第一节　真菌学总论

　　真菌(fungus)是一大类不含叶绿素，无根、茎、叶分化的真核细胞型微生物，具有典型的细胞核和完善的细胞器，由单细胞或多细胞组成，按有性或无性方式繁殖。真菌在自然界分布广泛，种类繁多，有 10 万多种，多数对人类有益无害，如用于酿酒、生产抗生素、酶类制剂等。引起人类疾病的约 400 余种，常见的有 50～100 种，包括致病性真菌、条件致病性真菌、产毒和致癌真菌。近年来，临床真菌感染呈明显上升趋势，特别是条件致病性真菌感染更为常见，这与滥用广谱抗生素引起的菌群失调、经常应用激素及免疫抑制剂、抗癌药导致免疫功能低下有关，应引起高度重视。

一、生物学性状

（一）形态与结构
　　真菌比细菌大数倍甚至数十倍，结构比细菌复杂。真菌在体外有一层坚硬的细胞壁，由蛋白质和几丁质组成，无肽聚糖。因缺乏肽聚糖，故真菌不受青霉素或头孢菌素的作用。
　　真菌可分为单细胞真菌和多细胞真菌两大类。
　　1. 单细胞真菌　呈圆形或卵圆形，如常见的酵母菌或类酵母菌。对人致病的主要有白假丝酵母菌(白念珠菌)和新型隐球菌。这类真菌以芽生方式繁殖，芽生孢子成熟后脱落成独立个体。
　　2. 多细胞真菌　由菌丝和孢子两部分组成。有些真菌可因环境条件如营养、温度、氧气等改变，出现菌丝相和酵母样两种形态，称二相性真菌，如孢子丝状菌、皮炎芽生菌、组织胞质菌等。这些真菌在普通培养基上 25 ℃培养时呈丝状菌，在体内或在含有动物蛋白的培养基上 37 ℃培养时则呈酵母菌型。多细胞真菌的菌丝和孢子，随真菌种类不同而异，是鉴别真菌的重要标志。
　　(1) 菌丝(hypha)：多细胞真菌在环境适宜的情况下，由孢子生出芽管逐渐延长成丝状，称为菌丝。菌丝继续生长并向两侧分支，交织成团称菌丝体(mycelium)或霉菌(mold)。菌丝按功能可分为 3 类。①营养菌丝：菌丝体深入培养基中吸收营养，以供生长。②气中(生)菌丝：部分菌丝向上生长,暴露于空气中。③生殖菌丝:气中菌丝产生孢子,称生殖菌丝。菌丝按结构可分为有隔菌丝与无隔菌丝两类。①无隔菌丝:菌丝中无横隔将其分段,整条菌丝是一个多核单细胞。②有隔菌丝:菌丝在一定间距形成横膈膜,将菌丝分成一连串的细胞。隔膜中有小孔,可允许胞质流通。绝大部分的病原性丝状真菌为有隔菌丝。菌丝有多种形态,如螺旋状、球拍状、结节状、鹿角状和梳状等。不同的真菌有不同形态的菌丝,故菌丝形态有助于真菌的鉴别(图2-7-1)。

(2) 孢子(spore):为真菌的繁殖结构,分有性孢子和无性孢子两种。有性孢子是由同一菌体或不同菌体上的两个细胞融合经减数分裂形成,无性孢子是生殖菌丝上的细胞分化或出芽生成。大部分真菌既能形成有性孢子,又能形成无性孢子。病原性真菌大多形成无性孢子,无性孢子根据形态分为3种(图2-7-2)。

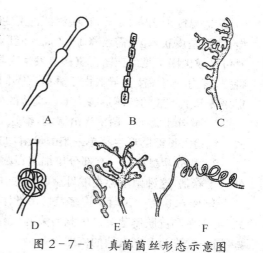

图2-7-1 真菌菌丝形态示意图

A. 球拍状菌丝;B. 关节状菌丝;C. 破梳状菌丝;D. 结节状菌丝;E. 鹿角状菌丝;F. 螺旋状菌丝

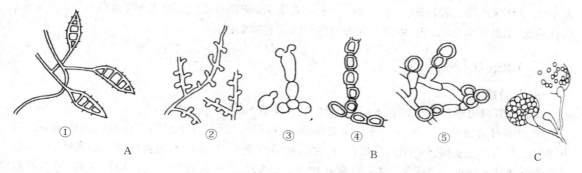

图2-7-2 真菌无性孢子形态示意图

A. 分生孢子 ①大分生孢子,②小分胜孢子;B. 叶状孢子 ③叶状孢子,④关节孢子,⑤厚膜孢子;C. 孢子囊孢子

1) 叶状孢子(thallospore):由菌丝体细胞直接形成。包括:①芽生孢子,由菌丝体细胞出芽生成,一般芽生孢子长到一定大小即与母体脱离,若不脱离则形成假菌丝,常见于念珠菌和隐球菌。②厚膜孢子,常在不利环境中,由菌丝内细胞质浓缩和细胞壁增厚而形成,抵抗力强,是真菌的一种休眠细胞。③关节孢子,常见于陈旧培养物中,菌丝细胞壁增厚,形成长方形的节段,呈链状排列。

2) 分生孢子(conidium):由生殖菌丝末端的细胞分裂或收缩而形成,根据其大小、组成和细胞的多少又可分为大分生孢子和小分生孢子两种。大分生孢子体积较大,由多个细胞组成,常见的大分子孢子有纺锤状、棒状、梨形,根据其大小、细胞数和颜色的不同可用于真菌的鉴定。小分生孢子体小,一个孢子只有一个细胞,有球形、卵圆形、梨形或棒状等多种形态。因一般真菌均能产生小分生孢子,故无特殊诊断价值。

3) 孢子囊孢子(sporangiospore):生殖菌丝末端生成膨大的孢子囊,内含许多囊孢子,孢子成熟则破囊而出,如曲霉菌、毛霉菌、根霉菌的孢子囊孢子。

(二)培养特性

大多数真菌营养要求不高,常用沙保弱培养基培养(1%蛋白胨、4%葡萄糖和2%琼脂,pH 4~

227

6),最适温度为 22～28 ℃,某些深部寄生的病原性真菌在 37 ℃生长良好。多数病原性真菌生长缓慢,特别是皮肤癣菌,需培养 1～4 周才能形成典型菌落。酵母型真菌生长较快,一般经 24～48 小时可形成肉眼可见的菌落。真菌易发生变异,在培养基上人工传代或培养时间过久,其形态、培养特征、毒力均可发生变异。由于真菌在不同的培养基上形成的菌落差别很大,故鉴定真菌时以沙保培养基上形成的菌落形态为准。真菌的菌落有三大类:

1. 酵母型菌落　菌落光滑湿润,柔软而致密。形态与一般细菌相似,是单细胞真菌的菌落形式。镜检可见卵圆形生芽单细胞酵母菌,如新生隐球菌多产生此种菌落。

2. 类酵母型菌落　有部分单细胞真菌在出芽繁殖后,芽管延长不与母细胞脱离形成假菌丝并伸入培养基,这种菌落称类酵母型菌落,如白假丝酵母菌即产生此种菌落。

3. 丝状菌落　菌落由许多疏松菌丝体构成,呈絮状、绒毛状或粉末状,是多细胞真菌的菌落形式,毛霉菌和皮肤癣菌等产生此型菌落。菌落的正背两面可显出各种不同的颜色。丝状菌落的这些特征,常作为鉴别真菌的依据之一。

(三) 抵抗力

真菌对干燥、日光、紫外线及一般消毒剂均有较强的抵抗力,真菌的孢子耐紫外线能力比芽孢强数十倍。但对热抵抗力较差,60 ℃ 1 小时即被杀死。对 1%～2%石炭酸、2.5%碘酊、0.1%升汞及 10%甲醛溶液等比较敏感。对常用抗生素如青霉素、链霉素等均不敏感;灰黄霉素、制霉菌素、两性霉素 B、克霉唑、酮康唑、伊曲康唑等对多种真菌有抑制作用。

二、致病性与免疫性

(一) 致病性

致病性真菌可通过多种方式致病,真菌性疾病包括:

1. 致病性真菌感染　主要为外源性真菌感染,可引起皮肤、皮下组织和全身性真菌感染。浅表寄生的真菌如皮肤癣菌有嗜角质特性,易在角质层内繁殖,并能产生角蛋白酶水解角蛋白,通过机械性刺激和代谢产物的作用,引起炎症和病变。深部寄生的真菌感染机体后被吞噬,能在吞噬细胞内生存、繁殖,引起慢性肉芽肿或组织溃疡坏死。

2. 条件致病性真菌感染　主要为内源性感染,如假丝酵母菌、隐球菌、曲霉菌、毛霉菌。这类真菌致病力不强,只有在机体抵抗力降低时发生,如肿瘤、免疫缺陷病、糖尿病、放疗等,或长期使用广谱抗生素导致的菌群失调,也可在应用导管、手术等过程中继发这类感染。

3. 真菌性超敏反应　过敏体质者接触、吸入或食入某些真菌的菌丝或孢子时可引起各类超敏反应,如荨麻疹、变应性皮炎、哮喘、过敏性鼻炎、农民肺等。

4. 真菌毒素中毒症　粮食受潮霉变,人、畜摄入真菌或其产生的毒素后导致急、慢性中毒,称为真菌中毒症(mycotoxicosis)。其临床表现因毒素致病机制各异而多样化,有的可引起肝、肾损害,有的引起血液系统变化,有的作用于神经系统引起抽搐、昏迷等症状。因本病与真菌在粮食或饲料上生长有关,因此发病有季节性和区域性,但无传染性。

5. 真菌毒素与肿瘤　近年来已证实有些真菌毒素与肿瘤有关,目前已知可引起实验动物的恶性肿瘤的真菌毒素达 18 种,其中研究得最多的是黄曲霉毒素。此毒素为一种双呋喃氧杂萘邻酮衍生物,毒性强,小剂量即有致癌作用。实验研究表明,大鼠试验饲料中含 0.015 ppm 即可诱发肝癌。在肝癌高发区的花生、玉米、粮油作物中,黄曲霉污染率很高,黄曲霉毒素含量可高达 1 ppm。除黄曲霉外,其他致癌的真菌毒素如赭曲霉产生的黄褐毒素也可诱发肝肿瘤,镰刀菌产生的 T-2 毒素可诱发大鼠胃癌、胰腺癌、垂体和脑肿瘤,展青霉素可引起局部肉瘤。

（二）免疫性

1. **固有免疫**　真菌感染的发生与机体的固有免疫状态有关。屏障结构是抗菌的一道重要防线,最主要的是皮肤黏膜屏障,其皮脂腺分泌的饱和脂肪酸及不饱和脂肪酸均有杀真菌作用。皮肤黏膜屏障一旦破损、受伤或放置导管,真菌即可入侵。儿童头皮脂肪酸分泌量比成人少,故易患头癣;成人因手、足汗较多,且掌部缺乏皮脂腺,故易患手足癣。近年来发现促癣吞噬肽(tulftsin)可结合到中性粒细胞外膜上以提高其吞噬和杀菌活性,并有促趋化作用。此外,正常体液中的其他抗菌物质如 TNF、IFN-γ 等细胞因子也具有一定的抗真菌感染作用。

2. **适应性免疫**　抗真菌免疫以细胞免疫为主,真菌抗原刺激特异性淋巴细胞增殖,释放 IFN-γ 与 IL-2 等激活巨噬细胞、NK 细胞和 CTL 等,参与对真菌的杀伤,还可引发迟发型超敏反应,控制真菌感染的扩散。深部真菌感染可出现多种抗体,因其胞壁厚,即使有抗体和补体也不能完全杀灭它,其抗感染作用弱。故细胞免疫低下或缺陷者易患播散性真菌感染,特别是深部真菌感染。临床观察到细胞免疫缺损的疾病如肿瘤、白血病等患者,其白假丝酵母菌病的发病率显著增高。但特异性抗体可阻止真菌吸附,在真菌感染恢复中也有一定作用,如抗白假丝酵母黏附素抗体,特异性抗体还可用于真菌感染的血清学诊断。

三、微生物学检查与防治原则

（一）微生物学检查

各种真菌的形态结构有其一定的特殊性,一般可以通过直接镜检和培养进行鉴定,但具体方法应根据标本种类和检查目的而异。

1. **标本采集**　浅部感染真菌可用 70％乙醇棉球擦拭病变部位后取皮屑、毛发、指(趾)甲屑等标本检查,深部感染的真菌检查可根据病情取脑脊液、痰、血液等标本。标本应新鲜、足量、避免污染。

2. **直接镜检**　皮屑、毛发、指(趾)甲屑等黏稠或含角质的标本可置玻片上,经 10％ KOH 微加温软化处理后,不染色直接镜检,如见到菌丝或成串的孢子可初步诊断为真菌感染,但一般不能确定其菌种。皮肤癣标本检查常用湿标本,不加染色;怀疑白假丝酵母菌感染者,取材涂片后进行革兰染色镜检;怀疑隐球菌感染者取脑脊液离心,沉淀物用墨汁做负染色后镜检,若见有肥厚荚膜的酵母型细胞即可诊断。

3. **分离培养**　当直接镜检不能确诊时应做真菌培养。皮屑、毛发、甲屑标本需经 75％乙醇或 2％石炭酸浸泡 2～3 分钟杀死杂菌,用无菌盐水洗净后接种于含抗生素和放线菌酮的沙保弱培养基上,25 ℃～28 ℃培养数日至数周,观察菌落特征。必要时可做玻片小培养,于镜下观察菌丝和孢子的特征,进行鉴定。阴道、口腔黏膜材料可用棉拭子直接在血平板上分离;脑脊液则取沉淀物接种于血平板上 37 ℃培养;若为血液标本,需先进行增菌后方可培养。若疑为白假丝酵母菌则取菌落研种于 0.5 ml 血清试管内,经 37 ℃ 1 小时后涂片革兰染色,见有假丝酵母菌细胞长出芽管即可初步鉴定为白假丝酵母菌。

4. **血清学检查**　可用 ELISA 夹心法、免疫斑点法等方法检查患者血清中真菌抗原或代谢产物以及机体感染后产生的抗体,常作为辅助检查。

（二）防治原则

目前无特异性预防方法。浅部寄生的真菌易在潮湿温暖的环境中繁殖,皮肤癣菌的传播主要靠孢子,当体表角质层皮肤破损或糜烂,更易引起感染。预防主要是注意皮肤清洁卫生,养成良好的卫生习惯,保持鞋袜干燥,防止真菌滋生,或以含甲醛棉球置鞋内杀菌后再穿,避免直接或间接与患者接触或与患者共用物品。预防深部真菌感染,首先要除去诱发因素,提高机体正常防御能力,增强细胞免疫力,对使用免疫抑制剂者、肿瘤及糖尿病患者、年老体弱者更应防止并发真菌感染。

药物治疗方面,局部治疗可用 5％硫黄软膏、咪康唑霜、克霉唑软膏或 0.5％碘伏;若疗效不佳或深部感染可口服两性霉素 B、制霉菌素、咪康唑、酮康唑、伊曲康唑等抗真菌药物。20 世纪 90 年代以来主要使用氟康唑和伊曲康唑,对表皮癣菌与深部真菌均有疗效。但抗真菌药物对肾、肝、神经系统等都有一定毒性,目前还缺乏较理想的高效、安全的抗真菌药物。

预防真菌性食物中毒,应加强市场管理和卫生宣传,严禁销售和食用发霉的食品。

四、真菌与药物

(一) 真菌与药物生产的关系

真菌及其产生的各种代谢产物常直接作为药用或用于药物生产。①直接入药,如灵芝、银耳、猪苓、茯苓、马勃、冬虫夏草、白僵蚕、雷丸、竹黄、猴头菌等;②制成抗生素,如青霉素、头孢菌素等;③制成酶制剂;④酶抑制剂;⑤酵母片;⑥麦菌碱。

(二) 真菌与药物霉变的关系

1. 原因　①自身;②工具;③环境;④人员;⑤容器。

2. 条件　夏秋季气温 25～35 ℃,多雨,相对湿度＞70％,药材吸水而含水量＞10％～15％,易发生。

常见引起霉变的真菌:毛霉、根霉、犁头霉、曲霉、青霉、木霉等。

第二节　主要致病性真菌

一、浅部感染真菌

(一) 皮肤感染真菌

引起皮肤感染的真菌主要是皮肤癣菌(dermatophytes)。皮肤癣真菌有嗜角质蛋白的特性,侵犯部位仅限于角化的表皮、毛发和指(趾)甲。癣菌主要由孢子散播传染,常由于接触患癣的人或动物(狗、猫、牛、马等)及染菌物体而感染,其病理变化由真菌的增殖及其代谢产物刺激宿主引起。皮肤癣特别是手足癣是人类最常见的真菌病,皮肤癣菌分为毛癣菌(*Trichophyton*)、表皮癣菌(*Epidermophyton*)和小孢子癣菌(*Microsporum*)3 个属。皮肤癣菌在沙保弱培养基上生长良好,形成丝状菌落。根据菌落的形态、颜色和所产生的孢子形态,可对皮肤癣菌作出初步鉴定(表 2-7-1)。

表 2-7-1　皮肤癣菌的菌落、孢子、菌丝形态和侵害部位

属名	侵犯部位		菌落外观			形态特征		
	皮肤	指(趾)甲	毛发	性状	颜色	大分生孢子	小分生孢子	菌丝
毛癣菌属	＋	＋	＋	绒絮状、粉粒状或蜡样	灰白、淡红、红、紫、黄、橙、棕	细长、棒形、壁薄、少见或无	梨形、棒形、较多见	螺旋状、鹿角状、结节状、球拍状、破梳状、单纯菌丝
表皮癣菌属	＋	＋	－	绒絮状、粉粒状	黄绿色	梨形、壁较薄、多见	无	单纯菌丝
小孢子菌属	＋	－	＋	绒絮状、粉粒状、石膏样	灰白、橘红、棕黄	梭形、壁较厚、较多见	棒形、卵圆形、较少见	球拍状及破梳状菌丝

（二）表面感染真菌

表面感染真菌只寄生于人体皮肤角层和毛干的最表层，称为角层癣菌，主要有马拉色菌属、何德毛结节菌和白吉利毛孢子菌，可引起角层型和毛发型病变。如秕糠状鳞斑癣菌可引起花斑癣，常见于颈、胸、腹、背和上臂，皮肤出现黄褐色的花斑，如汗渍斑点，俗称汗斑。患者一般无自觉症状，少数略有痒感，诱发因素为高温多汗。实验室检查可取皮屑加 10% KOH 软化后直接镜检，患者皮肤用波长 365 nm 的紫外线灯照射或刮取鳞屑照射，能发出金黄色荧光，有助于诊断。

二、深部感染真菌

（一）新生隐球菌

新生隐球菌（Cryptococcus neoformans）又称溶组织酵母菌，广泛分布于自然界，以鸽粪中最多见，鸽子是主要传染源。正常人的体表、口腔、粪便有时也能查见此菌。人通常因吸入鸽粪污染的空气而感染，主要引起肺部轻度炎症和脑部急性、亚急性和慢性感染，也属于条件致病性真菌。

1. 生物学性状　新生隐球菌为圆形的酵母型真菌，直径 $4\sim12\ \mu m$，外周有宽大荚膜，比菌体大 $1\sim3$ 倍，有时可见圆形芽管，不产生假菌丝。用印度墨汁做负染色检查，可见黑色背景中有圆形或卵圆形的透亮菌体，内有一个较大和数个小的反光颗粒，外包有一层透明的荚膜。非致病菌的隐球菌则无荚膜。新生隐球菌在沙保弱培养基或血琼脂平板上，经 $25\sim37\ ℃$ 培养 $3\sim5$ 日可形成酵母型菌落，表面黏稠，由乳白色转变为橘黄色，最后形成棕褐色，有的菌落日久液化，可以流动。

2. 致病性　新生隐球菌一般是外源性感染。荚膜多糖是重要的致病物质，有抑制吞噬、诱使动物免疫无反应性，削弱机体抵抗力的作用。主要经呼吸道吸入至肺部引起感染，大多数肺隐球菌感染症状不明显，且能自愈。有的患者可引起支气管肺炎，严重病例可见肺大片浸润，呈爆发型感染迅速致死。当机体免疫力低下时，肺部感染可扩散至皮肤、黏膜、骨和内脏等部位，但最易侵犯的是中枢神经系统，引起脑膜的亚急性和慢性感染，临床表现类似结核性脑膜炎，出现剧烈头痛、发热、呕吐和脑膜刺激症状，病程进展缓慢，若不早期诊断与治疗，预后不良。近年来，抗生素、激素和免疫抑制剂的广泛使用，也是新生隐菌病例增多的原因。

治疗可用两性霉素 B、5-氟胞嘧啶。

（二）白假丝酵母菌

假丝酵母菌中对人致病的有 10 种，一般以白假丝酵母菌致病力最强。白假丝酵母菌（Candida albicans）俗称白念珠菌，通常存在于人体表和腔道中，为人体的正常菌群，一般不致病。长期使用广谱抗生素和肿瘤、糖尿病、器官移植及艾滋病患者、放疗等过程中易伴这类真菌感染，其致病性虽弱，不及时诊治亦可危及生命。近 10 年来由于应用氟康唑治疗，在假丝酵母菌感染病例中，白假丝酵母菌感染逐渐减少，而其他假丝酵母菌感染逐渐增多，特别是都柏林假丝酵母菌感染。这种现象称为流行病学转换（epidemiological shift）。

1. 生物学性状　菌体呈圆形、卵圆形（$2\ \mu m \times 4\ \mu m$）。革兰染色阳性，着色不均匀，出芽繁殖。孢子伸长成芽管，不与母体菌脱离，形成较长的假菌丝。白假丝酵母菌在普通琼脂平板、血琼脂平板和沙保弱培养基上生长良好，在室温或 37 ℃ 培养 $2\sim3$ 日，形成乳白色类酵母型菌落。在玉米培养基上可长出厚膜孢子，位于假菌丝中间或末端。在血清中能形成芽管。各种临床标本及活检组织标本中，白假丝酵母菌的芽生孢子伸长成假菌丝和厚膜孢子有助于鉴定（图 2-7-3）。

2. 致病性与免疫性　近年来，随着广谱抗生素、激素和免疫制抑剂的广泛应用，白假丝酵母菌感染日益增多，菌群失调和机体免疫力下降是本菌感染的主要原因。白假丝酵母菌多为内源性感染，可侵犯口腔黏膜、皮肤、肺、肠、肾、脑及阴道黏膜，也可侵入血液引起念珠菌败血症。常见的感染类型有 3 种。①皮肤黏膜感染：好发于潮湿、皮肤皱褶处，如腋窝、腹股沟、肛门周围、会阴部及

231

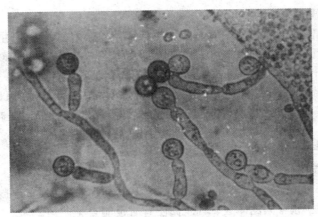

图 2－7－3　白假丝酵母的假菌丝和厚膜孢子

指（趾）间，形成界限清楚的糜烂面。黏膜感染则有鹅口疮、口角糜烂及阴道炎等，其中以鹅口疮最常见，多见于体质虚弱尤其是人工喂养的初生婴儿。另外，本菌还可侵犯指（趾）甲，引起甲沟炎及甲床炎。②内脏感染：主要有肺炎、支气管炎、肠炎、膀胱炎和肾盂肾炎，偶可引起白假丝酵母菌败血症。③中枢神经系统感染：有脑膜炎、脑膜脑炎、脑脓肿等，多由原发病灶转移而来。此外，对白假丝酵母菌过敏者可引起变应性念珠菌疹，症状很像皮肤癣菌症或湿疹，患者可以表现有哮喘等症状。抗感染以细胞免疫为主，SIgA 在抗本菌感染中有一定作用。

3. 微生物学检查　皮肤、甲屑需经处理后镜检，脓、痰等标本可直接涂片染色镜检。镜检必须同时观察到芽生孢子及假菌丝才能说明白假丝酵母菌在组织中定居，必要时做芽管形成、厚膜孢子及动物试验。

三、皮下组织感染真菌

引起皮下组织感染的真菌主要有着色真菌和孢子丝菌，为腐生性真菌，广泛存在于土壤、木片中。一般经外伤感染，在局部皮下组织繁殖，可缓慢向周围组织扩散，或经淋巴、血液向全身扩散。

1. 着色真菌　在我国主要有卡氏着色真菌和斐氏着色真菌。因感染多发生在暴露部位，主要侵犯皮肤，病损皮肤变黑，故称着色真菌病（chromomycosis）。潜伏期一般为 1 个月，病程可长达数年。早期皮肤患处发生丘疹，丘疹增大形成结节，结节融合成疣状或菜花状。随病情发展，原病灶结瘢愈合，新病灶又在四周产生，日久瘢痕广泛，影响淋巴回流，形成肢体象皮肿。免疫功能低下时亦侵犯中枢神经，或经血行扩散至淋巴结、肝、肾、中枢神经等。

病变部位皮屑可用 10%～20% KOH 溶液加热处理，脑脊液取沉淀直接镜检，镜检时着重检查单个或成群的厚壁孢子，结合临床可初步诊断。

2. 孢子丝菌　主要为申克孢子丝菌。该菌为二相性真菌，在含胱氨酸的血平板上 37 ℃培养则长出酵母型菌落，在脓、痰的吞噬细胞内可见梭形或卵圆形小体，偶见菌丝。在沙保弱培养基上 37 ℃培养 3～5 日，生成白色黏稠小菌落，随后逐渐扩大变成黑褐色皱褶薄膜菌落。在玻片培养中可见细长的分生孢子柄从菌丝两侧伸出，末端长出成群梨形小分生孢子。

我国各地均已发现此病，东北地区报道较多，约占已报道病例的 70%，常因外伤接触带菌的花草、荆棘等引起感染，在农艺师中最为多见。该菌经皮肤微小损伤处侵入皮肤，沿淋巴管分布，引起亚急性或慢性肉芽肿，使淋巴管出现链状硬结，称为孢子丝菌下疳。也可经口或呼吸道感染、经血行播散至其他器官。

四、曲霉菌

曲霉菌(Aspergillus)广泛分布于自然界,生长迅速,在沙堡弱培养基上形成丝状菌落,初为白色,随着分生孢子的产生而呈各种颜色。镜检可见典型分生孢子柄,倒立烧瓶状顶囊,顶囊上长出密集小梗与圆形小分生孢子,有助于鉴定(图2-7-4)。引起人类疾病的主要为烟曲霉、黄曲霉菌等。曲霉菌引起的疾病,称为曲霉病,以肺部曲霉病最多见,主要由呼吸道入侵,在扩大的支气管和鼻窦中形成曲霉栓子或在肺中形成曲霉球,引起支气管哮喘或肺部感染。此时X线检查显示肺内有空洞,其致密阴影在空洞内可随体位改变而移位,借此可与结核球和肺癌区别。严重病例可播散至脑、心肌和肾等,形成血栓或脓肿。

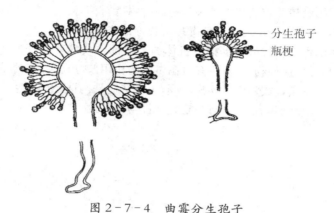

图 2-7-4　曲霉分生孢子

肺超敏反应性曲霉病,常称为"农民肺",主要是持续从事接触发霉干草、饲料等有关劳动的农民和工人,在翻动干草时,曲霉菌孢子被反复吸入而致敏,2周后再次吸入所发生的外源性哮喘和急性、亚急性或慢性疾病,即出现气急、干咳,甚至哮喘、鼻炎等症,属Ⅰ型超敏反应。

有些曲霉能产生毒素,食后引起中毒与致癌。黄曲霉菌能产生黄曲霉毒素,与恶性肿瘤尤其是肝癌的发生密切相关。

五、毛霉菌

毛霉菌(Mucor)广泛分布于自然界,在沙堡弱培养基上生长迅速,形成丝状菌落。开始为白色,渐变为灰黄色或灰黑色,一般只有无隔菌丝,菌丝顶端有孢子囊,囊破裂后释放出子囊孢子。此菌一般为面包、水果上和土壤中的腐生菌。在机体免疫力低下的患者如糖尿病酸中毒、大面积严重烧伤、白血病等患者,或经医源性输液和污染的绷带等导致感染,侵袭耳、鼻、上颌及眼眶形成肉芽肿,可累及脑、肺和胃肠道等多个器官,好侵犯血管,形成栓塞。大多数发病急、进展急剧,诊断困难,病死率较高。本病引起的疾病无特效治疗方法。

六、卡氏肺孢菌

卡氏肺孢菌(Pneumocystis carinii)广泛分布于自然界,其生物学性状与一般真菌不同,最初为营养型,呈单核的孢子囊(4~5 μm),成熟的孢子囊(5 μm)内含8个球状、卵圆状或梭状孢子;孢子囊成熟后破裂,释放出其中的孢子。卡氏肺孢菌多为隐性感染,可引起健康人的亚临床感染,对一些先天免疫缺陷或各种原因受到免疫抑制的患者,可引起肺炎,即肺孢子菌肺炎,感染后发病为渐

233

进性,开始引起间质性肺炎,最终患者因窒息而死,是艾滋病患者死亡的主要原因之一。卡氏肺孢菌感染无有效预防,应隔离患者,对多种抗真菌感染的药物均不敏感,治疗可用甲氧苄啶-磺胺甲基异恶唑或羟乙磺酸戊烷胺。

七、产毒真菌

某些真菌污染食品或饲料并产生毒性代谢产物即真菌毒素(mycotoxin),人和动物食后可发生急性或慢性中毒。这部分真菌称为产毒真菌,分布广泛,多腐生于植物,极易污染各种粮食。目前已知产毒真菌有150种以上,真菌毒素已近200多种。

能引起人或动物中毒的产毒真菌主要有镰刀菌属中禾谷镰刀菌、小麦赤霉菌等,曲霉菌属中的黄曲霉菌、杂色曲霉菌、赭曲霉菌和青霉菌属中的黄绿青霉菌等。其中,毒性最强的真菌毒素有黄曲霉毒素、赭曲霉毒素、黄绿青霉素、红色青霉素及青霉酸等。

产毒真菌所产生的毒性物质可根据损害机体的主要部位及病变特征的不同,分为肝脏毒、肾脏毒、造血组织毒及超敏反应性物质等,许多真菌毒素的作用部位是多器官性的。

真菌中毒症与一般细菌性或病毒性疾病不同,主要特征是:①无传染性;②一般药物与抗生素治疗无效;③与特定食物或饲料有关;④有一定地区性与季节性。

（夏　瑾）

第三篇

医学寄生虫学

第一章

医学寄生虫学绪论

导学

掌握：医学寄生虫学相关概念；寄生虫病流行的基本环节。
熟悉：医学寄生虫学定义、范畴和学习目的；寄生虫与宿主的相互关系。
了解：寄生虫病流行特点和防治原则。

医学寄生虫学(human parasitology)或称人体寄生虫学，是病原生物学的重要组成部分，主要研究与人体健康密切相关的一类单细胞原生动物和无脊椎动物的形态结构、生存繁殖和传播规律，以及与人体及外界环境相互关系的一门科学。是预防医学和临床医学的基础学科之一。

第一节　医学寄生虫分类及相关概念

一、医学寄生虫学研究的范畴

医学寄生虫按动物学分类，主要集中在单细胞原生动物(Arthropoda)和无脊椎动物中扁形动物门(Kingdom Animalia)、线形动物门(Phylum platyheminthes)、棘头动物门(Nemathelminthes)及节肢动物门(Acanthoce-phala)的动物。因此，医学寄生虫学由医学原虫学、医学蠕虫学和医学节肢动物学3部分组成。学习本门课程的目的是为了控制或消灭病原寄生虫所致的人体寄生虫病，保障人类健康。医学寄生虫学作为病原生物学的重要内容，几乎涉及预防医学和临床医学各学科。目前寄生虫病仍然是严重危害人类健康的疾病，呈世界性分布，尤其在热带、亚热带、温带和发展中国家流行更为严重。

二、寄生虫学相关概念

（一）生物间的生态关系

生物在自然界长期进化的过程中，不同生物之间形成了复杂的关系。两种生物生活在一起的现象普遍存在，这种现象被称为共生现象。根据共生现象中生物间的利害关系，可分为3种关系。

1. 共栖关系(commensalism，又称片利共生)　两种生物生活在一起，其中一方获利，另一方无利亦无害。例如，鮣鱼鱼在长期进化过程中，为适应生存条件，其背鳍演化成了吸盘，即用背部的吸盘吸附于大型鱼的体表，鮣鱼无须游动就被带到海洋各处，需要觅食时暂时离开大型鱼。鮣鱼的这一生存方式对大型鱼无利亦无害；人与结肠内阿米巴原虫的关系也属此类。

2. 共生关系(mutualism，又称互利共生)　两种生物生活在一起，双方均获利，并相互依赖。

237

例如,白蚁与鞭毛虫的关系,白蚁以木质纤维为食物,但白蚁本身并不能消化分解木质纤维,寄生于其消化道内的大量鞭毛虫可合成和分泌纤维酶,消化分解木质纤维,白蚁从中获取营养物质,在此过程中鞭毛虫除得到了营养外也获得了居住场所。

3. 寄生关系(parasitism) 两种生物在一起生活时,其中一方获利,另一方受害。例如,蛔虫与人的关系,蛔虫以人体小肠肠腔为居住场所,同时又以人体消化和半消化的食糜为食物,掠夺人体大量的营养物质,对人体造成多种伤害。在寄生关系中,获利的一方为寄生物,如果寄生物为低等动物即称为寄生虫(parasite),受害的一方为宿主(host)。

寄生虫按其与宿主的关系,可分为不同类别。①按照寄生部位,可分为体内寄生虫(endoparasite)和体外寄生虫(ectoparasite)。前者是指寄生于宿主组织、脏器内的寄生虫,如蛔虫寄生于小肠。后者为寄生于宿主体表的寄生虫,如虱。②按照寄生性质,可分为专性寄生虫(obligatory parasite)和兼性寄生虫(facultative parasite)。前者是指至少有一个发育阶段为寄生生活的寄生虫,如血吸虫等。后者是指既可以寄生生活也可自生生活的寄生虫,如粪类圆线虫。此外。因偶然机会而营寄生生活的寄生虫,称偶然寄生虫(accidental parasite),如某些蝇蛆;对于进入宿主体内呈隐性感染状态,并于宿主免疫功能受损时迅速繁殖并致病的寄生虫,称其为机会致病寄生虫(opportunistic parasite),如弓形虫。③按照寄生时间又可分为长期性寄生虫(permanent parasite)和暂时性寄生虫(temporary parasite)。

根据寄生虫在体内发育阶段的不同,宿主又分为4种。①终宿主(final host):寄生虫的成虫期或有性生殖阶段寄生的宿主。②中间宿主(intermediate host):寄生虫的幼虫期或无性生殖阶段寄生的宿主。有些寄生虫需要两个或两个以上的中间宿主,则按先后顺序分别称为第一中间宿主和第二中间宿主等。③保虫宿主(reservoir host,又称储存宿主):作为人体寄生虫病传染来源的受染脊椎动物。④转续宿主(transport host):某些寄生虫的幼虫侵入非正常宿主体内,不能继续发育为成虫,但可生存,若有机会进入正常宿主体内时,即可继续发育为成虫,称此宿主为非正常宿主。

(二) 寄生虫的生活史

寄生虫的种类繁多,生活史多种多样,除少部分寄生虫生活史简单外(如蛲虫、阿米巴),大多数的寄生虫生活史比较复杂,要经历几个发育阶段,需要经历2个或2个以上的不同宿主才能完成。如肺吸虫要完成一代生长发育需人或哺乳动物、螺蛳、石蟹或蝲蛄。

1. 生活史 是指寄生虫生长、发育和繁殖一代的全过程及所需的外界环境条件。寄生虫在生活史过程中,到达宿主体内之前,常要在外界环境中生长、发育,不论虫卵或幼虫,从一个宿主进入另一个宿主的机会都是非常少的,外界环境条件的变化或一定时间内不能与适宜的中间宿主相遇,则大量的个体就会死亡而无法完成生活史。按照生活史过程中是否需要转换宿主,可将其分为直接型和间接型两类。直接型完成生活史不需要中间宿主,虫卵或幼虫在外界发育到感染期后直接感染人,如蛔虫。间接型完成生活史需要中间宿主,幼虫在其体内发育到感染期后经各种途径再感染人,如丝虫。在流行病学上,常将直接型生活史的蠕虫称为土源性蠕虫,间接型生活史的蠕虫称为生物源性蠕虫。

2. 感染阶段 又称感染期,是指寄生虫在生活史过程中,具有感染人体能力的发育阶段。如姜片虫在生活史过程中有虫卵、毛蚴、胞蚴、母雷蚴、子雷蚴、尾蚴、囊蚴和成虫8个阶段,只有囊蚴期具有感染人体的能力。因此,囊蚴为姜片虫的感染阶段或感染期。

(三) 寄生生活对寄生虫形态和生理的影响

寄生虫为了适应寄生生活环境,它们在形态结构和生理功能上发生了许多适应性的改变,需要的功能或器官因此产生或得到了发展和加强,不需要的则退化,甚至消失。

1. 消化和运动器官的退化或消失　寄生环境有着丰富的营养,常以宿主血液、组织液或消化过的营养物质为食,无须走动即可获取足够的营养。如蠕虫无肢体,绦虫无消化道。

2. 形态改变　许多寄生虫由于受寄生环境空间的限制,在形态上发生了许多适应性的改变。如丝虫为细线形,跳蚤为两侧扁平等。

3. 生殖器官发达　由于寄生虫在完成生活史过程中,常需在外界环境中生长、发育,受到外界环境条件的影响较大,作为一种补偿,生殖器官发达,繁殖能力大大加强,使之不致影响虫种后代的延续。如蛔虫。

4. 新器官的产生　某些寄生虫为了更好地固定在寄生部位,产生了用于固定作用的器官。如吸虫演化出吸盘,绦虫演化出吸盘和小钩。

5. 营养代谢方式多样化　寄生虫与其他动物一样,虫体组成需要各种营养物质,生活过程需要能量,但寄生虫获得能量方式与一般动物不同,分为有氧代谢、无氧代谢和兼性厌氧代谢。

第二节　寄生虫与宿主间的相互关系

人体受到寄生虫感染后,虫体与宿主的免疫系统和寄生局部的微环境相互影响,有多种复杂因素决定寄生关系的转归。根据寄生虫致病力和宿主抵抗力强弱的不同,可表现为清除或杀灭虫体、感染寄生虫呈带虫状态或为寄生虫病等不同的结果。

一、寄生虫对宿主的致病作用

(一)夺取营养

人体寄生虫生活在宿主体内、外,其生长、发育和繁殖所需的一切营养物质均从人体掠夺,感染的虫体越多被掠夺的营养就越多。使宿主丢失大量的营养物质,包括宿主不易获得的必需物质维生素 B12、铁和微量元素等,致宿主发生营养不良等多种损害。如大量蛔虫寄生时可导致营养不良,钩虫长期或大量寄生可致严重贫血等。

(二)机械性损伤

寄生虫侵入人体,在组织器官内移行、定居等所致的机械性损伤及代谢产物的毒性作用,可导致宿主局部组织器官的直接损伤和形成阻塞、压迫及其他机械性损害。如猪带绦虫的囊尾蚴寄生于脑部所致的脑囊虫病,大量蛔虫扭结在一起引起的机械性肠梗阻等。

(三)化学性损伤(毒性作用)

1. 酶类损伤作用　有些寄生虫在与人体器官、组织、细胞接触时,可分泌一些酶类物质等对人体产生致病作用,如溶组织内阿米巴滋养体分泌溶组织酶致肠黏膜形成溃疡。

2. 抗原的损伤作用　寄生虫本身和代谢物、分泌物、排泄物以及死亡虫体的分解产物等都具有免疫原性,可使宿主出现局部的或全身性的超敏反应,对人体产生损害。如血吸虫虫卵可溶性抗原引起虫卵肉芽肿,导致肝、肠病变;细粒棘球绦虫的棘球蚴破裂,囊液引起的过敏性休克等。

二、宿主对寄生虫的免疫作用

寄生虫侵入宿主可引起一系列的防御反应,机体通过固有免疫和适应性免疫抑制、杀伤或消灭感染的寄生虫。

由于寄生虫的种类繁多,抗原亦很复杂。根据抗原的来源可分为表面抗原、虫体抗原、代谢抗原、分泌抗原,且这些抗原又有属、种、株、期的特异性;根据抗原化学成分又分为多肽、多糖、蛋白质等。不同种类的寄生虫和同一虫种的不同发育阶段,既存在不同抗原,又可有共同抗原,从而形成寄生虫和宿主之间复杂的免疫反应。宿主对寄生虫的免疫大体可分为：

（一）固有免疫

固有免疫也称先天性免疫或非特异性免疫，是生来就有的，具有遗传性。如皮肤、黏膜和胎盘的屏障作用，消化液的化学性作用，机体补体系统的防御作用。此外，人类或某些特定人群对某些寄生虫具有的先天不易感性，如鼠疟原虫不能感染人类。

（二）适应性免疫

适应性免疫又称获得性免疫或特异性免疫，是寄生虫感染宿主后获得的一种免疫类型，机体受寄生虫感染后获得的免疫有以下几个特点。

1. 缺乏有效的获得性免疫　人体感染某些寄生虫后，自身往往不能产生有效的抵抗力，因此不借助临床治疗，寄生虫病不能自愈，甚至导致人体死亡。如杜氏利什曼原虫引起的黑热病。

2. 非消除性免疫　为宿主的免疫力与体内寄生虫共存的不完全免疫，是宿主对寄生虫的常见免疫类型，这种免疫不能完全消除体内的寄生虫，但在一定程度上能抵抗再次感染，包括以下方面。①带虫免疫（premunition）：人体感染寄生虫后，体内的寄生虫未完全清除，维持较低的水平，对再感染及体内的虫体有一定的抵抗力。一旦虫体被彻底清除，已获得的免疫力便逐渐消失。如人体对疟原虫的免疫。②伴随免疫（concomitant immunity）：机体所产生的免疫力，对寄生于体内的成虫无作用，但对再次感染的幼虫有杀伤作用，从而防止再感染。如人体对血吸虫的免疫。

3. 消除性免疫（终生免疫）　为人类感染寄生虫后少见的一种免疫类型。人体感染某种寄生虫后，一旦机体产生了获得性免疫，既可清除体内的寄生虫又能完全抵抗再感染，如皮肤利什曼原虫引起的皮肤利什曼病，患者痊愈之后对同种病原具有完全的免疫力。

（三）免疫逃避

寄生虫逃避宿主免疫力攻击的现象称为免疫逃避。其机制复杂，与多种因素有关，主要涉及以下几方面。

1. 表面抗原的伪装　寄生虫在初次侵入人体生长和发育过程中，主要通过虫体体表结合宿主抗原等形式致宿主免疫系统不能识别。

2. 表面抗原改变　寄生虫通过表面抗原的不断改变或抗原变异逃避宿主免疫攻击。

3. 阻断抗体　某些寄生虫通过不断释放可溶性抗原，并与宿主血清中的特异性抗体结合，形成抗原抗体复合物，使抗体不仅不能对宿主产生保护作用，而且阻断宿主的免疫应答；有些寄生虫感染后，通过分泌免疫抑制因子，致宿主免疫应答失常。

4. 解剖位置隔离　寄生虫选择的在人体内寄生的部位，除了满足其生长发育所需的条件外，还具有与宿主免疫系统隔离的作用，如寄生于腔道内的寄生虫较少受宿主循环抗体的免疫作用。

（四）寄生虫性超敏反应

寄生虫感染诱发宿主的免疫反应，既可表现为对再感染具一定的抵抗力，也可发生超敏反应。超敏反应是同种抗原再次进入处于致敏状态的机体引起机体组织损伤，产生免疫病理变化的异常反应，表现为以下 4 种类型。

1. Ⅰ型（速发型）超敏反应　常见于蠕虫感染，寄生虫变应原刺激机体产生特异性 IgE 抗体，IgE 抗体结合于肥大细胞和嗜碱性粒细胞表面，当变应原再次进入机体时即与 IgE 抗体结合，致细胞释放过敏反应活性介质（如组胺等），作用于各种靶器官产生平滑肌收缩、血管扩张、毛细血管通透性增加等效应，引起荨麻疹、支气管哮喘，甚至过敏性休克等超敏反应性疾病。如蛔虫幼虫引起的支气管哮喘，细粒棘球绦虫的棘球蚴破裂囊液引起的过敏性休克等。

2. Ⅱ型（细胞毒型）超敏反应　抗体与吸附在细胞膜上的相应抗原结合，在补体、巨噬细胞和 NK 细胞作用下造成的损伤反应，表现为补体介导的细胞毒作用、抗体依赖性细胞介导的细胞毒作用(ADCC)等。如疟原虫和杜氏利什曼原虫感染者所致的溶血性贫血。

3. Ⅲ型(免疫复合物型)超敏反应 抗原与抗体结合形成免疫复合物,沉积于组织引起炎症反应。如疟原虫和血吸虫感染后,一些患者出现的肾小球肾炎。

4. Ⅳ型(迟发型)超敏反应 由 T 细胞介导引起免疫损伤。T 细胞经抗原致敏后,当再次接触相同抗原时即分化增殖,并释放出多种细胞因子,从而引起以单核细胞浸润为主的炎症反应。如血吸虫虫卵肉芽肿形成。

第三节 寄生虫病流行与防治

一、寄生虫病流行的基本环节

寄生虫病作为病原生物所致的一类疾病,其流行包括传染源、传播途径、易感人群 3 个基本环节。

(一)传染源

寄生虫病患者、带虫者及保虫宿主构成寄生虫病的传染源。

(二)传播途径

从传染源传播到易感宿主的过程,其途径和方式主要有:

1. 经口感染 为多数人体寄生虫感染的途径。主要是人们在日常生活中忽视了个人卫生及饮食卫生,食入了寄生虫感染性的虫卵或幼虫而感染了某种寄生虫。如食入感染性蛔虫卵而感染蛔虫,食入肺吸虫感染性幼虫(囊蚴)而感染肺吸虫。

2. 经皮肤感染 人们感染某些寄生虫,是由于在生产、生活劳动中个人防护不够,感染阶段的寄生虫经皮肤侵入人体而感染。如钩虫的丝状蚴经皮肤侵入人体而致钩虫感染。

3. 经媒介昆虫感染 某些寄生虫感染,是由于含有该寄生虫感染性幼虫的昆虫叮咬而致。因有些寄生虫必须在昆虫体内发育至感染期,才具有感染人体的能力。如人体感染疟原虫和丝虫,就是因含有感染期病原的蚊媒叮咬而感染。

4. 经接触感染 人体某些寄生虫感染,是由于与该寄生虫患者直接或间接接触而感染。如人体感染疥螨和阴道毛滴虫。

5. 经胎盘感染 母体在妊娠期感染某些寄生虫,虫体可经胎盘感染胎儿,致胎儿先天性感染寄生虫病,如弓形虫等。

除以上主要感染途径外,还有其他一些途径致人体感染寄生虫,如输血感染(如疟疾患者作为供血源可致受血者罹患输血性疟疾)、吸入感染(如蛲虫卵可随飞扬的灰尘被儿童吸入而感染)和自体感染(如猪带绦虫自体感染所致的猪囊虫病等)。

(三)易感人群

对某种寄生虫缺乏免疫力或免疫力低下的人群,尤其是从非流行区进入流行区的未曾接触该病原的人群更具易感性。

二、寄生虫病流行特点

(一)地方性

受地理环境和中间宿主以及媒介昆虫等多种因素的影响,寄生虫病流行有明显的地域分布,多流行于热带、亚热带和温带地区。如日本血吸虫病在我国只流行于有中间宿主钉螺存在的长江流域及其以南的 13 个省、市、区;西北高寒地区因外界环境不适宜钩蚴发育,而无钩虫病流行等。

（二）季节性

与寄生虫完成生活史需要在外环境发育和中间宿主以及媒介昆虫体内发育过程有关,如蚊媒传播的疟疾与蚊媒出现的季节相一致,肠道线虫卵在气温适合的季节能较快发育至感染期等。

（三）自然疫源性

在荒漠地区和原始森林区,有些寄生虫病一直在除人之外的哺乳动物之间进行传播,人偶然进入该地区时,则可通过一定的传播途径传播给人。这类存在于自然界的人兽共患寄生虫病具有明显的自然疫源性。

三、寄生虫病防治原则

寄生虫的生活史各具特点,影响流行的因素多种多样。由于外界多种因素的影响,生活史过程中有多少个体能向下一阶段转化,到感染新宿主,存在着一个概率,是个复杂的生态现象和动态变化过程。近年来,寄生虫病流行病学家的一个重要的研究内容就是上述问题,并用数学模拟方法(公式)来表达诸因素之间的关系,说明寄生虫病传播过程的动力学变化,以期用于寄生虫病的预测和对策上。因而必须根据每种寄生虫病的流行特征采取防治措施,从一个或多个环节终止流行,从而控制或消灭寄生虫病。

寄生虫病防治的基本原则是控制寄生虫病流行的3个基本环节。

（一）控制和消灭传染源

通过彻底治疗患者,普查普治带虫者,查治或适当处理保虫宿主,达到控制和消灭传染源的目的。

（二）切断传播途径

针对各种寄生虫病传播的不同途径,采取综合措施,搞好环境卫生和个人卫生,加强粪便管理和水源管理,消灭及控制媒介节肢动物和中间宿主等。

（三）保护易感人群

对易感群体和来自非流行区人群采取必要防护措施,如应用防护用品和驱避剂以及预防服药等,同时进行寄生虫病防治的健康教育,提高防病意识。

四、寄生虫病流行现状

我国2017年完成了第二次全国人体寄生虫病调查,结果显示,目前我国重点寄生虫病人群感染率显著下降,全国总感染率降到6%以下,绝大部分地区均已呈低度流行或散发状态。但我国是一个人口大国,各地的经济发展水平也不平衡,许多人体寄生虫病属于人兽共患病或自然疫源性疾病,防治难度很大。近来年,一些已被控制的寄生虫病出现了回升或复燃,食源性寄生虫病和机会性寄生虫病发病有增多趋势。如广州管圆线虫、阔节裂头绦虫、棘颚口线虫病、舌形虫等一些新出现的食源性寄生虫病病例报道增多。隐孢子虫和弓形虫是重要的机会致病性原虫,常见于肿瘤患者或免疫功能低下人群。另外,流动人口增多、宠物的饲养、国际交流日益频繁等因素,也给我国寄生虫病的防治带来了新问题。如2014年,在境外务工人员中,发现了我国首例输入性非洲锥虫病病例。因此,寄生虫病仍然是我国一个长期不容忽视的公共卫生问题。

（陈殿学）

第二章

医 学 原 虫 学

 导学

掌握：常见人体重要寄生原虫（溶组织内阿米巴原虫、杜氏利什曼原虫、蓝氏贾第鞭毛虫、阴道毛滴虫、疟原虫、刚地弓形虫）的形态、生活史和致病作用。

熟悉：常见人体重要寄生原虫（溶组织内阿米巴原虫、杜氏利什曼原虫、阴道毛滴虫、蓝氏贾第鞭毛虫、疟原虫和刚地弓形虫）的实验室诊断、流行情况及防治原则。

了解：医学原虫的一般概念、动物界的分类、地位；其他医学原虫的形态、生活史及致病作用、实验室诊断和防治原则。

第一节　医学原虫概述

原虫（Protozoa）是单细胞真核动物，虫体微小，构造简单，能独立完成生命活动的全部功能，如摄食、代谢、运动、生殖等，属于原生动物亚界（Subkingdom Protozoa）。在自然界分布广泛，种类繁多，迄今已发现 65 000 余种。大多数营自生或腐生生活，少数营寄生生活。寄生于人体腔道、体液、组织或细胞内的致病及非致病原虫称为医学原虫，约有 40 余种。致病性原虫对人体健康和畜牧业生产造成严重危害。

一、原虫生物学概况

（一）形态

原虫体积微小，为 2～200 μm，在光学显微镜下才能见到，形态多样，呈圆形、卵圆形或不规则形。其基本结构由胞膜、胞质和胞核 3 部分组成。

1. 胞膜　亦称表膜（pellicle）或质膜（plasmalemma），由一层或一层以上单位膜构成，是一种具有可塑性、流动性和不对称性的、嵌有蛋白质的脂质双分子层结构。包被于虫体表面，使虫体保持一定的形状，维持自身稳定。胞膜具有多种受体、抗原、酶类，甚至毒素。具有逃避宿主免疫效应的保护支持功能，并参与营养、排泄、运动、感觉及侵袭等多种生理活动。

2. 胞质　由基质、细胞器和内含物构成，是原虫代谢和营养储存的主要场所。

（1）基质：主要成分为蛋白质，肌动蛋白和微管蛋白分别组成微丝和微管，支持原虫的形状，具有运动、摄食、营养、排泄、呼吸、感觉及保护等功能。

（2）细胞器：按其功能主要分 3 种。①膜质细胞器：如线粒体、高尔基复合体、内质网和溶酶体等，参与能量及合成代谢。②运动细胞器：是原虫分类的重要标志，有伪足（pseudopodium）、鞭毛(flagellum)、纤毛(cilium)等3种。③营养细胞器:如某些原虫的胞口、胞咽、胞肛等,用于摄食和排泄废物。

(3) 内含物:包括胞质中的各种食物泡、淀粉泡、拟染色体、色素和病毒颗粒等。特殊的内含物可作为虫种鉴别的标志。

3. 胞核　为原虫生存、繁殖的重要结构,位于内质中,由核膜、核质、核仁和染色质组成。细胞核形态是病原学诊断的依据。

(二) 生活史类型

医学原虫的生活史包括了原虫生长、发育和繁殖等各个发育阶段,生活史简单与复杂,因种而异。按传播特点可分3种类型。

1. 人际传播型　完成生活史过程只需一种宿主。原虫在人与人之间直接或间接接触而传播。通常又分为两类:

(1) 生活史中只有滋养体期:原虫以二分裂法增殖,通过直接或间接接触滋养体而传播,如阴道毛滴虫等。

(2) 生活史中有滋养体和包囊期:滋养体行二分裂增殖,包囊可在适宜条件下进行核分裂,成熟包囊排出,是原虫的感染阶段,如多数肠道阿米巴原虫。

2. 循环传播型　完成生活史需一种以上的脊椎动物作为终宿主和中间宿主,并在两者之间传播,如弓形虫。

3. 虫媒传播型　完成生活史需经吸血昆虫体内的无性和(或)有性繁殖,再经吸血感染人或动物,如疟原虫。

(三) 生理过程

医学原虫的生理过程包括运动、摄食、代谢和繁殖等方面。

1. 运动　原虫的运动主要由运动细胞器完成,运动方式包括伪足运动、鞭毛运动和纤毛运动。

2. 营养　寄生原虫在宿主体内一般可通过胞膜的渗透和扩散作用吸收营养,大多数原虫还可借助营养细胞器吞噬(phagocytosis)和吞饮(pinocytosis)食物,形成食物泡,再与溶酶体结合后进行消化、分解和吸收。

3. 代谢　多数寄生原虫呈兼性厌氧代谢。腔道内的寄生原虫主要依靠糖原酵解获取能量,寄生在血液内的原虫可利用氧,分解葡萄糖。某些虫种还需要一些特殊的辅助因子,如胆固醇、维生素、对氨基苯甲酸等。原虫代谢中产生的一些可溶性废物,经弥散通过胞膜排出。消化后的残渣可经胞肛、胞膜或虫体裂体增殖时释出体外。

4. 生殖　寄生原虫以无性或有性或以世代交替方式增殖。

(1) 无性生殖:包括以下3种。①二分裂:细胞核先一分为二,随后形成两个虫体,如阴道毛滴虫。②多分裂:细胞核先分裂多次,然后胞质围绕每个核形成多个子代个体,如疟原虫。③出芽生殖:母体细胞先经过不均等的细胞分裂产生一个或多个芽体,在分化发育为新个体。为大小不等的分裂,如弓形虫的滋养体。

(2) 有性生殖:包括接合生殖(conjugation)和配子生殖(gametogony)。①接合生殖:两个形态相同的原虫暂时结合,交换遗传物质后分开,各自再分裂繁殖,如结肠小袋纤毛虫。②配子生殖:原虫先发育为雌雄配子(gamete),然后两者结合形成合子(zygote),如疟原虫雌雄配子在按蚊体内的发育和生殖。

(四) 常见虫种分类及所致疾病

在生物学分类上,医学原虫常见的重要虫种隶属于原生生物界、原生动物亚界的动鞭纲(Zoomastigophora),以鞭毛为运动细胞器,如阴道毛滴虫;叶足纲(Lobosea)以伪足为运动器官,如溶组织内阿米巴；孢子纲(Sporozoea)主要是细胞内寄生，生活史中包括无性的裂体增殖和有性的孢子增殖，两种生殖方式可在一个宿主或分别在两个宿主体内完成，如疟原虫；动基裂纲(Kinetofragminophorea)以纤毛为运动细胞器，如结肠小袋纤毛虫(表3-2-1)。

表3-2-1 常见医学原虫分类及所致疾病

纲	目	科	重要虫种	人体主要寄生部位
动鞭纲	动基体目	锥虫科	杜氏利什曼原虫	巨噬细胞
			锥虫	血液
	毛滴虫目	毛滴虫科	阴道毛滴虫	泌尿生殖道
			口腔毛滴虫	口腔
			人毛滴虫	结肠
			脆弱双核阿米巴	盲肠、结肠
	双滴虫目	六鞭毛科	蓝氏贾第鞭毛虫	小肠
叶足纲	阿米巴目	内阿米巴科	溶组织内阿米巴	结肠
			哈氏内阿米巴	结肠
			结肠内阿米巴	结肠
			微小内蜒阿米巴	结肠
			布氏嗜碘阿米巴	结肠
			齿龈内阿米巴	口腔
		棘阿米巴科	棘阿米巴	脑、眼
	裂核目	双鞭阿米巴科	耐格里原虫	脑等
孢子虫纲	真球虫目	疟原虫科	间日疟原虫	红细胞
			三日疟原虫	红细胞
			恶性疟原虫	红细胞
			卵形疟原虫	红细胞
		弓形虫科	刚地弓形虫	有核细胞
		隐孢子虫科	隐孢子虫	小肠
		爱美虫科	等孢子虫	小肠
动基裂纲	毛口目	小袋科	结肠小袋纤毛虫	结肠

二、原虫感染的检查

原虫感染的检查包括病原检查、免疫学检查和分子生物学检查等3方面。病原检查主要是从患者的血液、排泄物、分泌物、体液和组织标本中查找病原体。由于影响因素很多，有时难以达到预期的效果。因此，新的简便快捷的免疫检查技术和分子生物学方法在原虫感染的检查中，越来越受到欢迎并得到应用和推广。

(一)病原学检查

1. 粪便检查 检查溶组织内阿米巴和蓝贾第鞭毛虫。①生理盐水涂片法；②碘液染色直接涂片法；③包囊浓集法。

2. 排泄物和分泌物检查 检查溶组织内阿米巴、阴道毛滴虫和蓝氏贾第鞭毛虫。①痰液检查；②阴道分泌物；③十二指肠引流液检查；④尿液检查；⑤脑脊液检查。

3. 活组织检查 检查溶组织内阿米巴、杜氏利什曼原虫和弓形虫等。①骨髓穿刺；②淋巴结穿刺；③皮肤和皮下结节活组织检查；④肠黏膜活组织检查。

(二)免疫学检查

检测血清抗体的方法可用于多种寄生虫病的检测，操作简便，敏感性高，适宜于现场应用，可用于寄生虫病的辅助诊断、流行病学调查及综合查病。目前常用的有间接血凝试验、间接荧光抗体试验（indirect fluorescent antibody test，IFA）、酶联免疫吸附试验（enzyme-linked immunosorbent assay，ELISA）、对流免疫电泳试验（counter-immuno electrophoretic assay，CIE）、杂交瘤技术制备的单克隆抗体（monoclonal antibody，McAb）。

（三）分子生物学方法检查

DNA 探针（DNA-probe）技术及聚合酶链反应（polymerase chain reaction，PCR）等，近 10 年来发展较快。具有敏感、快速、特异性高的优点，可用于诊断和鉴别诊断。

第二节　叶　足　虫

叶足虫隶属于肉足鞭毛门（Phylum Sarcomastigophora）的叶足纲（Class Lobosea），形态特征为具有叶状伪足的运动细胞器。多数种类含一个形态各异的泡状核，无性生殖，生活史一般分滋养体和包囊两个期，个别种类缺包囊期。寄生人体常见的种类多为消化道和腔道型原虫，属于内阿米巴科（Family Entamoebidae），仅溶组织内阿米巴对人体致病。少数自生生活类型的非内阿米巴科的虫体亦可偶然侵入人体引起严重疾病。

一、溶组织内阿米巴

溶组织内阿米巴原虫（*Entomoeba histolytica* Schaudinn，1903），是至今唯一被肯定可引起人类阿米巴病的肠道阿米巴原虫，寄生于结肠，在一定条件下能侵袭组织，在肠壁、肝脏、肺及其他部位形成溃疡或脓肿等，引起阿米巴痢疾和各种类型的阿米巴病。全球每年有 4 万～11 万人死于阿米巴病，是仅次于疟疾的第二种致死性寄生原虫病。

（一）形态

溶组织内阿米巴原虫在生活史过程中，有滋养体和包囊两个时期（图 3-2-1）。

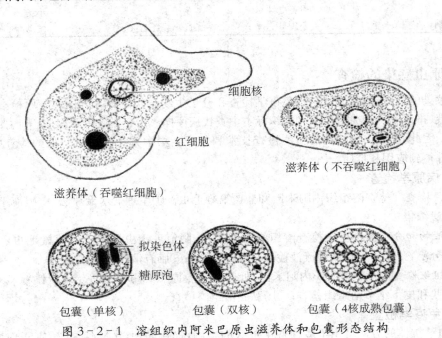

滋养体（吞噬红细胞）　　细胞核　红细胞　　滋养体（不吞噬红细胞）

包囊（单核）　拟染色体　糖原泡　包囊（双核）　包囊（4核成熟包囊）

图 3-2-1　溶组织内阿米巴原虫滋养体和包囊形态结构

1. **滋养体** 是阿米巴原虫的活动、摄食和增殖阶段的基本生活型,具有侵袭性。在结肠腔内以二分裂法繁殖。虫体形态多变,体积差别很大,直径 $10 \sim 60~\mu m$。运动活泼,能伸出伪足做定向的变形运动。滋养体由胞质和胞核两部分组成,胞质分为外质和内质,外质透明,呈凝胶状,具有运动、摄食、营养、排泄、呼吸、感觉及保护等功能。内质富含颗粒,常含有各种细胞器、细胞核和食物泡及吞噬的红细胞等。核为圆形,核膜极薄,沿核膜内缘有一层大小均匀、排列整齐的染色质粒,核仁细小位于核中央,其周围可见纤细无色的丝状结构,称为核纤丝。

2. **包囊** 包囊为阿米巴的传播阶段,仅见于宿主的粪便内。为圆球形,直径 $5 \sim 20~\mu m$,有核 $1 \sim 4$ 个,4 核包囊为成熟包囊,是感染阶段,在本病的传播上起重要作用。核的构造同滋养体,含 $1 \sim 2$ 个核的未成熟包囊内,常有糖原泡和两端钝圆棒状的拟染色体,随成熟而消失。

(二) 生活史

溶组织内阿米巴生活史简单,包括具有感染性的包囊期与能增殖的滋养体期。人是其适宜宿主。随粪便中排出的滋养体不久即死亡,只有包囊才能进一步发育,发育成熟为 4 核包囊后通过污染食物和饮水等进入人体而感染。

4 核包囊能抵抗胃酸的作用,在小肠下段经肠内胰蛋白酶等碱性消化液的作用,囊壁变薄,出现微孔,虫体活动从囊内逸出,迅速分裂形成 8 个滋养体,以二分裂法不断繁殖,主要寄生于回盲部的结肠黏膜和肠腺窝内,以肠内黏液、细菌及消化的食物为营养,不断分裂增殖。人体肠道生理功能正常状态下滋养体随肠内容物下移,到横结肠时由于水分、营养物质减少,成形粪便增加,虫体活动渐停止,排出内含物,虫体变圆,进入囊前滋养体期,胞质内可见糖原泡和拟染色体。拟染色体主要由核糖核蛋白体聚合而成,能被深染,呈现独特的短棒状,为虫种鉴别的形态学特征。随后,胞质分泌囊壁,形成包囊。最初为 1核,经分裂形成 2 核和 4 核包囊。在慢性期患者及带虫者的粪便中可查到不同发育阶段的包囊。

当人体肠道生理功能紊乱或肠壁受损、抵抗力下降时,滋养体可借其伪足运动及其分泌的酶和毒素的作用侵入肠壁组织,吞噬红细胞,虫体增大,并在肠壁组织中行二分裂繁殖而大量增殖,致使局部肠黏膜和组织坏死,形成溃疡;肠壁组织内的滋养体可随坏死组织落入肠腔,随粪便排出体外而死亡,或者在肠腔中形成包囊而排出体外。滋养体有时也可从肠壁进入肠黏膜下的血管,随血流达到肝脏、肺和脑等组织内进行增殖,引起相应脏器的脓肿,但组织内的滋养体不能形成包囊。因此,溶组织内阿米巴原虫生活史的基本过程为包囊—滋养体—包囊(图 3-2-2)。

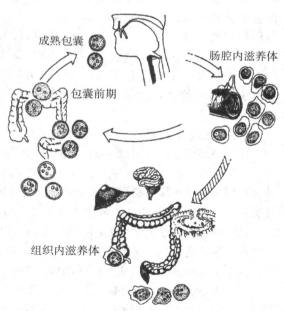

成熟包囊　肠腔内滋养体

包囊前期

组织内滋养体

图 3-2-2 溶组织内阿米巴生活史

247

(三) 致病性

1. **致病机制** 人体感染溶组织内阿米巴后是否发病,与感染虫数的多少、原虫毒力的大小、寄生部位的微环境、肠道菌群和人体的免疫功能密切相关。人体感染后多表现为无症状带虫者,或表现为肠阿米巴病和肠外阿米巴病。阿米巴的这种毒力,是蛋白质类的某些酶类和细胞毒素,具有遗传性,主要存在于细胞质膜与食物泡膜中,通过表膜的凝集素等黏附于宿主细胞,通过半胱氨酸蛋白溶解酶和阿米巴穿孔素引起细胞溶解,能水解组织、吞噬红细胞和触杀白细胞,白细胞被触杀后释出有毒物质加剧组织破坏。组织溶解酶还可降解补体成分,易在感染溶组织内阿米巴后发病。

2. 临床表现 阿米巴病因受多种因素的影响,感染后可表现为无症状带虫状态、急性阿米巴痢疾或阿米巴脓肿各种临床表现,病理和病程复杂多变。阿米巴病的发生、发展与原虫的毒力、寄生微环境的理化因素、生物因素以及宿主的状态等有密切的关系。

(1)带虫者:无症状的带虫感染占感染者的90%,大多由种群复合体中非侵袭型感染所致。

(2)阿米巴病:一般由侵袭型溶组织内阿米巴感染所致,出现明显临床症状,表现为肠阿米巴病,也可引起肠外阿米巴病。①肠阿米巴病:即阿米巴痢疾。当宿主的功能状况欠佳时,溶组织内阿米巴即侵入肠壁黏膜层、黏膜下层及肌层,通过分泌酶类(如溶组织酶),使组织细胞溶解坏死,在肠壁形成口小底大的"烧瓶状"溃疡,病变部位多见于回盲部和升结肠,其次为直肠、乙状结肠和阑尾,有时可累及全部大肠和部分回肠。大多表现为亚急性或慢性迁延性肠炎,包括阿米巴痢疾、肠炎和阿米巴肿、阿米巴性阑尾炎等。典型的阿米巴痢疾症状为腹痛、腹泻,一日数次或数十次,粪便呈酱红色脓血便,带有腥臭味,伴里急后重。病变部位纤维结缔组织增生,可形成肠阿米巴肿,反复发作可转变为慢性患者。②肠外阿米巴病:即阿米巴脓肿。侵入肠黏膜下或肌层的滋养体可随血流扩散,侵入肝、肺、脑、心包、皮肤及泌尿生殖器等器官引起相应部位的脓肿或溃疡。常见阿米巴肝脓肿,脓肿多位于肝右叶后上方,多见于身体条件较好的中青年人,患者可出现弛张热、肝肿大、肝区痛等。也可引起肺脓肿,多为靠近横膈肌的肝脓肿侵蚀到横膈肌,破溃入胸腔,蔓延到肺部引起,此种感染方式约占阿米巴肺脓肿的85%,症状表现为发热、咳嗽、咯脓血痰(呈浓稠咖啡色,偶见夏科-雷登氏结晶)、胸痛等。还可引起脑脓肿,偶可侵入心包和腹壁脓肿。阿米巴皮肤溃疡,以会阴部、生殖器的皮肤、黏膜为多见。

(四)实验室诊断

1. 病原学诊断 粪便或活组织检查找到滋养体和包囊为确诊依据。

(1)生理盐水涂片法:从急性阿米巴痢疾患者的脓血便或阿米巴肠炎的稀便中检查活动的滋养体。用牙签或火柴棍挑取新鲜粪便的脓血和黏液部分做涂片镜检。标本应在采集后尽快送检,气温低时应注意保温,否则滋养体很快失去活力,难以鉴别。

(2)碘液染色直接涂片法:从慢性肠阿米巴病和阿米巴带虫者的成形粪便检查包囊,应注意与结肠内阿米巴等肠道非致病阿米巴包囊相鉴别。因包囊的排出有间歇性,多次粪检可提高检出率。用甲醛乙醚法沉淀包囊可以提高检出率40%～50%。

(3)体外培养法:在诊断与保存虫种方面有重要意义,且比涂片法敏感。常用Robinson培养基,对亚急性和慢性病例检出率高,但所需时间长,一般不作为常规检查。

(4)活组织检查法:内镜直接观察肠黏膜溃疡,亦可取病变组织做涂片或病例切片镜检。

(5)核酸诊断法:是近10年来发展很快而且十分有效、敏感、特异的方法。从脓液、穿刺液、粪便培养物、活检肠组织、皮肤溃疡分泌物、脓血便甚至成形便中提取虫体DNA,以特异性引物进行PCR扩增。通过对扩增产物分析可以区别溶组织内阿米巴和其他阿米巴原虫。

2. **免疫学诊断** 用间接血凝试验、间接荧光抗体试验、酶联免疫吸附试验等检测抗体,可使阳性率达80%以上。血清学诊断仅对急性发病患者有较大的辅助诊断价值。或用单克隆抗体检测粪便、脓液中虫源性抗原,作为辅助诊断。

（五）流行与防治原则

1. **流行情况** 溶组织内阿米巴为世界性分布,多流行于热带和亚热带地区,全球高发地区位于墨西哥和南美洲东部、东南亚、西非等地区。本病与人群的经济条件、卫生状况、生活环境和饮食习惯等因素有关,平均感染率在20%以上。据统计,全球感染者逾5亿,每年发病人数4 000多万例,其中死亡病例不少于4万,估计每年死亡人数仅次于疟疾和血吸虫病,列为世界上死于寄生虫病的第三位。我国各地均有分布,农村感染高于城市。近年来,人群溶组织内阿米巴的感染率明显下降,但部分特殊人群感染率仍然较高,如我国某些省市HIV感染者溶组织内阿米巴感染率明显高于非HIV感染者。尤其是男性同性恋中感染率特别高,在欧美国家和日本感染率为20%~30%,故被列为性传播的疾病。患阿米巴的高危人群,包括旅游者、流动人群、同性恋、小儿、孕妇、哺乳期妇女、营养不良者、免疫功能低下者等。

（1）传染源:慢性阿米巴痢疾患者和带虫者是重要的传染源。每日可排出大量包囊。包囊对外界环境抵抗力强,在潮湿低温的环境可活12日,水中可活9~30日,10%石炭酸溶液中可活30分钟,在1:5 000高锰酸钾溶液中可活24~48小时。但是,包囊对干燥、高热的抵抗力弱,50 ℃ 5分钟即可死亡。

（2）传播途径:本病无保虫宿主。人群感染主要是通过成熟包囊可污染的水源、食物、用具或手,经口进入人体而致。水源污染可造成暴发流行。包囊可完整无损地通过苍蝇和蟑螂的消化道,因此本病可由苍蝇、蟑螂等昆虫传播。

（3）易感人群:易感性与年龄、性别无关,但感染者中以男性青壮年为多,与生活习惯和职业等因素有关。由于缺乏有效的获得性免疫,既往感染过阿米巴病的人仍可再感染。

2. **防治原则**

（1）加强卫生宣传:注意个人卫生及饮食卫生,养成饭前便后洗手的良好卫生习惯;不喝生水,不吃未洗净的瓜果、蔬菜;消灭苍蝇和蟑螂。从事饮食工作的人员应定期进行体检,以控制传染源。

（2）加强粪便管理:保护水源,注重粪便无害化处理,杀灭阿米巴包囊,防止粪便污染水源。

（3）治疗患者:甲硝唑可作为首选药物用于急性阿米巴痢疾的治疗。盐酸吐根素(依米丁)也常用于急性阿米巴痢疾的治疗。氯喹常用于阿米巴肝、肺、脑脓肿的治疗。喹碘方和碘氯羟喹常用于慢性阿米巴痢疾的治疗。而卡巴砷常作为控制急性症状后的根治。中药大蒜素、鸦胆子仁、白头翁等也有一定疗效,且毒副作用小。

二、其他人体非致病阿米巴

寄生于人体的其他非致病阿米巴,均属于内阿米巴科,为腔道共栖原虫,有些仅偶然寄生人体。这些阿米巴为非致病或机会致病的腔道原虫,一般不侵入组织,虽在重度感染或宿主防御功能减弱时亦可产生不同程度的黏膜浅表炎症,或伴随细菌感染而引起腹泻或其他肠功能紊乱,但通常不需治疗。

其他人体非致病阿米巴主要种类和鉴别要点见表3-2-2。

表 3 - 2 - 2　其他人体非致病共栖阿米巴主要种类和鉴别要点

主要种类		迪斯帕内阿米巴 (*Entamoeba dispar*)	结肠内阿米巴 (*Entamoeba Coli*)	齿龈内阿米巴 (*Entamoeba gingivalis*)	微小内蜒阿米巴 (*Endolimax nana*)	布氏嗜碘阿米巴 (*Iodamoeba butschlii*)	哈门氏内阿米巴 (*Entamoeba hartmani*)
滋养体	大小(μm)	15～30	10～50	10～20	6～12	8～20	3～12
	运动	较活跃	迟缓	活动频繁	很慢	迟缓	较活跃
	伪足	指状	钝	多形	钝	钝	指状
	核周染色质粒	细而均匀	粗细不匀	排列整齐	无	无	结构类似溶组织内
	核仁	居中	大，经常偏位	居中	较大，多偏位	粗大(有晕)	阿米巴
包囊	形态	圆	圆		椭圆或类圆	不规则卵圆	圆
	大小(μm)	10～20	10～35	无	5～10	5～20	4～10
	糖原泡	可见	较大	无	偶见	明显大团块	不明显
	拟染色体	棒状	束状或碎片状		球杆状	无	细小
	核数目	1～4个	4～8个		1～4个	1(仁偏位)	1～4个

第三节　鞭　毛　虫

　　鞭毛虫因以鞭毛作为其运动细胞器而称之。一般可有1根或多根鞭毛，多以二分裂方式进行繁殖。

　　寄生人体的鞭毛虫主要寄生于人的消化道、泌尿生殖道、血液及组织中。在我国对人致病的主要有杜氏利什曼原虫、蓝氏贾第鞭毛虫及阴道毛滴虫等。

一、杜氏利什曼原虫

　　寄生于人体的利什曼原虫(*Leishmania sp.*)主要有 4 种，即杜氏利什曼原虫(*L. Donovani Laveran & Mesnil*，1903)、热带利什曼原虫(*L. tropica*)、墨西哥利什曼原虫(*L. mexicana*)和巴西利什曼原虫(*L. braziniensis*)。我国仅有杜氏利什曼原虫。杜氏利什曼原虫无鞭毛体，寄生在人或其他哺乳动物的肝、脾、淋巴结等组织脏器的巨噬细胞内，可致内脏利什曼病，由于在印度患者皮肤上有黑色素沉着，同时有发热，因此又称本病为黑热病。

(一) 形态

　　1. 无鞭毛体(amastigote)　又称利杜体(Leishman-Donovan body)，寄生于人和其他哺乳动物的巨噬细胞内。虫体呈卵圆形，大小为(2.9～5.7)μm×(1.8～4.0)μm。经瑞氏或姬氏染液染色后，细胞质呈淡蓝或淡红色。内有 1 个圆而较大的细胞核，呈红色或紫红色，位于虫体中部或一侧。核前有一动基体(kinetoplast)，紫红色，细小、杆状。动基体前有一点状基体(basal body)，并由此发出 1 根丝体(rhizoplast)，又称鞭毛根(图 3 - 2 - 3)。

　　2. 前鞭毛体(promastigote)　又称鞭毛体，寄生于白蛉消化道内。成熟鞭毛体呈梭形，前宽后窄，大小为(14.3～20)μm×(1.5～1.8)μm，核位于虫体中部，基体在动基体之前，由基体发出一根鞭毛，游离于体外(图 3 - 2 - 3)。正常虫体运动活泼，鞭毛不停地摆动，常聚集成团，并以虫体前端为中心，集合成菊花状。

(二) 生活史

　　杜氏利什曼原虫完成生活史需要两个宿主，即白蛉和人或某些哺乳动物。

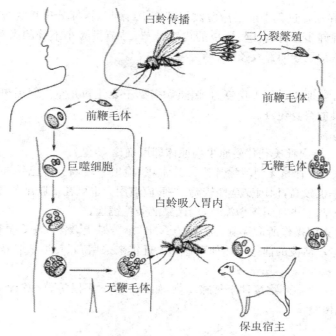

图3-2-3 杜氏利什曼原虫形态及生活史

1. **在白蛉体内发育** 当雌性白蛉叮刺本病患者或保虫宿主时,宿主血液或皮肤内含有无鞭毛体的巨噬细胞被吸入白蛉胃内,巨噬细胞被消化,无鞭毛体散出。约经72小时,虫体不断发育为成熟的前鞭毛体,并不断以纵二分裂法快速繁殖,在数量激增的同时,虫体逐渐向白蛉前胃、食管和咽部移行,1周后具感染力的前鞭毛体可到达白蛉口腔和喙部。

2. **在人体内发育** 当感染有前鞭毛体的雌性白蛉叮人吸血时,口腔及喙部的前鞭毛体即随白蛉的唾液进入人的皮下组织。一部分前鞭毛体可被白细胞吞噬消灭,另一部分则进入巨噬细胞内,虫体变圆并失去其鞭毛的体外部分,转化为无鞭毛体。无鞭毛体在巨噬细胞内不被消灭,并以二分裂方式大量繁殖,虫数成倍增多,最终导致巨噬细胞破裂,散出的无鞭毛体被其他巨噬细胞吞入,如此重复上述过程(图3-2-3)。

(三)致病性

1. **肝、脾、淋巴结肿大** 为黑热病最主要的体征。无鞭毛体在巨噬细胞内繁殖,使巨噬细胞大量破坏和增生。巨噬细胞增生是肝、脾、淋巴结肿大的根本原因,其中脾肿大最为常见。病程后期则因网状纤维组织增生而使这些脏器变硬。此外,浆细胞也大量增生。

2. **贫血、出血等血细胞减少症状** 为黑热病重要症状之一。由于脾功能亢进使血细胞在脾内大量被破坏,导致患者血液中红细胞、白细胞和血小板显著减少。此外,免疫溶血也是产生贫血的重要原因。有实验证明,由于患者红细胞表面附有虫体某些代谢抗原,与红细胞有相同的抗原,感染杜氏利什曼原虫后,机体产生的抗体可直接与自身的红细胞结合,在补体参与下,红细胞破坏。由于血小板减少,患者常发生鼻衄、牙龈出血等症状。

3. **血清白蛋白与球蛋白比例倒置** 为巨噬细胞极度增生,使肝、肾功能受损,肝合成的白蛋白减少,肾功能受损及免疫复合物的沉积导致肾小球损伤。患者除了红细胞及红细胞管型排出外,尿中排出大量的白蛋白,造成血浆的白蛋白降低。同时由于浆细胞大量增生,使血中球蛋白升高,最终导致血清中白蛋白与球蛋白比例(A/G)倒置。

251

4. 皮肤病变　在治疗过程中或在治愈数年甚至 10 余年后,部分黑热病患者在面部、颈部、四肢或躯干等部位出现许多含有利什曼原虫的皮肤结节,结节呈大小不等的肉芽肿,有的似瘤型麻风,或呈暗色丘疹状,常见于面部及颈部。

(四) 免疫性

人体对杜氏利什曼原虫无先天免疫力,黑热病多见于婴儿和儿童。但黑热病愈后可获得对同种利什曼原虫再感染的终身免疫。

(五) 实验室诊断

1. 病原学诊断　检出杜氏利什曼原虫病原体即可确诊。

(1) 涂片染色法:以骨髓穿刺液涂片法最为常用,检出率较高。淋巴结穿刺物有较高的检出率。脾脏穿刺检出率也较高,但因安全性较差,一般应慎用。也可在皮肤结节或丘疹处用消毒针吸取组织液或用手术刀刮取少许组织做涂片,瑞氏染液染色镜检。

(2) 培养法:将无菌操作所取穿刺物接种于 NNN 培养基上,22~25 ℃温箱内培养约经 1 周,在培养物中若查见运动活泼的前鞭毛体即可诊断。近年来采用 Schneider 培养基,3 日即可查到前鞭毛体。

(3) 动物接种法:将穿刺物接种于易感动物,如 BALB/c 小鼠等,1~2 个月后取肝、脾做印片或涂片,经瑞氏染色镜检。

2. 免疫学诊断

(1) 血清循环抗原检测:采用单克隆抗体-抗原斑点试验(McAb - AST)法,敏感性、特异性、重复性均好,仅需微量血清,阳性率可达 97%。

(2) 血清抗体检测:多种方法均可采用,如酶联免疫吸附试验、间接血凝试验、对流免疫电泳试验、间接荧光试验等方法。

3. 分子生物学方法诊断　采用分子生物学方法如聚合酶链反应(PCR)和 DNA 探针技术,检测黑热病敏感性、特异性均较高,也可取得较好的效果。

(六) 流行与防治原则

1. 流行情况　黑热病分布很广,遍及亚、非、欧、美四大洲,其流行有地域性,主要流行于印度、孟加拉国、中国和地中海沿岸诸国、东非国家。20 世纪 50 年代前,黑热病在我国长江以北地区流行,以山东、河南、河北、江苏、安徽、陕西和甘肃等 7 省最为严重。中华人民共和国建立后经过大规模防治工作,黑热病流行得到有效控制,1958 年我国宣布基本消灭了黑热病。但近年来的调查资料显示,全国每年仍有约百例新发病例报道。

黑热病是人兽共患寄生虫病,通过媒介白蛉可在人与人、动物与人、动物与动物之间传播。传染源为患者、病犬及受染的野生动物。杜氏利什曼原虫主要是通过白蛉叮刺传播,偶可经口腔黏膜、破损的皮肤、胎盘及经输血传播,人群普遍易感,但以婴幼儿及青少年感染较多见。

2. 防治原则

(1) 控制传染源:对患者及时治疗,采用葡萄糖酸锑钠静脉或肌内注射均可,也可用戊烷脒或二脒替等药物治疗。在犬源型黑热病流行区,定期查犬、捕杀病犬是防治工作中重要的一环。

(2) 防制传播媒介:杀灭白蛉是消灭黑热病的根本措施,根据白蛉的生态习性,因地制宜地采取适当的对策。

(3) 保护易感者:加强个人防护,避免白蛉叮咬。

二、蓝氏贾第鞭毛虫

蓝氏贾第鞭毛虫(*Giardia lamblia* Stile, 1915)简称贾第虫,主要寄生在人和某些哺乳动物的小肠,引起以腹泻为主的临床病变,简称为贾第虫病(giardiasis)。本病因常发生于旅游者中,故也称"旅游者腹泻"。贾第虫病已被列为世界 10 种危害人类健康的寄生虫病之一。

(一)形态

1. 滋养体　呈纵切倒置的半个梨形。前端钝圆,后端尖细,长 9～21 μm,宽 5～15 μm,厚 2～4 μm。侧面观背面隆起,腹面前半部凹陷,虫体似瓢形。腹面凹陷部分形成左右两个吸盘,每叶吸盘各有一个卵圆形的细胞核。两核间靠前端的基体共发出 4 对鞭毛,按位置分为前侧鞭毛、后侧鞭毛、腹侧鞭毛和尾鞭毛各 1 对。虫体借助鞭毛摆动做活泼的翻滚运动。1 对平行的轴柱(axostyle)纵贯全虫,由尾部连接尾鞭毛。轴柱中部有 1 对轻度弯曲的中体(median body)(图 3-2-4)。

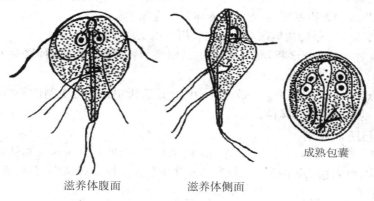

滋养体腹面　　　滋养体侧面

图 3-2-4　蓝氏贾第鞭毛虫形态结构

2. 包囊　呈椭圆形,大小为(8～14)μm×(7～10)μm。囊壁较厚,与虫体之间有明显的但不均匀的空隙。细胞核位于前端,未成熟包囊内有 2 个细胞核,成熟包囊有 4 个核。胞质内可见轴柱、中体和鞭毛的早期结构(图 3-2-4)。

(二)生活史

本虫生活史简单,有滋养体和包囊两个发育阶段,都在人体内完成。滋养体为营养、增殖阶段,包囊为传播阶段,4 核成熟包囊为感染阶段。人或动物摄入被成熟包囊污染的饮水或食物而被感染。成熟包囊进入十二指肠脱囊形成滋养体,利用吸盘吸附在小肠黏膜表面,通过体表摄取营养,以二分裂方式进行增殖。滋养体主要寄生在十二指肠或小肠上段,偶可进入胆囊或其他部位。在环境不利于虫体生长发育时,滋养体则在回肠或结肠内形成包囊,并随粪便排出体外。包囊的抵抗力强,在水中和温度适宜的环境中可存活数日至 1 个月。

(三)致病性

多数感染者为带虫者,只有少数出现临床症状,甚至出现严重的吸收不良综合征。临床表现和病理变化与宿主全身和局部肠黏膜的免疫力有关。大量滋养体吸附在小肠壁,吸盘对肠黏膜产生机械性损伤,虫体的分泌物和代谢产物对肠黏膜微绒毛产生化学性损伤,破坏肠黏膜的吸收功能,影响可溶性脂肪的吸收,从而引起以腹泻为主的临床症状。

该病潜伏期一般为 1～2 周,临床表现可分为急性期和慢性期。

1. 急性期　病初有恶心、厌食、上腹及全身不适,也可伴有低热、寒战,随后即出现突发性恶臭的水样泻、胃肠胀气、呃逆和中上腹部痉挛性疼痛。部分患者症状持续数日即可自行消退,转为带虫者。幼儿患者病程可持续数个月,出现吸收不良、脂肪泻、体重下降及全身衰弱等表现。

2. 慢性期　部分急性期患者因治疗不及时可转为亚急性或慢性。亚急性症状表现为间歇性排恶臭软便,伴腹胀、痉挛性腹痛,或有恶心、厌食、头痛、便秘及体重减轻等。慢性期患者比较多见,表现为周期性稀便,病程可长达数年。

(四) 实验室诊断

1. 病原学诊断

(1) 粪便检查:急性期取新鲜粪便用生理盐水直接涂片法镜检滋养体。亚急性或慢性期患者,取成形粪便用碘液(2%)直接涂片或硫酸锌浮聚等方法检查包囊。包囊排出具有间断性,应隔日检查 1 次,连续检查 3 次,以提高检出率。

(2) 小肠液检查:用十二指肠引流或肠检胶囊法采集标本。前者可用十二指肠引流液直接涂片检查,或引流液离心浓集检查。后者是患者禁食后,吞下一个装有尼龙线的胶囊,3~4 小时后,缓慢拉出尼龙线取线上黏附物镜检,查出滋养体即可确诊。

(3) 活体组织检查:借助内镜摘取小肠黏膜组织做压片检查。

2. 免疫学诊断　免疫学诊断方法有较高的敏感性和特异性,常用有酶联免疫吸附试验、间接荧光抗体试验、对流免疫电泳等方法。

3. 分子生物学诊断　用生物素或放射性物质标记蓝氏贾第鞭毛虫制成 DNA 探针,对诊断本虫感染具有较高的敏感性和特异性。

(五) 流行与防治原则

1. 流行情况　贾第虫病为世界性分布,据 WHO 估计全世界各地的感染率为 1%~20%。本虫在美国、加拿大、澳大利亚等国家均有流行。在我国呈全国性分布,感染率一般为 2%~10%,农村感染率高于城市。

水源传播是本虫主要的传播方式,自来水中的氯不能杀死包囊。

2. 防治原则　积极治疗患者和无症状带虫者。常用的治疗药物有甲硝唑、替硝唑和苦参浸膏片等。加强人畜粪便管理,防止水源污染。搞好饮食卫生和个人卫生。

三、阴道毛滴虫

阴道毛滴虫(*Trichomonas vaginalis* Donne,1837)主要寄生于女性阴道和尿道,也可寄生于男性尿道和前列腺,引起滴虫性阴道炎、尿道炎或前列腺炎等。也是性传播疾病之一。

(一) 形态

阴道毛滴虫生活史中仅有滋养体阶段。虫体呈梨形或椭圆形,无色透明,大小$(10\sim30)\mu m\times(5\sim15)\mu m$。胞核为椭圆形,位于虫体前 1/3。核前端有 5 个排列成环状的毛基体,发出 4 根前鞭毛和 1 根后鞭毛,后鞭毛向后呈波浪式延伸并与波动膜外缘相连。虫体有轴柱 1 根,纵贯虫体,并从后端伸出体外(图 3-2-5)。虫体运动活泼,体态多变,虫体借助鞭毛的摆动前进,以波动膜的波动做旋转运动。

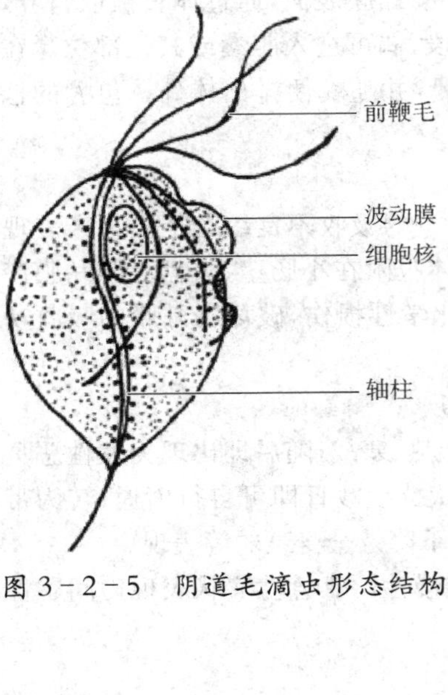

(二) 生活史

阴道毛滴虫的生活史简单,仅有滋养体期,通常以纵二分裂法繁殖。滋养体既是感染阶段,又是致病阶段。主要寄生于女性的阴道内,尤其以后穹窿多见。亦可寄生在尿道、子宫颈、尿道旁腺等处。男性寄生部位以前列腺和尿道为最常见,亦可寄生于睾丸、附睾和包皮下。由于滋养体对外界抵抗力强,故阴道毛滴虫除了直接接触传播外,也可通过间接接触

图 3-2-5　阴道毛滴虫形态结构

前鞭毛

波动膜
细胞核

轴柱

254

传播。

（三）致病性

阴道毛滴虫的致病力与虫体本身毒力和宿主的生理状态有关。在健康女性阴道内，因乳酸杆菌酵解阴道内的糖原，而产生大量的乳酸，使阴道的 pH 维持在 3.8～4.4，抑制了病原体的生长繁殖，此为阴道的自净作用。多数妇女感染阴道毛滴虫后成为无症状的带虫者，但在卵巢功能减退、月经过后、妊娠期、产后、阴道损伤和疲劳等情况下，局部抵抗力下降，阴道毛滴虫在阴道内消耗糖原，阻碍乳酸杆菌的酵解糖原作用，使阴道内 pH 升高，阴道处于原 pH 偏碱性状态，阴道毛滴虫在合适的 pH 环境中能够大量繁殖，并引起继发性细菌或真菌感染，造成阴道黏膜充血、水肿和上皮细胞变性坏死及脱落等炎症表现。

滴虫性阴道炎常见症状为白带增多、外阴瘙痒或烧灼感。典型白带为白色或微黄色、泡沫状，有异味。由于阴道黏膜出血和化脓菌的存在可见赤带和脓性带，常伴有臭味。多数病例感染可累及尿道，出现尿频、尿急和尿痛等症状，少数病例可见膀胱炎。本病也可使子宫内膜炎发生率增高，也有研究认为本虫感染与宫颈肿瘤的发生有关。

男性感染者一般无症状，有时出现尿道炎和前列腺炎。男性带虫者尿道的稀薄分泌物内常含虫体，可导致配偶连续重复感染。有学者认为，阴道毛滴虫可导致男性不育症。

（四）实验室诊断

阴道后穹隆分泌物、尿液沉淀物或前列腺液检出本虫即可确诊。

1. 生理盐水涂片法　取阴道后穹隆、宫颈或阴道壁分泌物做生理盐水涂片直接镜检，可观察到转动的滋养体，但应注意保温，因温度低时虫体不活动，无法观察到虫体。

2. 涂片染色法　将被检物置于载玻片上涂一薄膜，经瑞氏或姬氏染色后镜检，可以观察内部结构便于鉴别。

3. 培养法　将被检标本用肝浸液培养基或 Diamond 培养基在 37 ℃ 条件下培养 48 小时后镜检。

4. 其他检查方法　也可用酶免疫法、直接荧光抗体试验及 DNA 探针技术进行本虫感染的诊断。

（五）流行与防治原则

1. 流行情况　阴道毛滴虫呈世界性分布，我国也广泛流行，以女性 20～40 岁年龄组感染率最高。本病的传染源为患者和带虫者。传播方式主要是直接传播和间接传播。直接传播多通过性生活传播，为主要的传播方式；间接传播多通过公共浴池、浴缸、浴具、公用游泳衣裤及坐式便器等传播。阴道毛滴虫滋养体在外界环境中有较强的抵抗力，如在半干燥的环境中能活 10 多个小时，在坐式便器上能生存 30 分钟，潮湿的毛巾、衣裤中存活 23 小时，40 ℃（相当浴池水温）水中可存活 102 小时左右。

2. 防治原则　滴虫病的预防十分重要。要定期普查，积极治疗患者和带虫者。加强宣传教育，注意个人卫生，特别是经期卫生和孕期卫生。改进公共卫生设施，提倡淋浴和慎用坐式便器，不使用公用泳衣裤和浴具。

治疗首选口服药物为甲硝唑，夫妇双方应同时进行治疗。局部用药主要有甲硝唑栓剂、蛇床子药膏、苦参栓剂等。还可用 1% 乳酸、0.5% 醋酸及 1∶5 000 高锰酸钾等坐浴或冲洗。

第四节　孢　子　虫

孢子虫属生物学分类中顶复门（Phylum Apicomplexa）的孢子虫纲（Class Sporozoa）。本纲的原虫多在细胞内寄生,无典型的运动细胞器,其生活史较复杂,具有无性的裂体增殖、孢子生殖和有性的配子生殖方式。医学上重要的孢子虫有疟原虫(Plasmodium)、弓形虫(Toxoplasma)和隐孢子虫(Cryptosporidium)等。

一、疟原虫

疟原虫(Plasmodium)是人疟疾(malaria)的病原体。寄生于人体的疟原虫有4种,即间日疟原虫(*P. vivax* Grassi and Feletti,1890)、恶性疟原虫(*P. falciparum* Welch,1897)、三日疟原虫(*P. malariae* Laveran,1881)和卵形疟原虫(*P. ovale* Graig,1900),分别引起同名疟疾,即间日疟、恶性疟、三日疟和卵形疟。疟疾对人类健康危害极大,是重要的寄生虫病之一。在我国以间日疟原虫为主,恶性疟原虫次之,三日疟原虫少见,卵形疟原虫罕见。

(一) 形态

在红细胞内发现疟原虫是诊断疟疾和鉴别虫种的依据,因此必须熟悉红细胞内原虫形态。疟原虫的基本结构包括胞膜、胞质和核,虫体各期还有消化分解血红蛋白的最终产物——疟色素。血涂片经瑞氏或吉姆萨染色后,疟原虫核呈紫红色或红色,胞质淡蓝至深蓝色,疟色素呈棕黄色或棕褐色。被寄生的红细胞形态上也可发生变化。下面以间日疟原虫为例,描述疟原虫在红细胞内发育的各期形态。

1. 滋养体(trophozoite) 为疟原虫侵入红细胞后最早出现的生长阶段。按发育先后,滋养体又分为早期滋养体与晚期滋养体。

(1) 早期滋养体:为疟原虫侵入红细胞后发育的最早时期,胞质环形,淡蓝色,中央为空泡,有一个深红色的核,位于环的一侧,状似指环,故又称环状体(ring form)。此期被寄生的红细胞形态基本正常。

(2) 晚期滋养体:环状体经过8～20小时发育后,核变大,胞质增多,使虫体增大。此时虫体形状不规则,常含空泡,并有伪足伸出。胞质内开始出现棕黄色或棕褐色的疟色素(malarial pigment)颗粒。此期被寄生的红细胞胀大,颜色变淡,开始出现红色的薛氏小点(Schüffner's dots)。

2. 裂殖体(schizont) 晚期滋养体逐渐变圆,空泡消失,疟色素增多,核开始分裂,为早期裂殖体或未成熟裂殖体。当胞核分裂至12～24个时,胞质也分裂,并包围每个核,形成相应数目的裂殖子(merozoite),虫体胞质内的疟色素呈块状,此时称为晚期裂殖体或成熟裂殖体。此期受染的红细胞与上一阶段无明显差异。

3. 配子体(gametocyte) 疟原虫经过几次裂体增殖后,一部分裂殖子进入红细胞中发育,虫体增大,细胞胞质增多,无伪足,无空泡,内含均匀分布的疟色素。细胞核增大但不再分裂,发育为雌、雄配子体。雌配子体圆形或卵圆形,胞质深蓝、核略小而致密,呈红色,偏于一侧;雄配子体圆形,胞质浅蓝并略带红色,核疏松,淡红色,多位于虫体中央。配子体的进一步发育需在蚊胃中进行,否则在人体内经过30～60日衰老变性而被消灭。4种疟原虫在人体红细胞内发育各期的形态特征见表3-2-3。

表3-2-3 薄血膜中人体4种疟原虫的形态特征

	间日疟原虫	恶性疟原虫	三日疟原虫	卵形疟原虫
早期滋养体(环状体)	环大,约为红细胞直径的1/3;核1个;一个红细胞内仅寄生1个疟原虫	环小,约为红细胞直径的1/5;核1～2个;在一个红细胞内常有多个虫体寄生	胞质深蓝,环较粗大,约为红细胞直径的1/3;核1个;在一个红细胞内多为1个虫体寄生	与三日疟原虫相似

（续表）

	间日疟原虫	恶性疟原虫	三日疟原虫	卵形疟原虫
晚期滋养体	形状不规则,有伪足,胞质中有空泡;疟色素棕黄色,细小杆状,分散在胞质内	外周血中不易见到。虫体小,不活动,核1～2个;疟色素褐色、团状	虫体小,圆形或带状,胞质密;空泡小或无,疟色素棕黑色颗粒状,位于虫体边缘	虫体较三日疟原虫大,圆形;核一个;疟色素似间日疟原虫
未成熟裂殖体	核分裂;胞质渐呈圆形,空泡消失;疟色素开始集中	外周血中不易查到虫体仍似大滋养体,但核分裂多个;疟色素集中	虫体圆形,较小,空泡消失;核2个以上;疟色素集中较晚	虫体小,圆形或卵圆形,空泡消失;疟色素集中较晚
成熟裂殖体	含裂殖子12～24个,平均16个,排列不规则,疟色素聚集,偏于一侧或在居中	含裂殖子8～36个,多为18～24个,排列不规则,疟色素集中	含裂殖子6～12个,多为8个,花瓣状排列,疟色素集中于中央	似三日疟原虫,但疟色素集中于中央或偏于一侧
雌配子体	圆形,胞质深蓝,核深红,较致密,常偏于一边;疟色素散在于胞质中	新月形,胞质深蓝,核致密,深红色,位于中央;疟色素褐色,位于核周围	与间日疟原虫相似,但虫体较小,疟色素分散	虫体与三日疟原虫相似;疟色素散在于胞质中
雄配子体	圆形,胞质色蓝,核较疏松,淡红色,位于中央;疟色素分散于胞质中	腊肠形,胞质淡蓝,核疏松,淡红色,位于中央;疟色素黄褐色,在核周围	虫体与间日疟原虫相似,但较小,疟色素分散	与三日疟原虫相似;疟色素似间日疟原虫
被寄生红细胞	胀大,色淡,有鲜红色的薛氏小点(环状体期的红细胞无变化)	正常或略小,可见疏松粗大、紫褐色的茂氏小点	正常或略小,色泽与正常红细胞同,偶可见到齐氏小点	略大,色淡,部分长形,边缘锯齿状;常见红色粗大的薛氏小点,环状体期可见

（二）生活史

寄生于人体的4种疟原虫生活史基本相同,均需在人和雌性按蚊两个宿主体内发育,经历无性生殖和有性生殖的世代交替。以间日疟原虫为例进行介绍。

1. 疟原虫在人体内的发育过程　包括在肝细胞内、红细胞内的发育两个阶段,这一过程主要为无性生殖。

（1）红细胞外期(exo-erythrocytic cycle)：简称红外期,即疟原虫在肝细胞内的裂体增殖阶段。当唾液腺中含有感染性子孢子(sporozoite)的雌性按蚊叮人吸血时,子孢子随蚊子唾液进入人体,约30分钟后,部分子孢子经血流侵入肝细胞,摄取肝细胞内营养进行发育和裂体增殖,形成红外期裂殖体,裂殖体成熟后涨破肝细胞,释出裂殖子,进入血液循环,一部分裂殖子被吞噬细胞吞噬,其余则侵入红细胞开始红细胞内的发育。近年来的研究认为,间日疟原虫的子孢子有速发型子孢子(tachysporozoites，TS)和迟发型子孢子(bradysporozoites，BS)两种类型。速发型子孢子进入肝细胞后,继续发育完成红外期裂体增殖;迟发型子孢子在肝细胞内需经过一段休眠期(数个月至数年)后,才完成红外期的裂体增殖。处于休眠期的子孢子称为休眠子(hypnozoite)。恶性疟原虫和三日疟原虫无休眠子。

（2）红细胞内期(erythrocytic cycle)：简称红内期,指疟原虫在红细胞内的裂体增殖阶段。红外期裂殖子从肝细胞释放入血后,很快侵入红细胞。侵入的裂殖子首先形成环状体,摄取营养,生长发育,分裂增殖逐渐发育为大滋养体、未成熟裂殖体,最后形成含有一定数量裂殖子的成熟裂殖体。红细胞破裂后,裂殖子释出,一部分裂殖子被吞噬细胞吞噬消灭,其余裂殖子侵入其他正常红细胞,重复其红内期的裂体增殖过程。

完成一代红细胞内裂体增殖,不同虫种所需时间不同。间日疟原虫需48小时,恶性疟原虫需36～48小时,三日疟原虫需72小时,卵形疟原虫需48小时。

257

（3）配子体形成红内期：疟原虫经过几代裂体增殖后，部分裂殖子侵入红细胞后不再进行裂体增殖，而是发育成为雌或雄性配子体。配子体的进一步发育需在蚊胃中进行，否则在人体内经过 30～60 日即衰老变性而被清除。

2. 疟原虫在按蚊体内的发育过程　雌性按蚊叮吸疟疾患者或带虫者血液时，红内期发育的各期原虫可随血液进入蚊胃，仅雌、雄配子体能继续发育，其余被消化。雌配子体发育为雌配子（female gamete），雄配子体则通过出丝现象形成 4～8 个雄配子（male gamete），雄配子进入雌配子，使同期发育的雌配子受精，形成合子（zygote）。继而合子发育为动合子（ookinete），动合子穿过蚊胃壁，在胃壁弹性纤维膜下形成圆形的卵囊（oocyst）。卵囊增大，囊内核和胞质反复分裂进行孢子增殖，形成成千上万个子孢子。子孢子随卵囊破裂释出，或由囊壁逸出，经血淋巴集中于按蚊唾液腺内。子孢子是疟原虫的感染阶段，当感染按蚊再次叮人吸血时，子孢子即随蚊分泌的唾液进入人体，又开始在人体内的发育过程（图 3-2-6）。

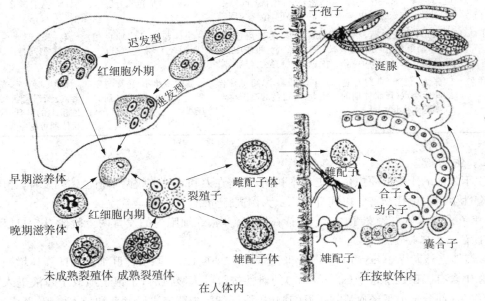

图 3-2-6　间日疟原虫生活史

（三）致病性

疟原虫红细胞内期的裂体增殖期是对人体致病的主要阶段。

从子孢子进入人体至疟疾发作前的间期为潜伏期，包括疟原虫红外期发育和红内期裂体增殖达到一定数量引起疟疾发作前的一段时间。潜伏期的长短与进入人体的子孢子数量、原虫种类、毒株和机体的免疫力有密切关系。间日疟的潜伏期长短不定，短潜伏株为 11～25 日，长潜伏株为 6～12 个月或更长；恶性疟的潜伏期为 7～27 日；三日疟为 28～37 日，卵形疟潜伏期为 11～16 日。

1. 疟疾发作（paroxysm）、再燃（recrudescence）与复发（relapse）　一次典型的疟疾发作表现为寒战、发热和出汗退热 3 个连续阶段。疟疾发作是由红内期的裂体增殖所致。经过几代裂体增殖后，血中原虫密度达到发热阈值时（间日疟原虫为 10～500 个/μl 血，恶性疟原虫为 500～1 300 个/μl 血），可引起疟疾发作。红内期成熟裂殖体胀破红细胞后，大量的裂殖子、疟原虫的代谢产物、红细胞碎片和变性的血红蛋白进入血液，其中部分被单核-巨噬细胞、中性粒细胞吞噬，并刺激这些细胞产生内源性热原质，其与疟原虫的代谢产物共同作用于下丘脑的体温调节中枢引起发热等一系列临床症状,随着血内刺激物被吞噬和降解,机体通过大量出汗,体温逐渐恢复正常,机体进入发作间歇期。发作的周期性与疟原虫红内期裂体增殖周期相一致。典型的间日疟和卵形疟隔日发作一次,三日疟隔 2 日发作一次,恶性疟 36～48 小时发作一次。如有混合感染,疟疾发作可不规则。发作次数取决于患者治疗适当与否及机体免疫力增强速度。若无重复感染,多数患者经 10～20日,在多次发作后随着机体对疟原虫免疫力增强,大量原虫被消灭,发作可自行停止。

初次疟疾发作停止后,由于残存的红细胞内期疟原虫发生抗原变异,逃避机体的免疫作用,大量增殖而引起的发作,称为疟疾再燃。疟疾初发停止后,如血液中疟原虫已清除,而肝细胞内的迟发型子孢子开始发育,并引起发作,称为复发。恶性疟原虫及三日疟原虫无迟发型子孢子,故仅有再燃而无复发;间日疟原虫及卵形疟原虫既有复发又有再燃。

2. 凶险型疟疾　发作表现为持续性高温、抽搐、昏迷。病情凶险、发病急骤,若不能及时治疗,病死率高。临床常见有脑型(昏迷型)、超高热型、厥冷型和胃肠型等,其中以脑型最常见。此型发作以恶性疟患者为多见,也见于间日疟引起的脑型疟。

3. 疟疾并发症

(1) 脾肿大:疟疾早期,患者脾因充血、巨噬细胞增生而肿大。随着发作次数增多,由于疟原虫及其代谢产物的刺激,巨噬细胞和纤维细胞增生,脾继续增大并变硬。

(2) 贫血:疟原虫在红细胞内进行周期性裂体增殖,导致红细胞破坏,发作次数越多,贫血愈重,尤以恶性疟原虫更为显著。疟疾所致贫血除红细胞被破坏所致外,还可因脾功能亢进,大量红细胞被吞噬破坏,以及宿主产生的抗体与被虫体寄生的红细胞和正常红细胞膜上的疟原虫抗原结合,形成免疫复合物,激活补体,使红细胞溶解。此外,患者骨髓造血功能受抑制,也是疟疾贫血的原因之一。

(3) 脑型疟疾:为恶性疟原虫感染后出现的最严重的并发症,少数由间日疟原虫引起,是儿童和无免疫力感染者的主要死亡原因。疟疾发作突然,患者体温可达 40～41 ℃,出现中枢神经系统症状,如严重头痛、嗜睡、意识模糊、抽搐、惊厥,以致持续昏迷,病死率高。其发病机制尚未完全明了。

(四) 免疫性

1. 固有免疫　这种免疫与疟疾感染无关,是宿主先天具有的抵抗力。疟原虫具有显著的种属特异性,人疟原虫只感染人,动物疟原虫不能感染人体。一般未获得疟原虫特异性免疫力的人群不论年龄、性别均具有易感性,但有的人群对某种疟原虫先天不易感。如西非地区和美国黑人中 Duffy 血型抗原阴性者对间日疟原虫具有先天的不易感性;镰状红细胞性贫血患者或红细胞内缺乏葡萄糖－6－磷酸脱氢酶(G－6－PD)者,因恶性疟原虫在红细胞内分解葡萄糖受到影响而致疟原虫发育障碍,使之不能生存。

2. 适应性免疫　指人体感染疟原虫后产生的免疫力,包括体液免疫和细胞免疫。体液免疫是疟原虫感染后,红细胞内期疟原虫诱导产生抗体 IgG、IgM 和 IgA,以 IgG 为主。抗体一般不影响原虫滋养体期的发育,但能抑制裂殖体的发育和繁殖,并能促进吞噬细胞对裂殖体及裂殖子的吞噬作用。细胞免疫主要参与细胞有 T 细胞、激活的巨噬细胞和中性粒细胞,以及由这些细胞分泌的细胞因子,如 γ－干扰素,肿瘤坏死因子等,可使红细胞内疟原虫变性、坏死,并被吞噬消化。

疟原虫感染后机体所获得的免疫常表现为带虫免疫状态。人感染疟原虫后,多能产生一定的免疫力,抵抗同种疟原虫的再感染。此时,患者体内的原虫数量维持在较低水平,宿主与疟原虫之间处于相对平衡状态,不出现临床症状,但这种免疫力将随着疟原虫在人体内的消失而逐渐消失。

部分原虫在宿主体内可依靠逃避宿主的免疫效应机制而生存和繁殖,与宿主保护性抗体并存,这种现象称为免疫逃避。

（五）实验室诊断

1. 病原学诊断　外周血中查到疟原虫为确诊依据，厚、薄血膜染色后镜检是目前最常用的方法。厚血膜虫数较多，易于检出，但制片过程中因红细胞溶解、变形，不易识别。薄血膜中形态特征较明显，容易识别，并可鉴别虫种，但费时长且检出率较低。因此，两种血片同时应用可省时并提高检出率。采血时间一般间日疟和三日疟宜在发作后数小时至 10 余小时内，恶性疟应在发作后即采血检查。

2. 免疫学诊断　常用于疟疾流行病学调查、检测及筛选输血员，常用的方法有酶联免疫吸附试验、间接荧光抗体试验及间接血凝试验等。

3. 分子生物学方法诊断　分子生物学检测技术优点是敏感，对低原虫血症检出率高，已用于疟疾的诊断，如核酸探针、聚合酶链反应（PCR）等方法。

（六）流行与防治原则

1. 流行情况　疟疾遍及世界约 100 多个国家，尤以热带及亚热带地区严重，每年有 150 万～270 万人死于疟疾。我国疟疾流行于长江流域以南平原和黄淮下游一带及长江以南山区，特别在海南省和云南南部山区多见。我国以间日疟最常见，其次是恶性疟，三日疟和卵形疟少见。

（1）流行的基本环节：疟疾患者和带虫者为本病的传染源。蚊为本病的传播媒介，我国大陆平原地区以中华按蚊为主，山区以嗜人按蚊和微小按蚊为主，海南岛则以大劣按蚊为主。其种群数量、寿命、嗜血习性及吸血次数与疟疾流行有关；对疟原虫无免疫力或免疫力低下者尤其是儿童为易感人群。

（2）影响因素：影响疟疾流行的因素中有自然因素，如适宜的温度和充足的雨量有利于按蚊的滋生繁殖和蚊虫的活动。社会因素如社会经济、卫生、教育水平和生活习惯，以及各种导致大量人口流动的因素均可影响疟疾的流行和传播。人为有效干预在疟疾的流行中具有重要意义。

2. 防治原则　我国对疟疾防治对策是加强、落实灭蚊和传染防治的综合措施。

（1）控制传染源：控制传染源包括治疗患者和带虫者。常用抗疟药有以下几类：①杀灭红细胞内期裂殖体的药物有氯喹、奎宁、咯萘啶、羟基哌喹及青蒿素和蒿甲醚等。②杀灭红细胞外期裂殖体、休眠子及配子体的药物有伯氨喹；乙胺嘧啶对恶性疟原虫红外期也有一定作用并可杀灭子孢子。

（2）消灭传播媒介：蚊媒的防治是预防的重要环节，应采取多种措施清除蚊的滋生场所、杀灭幼虫和成蚊。

（3）保护易感者：无免疫力或免疫力低下者进入疟疾流行区要集体服用预防药及防蚊。常用乙胺嘧啶或加用磺胺多辛进行药物预防。

二、刚地弓形虫

刚地弓形虫（Toxoplasma gondii Nicolle & Manceaux，1908）又称弓形体或弓浆虫，属于真球虫目、弓形虫科。本虫呈世界性分布，广泛寄生于人和多种动物的有核细胞内，可引起多种脏器和组织损害的人兽共患性弓形虫病（toxoplasmosis），是一种重要的机会致病原虫（opportunistic protozoan）。

（一）形态

弓形虫的发育过程中有 5 种形态，即滋养体、包囊、裂殖体、配子体和卵囊。在终宿主（猫和猫科动物）体内这 5 种形态均存在，在中间宿主（人和各种哺乳动物以及鸟类、鱼类、爬行类动物）体内仅有滋养体和包囊 2 种形态。

1. 滋养体　又称速殖子（tachyzoite），呈香蕉形或新月形，一端较尖，另一端钝圆，平均大小为

(4～7)μm×(2～4)μm,经姬氏染液染色后,胞质呈蓝染,核为紫红色,位于虫体中央。滋养体或速殖子见于急性感染期,常散在于腹腔渗出液、血液及脑脊液中,单个或成对排列,也可见到膨胀的吞噬细胞内含有多个至 10 余个虫体集合而形成的假包囊(pseudocyst)。当虫体增殖至一定数目时,宿主细胞膜破裂,速殖子释出,再侵入其他细胞内继续繁殖(图 3-2-7)。

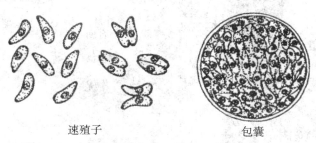

速殖子　　　　　　　　　　　　包囊

图 3-2-7　刚地弓形虫滋养体(速殖子)及包囊

2. 包囊　组织中包囊(cyst)呈圆形或卵圆形,直径 5～100 μm,为慢性感染阶段虫体在宿主组织内的存在形式。内含数个至数百个虫体,又称缓殖子(bradyzoite),形态与速殖子相似。包囊破裂后释出缓殖子,再侵入新的宿主细胞内形成包囊(图 3-2-7)。

(二) 生活史

弓形虫生活史复杂,包括有性生殖在终宿主猫科动物(主要为家猫)小肠上皮细胞内的发育和无性生殖阶段在人及其他多种动物有核细胞内的发育过程,无性生殖阶段也可在猫科动物肠上皮细胞及其他有核细胞内进行。

1. 在终宿主体内的发育　猫或猫科动物吞食卵囊或含有包囊、假包囊的其他动物肌肉组织后,弓形虫的子孢子、缓殖子或速殖子在宿主体内逸出,到达小肠时进入肠上皮细胞内发育,经过 3～7 日发育为裂殖体,并进行裂体增殖,经过数代裂体增殖后,部分裂殖子发育为雌、雄配子体,继而发育为雌、雄配子,两者结合后成为合子,再发育为卵囊,并入肠腔随粪便排出体外,成熟卵囊在适宜环境可存活 1 年以上。

2. 在中间宿主体内的发育　猫粪内的成熟卵囊或动物肉中的包囊或假包囊被中间宿主人、羊、猪、牛等吞食后,在肠内逸出子孢子、缓殖子或速殖子,并侵入肠壁,经血或淋巴进入单核-巨噬细胞系统的细胞内寄生,并扩散到全身各组织器官,如脑、心、肝、肺、肌肉及淋巴结等内进行无性繁殖。随着宿主细胞破裂,速殖子释入血液及淋巴液再侵入其他组织细胞内。由于宿主保护性免疫力形成,原虫繁殖减慢,在其外形成囊壁,成为包囊,囊内含有缓殖子。包囊在脑及骨骼肌中可长期存活(图 3-2-8)。

(三) 致病性

速殖子是弓形虫主要的致病阶段,致病作用与虫株毒力、宿主免疫力有关。侵入人体后仅引起胎儿、婴幼儿及免疫功能低下者患病,是一种机会致病性原虫。强毒株侵入机体后在宿主的细胞内迅速繁殖,破坏细胞,引起组织炎症和水肿,受染者急性感染甚至死亡。弱毒株侵入机体后,增殖缓慢,在脑或其他组织形成包囊,一般不引起明显的病理反应,若包囊破裂可致炎症反应和坏死或形成肉芽肿。

弓形虫感染后的临床表现分为先天性感染和后天获得性感染两种情况。

1. 先天性弓形虫病　是妊娠妇女感染弓形虫后经胎盘使胎儿感染,特别是怀孕前 3 个月内感染者,症状严重,可造成流产、早产和死胎,或有脑积水、小脑畸形等婴儿弓形虫病,畸胎发生率较

261

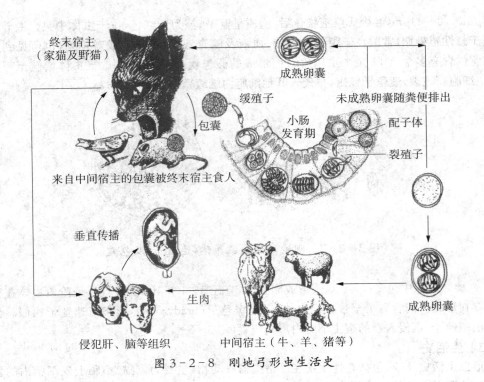

终末宿主
（家猫及野猫）

成熟卵囊

缓殖子

未成熟卵囊随粪便排出

包囊

小肠
发育期

配子体

裂殖子

来自中间宿主的包囊被终末宿主食人

垂直传播

生肉

成熟卵囊

侵犯肝、脑等组织

中间宿主（牛、羊、猪等）

图 3-2-8　刚地弓形虫生活史

高。感染胎儿或婴儿多为隐匿性感染，有的数年或成年后才出现症状。儿童常有精神和智力发育障碍，成年后可发生脉络膜视网膜炎。

2. 获得性弓形虫病　为饮入或食入卵囊污染的水和食物而致，也可因食入含包囊、假包囊的未熟肉类感染。免疫力正常者多呈隐性感染，一般无明显症状或病理变化，仅表现为血清特异性抗体增高。有症状者，最常见的临床表现为是淋巴结炎，伴发热和乏力，以颈部淋巴结多见，一般无须治疗可自愈。当感染者患有恶性肿瘤或使用免疫抑制剂及各种原因导致机体免疫力降低时，可使包囊内的原虫扩散而出现急性感染。病变好发部位为中枢神经系统、眼、淋巴结、心、肺、肝和肌肉等部位，临床表现多种多样，常见淋巴结肿大、脑膜脑炎、视网膜脉络膜炎、皮疹、心肌炎、胸膜炎、肺炎及肝炎等症状。其中，可因并发弓形虫脑炎而致死亡。

（四）免疫性

弓形虫是一种机会性致病原虫，因此，机体的免疫状态尤其是细胞免疫状态与感染的发生、发展有密切关系。人有较强的自然免疫力，弓形虫在免疫功能健全的人群体内，多呈隐性感染状态，在免疫功能低下的人群体内虫体可大量繁殖而致显性感染。弓形虫感染后宿主获得的免疫，主要是通过诱导 T 细胞和巨噬细胞（MΦ）产生具有多种生物活性的细胞因子发挥免疫调节作用。

弓形虫感染后也可激发机体特异性抗体的产生。感染早期出现 IgM 和 IgA 升高，1 个月后由 IgG 所代替，并维持较长的时间，此抗体可通过胎盘传至胎儿，使胎儿获得自母体而来的被动免疫。

（五）实验室诊断

1. 病原学诊断　由于本虫寄生于细胞内，且无特异性选择的组织器官，病原检查较困难。对可疑患者可用以下方法检查。

（1）涂片染色法：急性感染患者可采集胸水、腹水、羊水、血液及其他体液，经过离心后，取沉淀物做涂片，经瑞氏或姬氏染色后镜检；或将可疑组织做切片或印片染色后镜检，但检出率低。

（2）动物接种分离法或细胞培养法：是目前比较常用的弓形虫感染的病原学检查方法。用敏感的实验动物如小白鼠等，将可疑样本接种于腹腔内，1周后剖杀，取腹腔液镜检。如为阴性，需盲目传代至少3次；样本亦可接种于离体培养的有核细胞内。若能检获原虫则是弓形虫感染的最直接证据。

2. **免疫学诊断** 常用的方法有间接血凝试验、酶联免疫吸附试验和间接荧光抗体试验，但需注意先天性弓形虫病和免疫受损的患者可能不出现特异性抗体。也可采用弓形虫染色试验（Sabin-Feldman染色试验，DT）。

3. **分子生物学方法诊断** 近年来PCR技术检测已试用于该病的诊断，该法具有敏感性高、特异性强、可早期诊断的优点。

（六）流行与防治原则

1. **流行情况** 弓形虫病为人兽共患寄生虫病，呈世界性分布，有些地区感染相当普遍，人群血清阳性率可高达80%。据调查，国内人群感染率一般多在10%以下，平均约6%。弓形虫动物感染率甚高，猫、猫科动物和各种哺乳动物以及鸟类、鱼类、爬行类动物为本病的传染源。人类感染弓形虫的方式除先天性由母体传给胎儿外，可由多种途径感染，如消化道、呼吸道、皮肤创口、输血和器官移植手术等。接触被卵囊污染的土壤、水源也是重要传播途径。人类对弓形虫普遍易感，胎儿、婴幼儿、艾滋病患者更易感染。

2. **防治原则** 弓形虫病的预防措施包括卫生宣传教育，加强对畜类、家禽饲养、肉类加工的检疫及食品卫生的管理及监测。不吃未熟的肉、蛋及乳制品。防止猫粪污染手、食物及水源。定期对孕妇进行血清学检查，一旦发现感染应及时治疗或终止妊娠。乙胺嘧啶与磺胺类药物联合应用是目前治疗弓形虫病的首选方法。孕妇首选螺旋霉素，适当配合免疫增强剂可提高疗效。研制高效、安全的弓形虫疫苗是一种好的预防措施，但尚未有应用于人体的疫苗。

三、隐孢子虫

隐孢子虫（*Cryptosporidium* Tyzzer，1907）广泛寄生于哺乳动物、鸟类等动物中，引起隐孢子虫病，是一种人兽共患病。可导致人和动物腹泻，是重要的机会致病原虫。寄生于人体的主要是微小隐孢子虫（*C. parvum*）。

（一）形态

卵囊（oocyst）是隐孢子虫的感染阶段。卵囊呈圆形或椭圆形，直径4～6 μm，成熟卵囊中内含有4个裸露的月牙形子孢子和由颗粒物组成的残留体。

（二）生活史

生活史过程简单，发育过程无需转换宿主。隐孢子虫的生活史可分为无性生殖、有性生殖两个阶段（图3-2-9），均在同一宿主体内进行。随宿主粪便排出的卵囊具有感染性。人和牛及其他易感动物吞食成熟卵囊后，经消化液作用，囊内子孢子在小肠内脱囊逸出，在肠上皮细胞内行无性生殖（裂体增殖）。经过两期裂体增殖后释出裂殖子侵入新的细胞并发育为雌、雄配子体，继而发育为雌、雄配子，配子结合后形成合子，开始孢子增殖阶段，并进一步发育为卵囊。卵囊内最终发育为含4个裸露子孢子的成熟卵囊（具感染性），随宿主粪便排出。隐孢子虫完成一代生活史需5～11日。有些卵囊内的子孢子也可在肠内逸出，直接侵入肠上皮细胞，造成宿主自体体内重复感染。

（三）致病性

隐孢子虫主要寄生在由宿主小肠上皮细胞的刷状缘形成的纳虫泡内，并破坏肠绒毛的正常功能，影响消化吸收而造成腹泻。该虫多侵犯空肠上段，严重者可扩散到整个消化道，也可侵入肺、扁桃体、胰腺和胆囊等器官。

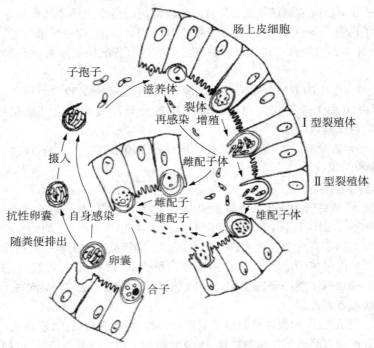

图 3-2-9 隐孢子虫生活史

本病的临床症状与宿主的免疫功能和营养状况有关。免疫功能正常的感染者无症状或轻微症状，粪便呈水样，一般无脓血，可有腹部不适、恶心厌食、发热、全身不适等症状，持续 1~2 周，逐渐减轻或消退，表现为自限性腹泻。幼儿及免疫功能缺陷的感染者，通常病情较重，发作多为渐进性，持续性霍乱样水泻最为常见。若免疫缺陷得不到纠正，可并发肠外器官感染，病情会更加严重复杂。隐孢子虫是艾滋病患者合并肠道感染的常见病原体，目前本虫感染已成为艾滋病患者主要的致死病因之一。

（四）实验室诊断

主要从粪便中或肠黏膜活组织中检出卵囊即可确诊，临床水样泻症状可作参考，目前多采用粪便直接涂片染色法。由于卵囊难以辨认，一般用改良抗酸染色法和金胺-酚染色法或两法联用可提高检出率。目前单克隆荧光抗体法和酶联免疫吸附法具有较高特异性和敏感性。PCR 法检测粪便中卵囊也已应用于该病的诊断中。

（五）流行与防治原则

1. 流行情况　隐孢子虫病呈世界性分布，是引起人体腹泻的重要原因之一。患者及带虫者是重要的传染源，牛、羊、猫、犬和兔等动物的隐孢子虫卵囊亦可感染人，故这些动物也是本病的传染源。"粪-口"方式传播，是隐孢子虫病流行的主要方式。由于卵囊对外界的抵抗力强，常用的消毒剂不能将其杀死，因此水源污染可引起爆发流行。

2. 防治原则　预防本病应防止患者、病畜的粪便污染食物、饮水和牛奶等；并应注意个人卫生，保护易感者。10％福尔马林、5％氨水或加热 65~70 ℃ 30 分钟，可杀死卵囊，故提倡喝开水。隐孢子虫病治疗至今尚无特效药物。本病在免疫正常者一般无须治疗，可自愈；对婴幼儿、免疫功能低下人群等可试用巴龙霉素或大蒜素治疗，有一定疗效。

（张学敏　陈海英　王　林）

第三章

医学蠕虫学

 导学

　　掌握：华支睾吸虫、日本血吸虫、链状带绦虫、肥胖带绦虫、似蚓蛔线虫、钩虫、丝虫的形态、生活史和致病性。

　　熟悉：华支睾吸虫、日本血吸虫、链状带绦虫、肥胖带绦虫、似蚓蛔线虫、钩虫、丝虫的实验室诊断、流行与防治原则；卫氏并殖吸虫、布氏姜片吸虫、蠕形住肠线虫、毛首鞭形线虫、旋毛形线虫的形态、生活史、致病性、实验室诊断及流行与防治原则，以及细粒棘球绦虫、多房棘球绦虫的形态、生活史、致病性。

　　了解：蠕虫的概念及分类；细粒棘球绦虫、多房棘球绦虫的实验室诊断及流行与防治原则。

第一节　医学蠕虫概述

一、蠕虫定义及分类

　　蠕虫(helminth)为多细胞无脊椎动物，借身体的肌肉收缩而做蠕形运动，故通称为蠕虫。在自然界中蠕虫营自生生活或寄生生活。寄生于人体的蠕虫约 250 余种，称为医学蠕虫，由蠕虫引起的疾病称为蠕虫病。

　　医学蠕虫按动物学分类多属于扁形动物门的吸虫纲和绦虫纲、线形动物门的线虫纲及棘头动物门的各种动物，具有医学重要意义的蠕虫种类几乎全部属于扁形动物门和线形动物门的动物。在分类学上蠕虫一词已没有实际意义，但习惯上仍然沿用。

　　医学蠕虫根据生活史中是否需要中间宿主，又分为土源性蠕虫和生物源性蠕虫。土源性蠕虫是指在生活史过程中不需要中间宿主的蠕虫，其虫卵在适宜的土壤中直接发育至感染阶段，人通过食入被其污染的食物或接触被其污染的土壤而感染。多数线虫属于此类。生物源性蠕虫是指在生活史过程中必须在中间宿主体内发育至感染阶段，然后经某种途径侵入人体引起感染。所有的吸虫、大多数绦虫和少数线虫属于此类。

二、常见医学蠕虫特征

（一）吸虫主要特征

　　吸虫(trematode)属于扁形动物门的吸虫纲(Class Trematoda)动物，寄生于人体的吸虫均属复殖目(Digenea)动物,其种类繁多,在我国已发现有30余种。

1. **形态结构特征** 吸虫成虫多数为背腹扁平,两侧对称,呈叶状或长舌状,具口吸盘(oral sucker)和腹吸盘(acetabulum)。消化系统由口、咽、食管和肠管组成。肠管通常分为左右两个肠支(cecum),末端为盲管,无肛门。生殖系统发达,人体吸虫除血吸虫为雌雄异体外,其他均具有雌雄两性的生殖器官,为雌雄同体(hermaphrodite)。

吸虫卵一般呈椭圆形,黄色。除裂体科外,其他吸虫卵均有卵盖。内含物有的为1个卵细胞和多个卵黄细胞,有的为毛蚴。

2. **生活史特点** 吸虫生活史复杂,不仅有有性世代(sexual generation)和无性世代(asexual generation)的交替,还有宿主的转换(第一中间宿主、第二中间宿主等)。有性世代大多寄生于脊椎动物和人(终宿主),无性世代第一中间宿主一般寄生在淡水螺类或其他软体动物体内,第二中间宿主依虫种不同可为鱼类、甲壳类或节肢动物等。其生活史发育阶段包括卵(ovum)、毛蚴(miracidium)、胞蚴(sporocyst)、雷蚴(redia)、尾蚴(cercaria)、囊蚴(encysted metacercaria)与成虫(adult)等,其生活史离不开水。

(二) 绦虫主要特征

绦虫(cestode)或称带虫(tapeworm),属于扁形动物门中的绦虫纲(Class Cestoda)。寄生人体的绦虫有30余种,分别属于多节绦虫亚纲的假叶目(Pseudophyllidea)和圆叶目(Cyclophyllidea)。假叶目常见的有曼氏迭宫绦虫(Spirometra mansoni)、阔节裂头绦虫(Diphyllobothrium latum)等,圆叶目常见的有链状带绦虫(Taenia solium)、肥胖带绦虫(Taenia saginata)、细粒棘球绦虫(Echinococcus granulosus)、多房棘球绦虫(Echinococcus multilocularis)等。

1. **形态结构特征** 不同人体绦虫成虫均寄生在脊椎动物的消化道中。虫体背腹扁平,左右对称,长如带状。体长因虫种不同可从数毫米至数米不等。虫体分节,分节数目因不同虫种而异。雌雄同体。无消化道,缺体腔,营养经体表吸收。

圆叶目绦虫卵呈球形或近似球形。卵壳很薄,内为较厚的胚膜,棕黄色,由许多棱柱体组成,在光镜下呈放射状的条纹。胚膜内含球形的六钩蚴,有3对小钩。假叶目绦虫卵与吸虫卵相似,多为椭圆形,卵壳薄,有卵盖,内含1个卵细胞和若干个卵黄细胞。

2. **生活史特点** 人体绦虫成虫寄生于脊椎动物的肠道中,生活史一般需中间宿主。圆叶目绦虫多数生活史需1个中间宿主,个别种类可无中间宿主。假叶目绦虫生活史中需要水环境和两个中间宿主,在进入第二中间宿主体内后发育为裂头蚴,最后被终宿主吞食后逐渐发育为成虫。

(三) 线虫主要特征

线虫属线形动物门的线虫纲(Class Nematoda),种类1万余种。大多数线虫营自生生活,少数营寄生生活。

1. **形态结构特征** 寄生于人体的线虫,其成虫的大小差异较悬殊。虫体呈两侧对称的圆柱形,体不分节;雌雄异体,雄虫一般较雌虫小。雄虫尾端向腹面卷曲,且具有某些特征性结构。角皮层在虫体前端常形成如唇瓣、乳突、翼等,在后端形成雄虫的交合伞或交合刺等结构。

线虫有完整消化系统,由口孔、口腔、咽管、中肠、直肠和肛门等组成。生殖器官完整、发达。雄性生殖器官由睾丸、储精囊、输精管、射精管和交配附器组成,属单管型。雌性生殖器官包括卵巢、输卵管、子宫、排卵管,属双管型;阴道由两个排卵管汇合形成,开口于阴门。

线虫的虫卵一般为卵圆形,无卵盖,卵壳多为淡黄色、棕黄色或无色。卵壳由3层结构组成,外层为卵黄膜或受精膜,较薄;中层为壳质层,是卵壳的主要组成部分,较厚,有一定硬度,可抵抗机械压力;内层为脂层或蛔苷层,较薄,可调节渗透作用,对虫卵保水、防止干燥有一定作用。

2. **生活史特点** 线虫的基本发育过程分为虫卵、幼虫和成虫3个阶段。常见的医学线虫多为生活史中不需要中间宿主的土源性蠕虫或称直接发育型,少数线虫为生活史中需要中间宿主的生物源性蠕虫或称间接发育型。线虫的感染方式主要是经口或皮肤感染。

第二节 吸 虫

常见人体重要吸虫有华支睾吸虫、布氏姜片吸虫、卫氏并殖吸虫和日本裂体吸虫等。

一、华支睾吸虫

华支睾吸虫(*Clonorchis sinensis* Cobbold,1875)因其成虫多寄生于终宿主的肝内胆管中,故俗称肝吸虫(liver-fluke)。本虫于 1874 年首次发现于居住在印度加尔各答一名华侨的肝胆管内。1975 年在我国湖北江陵出土的西汉古尸体内发现本虫的虫卵,证明本病在我国存在至少有 2 300 多年历史。

(一) 形态

1. **成虫** 形似葵花子,大小为(10～25)mm×(3～5)mm,背腹扁平,半透明,前端较窄,后端钝圆。口吸盘位于虫体前端,腹吸盘位于虫体前 1/5 处,口吸盘略大于腹吸盘。消化道有口、咽、食管及分支的肠管延伸至虫体后端,末端为盲管。雌雄同体,一对分支状睾丸前后排列于虫体后 1/3 处。卵巢 1 个,位于睾丸前方。受精囊在睾丸和卵巢之间,呈椭圆形,与输卵管相通。子宫管状,位于腹吸盘和卵巢之间,开口于腹吸盘前的生殖腔(图 2 - 3 - 1)。

2. **虫卵** 芝麻粒状,大小为(27～35)μm×(12～20)μm,黄褐色。一端较窄并有卵盖,卵盖周围的卵壳增厚隆起称肩峰。另一端钝圆,有一小疣状突起。卵内含有一成熟的毛蚴(图 3 - 3 - 1)。

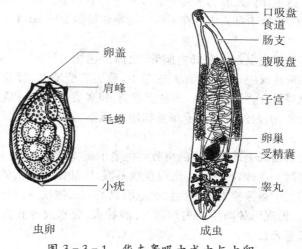

图 3 - 3 - 1 华支睾吸虫成虫与虫卵

(二) 生活史

成虫寄生于人或哺乳动物的肝内胆管中。产出的虫卵随胆汁进入消化道,随肠内容物排出体外。虫卵入水后,被第一中间宿主赤豆螺、纹沼螺、长角涵螺等淡水螺吞食,在螺的消化道内孵出毛蚴,并继续发育为胞蚴,胞蚴经无性增殖为许多个雷蚴,每个雷蚴又经无性增殖产生 5～50 个尾蚴。成熟尾蚴从螺体逸出进入水中,遇到第二中间宿主淡水鱼、虾,则侵入其肌肉等组织并发育为囊蚴。囊蚴为华支睾吸虫感染终宿主或保虫宿主的阶段。人或猫、犬等哺乳动物食入含有活囊蚴的

267

淡水鱼、虾后,在消化液的作用下,囊蚴内幼虫在十二指肠内脱囊逸出,经胆总管到达肝内胆管发育为成虫(图3-3-2)。虫体也可经血管或穿过肠壁经腹腔进入肝内胆管。

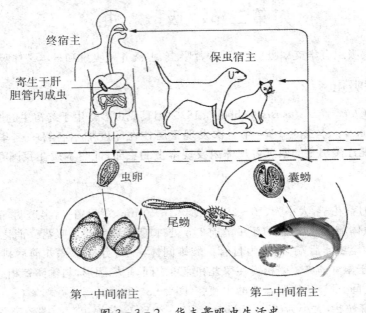

图3-3-2　华支睾吸虫生活史

从囊蚴被食入至在宿主体内发育为成虫并在粪便中查到虫卵所需时间一般在人体约1个月,犬、猫为20～30日,鼠体内约21日。成虫在人体内的寿命可达20～30年。

(三)致病性

本虫对人体的损伤是因成虫寄生在肝内胆管,虫体分泌物、代谢产物和机械刺激等因素可引起胆管内膜及胆管周围炎性反应,出现胆管上皮增生,致胆管壁增厚、管腔狭窄,加之虫体堵塞胆管,使胆汁流通不畅,此时易合并细菌感染,出现胆管炎、胆囊炎、胆结石和阻塞性黄疸等,严重者可逐渐发展致肝硬化。此外,国内外研究提示华支睾吸虫感染与胆管上皮癌、肝细胞癌的发生有一定关系。

华支睾吸虫感染后的临床表现与寄生的虫数和患者的机体状态有关。轻度感染者,绝大多数人无临床症状或症状轻微。虫数较多时,可出现食欲不振、厌油腻、乏力、消瘦、腹胀、腹泻、肝区不适或隐痛等消化系统症状。血液检查嗜酸性粒细胞明显增多。体征可有肝肿大、黄疸等。重度感染者的晚期可致肝硬化,出现门脉高压的表现,如肝脾肿大、腹水及静脉曲张等,患者还可出现黄疸、消瘦、贫血、浮肿,甚至死亡。

(四)实验室诊断

1. 病原学诊断　在粪便或者十二指肠引流液中检获虫卵是确诊的主要依据。粪便直接涂片法操作简便,但因虫卵小易漏检,可采用沉淀集卵法(如离心沉淀法、乙醚沉淀法等)提高检出率。十二指肠引流液检出率高,但操作方法比较复杂。

2. 免疫学诊断　免疫学方法如酶联免疫吸附试验、皮内试验和间接荧光抗体试验等,可检测患者血清中特异性抗体,用于辅助诊断及流行病学调查。

(五)流行与防治原则

1. 流行情况　华支睾吸虫病是一种人畜共患的传染病,主要分布在亚洲,如中国、日本、朝鲜、越南和东南亚国家。在我国除青海、宁夏、内蒙古、新疆、西藏等地尚未见报道外,在 25 个省、市、自治区都有不同程度流行。2018 年公布的第三次全国人体重要寄生虫病现状调查(不含港澳台地区)显示,部分地区生食或半生食淡水鱼虾习俗导致华支睾吸虫感染集中分布,尤其在珠江三角洲城镇与城郊地区感染率高达 23.36%。因该病属人兽共患病,估计动物感染的范围更广。

华支睾吸虫病的传染源是患者、带虫者和保虫宿主。在保虫宿主中,猫、犬和猪最为重要,野生动物如鼠类、貂和狐狸等也可传播本病。造成本病传播流行的重要环节是粪便中的华支睾吸虫虫卵入水,并且水中存在第一、第二中间宿主;以及当地人群有生吃或半生吃淡水鱼、虾的习惯,如广东珠江三角洲、香港、台湾等地人群主要通过吃"鱼生""鱼生粥"或烫鱼片而感染,东北地区朝鲜族居民主要是用生鱼佐酒而感染。此外,使用切过生鱼的刀及砧板切熟食或用盛过生鱼的器皿盛熟食等也可造成感染。

2. 防治原则　治疗患者和带虫者,消除传染源,对于预防本病流行有重要意义。家养的猫、犬如粪检查阳性者应给予治疗。目前治疗本病的药物首选吡喹酮,阿苯达唑、六氯对二甲苯也可选用。加强粪便管理,禁止未经无害化处理的粪便污染水源或鱼塘。杀灭螺蛳等对控制本病有一定的作用。大力做好卫生宣传教育工作,提高群众对本病传播途径和危害性的认识,改变不良饮食习惯,是预防华支睾吸虫病的最有效措施。

二、布氏姜片吸虫

布氏姜片吸虫(*Fasciolopsis buski* Lakester,1857)简称姜片虫,亦称亚洲大型肠吸虫,为寄生于人体小肠中的大型吸虫,引起姜片虫病(fasciolopsiasis)。我国古代医籍中早有关于姜片虫的记载,称姜片虫为"赤虫"及"肉虫"。

(一)形态

1. 成虫　姜片虫成虫体大而肥厚,是寄生于人体的最大吸虫。长呈椭圆形,前窄后宽,背腹扁平,活虫体呈肉红色,固定后为灰白色,似生姜片,虫体长 20~75 mm,宽 8~20 mm,厚 0.5~3 mm。口腹两吸盘相距甚近,口吸盘小,位于虫体前端,腹吸盘位于口吸盘后方,呈漏斗状,肌肉发达,比口吸盘大 4~5 倍,肉眼可见。咽和食管短,肠支在腹吸盘前分支并呈波浪状弯曲,向后延至体末端。雌雄同体,两个高度分支的睾丸,前后排列于虫体后半部。卵巢 1 个,位于睾丸前方,子宫在卵巢和腹吸盘之间盘曲,卵黄腺较发达,分布于虫体两侧。两性生殖系统均开口于腹吸盘前缘的生殖腔(图 3-3-3)。

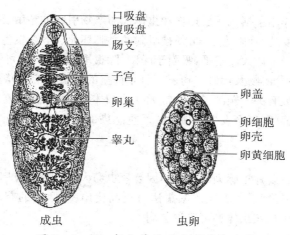

成虫　　　　　虫卵

图 3-3-3　布氏姜片吸虫成虫与虫卵

269

2. **虫卵**　呈椭圆形,淡黄色,大小为(130～140)μm×(80～85)μm,是寄生人体蠕虫卵中最大的。卵壳薄而均匀,一端有一不明显的小盖。卵内含有 1 个卵细胞和 20～40 个卵黄细胞(图 3-3-3)。

(二) 生活史

姜片虫完成生活史需有两个宿主。终宿主是人,重要的保虫宿主是猪(或野猪),中间宿主为扁卷螺,菱角、荸荠、茭白、水浮莲、浮萍等水生植物为传播媒介。

成虫寄生在终宿主小肠上段,虫卵随宿主粪便排出,入水后在 26～32 ℃适宜温度下,经 3～7 周发育孵出毛蚴。毛蚴侵入中间宿主扁卷螺体内,经胞蚴、母雷蚴、子雷蚴与尾蚴阶段的发育和无性繁殖。这一阶段需 1～2 个月。成熟的尾蚴从螺体陆续逸出,附着于菱角、荸荠、茭白等水生植物及其他物体的表面,脱去尾部形成囊蚴。人或保虫宿主猪食入含有活囊蚴的水生植物后,幼虫在小肠中经消化液和胆汁的作用脱囊逸出,吸附于小肠上段的黏膜,经 1～3 个月发育为成虫(图 3-3-4)。成虫寿命为 1～2 年。

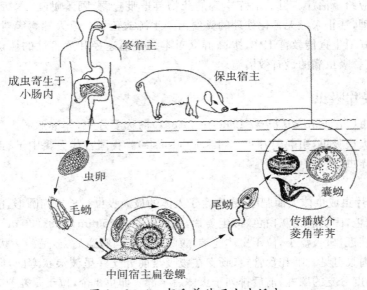

图 3-3-4　布氏姜片吸虫生活史

(三) 致病性

姜片虫成虫的致病作用包括机械性损伤和虫体代谢产物引起的超敏反应。

姜片虫的吸盘肌肉发达、吸附力强,可使被吸附的黏膜坏死、脱落,发生炎症、点状出血、水肿以致形成溃疡或脓肿。由于虫体大而扁平,吸附于肠壁,除摄取营养外,还可影响肠道对营养物质的消化与吸收。此外,虫体分泌物及代谢产物还可引起宿主的超敏反应和嗜酸性粒细胞增多。感染者的临床表现与感染虫数有关。轻度感染者常无症状和体征,感染虫数较多时可出现腹痛、腹泻、消化不良和营养不良等症状,甚至发生肠梗阻。严重感染的儿童可有消瘦、贫血、水肿、腹水、智力减退或发育障碍等。

(四) 实验室诊断

粪便检获虫卵是确诊姜片虫感染的依据。因姜片虫卵大,易识别,应用直接涂片法检查 3 张涂片,即有较高的检出率。轻度感染者应用浓集法可提高检出率,常用的有离心沉淀法和水洗自然沉淀法。呕吐物或粪便中检获虫体亦可确诊本病。

（五）流行与防治原则

1. **流行情况**　姜片虫病是人、猪共患寄生虫病，主要流行于亚洲温带和亚热带的一些国家。国内除东北及内蒙古、新疆、西藏、青海、宁夏等省外，其他各省、市、自治区均有不同程度的流行。

传染源是本病的患者、带虫者和保虫宿主。姜片虫卵污染水源以及中间宿主扁卷螺和传播媒介水生植物在同一水体是造成本病流行的重要因素。绝大多数水生植物都可成为姜片虫的传播媒介，以菱角、荸荠、茭白最为重要。人群有生吃水生植物的习惯则是姜片虫病流行的关键因素。猪的感染主要是用含有活囊蚴的青饲料（如水浮莲、水莲萍、蕹菜、菱叶、浮萍等）喂猪所致。

2. **防治原则**　在流行区开展人和猪的姜片虫病普查普治工作。治疗首选药物是吡喹酮，中药槟榔也有良好效果。预防本病的关键措施是不生食水生植物、不喝生水，不用被囊蚴污染的青饲料喂猪。加强粪便管理，防止人、猪粪便污染水体，对于预防本病流行十分重要。

三、卫氏并殖吸虫

卫氏并殖吸虫（*Paragonimus westermani* Kerbert，1878）是人体并殖吸虫病的主要病原，因其成虫主要寄生于人和哺乳动物的肺脏，引起肺脏病变，故又称肺吸虫（lung fluke）。

（一）形态

1. **成虫**　虫体肥厚，背凸腹平，似半粒花生米。活体呈红褐色，半透明，固定标本呈灰白色，椭圆形。虫体长 7～12 mm，宽 4～6 mm，厚 2～4 mm。口吸盘位于虫体前端，腹吸盘位于虫体腹面中线前缘，口、腹吸盘大小相近。消化器官包括口、咽、食管及两支沿虫体两侧延伸至虫体后部、以盲端终止的肠管。雌雄同体，卵巢分 5～6 叶，形如指状，与子宫并列于腹吸盘之后。两个指状分支的睾丸，左右并列于虫体后 1/3 处。卵黄腺分布于虫体两侧，因其生殖器官并列，故称并殖吸虫（图 3-3-5）。

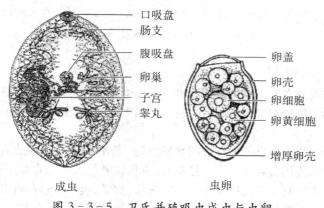

图 3-3-5　卫氏并殖吸虫成虫与虫卵

2. **虫卵**　呈不规则椭圆形，金黄色，大小为（80～118）μm×（48～60）μm。最宽处多为近卵盖侧，卵盖大，常略倾斜，卵壳厚薄不均，卵盖对侧往往增厚，卵内含有 1 个卵细胞和 10 余个卵黄细胞（图 3-3-5）。

（二）生活史

卫氏并殖吸虫终宿主为人，多种肉食类哺乳动物为保虫宿主（如犬、猫等）。成虫主要寄生于终宿主或保虫宿主的肺脏。虫卵随宿主的痰液或粪便排出体外，进入水中，在适宜条件下经 3 周左右孵出毛蚴，毛蚴侵入第一中间宿主川卷螺体内，在其体内进行发育和无性增殖，经过胞蚴、母雷蚴、

271

子雷蚴等阶段,形成尾蚴分批逸出螺体。尾蚴在水中若遇到第二中间宿主石蟹(或溪蟹)、蝲蛄,则侵入其体内形成囊蚴,囊蚴是卫氏并殖吸虫的感染阶段。人或保虫宿主因食入含有活囊蚴的淡水蟹、蝲蛄而感染。在小肠受消化液的作用,囊蚴内幼虫脱囊而出成为童虫,穿过肠壁进入腹腔,在组织中移行,徘徊于各器官及腹腔间,1~3周后穿过膈肌到达胸腔而入肺,在肺内发育为成虫。童虫在移行过程中也可侵入其他器官和组织,如皮下、脑和腹腔,引起异位寄生。自囊蚴进入终宿主到成熟产卵,一般约需2个多月。成虫寿命一般为5~6年(图3-3-6)。

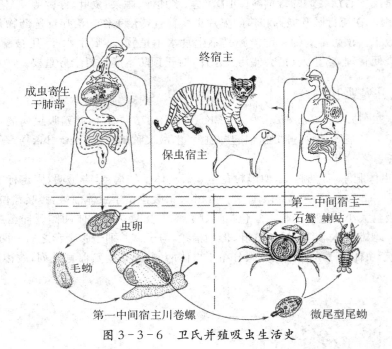

图3-3-6 卫氏并殖吸虫生活史

(三)致病性

卫氏并殖吸虫的致病主要由童虫及成虫在人体组织器官中移行、寄居造成机械性损伤,以及虫体代谢产物等引起的免疫病理损伤所致。病变特点为在组织、器官内形成互相沟通的多房性小囊肿。

肺吸虫病的病变过程一般可分为急性期和慢性期。急性期是由于童虫在组织、器官间移行所致。症状常出现在食入囊蚴后数日至1个月左右,症状轻者仅表现为食欲不振、发热、乏力、腹痛、腹泻等一般症状。重者可有全身过敏反应、高热、腹痛、胸痛、咳嗽、气促、肝肿大、嗜酸性粒细胞明显增高,伴有荨麻疹,急性症状可持续1~3个月。慢性期是由于虫体在肺脏及其他组织器官形成囊肿所致。依病程可分为脓肿期、囊肿期、纤维瘢痕期。

1. 脓肿期 主要为虫体移行引起组织损伤、出血及继发感染。肉眼可见病变部位呈隧道状,内有血液及炎症渗出,继之病灶周围产生肉芽组织形成薄膜状囊肿壁。

2. 囊肿期 由于炎症渗出,大量细胞浸润、聚集、死亡、崩解、液化,脓肿内充满赤褐色果酱样液体。镜下检查可见坏死组织、夏科雷登结晶和大量虫卵。

3. 纤维瘢痕期 由于虫体死亡或转移至他处,囊肿内容物可通过支气管排出或吸收,囊内由肉芽组织充填,最后纤维化形成瘢痕。

由于各虫体在组织内移行前后不一,以上3期可同时存在于同一器官中。临床上根据器官损害分为胸肺型、腹型、脑型、皮肤型等。胸肺型最常见,患者以咳嗽、胸痛、咳出铁锈色或果酱样痰等为主要症状,痰中可查见虫卵,胸部 X 线检查显示肺部有明显病变。当虫体在胸腔窜扰时,可侵犯胸膜导致渗出性胸膜炎、胸腔积液、胸膜粘连、心包炎、心包积液等。腹型因虫体穿过肠壁,在腹腔及各脏器间游窜,患者可出现腹痛、腹泻、大便带血等症状。脑型患者常出现剧烈头晕、头痛、癫痫、偏瘫、视力障碍等症状,也可表现为颅内占位性病变、脑膜炎、视神经受损、蛛网膜下腔出血等症状。皮肤型可见皮下包块或结节,大小不一,为 1~3 cm。触之可动,多单个散发,好发部位为腹壁、胸背、头颈等。皮下包块多呈游走性,有时在包块内可检出成虫和虫卵。

(四)实验室诊断

1. 病原学诊断 在患者痰或粪便中检获虫卵是确诊肺吸虫病的依据,常用的方法有直接涂片法或沉淀集卵法。轻症患者应留 24 小时痰液,经 10%氢氧化钠溶液处理后,离心沉淀镜检。在手术摘除患者的皮下包块或结节等组织中检获虫体或虫卵也可确诊。

2. 免疫学诊断 皮内试验常用于普查初筛,ELISA 有较好的敏感性和特异性,是目前普遍使用的方法,可用于本病的辅助诊断和流行病学调查。

3. 其他 X 线、CT 及 MR(磁共振)等检查适用于肺型及脑型患者。

(五)流行与防治原则

1. 流行情况 卫氏并殖吸虫分布较广,在亚洲、非洲和南美洲等地均有本病报道。在我国,除西藏、新疆、内蒙古、青海和宁夏外,其他地区均有本虫存在,以四川、浙江、台湾和东北各省感染较为严重。

肺吸虫病是人兽共患寄生虫病,传染源为患者、带虫者和储存宿主(多种肉食性哺乳类动物),感染的野生动物是自然疫源地的主要传染源。第一中间宿主为生活在山区淡水中的川卷螺类。第二中间宿主为淡水蟹,如溪蟹、石蟹、华溪蟹、拟溪蟹、绒螯蟹等二三十种蟹,以及东北的蝲蛄。流行区居民生吃或半生吃淡水蟹或蝲蛄是感染本病的主要原因。在我国东北地区,有居民喜生食蝲蛄酱或蝲蛄豆腐,其他疫区则有生食或腌、醉、烤等食蟹方式,亦可造成感染。囊蚴脱落入水污染水源也可能导致感染。

2. 防治原则 健康教育是控制本病流行的重要措施。预防本病最重要的是不生食或半生食溪蟹、蝲蛄及其制品,不饮生水。治疗本病首选的药物是吡喹酮,硫双二氯酚也可选用。

四、日本血吸虫

血吸虫即裂体吸虫(schistosome),隶属于吸虫纲、复殖目、裂体科、裂体属。成虫寄生于哺乳动物(包括人)的静脉血管内。

寄生人体的血吸虫主要有 6 种,即日本血吸虫(*schistosoma japonicum* Katsurada,1904)、埃及血吸虫(*S. haematobium* Bilharz,1852)、曼氏血吸虫(*S. mansoni* Sambon,1907)、间插血吸虫(*S. intercalatum* Fisher,1934)、湄公血吸虫(*S. mekongi* Voge *et al*,1978)和马来血吸虫(*S. malayensis* Greer *et al*,1988)。其中,以日本血吸虫、埃及血吸虫和曼氏血吸虫引起的血吸虫病(schistosomiasis)流行范围最广,危害最大。我国流行的是日本血吸虫病,以下介绍日本血吸虫。

(一)形态

1. 成虫 雌雄异体,但雌虫常处于雄虫的抱雌沟内,呈合抱状态。虫体圆柱形,似线虫。雄虫较短粗,大小为(10~20)mm×(0.5~0.55)mm,常向腹面弯曲而呈镰刀状。乳白色,背腹扁平,前端有发达的口吸盘和腹吸盘。自腹吸盘以下虫体变薄,两侧向腹面卷曲,故虫体外观呈圆柱形,卷曲形成的沟槽称抱雌沟(gynecophoral canal)。消化道开口于口吸盘,有口、食管、肠管。肠管在腹吸盘后缘水平处分为左右 2 支,延伸至虫体中后端 1/3 处汇合成单一的盲管。生殖系统由睾丸、输

273

出管、输精管、储精囊和生殖孔组成。睾丸常为7个，呈串珠状单行排列于腹吸盘后虫体背侧，每个睾丸发出一输出管，汇于输精管，然后通入位于睾丸前的储精囊，生殖孔开口于腹吸盘后方。

雌虫较细长，大小为(12～28)mm×(0.1～0.3)mm，呈圆柱形，前段较细，后段稍粗，口、腹吸盘位于虫体前端，均较雄虫吸盘小。因虫体肠管内含有红细胞被消化后残留的黑褐色色素而呈暗褐色。消化道构成与雄虫类似。生殖系统由卵巢、输卵管、卵黄腺、卵黄管、卵模、梅氏腺、子宫等组成。卵巢位于虫体中部，自卵巢后端发出输卵管，向前绕过卵巢，与来自虫体后部的卵黄管在卵巢前汇合，形成卵模。卵模为虫卵的成型器官，外被梅氏腺并与子宫相接。子宫呈管状，内含虫卵，开口于腹吸盘下方的生殖孔（图3-3-7）。

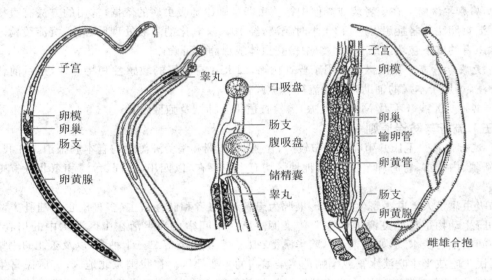

图3-3-7　日本血吸虫成虫形态

2. 虫卵　椭圆形，淡黄色，大小为(74～106)μm×(55～80)μm，卵壳薄而均匀，无卵盖。卵壳的一侧有一逗点状小棘。虫卵表面常附有许多坏死组织残留物。卵壳内含有一成熟毛蚴（图3-3-8）。电镜下可见卵壳有微孔与外界相通。

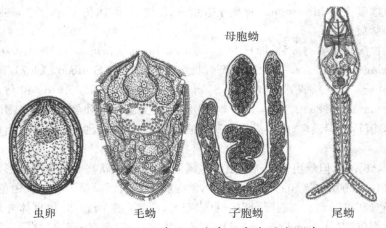

图3-3-8　日本血吸虫卵及各期幼虫形态

3. **毛蚴** 平均大小 99 μm×35 μm,游动时呈长椭圆形,固定后呈梨形,周身被有纤毛(图3-3-8),为其运动器官。毛蚴前端有一锥形的顶突(亦称钻孔腺),体内前部中央及两侧稍后有顶腺和侧腺,其分泌物是可溶性虫卵抗原(SEA),在毛蚴孵出前,SEA 可经卵壳的微孔释出。

4. **尾蚴** 大小为(280~360)μm×(60~95)μm,属叉尾型尾蚴,分体部和尾部,尾部由肌肉组成,又分尾干和尾叉。体部有口、腹吸盘,前端有头器,含有一单细胞腺体,称为头腺。腹吸盘位于后1/3处,其周围有 5 对对称排列的单细胞腺体,称钻腺,开口于尾蚴的前端(图3-3-8)。

5. **童虫** 尾蚴钻入宿主皮肤时脱去尾部,进入血流,在发育为成虫之前均被称为童虫。

(二)生活史

6 种人体血吸虫的生活史大致相同,现以日本血吸虫为例,阐明血吸虫的生活史。

日本血吸虫的生活史包括卵、毛蚴、母胞蚴、子胞蚴、尾蚴、童虫和成虫等阶段。终宿主为人,保虫宿主有多种哺乳动物,如牛、羊、猪、马、犬等。

成虫寄生于终宿主的门静脉系统,主要是肠系膜下静脉内,合抱的雌雄成虫发育成熟、交配后,逆血流移行至肠黏膜下层的小静脉末梢内产卵,每条雌虫每日产卵300~3 000 个。部分虫卵可随门静脉系统流至肝门静脉并沉积在肝组织内,部分虫卵沉积于肠壁组织中。沉积在组织中的虫卵,约经 11 日发育成熟,卵内毛蚴分泌可溶性虫卵抗原,可透过卵壳,引起虫卵周围组织出现炎症反应,破坏血管壁,造成周围组织坏死,形成脓肿。在肠蠕动、血流压力和腹内压增加等作用下,肠黏膜下层的脓肿可向肠腔溃破,虫卵即随坏死组织落入肠腔,并随宿主粪便排出体外。未能排出的虫卵,沉积在肝、肠等局部组织中,存活 10~11 日后会逐渐死亡、钙化。

排出体外的虫卵必须入水才能发育。在水体渗透压适宜、水温 25~30 ℃、pH 7.5~7.8 和光照充足的条件下,卵内毛蚴孵出,借助其体表的纤毛在水中做直线运动,因毛蚴具向光、向上性,故多分布于水体的表层。毛蚴在水中一般能存活 1~3 日,孵出的时间愈久,感染钉螺的能力愈差。当毛蚴在水中遇到中间宿主钉螺时,因钉螺分泌排泄物"毛蚴松"的吸引,毛蚴在其头足部游动,并钻入钉螺体内,形成囊状的母胞蚴。母胞蚴分裂、繁殖,形成许多子胞蚴。子胞蚴再分裂、增殖,形成大量尾蚴,并分批自钉螺体内逸出,浮聚于水面。

当尾蚴在水中游动遇到终宿主或保虫宿主时,即利用其吸盘黏附于皮肤表面,依靠体内穿刺腺分泌的蛋白酶溶解宿主皮肤组织,钻入宿主体内,脱去尾部,变为童虫。童虫在宿主皮下组织内短暂停留后即进入血管或淋巴管,随血流或淋巴液经右心到肺,再经左心进入体循环,经肠系膜动脉、肠系膜毛细血管从进入肝门静脉寄生,再移行到肠系膜静脉定居、交配、产卵。从尾蚴侵入宿主至成虫开始产卵约需 24 日。日本血吸虫成虫在人体内寿命平均约为 4.5 年,长者可达 40 余年(图3-3-9)。

(三)致病性

血吸虫的尾蚴侵入人体,童虫在人体内移行,成虫在人体血管内寄生并产卵沉积于组织器官,均可对宿主造成不同程度的损害,其中以虫卵所致的损害最为严重。

1. **尾蚴所致损害** 尾蚴钻入宿主皮肤后可引起皮肤局部炎症,称为尾蚴性皮炎。表现为局部皮肤瘙痒和出现红色丘疹,一般于尾蚴钻入皮肤后数小时至 2~3 日内出现症状和体征,初次感染尾蚴皮疹反应不明显,重复接触尾蚴后反应逐渐加重,数日后可自然消退。尾蚴性皮炎发生机制多为Ⅰ型超敏反应,少数为Ⅳ型超敏反应所致。

2. **童虫所致损害** 童虫在宿主体内移行时,可引起所经过脏器的损害,尤其是肺部,出现一过性的血管炎,毛细血管栓塞、破裂、局部细胞浸润和点状出血。患者可出现发热、咳嗽、痰中带血、嗜酸性粒细胞增多等症状和体征。这与童虫的机械性损伤及其代谢分解产物刺激机体引起的超敏反应有关。

3. **成虫所致损害** 成虫寄生于血管内所致机械性损伤一般不引起或仅引起轻微的静脉内膜

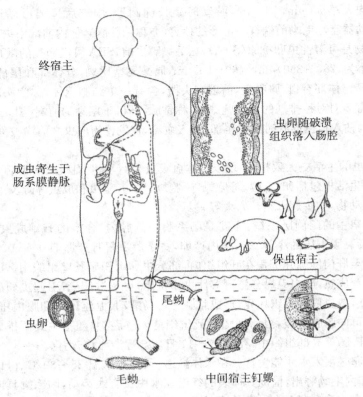

图 3-3-9 日本血吸虫生活史

及静脉周围炎症。但成虫的代谢产物、分泌、排泄物和脱落的表膜,可在体内可形成免疫复合物,引起Ⅲ型超敏反应。

4. **虫卵所致损害** 虫卵是引起血吸虫病的主要致病因素。虫卵主要沉积于宿主的肝脏和肠壁等组织中,随着虫卵内的毛蚴发育成熟,毛蚴分泌可溶性抗原物质(SEA)经卵壳上的微孔释出,渗入到周围组织,经抗原提呈细胞如巨噬细胞提呈给 CD4$^+$ Th1 细胞,使其致敏。致敏的 CD4$^+$ Th1 细胞再次受到相同抗原刺激后可产生多种细胞因子,吸引淋巴细胞、巨噬细胞、嗜酸性粒细胞、中性粒细胞及浆细胞趋向、集聚于虫卵周围,形成虫卵肉芽肿,即引起Ⅳ型超敏反应。

日本血吸虫产卵量大,且虫卵在宿主组织内常成簇沉积于组织中,因此虫卵肉芽肿较大,并含有大量嗜酸性粒细胞。肉芽肿中心易坏死、液化而形成脓肿。因含有大量嗜酸性颗粒,故称为嗜酸性脓肿。在虫卵周围常可见到抗原-抗体复合物沉着,称何博礼现象(Hoeppli phenomenon)。当卵内毛蚴死亡,停止释放 SEA,肉芽肿及周围组织逐渐纤维化。

血吸虫卵所致组织纤维化主要见于虫卵沉积的肝脏和结肠。在肝脏,因门静脉周围纤维组织广泛增生,纤维束随门静脉从不同角度伸入肝内,引起宿主肝硬化,称干线型纤维化,最终导致门脉高压综合征,出现腹水、脾肿大和脾功能亢进,腹壁、食管、胃底及直肠静脉曲张等。在结肠,尤以直肠、降结肠和乙状结肠为最。早期可有黏膜水肿,片状充血,浅表溃疡等。由于溃疡与充血,临床上可有痢疾症状,粪检易于发现虫卵。晚期肠壁因纤维组织增生而增厚,黏膜高低不平,有萎缩,息肉形成,溃疡、充血、瘢痕形成等。血吸虫病变所致息肉有癌变可能。患者临床表现依不同时期病理变化而有所差异。

(1)急性血吸虫病:常见于初次感染者或慢性患者再次大量感染尾蚴。潜伏期长短不一,患者大多于感染后5～8周出现腹痛、腹泻、黏液血便或脓血便、肝痛,伴有畏寒、发热、肝肿大、肝区压痛、食欲减退、恶心、呕吐、轻度脾肿大、嗜酸性粒细胞增多等急性血吸虫病的全身症状和体征。

(2)慢性血吸虫病:多发生在急性期症状消失而未经病原治疗,或反复轻度感染而获得免疫力的患者,常出现隐匿性肝炎或慢性血吸虫性结肠炎,临床上一般无症状,少数病例可表现为间歇性慢性腹泻或慢性痢疾、肝脾肿大、贫血、消瘦等症状和体征。若不及时治疗可转入晚期。

(3)晚期血吸虫病:指肝硬化后出现的门脉高压综合征,严重生长发育障碍或结肠显著肉芽肿性增殖的血吸虫病患者。由于反复或大量感染,虫卵肉芽肿严重损害肝脏,最终导致干线型肝硬化,临床上出现门脉高压综合征,患者有肝脾肿大、腹水及静脉曲张等表现。根据临床表现,我国将晚期血吸虫病分为巨脾型、腹水型、结肠增殖型和侏儒型。晚期血吸虫病的主要并发症有上消化道出血、肝性昏迷及结肠息肉,少数患者可致结肠癌变。

此外,当重度感染时,童虫也可能在门脉系统以外寄生并发育为成虫,此为异位寄生而致异位血吸虫病。异位损害常发生在肺部,其次为皮肤、甲状腺、心包、肾、肾上腺皮质、腰肌等组织或器官,引起相应症状。

(四)免疫性

人对血吸虫感染缺乏先天性免疫力。宿主感染血吸虫后对再感染可产生一定程度的抵抗力,即为获得性免疫。表现为宿主对再次入侵的童虫有一定的杀伤作用,而对原发感染的成虫不起杀伤作用,这种现象称为伴随免疫。获得性免疫的杀虫机制主要是抗体依赖细胞介导的细胞毒作用(ADCC),主要作用于幼龄童虫。

血吸虫能在宿主体内长期生存,表明血吸虫具有逃避宿主免疫攻击的能力,此种能力是血吸虫与宿主长期共进化过程中形成的。血吸虫逃避宿主免疫攻击的机制尚不十分清楚。

(五)实验室诊断

1. 病原学诊断 从粪便或组织中检获虫卵或孵出毛蚴是确诊血吸虫病的主要依据,常用检查方法如下。

(1)粪便直接涂片法:操作简便,但检出率低,适用于重度感染和急性期患者。选取脓血黏液便可提高检出率。

(2)尼龙袋集卵法:适用于大规模普查,但应防止因尼龙袋处理不当而造成的污染。

(3)水洗沉淀孵化法:利用虫卵中的毛蚴在适宜条件下可破壳而出和毛蚴在水中运动具有一定的特点而设计。将粪便标本清洗沉淀后置入三角烧瓶等容器内孵化,观察到毛蚴即可确定诊断。该方法可提高检出率,是诊断血吸虫病常用而有效的病原检查方法。

(4)定量透明法:利用甘油的透明作用使粪便涂片透明,以便发现虫卵的方法,常用有加藤法、改良加藤法和集卵定量透明法。此类方法可作虫卵计数,因此可用以测定人群的感染程度和考核防治效果。

(5)直肠镜活组织检查:慢性血吸虫病患者特别是晚期患者,粪便中查到虫卵相当困难,直肠镜活组织检查有助于发现沉积于肠黏膜内的虫卵。根据虫卵的有无和虫卵的存活情况确定是否有活虫的存在。但此方法可引起肠出血,故应慎用。

2. 免疫学诊断 为目前诊断血吸虫病的重要方法。环卵沉淀试验为最常用的检查方法,用于疗效考核、疫情监测和流行病学调查。此外,还可采用皮内试验、尾蚴膜反应、间接血凝试验、酶联免疫吸附试验、免疫酶染色试验和酶联免疫印迹技术等免疫学检查方法。

(六)流行与防治原则

1. 流行情况

(1)分布:日本血吸虫分布于中国、日本、菲律宾和印度尼西亚,以我国最为严重。据中华人

277

民共和国建立初期统计,日本血吸虫病分布在我国长江流域及以南的江苏、浙江、上海、安徽、江西、湖南、湖北、四川、云南、广西、广东、福建等12个省(市)的433个县(市、区)4 078个乡(镇),共有钉螺面积148亿 m^2,累计感染者达1 160万例,受威胁人口在1亿以上。截至2017年底,全国12个血吸虫病流行省(直辖市、自治区)中,上海、浙江、福建、广东、广西5个省(直辖市、自治区)继续巩固血吸虫病消除成果,四川省达到传播阻断标准,云南、江苏、湖北、安徽、江西及湖南6个省达到传播控制标准。2017年,全国推算血吸虫病人数为37 601例,较2016年的54 454例减少了30.95%。

(2)流行环节:①传染源:日本血吸虫病是人畜共患寄生虫病,成虫寄生于人和多种家畜及野生动物体内,其中,患者和病牛是最重要的传染源。②传播途径:血吸虫病的传播主要环节包括含有血吸虫卵的粪便污染水源、水体内有钉螺滋生和人群接触疫水三个环节。③易感者:指对血吸虫有易感性的人和动物。人是血吸虫的易感宿主,居民因生活或生产活动接触疫水而遭受感染。

2. 防治原则　我国防治血吸虫病的指导思想是:综合治理,科学防治,因地制宜,分类指导。具体包括以下措施。

(1)控制传染源:普查普治、人畜同步化疗是控制血吸虫病流行的有效措施。吡喹酮高效、安全、使用方便,是目前治疗血吸虫病的首选药物。

(2)切断传播途径:消灭钉螺是防治血吸虫病的重要措施。灭螺应结合农田水利建设,以改造生态环境为主,消除钉螺滋生的条件,可配合使用杀螺药,如氯硝柳胺等。结合土埋等方法,坚持复查复灭。加强卫生宣传,管理好人畜粪便。提高疫区人群对本病传播途径和危害的认识,对控制本病流行具有重要作用。

(3)保护易感者:流行区居民接触水时须加强个人防护,可穿防护鞋、衣裤或涂邻苯二甲酸二丁酯油膏等。在不慎接触疫水后可服用蒿甲醚或青蒿琥酯,有一定防止感染或减轻感染程度的作用。

第三节　绦　　虫

绦虫为扁形动物门中绦虫纲寄生虫。成虫背腹扁平,呈带状,体多分节,雌雄同体。成虫多寄生于脊椎动物肠道内,生活史一般需1～2个中间宿主。

一、链状带绦虫

链状带绦虫又称猪带绦虫、猪肉绦虫、有钩绦虫。成虫寄生于人体小肠时引起猪带绦虫病,幼虫即囊尾蚴寄生于人的肌肉、脑等组织中引起囊虫病或称囊尾蚴病。

(一)形态

1. 成虫　体扁长呈带状,前端较细,向后逐渐变宽。虫体长2～4 m,乳白色,半透明。虫体分节,整个虫体由700～1 000个节片组成,分头节、颈节和链体3部分。头节呈圆球形,直径约1 mm,有4个吸盘和1个位于最前端能伸缩的顶突,顶突上有25～50个角质小钩,排列两圈(图3-3-10)。颈节连接于头节之后,与头节间无界线,是虫体最细的部分,长5～10 mm,宽约0.5 mm,内无结构,但具有再生作用,可不断地生出新节片。除头节、颈节之外的虫体为链体,根据发育成熟度分为幼节、成节和孕节。靠近颈节的部分,节片宽而短,内部结构不明显为幼节;中段近方形,为成节,每节内有发育成熟的雌、雄生殖器官1对;孕节位于虫体的后段,长方形,长大于宽。孕节内其他器官均萎缩,仅有充满虫卵的子宫向两侧分支,每侧子宫分支7～13支。每一孕节的子宫内含虫卵3万～5万个。

2. 幼虫　称囊尾蚴或囊虫。为卵圆形,乳白色,略透明,黄豆大小的囊状体,囊内充满液体,囊

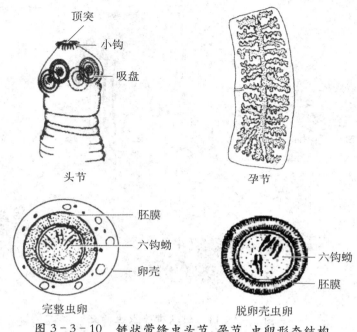

图 3-3-10 链状带绦虫头节、孕节、虫卵形态结构

壁内面有一小米粒大小的白点,即为凹入的头节。其结构与成虫头节相同。

3. 虫卵 圆球形,直径31~43 μm,卵壳薄,自孕节散出后多已脱落,镜下所见为具有放射状条纹的棕黄色胚膜,内含一发育成熟的六钩蚴(图3-3-10)。

(二)生活史

成虫寄生于人的小肠内,借助头节上的吸盘及小钩固定于肠黏膜上,依靠体表吸收肠内营养物质。孕节发育成熟后,末端孕节常多节连在一起,不断地脱落入肠腔,随粪便排出体外。排出体外的孕节及散出的虫卵若被中间宿主猪食入,虫卵在其消化液的作用下,经1~2日孵出六钩蚴,六钩蚴钻入肠壁,随血流到达猪的全身各部位,经60~70日发育成囊尾蚴,囊尾蚴多寄生于运动较多的肌肉内,其分布以股、颈、肩、舌、心等处为多。被囊尾蚴寄生的猪肉俗称"米猪肉""米糁子肉"或"豆猪肉"。人生食或食入未熟的含有囊尾蚴的猪肉后,囊尾蚴在消化道内经胆汁的刺激,头节翻出,固定在肠黏膜上,并从颈节不断地长出节片,经2~3个月,发育为成虫。人体通常寄生一条成虫,少数人也可寄生多条。成虫寿命可达25年或更久(图3-3-11)。

人也可作为链状带绦虫的中间宿主,当食入其虫卵后,卵内六钩蚴孵出,并经肠壁静脉入血,随血流到达人体的全身各部位,发育为囊尾蚴,引起人的囊虫病或称囊尾蚴病,在人体的囊尾蚴不能继续发育为成虫。

(三)致病性

1. 成虫致病 成虫寄生于人体小肠所致疾病称猪带绦虫病。绦虫病一般较轻,除夺取营养外,成虫的头节吸附在肠黏膜上,由于机械性损伤及虫体代谢产物的刺激,患者可有腹部不适、腹痛、腹泻、消化不良、恶心、乏力、体重减轻等症状,也可出现头痛、头晕、失眠等症状。也有少数患者出现肠穿孔及继发性腹膜炎或肠梗阻等。猪带绦虫病的症状虽较轻或无明显症状,但这种患者常因自体感染而引起囊虫病。据统计,约有1/4的猪带绦虫病患者同时合并囊虫病。

2. 幼虫致病 猪带绦虫的幼虫即囊尾蚴寄生于人体时,引起囊虫病或囊尾蚴病,其对人体的

279

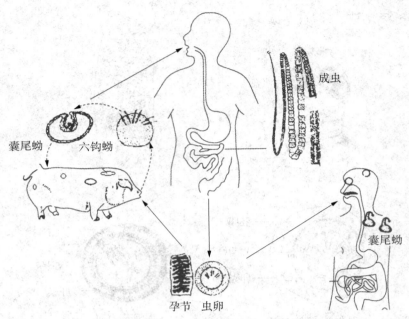

图 3 - 3 - 11　链状带绦虫生活史

危害远比成虫致病严重。

　　误食链状带绦虫卵是引起囊虫病的原因,感染有以下方式。①异体感染:指食入外界他人虫卵污染的食物所致的感染。②自体感染:又可分为两种情况。一种为自体内感染,由于猪带绦虫患者肠道逆蠕动,出现恶心、呕吐,使肠内孕节反流入胃,经消化液作用,虫卵散出并孵出六钩蚴而致的感染。另一种为自体外感染,这种感染是患者食入自己排出体外的虫卵而致。

　　囊虫在人体内常见寄生部位依次为皮下组织、肌肉、脑、眼、心、肝、肺、腹膜等。其对人体的危害取决于囊尾蚴的寄生部位和寄生的数量。

　　临床上,囊虫病依寄生部位常分3型。①皮肌型:囊尾蚴寄生在皮下或肌肉内,形成皮下结节。约黄豆大小,触之中等硬度,不痛,活动度良好。数量不定,以头部及躯干较多,四肢较少。一般无明显症状,寄生虫数较多时,可出现肌肉酸痛、无力等症状。②脑囊虫病:由于囊尾蚴在脑内寄生的部位、数量不同及患者反应情况的不同,临床表现复杂多样,轻者无症状,重者可突然死亡。以癫痫、头痛为最多见,有时可出现偏瘫、失语及精神症状等。由于颅内压增高还可出现恶心、呕吐,甚至视物模糊、神志不清、昏迷等症状。③眼囊虫病:囊尾蚴如寄生在眼部可致视力障碍,重者失明。眼内囊虫寿命一般为1~2年,虫体死亡后,可产生强烈刺激,导致视网膜炎、脉络膜炎、脓性全眼球炎甚至视网膜剥脱,也可并发白内障、青光眼,最终引起眼球萎缩而失明。

　　(四)实验室诊断

　　1. 绦虫病诊断　查虫卵,可取粪便做直接涂片法、饱和盐水漂浮法,或用透明胶纸法等肛门检卵方法。因几种绦虫卵的形态相似,故仅依据虫卵的形态不能区分出绦虫的种类。因此需取孕节压片,根据子宫侧支数确定诊断,必要时可采取试验驱虫法。

　　2. 囊虫病诊断　皮下或浅部肌肉内的结节,采取手术摘除检查的方法确定诊断。脑或深部组织内的囊虫病可通过 CT 扫描或核磁共振等进行诊断;X 线检查仅能发现囊尾蚴死后的钙化斑,对早期诊断无意义。眼囊虫病可通过眼底镜发现囊尾蚴进行诊断。此外,囊虫病还可通过免疫学诊断方法进行辅助诊断。

（五）流行与防治原则

1. 分布　本病为世界性分布的寄生虫病，但感染率不高。在世界上主要流行于欧洲、美洲的一些国家。我国分布较广，以东北、华北及西南地区较严重，青壮年男性为多见。

2. 流行因素　人是本病的传染源，本病流行主要原因与猪的饲养方法和人们不良生活习惯有关，人感染猪带绦虫病是因食入生或未熟的含囊尾蚴的猪肉引起。

3. 防治原则　预防本病应严格肉类检查，禁售含囊尾蚴的猪肉。搞好个人卫生，不随地大便；提倡吃熟透的猪肉；生、熟刀具及菜板要分开；改善养猪方法。

对患者及早进行驱虫，不仅可避免自身感染囊虫病，而且可达到消灭传染源的目的。常用驱虫药为中药南瓜子和槟榔，驱虫效果好，副作用小，在硫酸镁适当缓泻的情况下，一般在5～6小时后虫体可被驱出。此外，也可用阿的平加槟榔、仙鹤草根芽、氯硝柳胺等进行驱虫，也有一定的疗效。虫体驱出后，应检查头节及相连的颈节是否排出，如未能检获，要随访观察，必要时再行驱虫。

吡喹酮是治疗囊虫病的有效药，可使虫体变性坏死，对皮肤肌肉型效果显著。但在治疗脑型患者时可出现急性颅压升高及过敏反应，应慎用。眼囊虫病应行手术治疗。

二、肥胖带绦虫

肥胖带绦虫又称牛带绦虫、牛肉绦虫、无钩绦虫，可引起人的牛带绦虫病。

（一）形态

成虫形态与链状带绦虫相似（图3-3-12），主要区别见表3-3-1。虫卵及幼虫囊尾蚴的形态与链状带绦虫虫卵及囊尾蚴形态相似，不易区别。

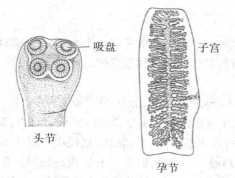

图3-3-12　肥胖带绦虫头节、孕节形态结构

表3-3-1　人体两种带绦虫的形态区别

	猪带绦虫	牛带绦虫
体长	2～4 m	4～8 m
节片	700～1 000 节，较薄、略透明	1 000～2 000 节，较厚、不透明
头节	球形，具有顶突和小钩	略呈方形，无顶突及小钩
孕节	子宫分支齐，每侧7～13支	子宫分支较齐，每侧15～30支
囊尾蚴	头节有顶突和小钩，可寄生人体	头节无顶突及小钩，不寄生人体

（二）生活史

成虫寄生于人体小肠上段。末端孕节从链体脱落，随粪便排出或自动从肛门蠕出。由于节片蠕

动或造成破裂,蠕出肛门时虫卵可播散于肛门周围或混于粪便中排出体外。孕节或虫卵通过污染的牧草或水源使牛受到感染,被食入的虫卵或孕节中的虫卵经其肠液的作用孵出六钩蚴,并钻入肠壁静脉,随血流到牛全身各处,经 60~70 日发育为牛囊尾蚴。人食入生的或未熟的含囊尾蚴的牛肉后,经消化液的作用下,囊尾蚴翻出头节吸附于肠壁上,经 8~10 周发育为成虫。成虫寿命可达 20 年以上。

除牛科动物外,羊、羚羊、长颈鹿、野猪等也可因食入肥胖带绦虫的卵而致囊虫寄生。

(三) 致病性

人体感染肥胖带绦虫多为 1 条。虫体可吸取患者大量营养物质,其头节上吸盘及虫体本身对肠黏膜的机械刺激和虫体代谢产物的毒素作用,可引起患者腹部不适、消化不良、腹痛、腹泻、体重减轻、贫血及头痛、头晕、失眠等症状。因其孕节可自行从肛门爬出,故患者常有肛门瘙痒或不适。偶也可引起肠梗阻。由于肥胖带绦虫的囊尾蚴仅寄生于牛等动物体内,不寄生于人体,故其对人体的危害性不及链状带绦虫病严重。

(四) 实验室诊断

肥胖带绦虫病的诊断方法同"链状带绦虫病"。

(五) 流行与防治原则

本病呈世界性分布,以亚洲和非洲较多。我国以新疆、内蒙古、西藏、四川、云南等少数民族地区感染率较高。感染者以青壮年男性为多见。本病流行主要与人的粪便污染牧草、水源及牛的放牧和居民食用牛肉的方法不当有关。

防治本病应积极进行宣传教育,坚持严格的肉类检查制度,禁售含囊尾蚴的牛肉。注意牧场卫生及个人卫生,改正不良饮食习惯。治疗患者方法同"链状带绦虫病"。

三、细粒棘球绦虫

细粒棘球绦虫又称包生绦虫、犬绦虫。成虫寄生于犬、狼等动物体内,幼虫寄生于人或牛、羊等草食动物的脏器内,引起严重的棘球蚴病或称包虫病。

(一) 形态

1. **成虫** 细小,体长 2~7 mm,有头颈节、幼节、成节和孕节各 1 节。头节上有 4 个吸盘,1 个顶突,其上有两圈小钩,成节有雌、雄生殖器官各 1 对,孕节子宫有不规则的侧突,内含虫卵 200~800 个。

2. **幼虫** 也称棘球蚴,圆形或近圆形的囊状体,直径由不足 1 mm 至数百毫米。囊壁外层为较厚的角皮层,乳白色,较脆易破。内层极薄,为生发层或称胚层。囊内充满无色透明或微黄色的液体,具有保护原头节和供给营养的作用。棘球蚴的生发层可向囊内生长出许多原头蚴、生发囊、子囊、孙囊,并可脱落混悬于囊液中,称棘球蚴砂。有时棘球蚴有外生现象,危害性更大(图 3-3-13)。

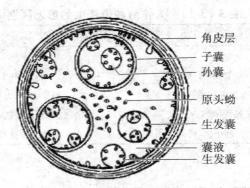

角皮层
子囊
孙囊
原头蚴
生发囊
囊液
生发囊

图 3-3-13　细粒棘球绦虫棘球蚴形态结构

3. 虫卵 与带绦虫卵相似,无法区别。

(二)生活史

细粒棘球绦虫的成虫寄生在犬、狼等食肉动物的小肠上段,孕节或虫卵随宿主的粪便排出。当中间宿主人、牛、羊、骆驼吞食虫卵或孕节后,虫卵中的六钩蚴在十二指肠孵出,钻入肠壁,经血循环至肝及其他器官,约经 5 个月发育成棘球蚴。含棘球蚴的家畜内脏被犬、狼等食入后,大量的原头蚴吸附在其肠壁上,约经 8 周发育为成虫。

(三)致病性

本虫仅其幼虫即棘球蚴对人体致病,其寄生部位以肝脏最多见,肺脏次之,亦可寄生于胸腔、腹腔及其他器官。棘球蚴对人体的危害为虫体压迫邻近组织器官引起机械性损害及囊液溢出并进入血循环或其他组织中,引起超敏反应如荨麻疹甚至休克和棘球蚴破裂后造成原头蚴继发感染,形成的多发性棘球蚴病或称继发性棘球蚴病。

(四)实验室诊断

根据流行区居住史,有与犬等动物接触史,对于棘球蚴病的诊断有一定的参考价值。确诊则需手术摘除棘球蚴或从痰、胸水、腹水、尿液中检出棘球蚴及其碎片。X 线、超声波检查和放射性核素、CT 扫描、核磁共振等有助于棘球蚴病的诊断和定位。严禁以穿刺法查找病因,以免引起严重后果。

(五)流行与防治原则

预防本病应加强宣传教育,注意饮食卫生,对家犬、牧犬采用吡喹酮定期驱虫。捕杀病犬,严格处理病畜内脏,预防本病的发生。

治疗患者,目前以手术摘除包虫为主,也可口服吡喹酮等药物进行杀虫治疗。

四、多房棘球绦虫

多房棘球绦虫(*Echinococcus multilocularis* Leuckart,1863)的成虫主要寄生于狐,其幼虫称多房棘球蚴(或称泡球蚴),可寄生于人体,引起严重的泡球蚴病(alveococcosis),亦称泡型包虫病(alveolar hydatid disease)或多房性包虫病(multilocular hydatid disease)。

(一)形态

多房棘球绦虫的成虫形态与细粒棘球绦虫相似,但虫体更小,长仅为 1.2～3.7 mm,虫体常有 4～5 个节片。虫卵与细粒棘球绦虫的卵难以区别。

多房棘球蚴或称泡球蚴为多房棘球绦虫的幼虫,为淡黄色或白色的囊泡状团块,由无数大小囊泡相互连接、聚集而成。囊泡外壁角皮层也很薄且常不完整,与宿主组织间也无纤维组织被膜分隔,囊内含透明囊液和较多的原头蚴。泡球蚴多以外生出芽生殖方式不断产生新囊泡,形成囊泡群,可占据几乎全部被寄生的器官。

(二)生活史

常见的终宿主是狐,其次是犬、狼、猫等。其幼虫多房棘球蚴主要寄生在野生啮齿类动物如田鼠、麝鼠、仓鼠、大沙鼠、棉鼠和牦牛、绵羊等体内,寄生部位主要是肝。人也可因误食虫卵而感染,由于人是多房棘球绦虫的非适宜中间宿主,人体感染时囊泡内很少有原头蚴。

(三)致病性

人体泡球蚴病几乎 100％原发于肝脏,其他部位的多为经血循环转移而来的继发感染。由于泡球蚴在肝实质内呈弥漫性浸润生长,并逐渐波及整个肝脏,可引起肝功能衰竭而导致肝昏迷。本病症状类似肝癌,但其病程通常很长。

泡球蚴若侵入肝门静脉分支,可在肝内广泛播散,形成多发性寄生虫结节,出现肉芽肿反应,

283

并可诱发肝硬化和胆管细胞型肝癌；也可侵入肝静脉随血循环转移到肺和脑,引起相应的呼吸道和神经系统症状如咯血、气胸和癫痫、偏瘫等。

本病的诊断方法、流行及防治原则均与"棘球蚴病"类似。

第四节　线　虫

线虫是人体最常见的一类寄生虫,在我国常见的有似蚓蛔线虫、钩虫、毛首鞭形线虫、蠕形住肠线虫、丝虫、旋毛形线虫等。

一、似蚓蛔线虫

似蚓蛔线虫(*Ascaris lumbricoides* Linnaeus,1758)简称人蛔虫或蛔虫(round worm),是一种人体最常见的肠道寄生虫,寄生于人体小肠,引起蛔虫病,严重时还会引起肠梗阻和胆道蛔虫症等并发症。我国古代称之为"蛟蛕"或"蛕虫"。

(一) 形态

1. 成虫　呈长圆柱形,两端较细,外形似蚯蚓,活时呈微黄色或粉红色。头部有 3 个呈"品"字排列的唇瓣,唇瓣内缘有细齿;虫体体表有横纹,有两条纵行的侧线。雌虫长 20～35 cm,宽 2～6 mm,尾部钝圆而直。雄虫长 15～30 cm,尾部向腹面卷曲,末端有 1 对可以收缩的镰状交合刺。生殖器官,雌虫双管型,雄虫为单管形。

2. 虫卵　受精蛔虫卵呈宽椭圆形或圆形,大小为(45～75)μm×(35～50)μm,表面有一层凹凸不平的蛋白质膜,因受宿主胆汁染色呈棕黄色,卵壳厚而无色透明。虫卵内含一个大而圆的卵细胞,卵细胞与卵壳之间一般有半月形间隙。未受精蛔虫卵呈长椭圆形,大小为(88～94)μm×(39～44)μm,棕黄色,蛋白质膜与卵壳均较受精卵薄,卵内充满大小不等的卵黄颗粒。受精卵和未受精卵的蛋白质膜有时可脱落形成无色透明的虫卵,注意与钩虫卵区分(图 3-3-14)。

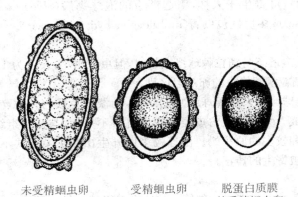

未受精蛔虫卵　　受精蛔虫卵　　脱蛋白质膜的受精蛔虫卵

图 3-3-14　未受精、受精和脱蛋白质膜受精蛔虫卵

(二) 生活史

蛔虫成虫寄生于人体小肠。雌雄成虫交配后产出受精蛔虫卵,单雌虫可产出未受精蛔虫卵,两种虫卵均随人体粪便排出。未受精蛔虫卵在体外不能继续发育。受精蛔虫卵在外界潮湿、荫蔽、氧气充足、温度适宜(21～30 ℃)的土壤环境下,约经 2 周,卵内细胞发育成 1 条幼虫,再经 1 周,卵内幼虫蜕皮 1 次,发育为感染期虫卵。如果感染期虫卵被人误食,在小肠内孵出幼虫,侵入肠黏膜

和黏膜下层,进入肠壁的静脉或淋巴管,经肝门静脉、肝、右心到肺,从肺毛细血管钻入肺泡,在此处进行第2、第3次蜕皮,再逆行支气管和气管到咽部,通过吞咽进入消化道,最后到达小肠,第4次蜕皮变成童虫,再经过数周发育为成虫。人体自感染虫卵到雌虫产卵需60~75日。成虫可在人体内生存1~2年(图3-3-15)。

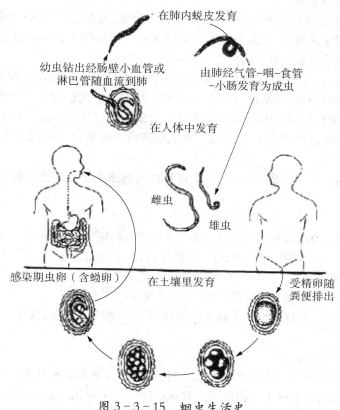

在肺内蜕皮发育

幼虫钻出经肠壁小血管或淋巴管随血流到肺

由肺经气管−咽−食管−小肠发育为成虫

在人体中发育

雌虫

雄虫

感染期虫卵(含蚴卵)　　在土壤里发育　　受精卵随粪便排出

图3-3-15 蛔虫生活史

(三)致病性

蛔虫对人体致病主要是幼虫在体内移行和成虫寄生于小肠造成宿主组织不同程度的损害所致。

1. 幼虫致病　幼虫在体内移行过程中,可造成移行的组织和器官机械性损伤。经肺移行时致肺组织损害,引起咳嗽、咳痰、哮喘,严重者出现发热、胸闷、咯血等症状。幼虫也可侵入脑、肝、心等组织器官引起异位寄生,出现相应部位的临床表现。

2. 成虫致病　成虫寄生在小肠,掠夺宿主半消化和已消化的营养物质;吸附肠壁时,唇齿损伤肠黏膜,造成宿主肠道损伤和炎症,影响营养的吸收。常表现为食欲不振、吸收不良、间歇性脐周疼痛、腹胀、腹泻等,儿童会有营养不良,感染严重时可致发育障碍,甚至侏儒症。

蛔虫有钻孔习性,当机体内环境改变,如出现发热、肠道病变、食入辛辣食物或驱虫药物剂量不足等情况,蛔虫就会通过十二指肠大乳头进入胆道,造成胆道蛔虫症,表现为下腹钻顶样疼痛、黄疸等症状。感染严重时,寄生于小肠的众多虫体纠结成团,堵塞肠道引起肠梗阻。有时也会导致蛔虫性阑尾炎、肠穿孔等并发症。

285

（四）实验室诊断

蛔虫病在痰中找到蛔虫幼虫，经消化道排出或吐出成虫或粪便中检出虫卵均可确诊。粪便检卵常用生理盐水直接涂片法。由于蛔虫产卵量大，3张涂片的检出率可有95％。粪便中虫卵量少时也可采用水洗沉淀法或漂浮法等集卵法。

（五）流行和防治原则

1. 流行情况　蛔虫病呈世界性分布，主要流行于温暖、潮湿、卫生条件差的热带和亚热带地区。感染率是农村高于城市，儿童高于成人。2018年第三次全国人体寄生虫病调查显示，土源性线虫感染较第二次寄生虫病调查下降幅度达80％以上。

蛔虫感染普遍有以下原因。①蛔虫自身的生物学特征：如生活史简单，不需中间宿主；虫卵有卵壳蛔苷层保护，虫卵对外界的抵抗力强，在荫蔽的土壤中可以成活数个月致数年，酱油、醋、泡菜的盐水、福尔马林等溶液短时间内不能杀死卵内的幼虫；蛔虫产卵量大，一日可排出20多万个虫卵。②人为因素：如粪便管理不善，用未经无害化处理的粪便施肥，造成虫卵对土壤的污染；个人不良的卫生习惯。

本病的传染源是蛔虫病患者和带虫者，主要是食入被感染期虫卵污染的瓜果、蔬菜及饮用水而致感染。

2. 防治原则

（1）控制传染源：治疗患者和带虫者。常用驱虫药物有阿苯达唑、甲苯达唑、哌嗪或伊维菌素等。中药苦楝皮和使君子对蛔虫的驱治有一定的疗效，胆道蛔虫症者可伍用乌梅治疗。肠梗阻等急腹症采取手术治疗。

（2）切断传播途径：加强粪便管理，无害化处理粪肥。

（3）加强个人防护：加强卫生健康教育，注意饭前便后等个人卫生、饮食卫生和环境卫生。

二、钩虫

钩虫（hookworm）是钩口科线虫的统称，发达的口囊是其形态学的特征。钩虫古代称之为"伏虫"。寄生人体的钩虫，主要有十二指肠钩口线虫（*Ancylostoma duodenale* Dubini，1843）（简称十二指肠钩虫）和美洲板口线虫（*Necator americanus* Stiles，1902）（简称美洲钩虫）。偶尔可寄生人体的有锡兰钩口线虫（*Ancylostoma ceylanicum* Loose，1911）、犬钩口线虫（*Ancylostoma caninum* Ercolani，1859）和巴西钩口线虫（*Aucylostoma braziliense* Gomez de Faria，1910）等。钩虫病最严重的危害是可使人体长期慢性失血，从而导致患者出现贫血。

（一）形态

1. 成虫　体壁略透明，活时为肉红色，死后灰白色，长约1 cm。虫体前端较细，略向背部弯曲，顶端有一圆形或椭圆形的口囊。口囊的腹侧缘，十二指肠钩虫有2对钩齿，美洲钩虫则是1对板齿。虫体前端两侧有1对头腺，可分泌抗凝素。雌虫较粗长，尾端呈圆锥状，十二指肠末端有尾刺，阴门位于虫体中部附近腹侧。雄虫尾端膨大成伞形，内有肌性的背、侧和腹辐肋，十二指肠钩虫的背辐肋远端分2支，每支再分3小支；而美洲钩虫则是基部先分2支，每支远端再分2小支。交合伞内有两根细长可收缩的交合刺。两种钩虫体形不同，十二指肠钩虫头尾端相向，呈"C"形，美洲钩虫则呈"S"形，可作为虫种鉴别特征之一（图3-3-16）。

2. 虫卵　无色透明，呈长椭圆形，大小为(56~76)μm×(36~40)μm，卵壳极薄，卵内含多个卵细胞。若患者便秘或粪便放置过久，卵内细胞继续分裂可发育到桑椹期。卵细胞与卵壳之间明显的透明间隙。两种钩虫卵极为相似，不易区别（图3-3-16）。

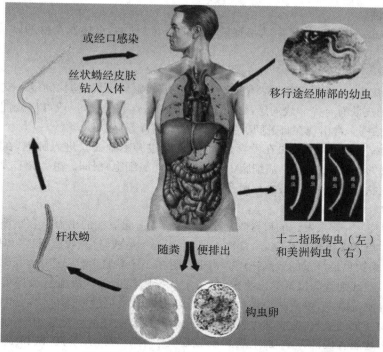

图 3-3-16　钩虫各期形态与生活史

（二）生活史

两种钩虫的生活史基本相同。成虫寄生在人体小肠上段，雌雄成虫交配后产卵，虫卵随粪便排出，在温暖、潮湿、荫蔽、含氧充足和疏松的土壤环境下，1～2 日孵出杆状蚴。以土壤中的细菌和有机物为食物来源，经 5～6 日，蜕皮 2 次发育为丝状蚴。丝状蚴是钩虫的感染阶段，虫体口腔封闭，停止进食，生于 1～2 cm 深的表层土壤内，并常聚集性活动，沿植物茎或草枝向上爬行，最高可达 20 cm 左右。

丝状蚴具有明显的向温性，当其与人体皮肤接触并受到体温的刺激后，虫体活动力显著增强，经毛囊、汗腺口或皮肤破损处主动钻入人体，钩蚴钻入皮肤后，在皮下组织移行并进入小静脉或淋巴管，通过血液循环和淋巴循环，随血流经右心至肺，穿出肺毛细血管进入肺泡。此后，幼虫沿肺泡并借助小支气管、支气管上皮细胞纤毛摆动向上移行至咽，随吞咽活动经食管、胃到达小肠。幼虫在小肠内迅速发育，并在感染后的第 3～4 日进行第三次蜕皮，形成口囊，吸附于肠壁，摄取营养，再经 10 日左右，进行第四次蜕皮后逐渐发育为成虫。自感染期丝状蚴钻入皮肤至成虫交配产卵，一般需时 5～7 周（图 3-3-16）。成虫借口囊内钩齿（或板齿）咬附在肠黏膜上，以血液、组织液和肠黏膜等为食维持正常生活并进行繁殖。雌虫产卵数因虫种、虫龄而不同，每条十二指肠钩虫日平均产卵为 10 000～30 000 个，美洲钩虫为 5 000～10 000 个。成虫在人体内一般可存活 3 年左右，个别报道十二指肠钩虫可活 7 年，美洲钩虫可活 15 年。

少数丝状蚴也可经口感染，尤以十二指肠钩虫多见。被吞食而未被胃酸杀死的丝状蚴，可直接在小肠内发育为成虫。自口腔或食管黏膜侵入血管的丝状蚴，仍需循皮肤感染的相似途径移行发育为成虫。

钩虫除了经皮肤和以上途径感染，有些幼虫可通过胎盘感染胎儿，还有在产妇的乳汁中发现钩蚴的报道。

287

（三）致病性

人体感染钩虫后出现的临床症状与感染钩虫的数量、种类、虫体发育时期以及人体的营养和免疫状态有关。

1. 幼虫致病

（1）钩蚴性皮炎：俗称"粪毒"或"着土痒"等。皮肤接触到土壤，丝状蚴侵入皮肤，经数分钟至1小时后，接触的皮肤有奇痒和烧灼感，继而出现红色的斑点和丘疹，一般可自愈，但抓破后可继发细菌感染，变为脓疮。常出现在脚趾间、足背、手指间、手背等部位。

（2）呼吸系统疾病：钩虫幼虫在发育过程中，可穿过肺毛细血管进入肺泡，在肺泡中移行，引起肺组织和血管的损伤、出血及炎症细胞（尤其是嗜酸性粒细胞）浸润。患者会有发热、咳嗽、咳痰、哮喘等呼吸道症状，严重会出现咯血和声音嘶哑等。

2. 成虫致病

（1）消化道症状：钩虫发达的口囊咬附于小肠黏膜，引起散在的出血点和小溃疡，病变可达黏膜下层和肌层。患者多出现恶心呕吐、食欲不振、上腹部不适或隐痛、腹胀、腹泻和排柏油色便等。

（2）贫血：是钩虫最严重的致病作用。钩虫咬附在小肠黏膜上，不仅吸食肠黏膜，还吸食血液和淋巴液。实验室红细胞同位素标志测定，每条十二指肠钩虫每日吸血量最多可以达到0.4 ml。虫体的头腺会分泌抗凝素，致使黏膜伤口渗血，而且虫体时常更换咬附部位，新旧伤口不断渗血。钩虫的发育需要一定的氧气，造成其边吸边排的吸血习性及虫体活动造成组织、血管损伤。因此，长时间感染会引起患者慢性失血，加上患者肠吸收受影响后的营养不良，铁和蛋白质不能有效补充，故为小细胞低色素型贫血。患者出现皮肤蜡黄、黏膜苍白、头晕、气短乏力和心慌等。重者患者出现面部及全身浮肿，中医学称为"黄胖病"或"黄肿病"。女性患者可引起月经紊乱和不育。

（3）异嗜症：由于铁的损耗和不足，有些患者会喜食生米、瓦片、泥土、玻璃、头发等物，经补充铁剂或微量元素后，症状可以消失。

（4）婴幼儿钩虫病：经母体胎盘传播感染的婴幼儿钩虫病，临床表现为贫血、腹泻、黑便、支气管炎等，伴有发热、肝脾肿大、发育障碍等。预后差，病死率高。

（四）实验室诊断

常用粪便查找虫卵或痰液查找幼虫，也可经肠镜或胶囊内镜观察有无寄生的成虫。常用的粪便检查常用方法如下。

1. 直接涂片法　操作简单，但容易漏诊。

2. 饱和盐水漂浮法　为钩虫感染最常用的检查方法。钩虫卵比重小，采用饱和盐水（比重为1.20）漂浮法，可提高检查率。

3. 钩蚴培养法　25～30 ℃的实验条件下孵出幼虫，可以鉴定虫种，检出率和饱和盐水漂浮法相似，但需时5～6日才有结果，可用于流行病学的普查。

（五）流行和防治原则

1. 流行情况　钩虫感染全球分布，我国多流行于黄、淮河以南的广大地区。全国钩虫感染占6.12%，约有3 930万人。海南、广西、四川等感染较严重。北方以十二指肠钩虫为主，南方以美洲钩虫为主，但两者混合感染更普遍。

钩虫病的流行与一定的条件密切相关：有适于钩虫卵和蚴虫发育的环境如温度、湿度、土壤、粪便污染土壤的机会；生产劳动与生活过程中与泥土接触的机会；人体的营养状况与免疫力。在我国，南方有合适的气候和土壤环境，发病率高于北方。

2. 防治原则

（1）治疗患者和带虫者：驱虫用阿苯达唑、甲苯达唑、双萘羟酸噻嘧啶（抗虫灵）和三苯双脒等。钩蚴进入皮肤后,24 小时内大部分仍停留在局部皮下,钩蚴性皮炎时应尽早以热水浸泡或热敷皮炎部位,也可用左旋咪唑或 15% 噻苯达唑软膏涂于患处以达到杀虫、消炎的目的。

（2）切断传播途径：加强粪便管理,施行无害化粪便管理。

（3）做好个人防护：加强卫生宣传教育,不用手、脚直接接触土壤劳作,必要时可皮肤涂用 2% 碘液、25% 白矾水或 1.5% 左旋咪唑硼酸洒精液等防护剂,预防感染。

三、蠕形住肠线虫

蠕形住肠线虫(*Enterobius vermicularis* Linnaeus, 1758)简称蛲虫(pinworm),主要寄生于人体小肠末端、盲肠和结肠,引起蛲虫病。

（一）形态

1. 成虫 虫体呈乳白色,长约 1 cm,虫体头端两侧角皮膨胀呈翼状,称头翼。食管末端膨大呈球形,称为食管球。雌虫虫体中部因充盈虫卵的子宫使外形呈长纺锤形,尾占虫体的 1/3,直而尖细。

2. 虫卵 无色透明,呈两侧不对称的椭圆形,一侧平,一侧稍凸出,似"D"字形。卵壳较厚,大小为(50～60)$\mu m \times$(20～30)μm,卵内含一蝌蚪期幼虫(图 3-3-17)。

（二）生活史

成虫主要寄生于人的回盲部及结肠。雌虫和雄虫交配后,雄虫很快死亡而随粪便排出体外。子宫内充满虫卵的雌虫一般不在肠内产卵,在肠腔内下移至直肠,当宿主熟睡后,肛门括约肌松弛,雌虫爬至肛门外,在肛周产卵。卵在外界温度 34～36 ℃,湿度和含氧量合适的条件下,约经 6 小时发育为感染期虫卵。当人经口误食或吸入感染期虫卵后,虫卵在十二指肠内孵出幼虫,幼虫沿小肠下行,寄生于人体回盲部发育为成虫。雌虫产卵后多数死亡,少量雌虫可爬入尿道和阴道引起异位寄生。自食入感染期虫卵至虫体发育成熟产卵,需 2～4 周。雌虫寿命一般为 2～4 周,一般不超过 2 个月(图 3-3-18)。

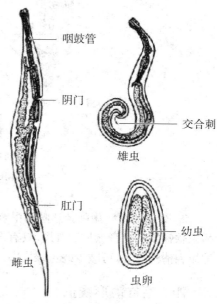

图 3-3-17 蛲虫成虫和虫卵形态结构

（三）致病性

轻度感染者无明显症状。重度感染者因雌虫在肛周产卵,刺激局部皮肤,引起肛门瘙痒,搔破皮肤后可继发局部皮肤炎症。患者还可出现失眠、烦躁不安、食欲减退、夜间磨牙等症状。严重感染或长期反复感染者,可引起营养不良和代谢紊乱,影响儿童身心健康,以致引起儿童发育障碍。蛲虫异位寄生时可造成尿道炎或阴道炎等泌尿生殖系统炎症。

（四）实验室诊断

夜间在熟睡宿主肛周找到成虫或在肛周查到虫卵可诊断本病。常采用透明胶纸法查找虫卵,虫卵检查时间应选择在宿主晨起解便前。

（五）流行和防治原则

1. 流行情况 蛲虫感染率以城市高于农村,群居高于独居,儿童高于成人。蛲虫虫卵抵抗力强,20 ℃左右温度可以在空气中存活 3 周,指甲内可存活 10 日。儿童常因不注意卫生,造成反复自身感染,使病情迁延不愈。

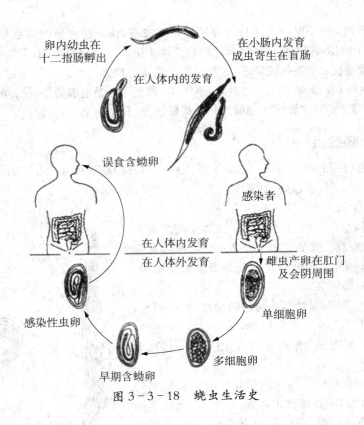

卵内幼虫在
十二指肠孵出

在小肠内发育
成虫寄生在盲肠

在人体内的发育

误食含蚴卵

感染者

在人体内发育
在人体外发育

雌虫产卵在肛门
及会阴周围

单细胞卵

感染性虫卵

早期含蚴卵

多细胞卵

图 3-3-18　蛲虫生活史

2. 防治原则　用阿苯达唑和甲苯达唑驱虫,中药使君子也有一定效果。局部瘙痒者用2%白降汞软膏或蛲虫膏涂抹于肛周,具有杀虫、消炎、止痒作用。饭前便后勤洗手,勤剪指甲,定期烫洗被褥和清洗玩具,可减少蛲虫感染率。

四、毛首鞭形线虫

毛首鞭形线虫(*Trichuris trichiura* Linnaeus, 1771)简称鞭虫(whip worm)。寄生于人体盲肠,引起鞭虫病。

(一) 形态

1. 成虫　外形似马鞭,前 2/3 细长,后 1/3 较粗,咽管细长。雌虫长 35～50 mm,尾端钝圆。雄虫长 30～45 mm,尾端向腹面呈环状卷曲,末端有一交合刺。两性生殖系统均为单管型。

2. 虫卵　呈纺锤形,棕黄色,大小为(50～54)μm×(22～23)μm,卵壳厚,两端各有一塞状透明栓,称盖塞。内含一个未分裂的卵细胞(图 3-3-19)。

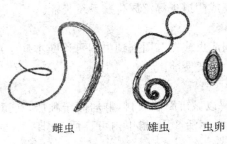

雌虫　　　　雄虫　　　虫卵

图 3-3-19　鞭虫成虫和虫卵

（二）生活史

成虫在寄生部位交配后产卵,虫卵随宿主粪便排出体外。在合适的温度(20~30 ℃),潮湿、蓬松、荫蔽的土壤条件下,经过 3 周左右发育成感染期虫卵,感染期虫卵随被污染的食物、蔬菜或水源经口感染。在小肠内孵化出幼虫,侵入局部肠黏膜,摄取营养并发育。约经 10 日发育,幼虫返回肠腔,并移行到盲肠处发育为成虫。自感染到成虫产卵需 1~3 个月。1 条雌虫日产卵 5 000~20 000粒,成虫寿命 3~5 年。

（三）致病性

成虫以细长的前端侵入肠黏膜、黏膜下层甚至可达肌层,以组织液和血液为食。由于虫体的机械性损伤及其分泌物的刺激,可致肠壁组织充血、水肿或出血等慢性炎症。轻度感染者一般无明显症状。严重感染时,患者出现食欲减退、腹痛、腹泻或便秘、大便隐血或带有少量鲜血等症状,也可出现头晕、消瘦、营养不良甚至贫血和发育迟缓等全身反应。重症儿童患者常伴有直肠套叠或直肠脱出。

（四）实验室诊断

粪便中查出虫卵可确诊,常用检卵方法有直接涂片法、沉淀法和饱和盐水浮聚法。

（五）流行和防治原则

鞭虫分布与蛔虫相似,但感染率较蛔虫低,多见于热带、亚热带及温带地区。人是唯一传染源。传播途径及防治与蛔虫相似。驱虫常采用甲苯达唑、阿苯哒唑和左旋咪唑。

五、粪类圆线虫

粪类圆线虫是一种兼性寄生虫,有自生世代和寄生世代。成虫寄生于终宿主小肠,幼虫可侵入呼吸系统和消化系统的组织器官,引起粪类圆线虫病,免疫功能低下的患者,可因严重感染而死亡。

（一）形态

1. 成虫　寄生世代雌虫大小为 2.2 mm×(0.03~0.074)mm,虫体半透明,体表具细横纹,口腔短,咽管细长,尾尖细,末端略呈锥形,生殖器官为双管型,子宫前后排列,各含 8~12 个虫卵,单行排列。目前尚有争议,人体内有无雄虫,但在动物体内发现有寄生世代雄虫的报道。

自生世代的雌虫大小为 1.0 mm×(0.05~0.075)mm,成熟子宫内有 4~16 个不同发育阶段的虫卵。雄虫短小尾端向腹面弯曲,有 2 根交合刺。

2. 虫卵　似钩虫卵,大小约为 70 μm×44 μm,卵壳无色透明,部分卵内含 1 条幼虫。

3. 幼虫　杆状蚴长 0.2~0.45 mm,头端钝圆,具双球型咽管,生殖原基明显,尾部尖细。丝状蚴即为感染期,长 0.6~0.7 mm,虫体细长,无鞘,咽管长,约为体长的 1/2。尾端分叉,生殖原基位于虫体后部。粪类圆线虫的丝状蚴与钩虫和东方毛圆线虫的幼虫极为相似,应注意鉴别(图 3-3-20)。

（二）生活史

粪类圆线虫的生活史包括在土壤中的自生世代和在宿主体内的寄生世代。

1. 自生世代　在温暖、潮湿的合适土壤中,外界生活的成虫开始产卵,虫卵数小时内孵出杆状蚴,经 4 次蜕皮后发育为自生世代的成虫。当外界环境不宜虫体发育时,杆状蚴蜕皮 2 次,发育为感染阶段丝状蚴。有机会可经皮肤或黏膜侵入人体,开始其寄生世代。

2. 寄生世代　丝状蚴侵入人体皮肤后,经静脉回流到右心再至肺,幼虫穿过肺毛细血管进入肺泡,沿支气管、气管逆行至咽部,经吞咽下至消化道,钻入小肠黏膜,蜕皮 2 次,发育为寄生世代成虫。少数幼虫在肺部和支气管也可发育成熟。寄生在小肠的雌虫埋藏于肠黏膜内产卵,虫卵发育极快,数小时后即可孵化出杆状蚴逸出,进入肠腔,在肠蠕动作用下,随粪便排出体外。自丝状蚴感

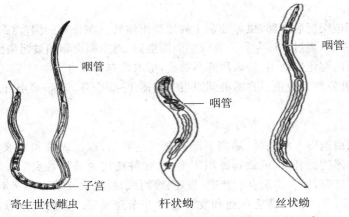

图 3 - 3 - 20　粪类圆线虫寄生世代雌虫与幼虫形态

染人体至杆状蚴排出,过程约需要 17 日。被排出体外的杆状蚴,既可经 2 次蜕皮直接发育为丝状蚴,再次感染人体,也可在外界直接发育为自生世代的成虫。

如果宿主机体免疫力低下或发生便秘时,寄生于肠道中的杆状蚴可迅速发育为具感染能力的丝状蚴,可在小肠下段或结肠经黏膜进入血液循环,引起自体内感染。当排出的丝状蚴附着在肛周时,则可侵入皮肤,引起自体外感染。

有的虫体可移行寄生在肺或泌尿生殖系统,排出的虫期不一样,随痰排出的多为丝状蚴,随尿排出的多为杆状蚴。

(三) 致病性

粪类圆线虫是一种机会致病性寄生虫,其致病的严重程度与感染程度和人体免疫功能状态密切相关。在流行区,人感染粪类圆线虫后可表现出 3 类病型:第一类为轻度感染,可无临床症状;第二类为慢性自身感染,持续存在(可能长达数十年),间歇出现胃肠道症状;第三类为播散性重度感染,一般是长期使用激素或艾滋病患者,幼虫进入患者的脑、肝、肺、肾等器官,造成弥漫性的组织损伤,可出现脑膜炎、腹泻、肺炎及败血症等临床表现,最终因器官衰竭而死亡。粪类圆线虫病主要临床表现有以下几方面。

1.　皮肤损伤　丝状蚴侵入皮肤,可引起刺痛和痒感,出现小出血点、丘疹,也可能出现移行性线状荨麻疹,由于可能有自体外感染,病变皮肤常可反复在肛周、腹股沟、臀部等处,幼虫每小时在皮肤内移行 10～16 cm,故引起的荨麻疹蔓延速度也很快。根据荨麻疹出现的部位及蔓延快速的特点,可作为诊断粪类圆线虫病的重要依据之一。

2.　肺部症状　丝状蚴在肺部移行时,轻者可出现过敏性肺炎或哮喘,重度感染可出现咳嗽、多痰、持续性哮喘,呼吸困难等;幼虫偶可在支气管内发育为成虫,由于虫体的寄生繁殖,病情更严重,病程更长;肺部弥漫性感染的患者,可出现高热、肺功能衰竭,尸检可见肺内有大量幼虫,肺泡有大量出血。胸部 X 线检查显示肺部为粟粒状或网状结节样阴影,有时可见肺空洞和胸膜渗出。

3.　消化道症状　成虫寄生在小肠黏膜,引起机械性损伤和化学毒性作用,轻者表现为以黏膜充血为主的卡他性肠炎;重者表现为水肿性肠炎或溃疡性肠炎,甚至引起肠壁溃疡,导致肠穿孔,也可累及胃和结肠。患者可出现恶心、呕吐、腹痛、腹泻等,并伴有发热、贫血等全身不适症状。在长期使用免疫抑制剂、细胞毒药物或患各种消耗性疾病(如恶性肿瘤、白血病、结核病等)、先天性免疫缺陷者和艾滋病患者,丝状蚴在自体感染者体内,可移行到其他组织器官,引起广泛性的损伤,导致弥漫性粪类圆线虫病发生。由于大量幼虫在体内移行,可将肠道细菌带入血流,引起败血症;

可造成多器官的严重损害;可出现强烈的变态反应,如过敏性肺炎、过敏性关节炎等。迄今为止,由粪类圆线虫自体重度感染致死的报道已有百余例。

（四）实验室诊断

粪类圆线虫病的临床表现复杂多样,临床常漏诊或误诊。一般而言,若同时出现有消化道和呼吸系统症状的病例,应考虑本病的可能,再做相关检查来明确诊断。

1. 病原学诊断　主要从粪便、痰、尿或脑积液中检出幼虫或培养出丝状蚴确诊,在腹泻患者的粪便中也可检出虫卵。直接涂片法检出率低,沉淀法的检出率可达 75%。由于患者排虫的间歇性,故应多次反复进行。观察虫体时,滴加卢戈氏碘液,将幼虫染成棕黄色,利于鉴别虫体的结构特征。

做胃和十二指肠液引流查病原体,其诊断胃肠粪类圆线虫病的价值大于粪检。也可提取 DNA做分子生物学检查进行诊断。

2. 免疫学诊断　采用粪类圆线虫脱脂抗原,作为 ELISA 检测患者血清中特异性抗体,对轻、中度感染者,具有较好的辅助诊断价值。

3. 其他检查　血常规检查白细胞总数和嗜酸性粒细胞百分比仅在轻、中度感染病例中增高。

（五）流行和防治原则

1. 流行情况　粪类圆线虫主要分布在热带、亚热带和温带地区,呈散在感染。有些国家的人群感染率达 30%左右。在我国,主要流行于南部地区,感染率最高的是海南省。局部地区(如广西的东南地区),人群感染率可达 11%~14%。

本虫的传染源主要是粪类圆线虫的患者,猫和犬是主要的保虫宿主。人的感染方式主要是皮肤与土壤中的丝状蚴接触所致。

2. 防治原则

(1) 治疗患者和带虫者:治疗粪类圆线虫病药物有噻苯达唑和阿苯哒唑,噻嘧啶和左旋咪唑也有一定疗效。此外,对犬、猫也应进行检查和治疗。

(2) 加强粪便与水源管理:如农村改水改厕等。

(3) 做好个人防护:除防止体外感染外,还应注意避免发生自体感染,使用激素类药物和免疫抑制剂前,应做粪类圆线虫常规检查,如发现感染,应及时给予杀虫治疗。

六、丝虫

寄生于人体的丝虫(filaria)有 8 种,在我国仅有班氏吴策线虫(*Wuchereria bancrofti* Cobbold,1877)(简称班氏丝虫)和马来布鲁线虫(*Brugia malayi* Brug,1927)(简称马来丝虫)两种。两种丝虫寄生于人体淋巴系统,通过蚊虫叮咬传播,对人体危害严重,是我国重点防治的寄生虫病之一。

（一）形态

1. 成虫　乳白色,虫体细长,似丝线,雄虫大小为(28.2~42)mm×(0.12~0.15)mm,尾部向腹面卷曲,末端有交合刺。雌虫大小为(58.5~105)mm×(0.2~0.3)mm,雌性生殖器官为双管型,子宫膨大,在近卵巢段子宫含有大量的虫卵,随着子宫的延伸,最后在阴门处有由虫卵发育的微丝蚴。

2. 微丝蚴　无色,形状为细小弯曲的线状虫体,染色后可见班氏微丝蚴的体核圆形或椭圆形,大小均匀,排列疏松,清晰可数,无尾核。而马来微丝蚴的体核不规则,大小不等,排列密集,彼此重叠,不易分清,有 2 个尾核(图 3-3-21)。

（二）生活史

两种丝虫的生活史基本相似,包括幼虫在蚊体内发育和成虫在人体内发育两个过程。

293

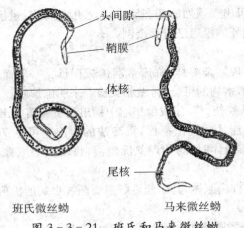

班氏微丝蚴　　　　　　　　马来微丝蚴

图 3-3-21　班氏和马来微丝蚴

1. **在蚊体内发育过程**　当蚊叮咬患者或带虫者时,血中的微丝蚴进入蚊胃,经 1～7 小时,脱鞘穿过蚊胃壁,经血腔侵入胸肌。经历 2～4 日,缩短变粗形成腊肠期幼虫(腊肠蚴)。再经 8～14 日蜕皮 2 次,虫体发育为丝状蚴,此时具有感染能力。丝状蚴活动,离开胸肌,通过血腔到达蚊的下唇。

2. **在人体内的发育**　带有丝状蚴的蚊吸食人血时,在蚊下唇的丝状蚴逸出,经吸血伤口或皮肤侵入人体。感染期丝状蚴进入人体后的移行途径,至今尚未完全清楚。一般认为,幼虫侵入附近的淋巴管,再移行至大淋巴管和淋巴结寄生,经历 2 次蜕皮发育为成虫。在淋巴系统中雌雄成虫常互相缠绕在一起,以淋巴液为食。成熟的雌雄虫交配后,雌虫卵胎生产出微丝蚴,沿淋巴循环,随淋巴液进入血液循环(图 3-3-22)。

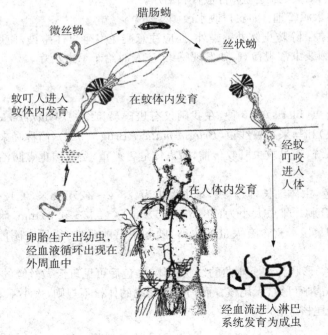

图 3-3-22　丝虫生活史

294

微丝蚴在外周血液中出现有周期性的变化。一般为夜多昼少,它们白天滞留在肺毛细血管中,夜晚则出现于外周血液中,这种现象称夜现周期性。我国流行的两种微丝蚴在外周血液中出现的高峰时间,班氏微丝蚴为晚10时至次晨2时,马来微丝蚴为晚8时至次晨4时。关于微丝蚴夜现周期性的机制至今尚未阐明。有学者认为与宿主的中枢神经系统,特别是迷走神经的兴奋或抑制、肺血氧含量或微血管的缩舒有关。此外,国外学者还发现与微丝蚴体内的自发荧光颗粒多少和蚊活动的季节性有关。这是寄生虫与宿主长期互相适应的结果,机制仍需深入探讨。

自感染期丝状蚴侵入人体到发育为成虫产出微丝蚴所需的时间为3～12个月,两种丝虫成虫的寿命一般为4～10年,个别可长达40年。微丝蚴的寿命一般为2～3个月,也有长达2年者。

两种丝虫成虫寄生于人体的部位有所不同。班氏丝虫可寄生于浅部和深部淋巴系统,主要见于下肢、阴囊、精索、腹股沟、腹腔、肾盂等处。马来丝虫多寄生于上、下肢浅部淋巴系统,以下肢为多见。有的还异位寄生在眼前房、乳房、肺、脾、心包等处,以班氏丝虫较多见。

人是班氏丝虫唯一的终宿主。马来丝虫除寄生于人体外,还能在多种脊椎动物体内发育成熟,如长尾猴、叶猴、猫,穿山甲等。

（三）致病性

丝虫致病主要为成虫所致,致病作用的强弱与侵入人体的虫种和数量、感染的时间长短及宿主自身的免疫力有密切关系。我国古医书对丝虫病的主要症状的描述为洽病(淋巴管炎)、莲病(象皮肿)、膏淋或热淋(乳糜尿)。

1. **急性期炎症反应**　丝虫在人体内移行发育,其幼虫和成虫的分泌物、代谢物、排出物及虫体分解产物等均可刺激机体产生局部和全身性反应。

（1）急性期的淋巴管炎、淋巴结炎及丹毒样皮炎:在淋巴管内寄生的丝虫,引起内膜肿胀、内皮细胞增生、淋巴管及周围组织发生炎症细胞浸润,导致淋巴管壁增厚,瓣膜功能受损,管内形成淋巴栓,浸润的细胞中有大量的嗜酸性粒细胞。急性淋巴管炎发作时在体表可出现一条或数条自上而下的离心性红线,俗称"流火"或"红线",以下肢为多见。好发年龄以青壮年为多,首次发作最早在感染后数周内,一般在机体免疫力降低时发生,每月或数个月周期性发作1次。急性淋巴结炎可触及淋巴结肿大和压痛,常发生在颈部、锁骨上、腋窝、腹股沟等部位。当炎症波及皮肤浅表微细淋巴管时,局部皮肤出现弥漫性红肿,表面光亮,有压痛及灼热感,即为丹毒样皮炎,病变部位多见于小腿中下部。

（2）急性精索炎、附睾炎或睾丸炎:班氏丝虫的成虫寄生于阴囊、精索、睾丸和附睾的淋巴管中,刺激淋巴管及周围组织引起炎症,表现为精索粗大,睾丸和附睾肿大有压痛。

在出现急性局部症状的同时,患者常伴有畏寒发热、头痛、关节和全身酸痛等,即丝虫热。

2. **慢性期阻塞性病变**　淋巴系统阻塞是引起丝虫病慢性体征的重要因素。急性期淋巴管炎和淋巴结炎的反复发作,使淋巴管局部形成丝虫性肉芽肿,周围成纤维细胞和炎症细胞浸润,逐渐致淋巴管部分阻塞或完全阻塞。淋巴液回流严重受阻,阻塞部位远端的淋巴管内压力增高,形成淋巴管曲张甚至破裂,淋巴液流入周围组织。由于阻塞部位不同,患者产生不同的临床表现。

（1）象皮肿:是晚期丝虫病最多见的体征。多发生于下肢,班氏丝虫还出现在阴囊、阴茎、阴唇、阴蒂、上肢和乳房等处。扩张的淋巴管和含大量蛋白质的淋巴液停留在皮下,初期为淋巴液肿,大多为压凹性水肿,提高肢体位置可消退。回流受阻的淋巴液越来越多,反复刺激周围的组织,逐渐纤维化,致使局部血液循环障碍,皮肤和皮下组织增厚变硬,上皮角化或出现肥厚,弹性消失,肢体体积增大,最后发展为象皮肿。由于局部皮肤的结构功能受损,抵抗力降低,易引起细菌感染,导致局部急性炎症或慢性溃疡。这些病变又可促进象皮肿的发展。

（2）睾丸鞘膜积液:精索、睾丸的淋巴管阻塞,使淋巴液流入鞘膜腔内,引起睾丸鞘膜积液、阴囊肿大。少数患者还会合并有阴囊的象皮肿,加剧阴囊的肿大和局部皮肤增厚、变硬。

295

（3）乳糜尿：阻塞部位在主动脉前淋巴结或肠干淋巴结。淋巴管瓣膜损伤及炎症纤维化使淋巴管阻塞，造成腰干淋巴压力增高，从小肠吸收的乳糜液回流乳糜池受阻，而经侧支流入肾淋巴管，致使肾乳头黏膜薄弱处溃破，乳糜液即可流入肾盂，混于尿中排出，尿呈乳白色。肾毛细血管同时破裂时，常伴有血尿。乳糜尿中含大量蛋白质和脂肪，离体放置易出现凝固，其沉淀物中有时可查到微丝蚴。

除上述病变外，丝虫还偶可引起眼丝虫病、丝虫性心包炎、乳糜胸腔积液、乳糜血痰，以及脾、胸、背、颈等部位的丝虫性肉芽肿等。临床上也可见隐性丝虫病，又称热带肺嗜酸性粒细胞增多症，表现为夜间发作性哮喘或咳嗽，伴疲乏和低热，血中嗜酸性粒细胞增多，胸部 X 线透视可见中下肺弥漫性粟粒样阴影。

（四）实验室诊断

1. 病原学诊断　查到微丝蚴或成虫可确诊。

（1）血液检查：丝虫的微丝蚴在外周血中出现具有夜视周期性，故采血时间在夜间 10 时至次日 2 时为宜。可采用新鲜血片、厚血膜涂片法或浓集法。夜间采血不方便者，可用海群生白天诱出法，即被检者白天口服 2～6 mg/kg，30～60 分钟间采血检查。

（2）体液检查：鞘膜积液、胸腔积液、乳糜尿和各种淋巴组积液标本中，直接涂片和离心沉淀查见微丝蚴可确诊。乳糜尿可用乙醚脱脂后再做沉淀检查。

（3）活体组织检查：用注射器在淋巴结或淋巴管抽出微丝蚴或成虫，或在肿大淋巴结病理切片中查找成虫或微丝蚴。

2. 免疫学诊断　采用间接免疫荧光抗体试验和 ELISA 等免疫学方法作为辅助诊断。

3. 分子生物学方法诊断　DNA 分子探针杂交、PCR、虫体同工酶分析等技术辅助诊断。

（五）流行和防治原则

1. 流行情况

（1）地理分布和影响因素：班氏丝虫呈世界性分布，主要是热带和亚热带。马来丝虫仅限于亚洲。在我国除山东、海南及台湾仅有班氏丝虫病流行外，河南、安徽、江苏、上海、浙江、江西、福建、广东、广西、湖南、湖北、贵州、四川 13 个省、市、自治区则两种丝虫均有。温度、湿度、雨量、地理环境等自然因素，影响丝虫幼虫在蚊体内的发育。丝虫病的感染季节主要为 5～10 月份，经济、居住条件、政府政策等社会因素也对丝虫病的流行起一定的影响。现我国很多地区达到基本消灭丝虫病的标准。

（2）流行环节：本病传染源为血中有微丝蚴的带虫者及患者。班氏丝虫的主要传播媒介为淡色库蚊和致倦库蚊，其次是中华按蚊。马来丝虫的主要媒介为嗜人按蚊和中华按蚊。男女老少均为本病易感人群，非流行区的人群比流行区人群更具有易感性。

2. 防治原则　我国曾是丝虫病严重危害的国家之一，因采取了有效的消灭传染源的防治策略，取得了极显著的效果，现本病达到了基本控制水平。

（1）控制或消灭传染源：治疗患者首选海群生（又称乙胺嗪），该药对两种丝虫成虫和微丝蚴均有杀灭作用。在流行区，曾用海群生制成浓度为 0.3% 的药盐，进行预防，效果显著。近年来研制的呋喃嘧酮，也有良好效果。

象皮肿患者除杀虫外，还可结合中医针灸及桑叶注射液加绑扎疗法或烘绑疗法治疗，或手术摘除变硬变粗的组织，以改善循环，有助于患者的恢复。对阴囊象皮肿及鞘膜积液患者，可实行外科手术治疗。乳糜尿患者，用中药治疗或用 1% 硝酸银肾盂冲洗治疗。严重者以显微外科手术做淋巴管-血管吻合术治疗，可取得较好疗效。

（2）防蚊灭蚊：加强蚊虫的检测，控制和消灭传播媒介蚊虫。

七、旋毛形线虫

旋毛形线虫(*Trichinella spiralis* owen，1835)简称旋毛虫(Trichinella spiralis)，成虫寄生在小肠，幼虫寄生在横纹肌，引起旋毛虫病，是常见的人兽共患的寄生虫病之一。

（一）形态

1. 成虫　白色，体小，雌虫大小为(3～4)mm×0.05 mm，雄虫大小为(1.4～1.6)mm×(0.03～0.05)mm。向前端渐细，咽管占虫体长的1/3～1/2，咽管背侧面有一排列呈圆盘状的杆细胞组成的杆状体。杆细胞具有消化功能和强免疫原性，雌雄成虫的生殖系统均为单管型。雄虫尾端具1对钟状交配附器，无交合刺。雌虫卵巢位于虫体后部，子宫较长，其前段含未分裂的卵细胞，中段含虫卵，后段和阴门处有幼虫，发育成熟的新生幼虫从阴门产出。

2. 幼虫囊包　大小为(0.25～0.5)mm×(0.21～0.42)mm，在横纹肌中形成梭形囊包，与肌纤维平行，内含1～2条卷曲的幼虫，个别可达6～7条。

（二）生活史

人因生食或半生食含有幼虫囊包的猪肉或其他动物肉而感染，经消化液作用，数小时后，囊包内幼虫在十二指肠逸出，并侵入肠黏膜，发育约24小时再返回肠腔，进入机体约48小时后，幼虫蜕皮4次发育为成虫。雌雄成虫交配后，雄虫多很快死亡，雌虫在感染后5～7日产出幼虫。每条雌虫可产出1 500～2 000条幼虫，最多可达10 000条。产幼虫时间为4～16周或更长。雌虫寿命为1～2个月，长者3～4个月。除少数附于肠黏膜表面的幼虫由肠道排出外，大部分幼虫侵入肠壁淋巴管和小血管，沿淋巴循环或血液循环，经右心至肺，然后随体循环到达全身各器官、组织及体腔。但只有侵入横纹肌的幼虫才可以继续发育，人体侵入部位多是膈肌、三角肌、肋间肌及腓肠肌等处。由于幼虫的机械损伤和代谢产物的刺激，在肌细胞周围出现炎症细胞浸润，纤维组织增生，约在感染后1个月，幼虫周围形成增厚的梭形囊包。如无进入新宿主的机会，半年后自囊包两端开始出现钙化，多数囊包内幼虫死亡，少数囊包内的幼虫还可继续存活数年之久(图3－3－23)。

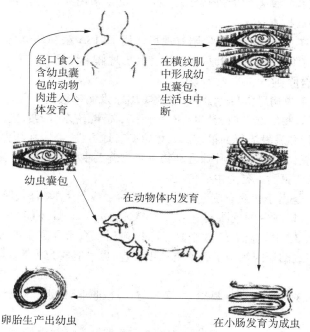

经口食入含幼虫囊包的动物肉进入人体发育

在横纹肌中形成幼虫囊包，生活史中断

幼虫囊包

在动物体内发育

卵胎生产出幼虫

在小肠发育为成虫

图3－3－23　旋毛虫生活史

除人以外,多种哺乳类动物,如猪、犬、鼠、猫、熊、野猪、狼及狐等是旋毛虫的保虫宿主。在旋毛虫发育过程中,无外界的自由生活阶段,但完成生活史,由幼虫发育为成虫则必须要更换宿主。

(三) 致病性

旋毛虫病轻者可无明显症状,重者可在发病后 3～7 周内死亡,我国死亡率为 3% 左右。临床表现与感染幼虫囊包的数量、幼虫侵犯的部位及机体的自身免疫情况密切相关。按照疾病的发展过程分为三个时期:

1. 侵入期　指从食入幼虫囊包至幼虫在小肠内脱出并发育为成虫的阶段,约需 1 周。由于幼虫及成虫侵犯肠组织,引起十二指肠炎、空肠炎,病变局部充血、水肿、出血,甚至形成浅表溃疡。患者可有恶心、呕吐、腹痛、腹泻等胃肠道症状,因此此期又称肠型期。同时,伴有厌食、乏力、畏寒、低热等全身症状。

2. 幼虫移行期　指新生幼虫随淋巴和血液循环移行至全身各器官,最后侵入横纹肌内发育的阶段。一般在感染后 2～3 周,持续 2 周到 2 个月以上。由于幼虫移行时机械性损害及分泌物的毒性作用,引起所经之处组织的炎症反应。幼虫进入血液循环后可引起异性蛋白质反应,患者出现持续性高热、荨麻疹、眼睑及面部浮肿、眼球结膜充血等症状;幼虫侵入横纹肌后,引起肌纤维变性、肿胀、肌细胞坏死、崩解和血中嗜酸性粒细胞增多,常出现全身肌肉触痛,尤以腓肠肌、肱二头肌、肱三头肌明显,重者出现咀嚼、吞咽及发声障碍。累及中枢神经系统者,因非化脓性脑膜炎和颅内高压,出现昏迷、抽搐等。此外,还可出现肺水肿、胸腔积液、心包积液等症状。

3. 囊包形成期　此期是损伤修复的阶段,出现在感染后 4～16 周。由于幼虫的刺激,幼虫寄生部位的横纹肌的肌细胞逐渐膨大,形成梭形的囊包。随着囊包的逐渐形成,囊包内的幼虫被钙化,患者的全身症状逐渐减轻或消失,但肌痛仍可持续数个月。部分重症患者出现恶病质,或因毒血症、心肌炎、肺炎和脑炎而死亡。

(四) 实验室诊断

1. 病原学诊断　在患者肌肉组织中查见幼虫囊包可确诊,常自腓肠肌、肱二头肌和肱三头肌取组织,压片检查。或者将食剩的肉进行压片镜检。也可采用人工胃液消化分离法,将肌肉消化后,取沉渣或经过离心后检查有无幼虫。

2. 免疫学诊断　在临床或流行病学调查现场常用 ELISA 法和环蚴沉淀试验来辅助诊断,由于旋毛虫肌蚴与其他寄生虫有共同抗原,故应注意其出现假阳性反应。

(五) 流行和防治原则

1. 流行情况　旋毛虫病呈世界性分布,以欧美国家发病率较高。我国自 1964 年在西藏首次发现人体旋毛虫病以后,相继在云南、贵州、四川、河南、福建、广东、广西、内蒙古、东北等地,有人体感染旋毛虫的局部流行和暴发流行的报道。人体感染有地方性、群体性和食源性的特点。

(1) 传染源:目前已知有 140 多种哺乳动物可感染旋毛虫病。在我国,旋毛虫感染率较高的动物有猪、犬、猫、狐和某些鼠类。猪为主要传染源。

(2) 传播途径:人是由于食入含旋毛虫幼虫囊包的生或半生的猪肉、驴肉、牛肉等而感染。囊包抵抗力强,能耐低温,猪肉中的幼虫囊包在 -15 ℃需储存 20 日才能死亡,-12 ℃可活 57 日,70 ℃时很快死亡,在腐肉中能存活 2～3 个月。凉拌、腌制、熏烤及涮食等方法常不能杀死幼虫囊包。此外,切生肉的刀或砧板因污染了旋毛虫幼虫囊包,也可能成为传播因素。人体感染常与食肉习惯和烹饪方法有关。

(3) 易感人群:人对旋毛虫普遍易感,发病率与年龄、职业、性别和季节无关。

2. 防治原则

(1) 治疗患者:首选阿苯达唑和甲苯达唑驱虫,噻苯达唑疗效也好,能抑制雌虫产幼虫,并可驱除幼虫,兼有镇痛、退热和抗炎作用。若出现心脏和中枢受累的征象及严重的毒血症时,可辅以肾上腺皮质激素治疗以缓解症状。

(2)切断传播途径:提倡科学养猪,保持猪舍清洁,不喂生肉,喂食宜加热,消灭鼠等保虫寄主。

(3)加强食品卫生管理及宣传教育:不食生的或未熟的哺乳动物肉及肉制品。加强肉类食品的安全检测和管理。

(王 林 陈殿学 雷 萍 陈海英)

第四章

医学节肢动物学

 导学

掌握：重要医学节肢动物的传病方式、致病性和所致疾病。
熟悉：重要医学节肢动物的形态、结构和生活史。
了解：医学节肢动物在动物界的分类、地位和在医学上的重要性。

　　节肢动物门是动物界种类和数量最多且分布最广的一类。凡能通过骚扰、刺螫、吸血、寄生或传播病原体等方式危害人体健康的节肢动物，称为医学节肢动物。医学节肢动物学是研究节肢动物的形态、分类、生活史、生态、地理分布、致病、与传播疾病的关系及防治措施的科学。

第一节　医学节肢动物概述

一、生物学概况

（一）形态特征与分类

　　节肢动物属于无脊椎动物门，是动物界中种类最多的一门，占已知的100多万种动物中的87％左右。大部分营自由生活，少数种类营寄生生活。节肢动物形态多样，其外形的共同特征是：①躯体分节，左右对称，并有分节的附肢。②体表骨骼化，由几丁质及醌单宁蛋白质组成坚硬的外骨骼。③循环系统为开放式的血腔，含有无色或不同颜色的血淋巴。④发育史大多经历蜕皮和变态。

　　与医学有关的节肢动物分属于节肢动物门的昆虫纲、蛛形纲、甲壳纲、唇足纲和倍足纲，以昆虫纲和蛛形纲尤为重要，其主要的形态区别见表3-4-1。

表3-4-1　昆虫纲与蛛形纲的主要形态特征

分类	重要种类	虫体	触角	翅	足
昆虫纲	蚊、蝇、白蛉、蚤、虱、臭虫、蜚蠊和蠓等	成虫分头、胸、腹3部分	1对	1～2对或退化	成虫3对
蛛形纲	硬蜱、软蜱、恙螨、人疥螨、尘螨和蠕形螨等	分头胸部和腹部，或头胸腹界限不分，融合为颚体和躯体	无	无	成虫4对、幼虫3对

（二）生长发育及生活习性

　　1. 变态　节肢动物从卵发育至成虫，要经过形态、生理和生活习性等一系列变化，称为变态。

一般分为全变态(完全变态)和半变态(不完全变态)两种类型。全变态是指生活史包括卵、幼虫、蛹、成虫 4 个时期,各期的形态与生活习性完全不同,如蚊、蝇等。半变态是指生活史包括卵、若虫、成虫 3 个时期,如虱、臭虫等,或卵、幼虫、若虫、成虫 4 个时期,如蜱、螨等。其中,若虫的形态、生活习性与成虫相似,仅虫体较小,生殖器官尚未发育成熟。

2. 生活习性 节肢动物的生活习性包括滋生习性、食性、活动与栖息、季节消长和越冬等,因种类不同各有差异。掌握各种医学节肢动物的发育特点、生活习性及其所需的生存条件,就可根据其薄弱环节,制定出有效的防制措施。

二、医学节肢动物对人体的危害

节肢动物对人体危害是多方面的,大致可分为直接危害和间接危害两类。

(一)直接危害

直接危害是指医学节肢动物本身对人体的危害。

1. 骚扰和吸血 如蚊、蚤、臭虫和螨等,叮吸人血造成骚扰,影响工作和睡眠。

2. 刺螫 某些节肢动物具有毒腺,如蜂、蝎等,刺螫人体时分泌毒液注入人体而致局部肿痛。

3. 毒害 如松毛虫的毒毛和隐翅虫的有毒体液接触人体皮肤引起皮炎。

4. 致敏 有些节肢动物的唾液、分泌物、排泄物和虫体等,可引起过敏体质者的过敏反应,如尘螨引起过敏性哮喘、过敏性鼻炎。

5. 寄生 如疥螨寄生人体表皮内引起疥疮,蝇幼虫寄生人体组织或器官中引起蝇蛆病。

(二)间接危害

间接危害是指医学节肢动物能携带病原体传播疾病。这类节肢动物称传播媒介,其传播的疾病称虫媒病。

1. 机械性传播 病原体在媒介节肢动物体表或体内,仅通过机械性携带传递,而病原体的形态、数量均不发生变化。如蝇传播痢疾杆菌、痢疾阿米巴包囊。

2. 生物性传播 病原体必须在一定种类的媒介节肢动物体内,经过生长、发育或繁殖后才能传播给人。如蚊传播丝虫病和疟疾,恙螨传播恙虫病。

医学节肢动物对人类健康最大的危害是传播疾病。病原体经传播媒介可在人与人、动物与动物以及动物与人之间传播。因此,节肢动物既是某些疾病的传播媒介,又是病原体的长期保虫宿主,成为自然疫源性疾病长期存在的重要流行因素(表 3 - 4 - 2)。

表 3 - 4 - 2 我国常见的医学节肢动物与疾病关系

媒介种类	传播或所致的疾病	病原体
蚊	疟疾	疟原虫
	丝虫病	丝虫
	流行性乙型脑炎	乙型脑炎病毒
	登革热	登革热病毒
蝇	痢疾,伤寒	痢疾杆菌,伤寒杆菌
	霍乱	霍乱弧菌
	脊髓灰质炎	脊髓灰质炎病毒
	阿米巴痢疾	溶组织内阿米巴
	蝇虫病	蝇虫卵或幼虫
	蝇蛆病	蝇幼虫
白蛉	黑热病	杜氏利什曼原虫

（续表）

媒介种类	传播或所致的疾病	病原体
蚤	鼠疫 鼠型斑疹伤寒 微小膜壳绦虫病	鼠疫杆菌 莫氏立克次体 微小膜壳绦虫
虱	虱媒回归热 流行性斑疹伤寒	俄拜氏疏螺旋体 普氏立克次体
硬蜱	森林脑炎 新疆出血热	森林脑炎病毒 新疆出血热病毒
软蜱	蜱媒回归热	包柔螺旋体
恙螨	恙虫病	恙虫立克次体
疥螨	疥疮	人疥螨
蠕形螨	毛囊炎等	毛囊蠕形螨 皮脂蠕形螨
尘螨	尘螨性哮喘 过敏性鼻炎 过敏性皮炎	屋尘螨等

三、医学节肢动物的防制

（一）病媒节肢动物的判定

确认病媒节肢动物，须符合以下指标。

1. 生物性指标　不仅与人的关系密切，而且必须是吸人血；数量多的优势种或常见种类且寿命长的节肢动物。

2. 流行病学指标　病媒节肢动物与疾病消长的季节一致，两者地理分布吻合。

3. 自然感染指标　能在病媒节肢动物体内分离到自然感染的病原体。

4. 实验室感染指标　在实验室内，用人工感染可证实病媒节肢动物对病原体的易感性。

（二）节肢动物的防制

医学节肢动物的防制是预防和控制各种虫媒传染病的重要手段。综合性防制是发展趋势，即从病媒节肢动物与生态环境和社会条件的整体观出发，本标兼制，以制本为主，并遵循安全（包括对环境无害）、有效、经济和简便的原则。方法有：

1. 环境防制　主要通过改造、处理病媒节肢动物的滋生、栖息环境，使医学节肢动物失去有利的生存条件。

2. 化学防制　使用化学合成的杀虫剂、驱避剂及引诱剂来毒杀节肢动物，是当今最广泛而常用的方法。

3. 生物防制　利用捕食性生物和致病性生物来防制节肢动物，其特点是对人、畜安全，不污染环境。

4. 物理防制　利用热、电、光、声和机械等物理方法杀灭或驱走节肢动物，使它们不能损害人体而传播疾病。

5. 遗传防制　通过改变或移换节肢动物的遗传物质，以降低其繁殖能力，从而达到减少或消灭节肢动物的目的。通过释放人工绝育的、数量远超过自然种群的雄虫，与自然种群的雌虫交配，不能繁殖子代，使自然种群逐渐减少。

6. 法规防制　利用法律、法规或条例，防止媒介节肢动物传入本国或携带至其他国家和地区。

第二节 昆 虫 纲

昆虫纲是节肢动物中种类最多、数量最大的类群,与人类经济和健康有着密切的关系,是医学节肢动物重要的组成部分。昆虫纲的主要特征为成虫分头、胸、腹3部分,头部有触角1对,胸部有足3对,又称六足纲。与医学有关的重要昆虫纲类群包括蚊、蝇、白蛉等。

一、蚊

蚊属双翅目蚊科,种类多,分布广,能传播多种疾病。迄今已知全世界的蚊种有38属3 350多种及亚种。与人类疾病关系密切的是按蚊属(Anopheles)、库蚊属(Culex)和伊蚊属(Aedes)。

(一)形态与结构

1. **成虫** 蚊属小型昆虫,体长1.6～12.6 mm,呈灰褐色、黑褐色或黄褐色,分头、胸、腹3部分。

(1)头部:呈近半球形,有复眼、触角和触须各1对。在头的前下方有一向前伸出的刺吸式口器,又称为喙,包含上内唇和舌各1个、上下颚各1对,这6根针状器官被包藏在鞘状下唇内。末端有唇瓣1对,是传播病原体的重要构造。复眼由许多小眼面组成,位于头两侧。触角分15节,第1节为柄节、第2节为梗节、第3节后各节称为鞭节。鞭节有轮毛一圈,雄蚊长而密,雌蚊短而疏。触须5节,一般可见到第3、第4节。

(2)胸部:分前胸、中胸和后胸3节,各有足1对,中胸发达,有翅1对,后胸有1对由翅演化而成的平衡棒。中胸和后胸各有气门1对。中胸背面为背板,由前而后依次为盾片、小盾片和后背片。翅脉上覆盖鳞片,翅后缘有较长的鳞片,称穗缘。翅鳞可形成各种麻点或斑纹,为种类鉴定依据。蚊足细长,有鳞片并形成斑点或环纹,是蚊种分类的特征之一。

(3)腹部:分11节,第2～8节明显,最末3节变为外生殖器。雌蚊腹部末端具尾须1对,雄蚊为钳状抱器,为蚊种鉴定依据。腹部背面有淡色鳞片而形成纵纹、横带或斑,也具有虫种鉴别意义。

2. **内部结构** 蚊有消化、排泄、呼吸、循环和生殖系统等,与流行病学有关的主要是雌蚊消化和生殖系统有关的结构。

(1)消化系统:有口腔、咽、食管、胃、肠和肛门,胃是消化道的主要部分,食物的消化和吸收均在胃内进行。在前胸内有1对唾腺,各分3叶,每叶有一小唾腺管,最后汇合成总唾腺管,通入舌内。唾腺分泌和储存唾液,唾液中含有多种酶,包括抗血凝素,溶血素和凝集素等。

(2)生殖系统:①雄蚊有2个睾丸,从每一睾丸发出一根输精管,末端膨大为储精囊,会合成射精管,射精管末端为阴茎,阴茎两侧有抱器。②雌蚊有2个卵巢,各发出的输卵管在汇成总输卵管前的膨大部称壶腹,总输卵管与阴道相连,阴道远端有受精囊和1对副腺的开口。阴道开口于第8、第9腹节交界处的腹面,每个卵巢由许多卵巢小管组成,每个卵巢小管包括3种发育程度不同的卵泡,分别为增殖卵泡、幼小卵泡和成卵卵泡。不同蚊属各期形态的主要区别(图3-4-1)。

(3)呼吸系统:微气管卷曲成细丝状分布在卵巢表面,妊娠后卵巢膨大,微气管相应伸直。

(二)生活史

蚊的发育为完全变态。生活史分卵、幼虫、蛹和成虫4个时期,前3期生活于水中,成虫生活于陆地上,可飞行。

1. **卵** 雌蚊产卵于积水中,较小,长约1 mm。按蚊卵为舟状,两侧有浮囊浮于在水面;库蚊卵为圆锥状,无浮囊形成卵筏;伊蚊卵为橄榄状,无浮囊沉于水底。卵在水中才能孵化,夏天一般经2～3日孵出幼虫。

2. **幼虫** 蚊虫的幼虫称为孑孓,用呼吸管呼吸。刚孵出的幼虫长约1.5 mm,分4龄,经3次

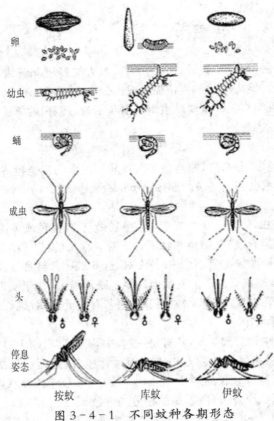

按蚊　　　　库蚊　　　　伊蚊

图 3-4-1　不同蚊种各期形态

蜕皮后成为 4 龄幼虫,体长可较一龄幼虫增长 8 倍。幼虫分为头、胸、腹 3 部,各部有生毛或毛丛。头部有触角、复眼、单眼各 1 对,口器为咀嚼式。胸部方形、不分节,腹部细长,可见 9 节。第 8 节有气孔器和气门或呼吸管,是幼虫期分类的重要依据。在 30 ℃和食物充足的条件下,经过 5～8 日发育,蜕皮 4 次成为蛹。

3. 蛹　侧观呈逗点状,胸背两侧有 1 对呼吸管,蛹不摄食,可在水中游动,常停息于水面,受惊扰时迅速潜入水中。蛹的抵抗力强,在无水条件下,只要有一定的湿度,仍能羽化为成蚊。

4. 成蚊　羽化的成蚊经 1～2 日发育,即行交配、吸血、产卵。从卵发育到成蚊所需时间取决于温度、食物及环境等因素(图 3-4-1)。

在 30 ℃时,卵期 2 日,幼虫期 5～7 日,蛹期 2 日,成虫寿命雄性为 1～3 周,雌性为 1～2 个月,完成一个世代需 7～15 日,一年可繁殖 7～8 代。不同蚊属各期形态的主要区别见表 3-4-3。

表 3-4-3　不同蚊种各期形态的主要区别

虫期	区别点	按蚊	库蚊	伊蚊
卵	形状	舟状,两侧具浮囊	圆锥形,无浮囊	纺锤形,无浮囊
	排列	单个散在浮于水面	聚成筏块浮于水面	单个散在沉于水底
幼虫	呼吸管	无,有 1 对呼吸孔	细长	粗短
	掌状毛	有	无	无
	静态	全身平浮于水面	呼吸管接水面,头下垂,与水面呈一角度	呼吸管接水面,头下垂,与水面呈一角度

（续表）

虫期	区别点	按蚊	库蚊	伊蚊
蛹	呼吸管	粗短,口宽,形似漏斗,前方有裂隙	细长,口窄,前方无裂隙	长短不一,口斜向或三角形,前方无裂隙
成虫	体色	灰褐色	棕褐色	黑色间有白斑
	触须	雌、雄与喙等长,雄蚊末端膨大	雌短,雄蚊则比喙长,末端不膨大	雌短,雄蚊则比喙长,末端不膨大
	翅	多具黑白斑	多无黑白斑	无黑白斑
	足	有无白环不定	多无白环	有白环
	静态	体与喙成一直线,与停留面成锐角	体与喙成钝角,与停留面平行	同库蚊

（三）生理与生态

蚊的危害与生态习性密切相关。

1. **滋生习性** 雌蚊产卵处就是幼虫的滋生地,滋生地的区分在调查和防制上有重要的意义。滋生地随蚊种而异,按蚊多产卵于面积较大的清水水体,如稻田、沼泽等处;库蚊多产卵于污水水体如污池、水沟等处;伊蚊多产卵于小型清水水体,如雨后积水的盆、罐等处。

2. **成蚊交配** 羽化后1～2日未吸血之前便可交配。一般雌蚊一生只需交配1次。

3. **吸血习性** 雄蚊不吸血,只吸植物汁液及花蜜。雌蚊交配后,必须吸食人或动物的血液,卵巢才能发育、产卵,伊蚊白天吸血,按蚊和库蚊多在夜间吸血。在吸血过程中获得病原体而传播疾病。嗜吸人血的蚊种与传播疾病有密切的关系。

4. **生殖营养周期和生理龄期** 从每次吸血到产卵的周期称为生殖营养周期。每个周期一般分为寻找宿主吸血、胃血消化和卵巢发育、寻找滋生地产卵3个阶段。生殖营养周期的次数是蚊虫存活时间的度量指标,称为生理龄期,蚊虫每排卵1次,便在卵巢小管上留下一个膨大部,根据卵巢小管上膨大部的数目多少,来判断雌蚊的生理龄期。

5. **栖息习性** 雌蚊吸血后喜在比较阴暗、潮湿、避风的场所栖息,栖息习性大致分为3类。①家栖型:此类蚊在室内吸饱血后,待胃血消化,卵巢发育成熟后才飞离室内,在野外寻找产卵场所,如淡色库蚊。②半家栖型:此类蚊吸血后先在室内停留,然后再到室外栖息,如中华按蚊。③野栖型:从吸血到产卵全在野外,如大劣按蚊。但分型并非绝对,同一种蚊会因地区、季节和环境的不同,栖息习性也会改变。

6. **季节消长和越冬** 温度、湿度和雨量对蚊的季节分布有很大影响。长江中下游地区,蚊虫每年3月开始出现,5月密度上升,7～8月达到高峰,以后逐渐下降。了解蚊虫的季节分布,对蚊传疾病的流行病学调查及开展灭蚊工作有重要的指导意义。越冬是蚊对冬季气候变化的一种生理适应现象,进入休眠或滞育状态,雌蚊不再吸血,卵巢停止发育,栖息于阴暗、温暖、潮湿、不通风的地方,如山洞、地窖、墙缝、暖房、地下室等处,到来年温度达到10 ℃以上开始复苏,吸血产卵。

（四）我国常见蚊种

1. **中华按蚊** 体中型或大型,灰褐色。触须上有4个白环,顶部2个较宽。翅前缘2个白斑,尖端白斑较大。

2. **嗜人按蚊** 成蚊与中华按蚊相似,触须较窄,第4白环窄或缺翅,前缘基部均为暗色,尖端白斑小。

3. **微小按蚊** 体型小,棕褐色。触须上有3个白环。翅前缘有4个白斑。

4. **大劣按蚊** 体型中等,灰褐色。触须上有4个白环。翅前缘有6个白斑。

5. 淡色库蚊与致倦库蚊　中等体型,淡褐色至深褐色,后者体色较深。喙无白环,腹节背板基部具淡色横带,前者下缘平整,后者下缘呈弧形。

6. 三带喙库蚊　体型小,棕褐色。触须尖端为白色。喙中段有一宽白环。各跗节基部亦有窄白环。

7. 白纹伊蚊　体型小,黑色。在中胸背板前半正中有明显银白色纵纹。

(五) 与疾病的关系

蚊与人类健康关系密切,除叮刺、吸血和骚扰外,可传播多种疾病。

1. 疟疾　按蚊为人疟的传播媒介,在平原地区疟疾媒介多为中华按蚊,长江流域山区和丘陵地带多为嗜人按蚊,南方山区和森林地带多为微小按蚊,南方热带雨林地带多为大劣按蚊。

2. 登革热　由病毒引起的以骨及关节剧烈疼痛为特征的一种急性传染病。主要传播蚊种有埃及伊蚊和白纹伊蚊。蚊感染病毒后,可终身保持传染性。

3. 流行性乙型脑炎　病原体为流行性乙型脑炎病毒。主要传播媒介是三带喙库蚊和白纹伊蚊。

4. 丝虫病　我国班氏丝虫病的主要传播媒介为淡色库蚊和致倦库蚊,而马来丝虫病则主要是中华按蚊和嗜人按蚊。

(六) 防制原则

防制蚊虫应采取综合性措施,主要有以下几点。

1. 环境防制　安装纱窗纱门、挂蚊帐、人工捕打、灯光诱杀、使用蚊香、铲锄杂草、疏通沟渠、填平积水坑洼、翻盆倒罐、稻田间歇灌溉等措施可进行防蚊灭蚊。

2. 化学防制　目前常使用菊酯类药物,如合成菊酯(甲基炔呋菊酯、生物苄呋菊酯、二氯苯醚菊酯、胺菊酯、溴氰菊酯)等,也可采用上述药物的复配合剂。

3. 生物防制　食成蚊的生物有燕、蝙蝠;食幼虫的有淡水鱼、水螅、蜗虫、松藻虫,还有致病性生物如病毒、细菌、真菌、微孢子虫、索线虫等。其中,灭蚊效果较好的有鱼类、苏云金杆菌以色列变种、球形芽孢杆菌和食蚊罗索线虫等。

4. 遗传防制　通过改变或取代遗传物质的方法,以降低蚊的生殖潜能来达到消灭蚊虫的目的,如射线不育法(即用 X 线照射使雄蚊绝育而使蚊卵不育的方法)和化学不育法(采用三胺硫磷等化学不育剂杀灭成蚊或幼虫的方法),以及杂交、染色体易位、性比例畸变等遗传防制方法。

5. 法规防制　利用法律或条例规定防止媒介蚊虫的传入、对蚊虫防治进行监督和强制性灭蚊。

二、蝇

蝇属于双翅目(Diptera)环裂亚目,类种类繁多,分布广,全世界已知有 10 000 多种,我国有 1 500 多种,与人类疾病有关的主要为蝇科(Muscidae)、丽蝇科(Calliphoridae)、麻蝇科(Sarcophagidae)和狂蝇科(Oestridae)的蝇种。

(一) 形态与结构

成蝇体长 4~14 mm,呈暗灰、黄褐甚至黑色,伴绿、青、蓝、紫色的金属光泽,全身覆有鬃毛。与其他昆虫一样,体分头、胸、腹 3 部分。

1. 头部　呈半球形,通常前面凸,后面扁平,前面具复眼 1 对,大而明显,两眼间距是雌宽而雄窄。额的单眼三角区有单眼 3 个,呈三角形排列。触角 1 对,分 3 节,第 3 节最长,其基部外侧有 1 根触角芒。前下方有口器和下颚须等附属器官,口器又称为喙,依食性的不同,通常口器可分为刺吸式和吮吸式两型,前者为吸血蝇类,后者为不吸血蝇类所具有。

2. 胸部　胸部分为前胸、中胸和后胸 3 节,每节有 1 对足;中胸有 1 对翅;后胸有 1 对平衡棒;

中胸和后胸侧面各有1对气门,前胸和后胸退化,中胸特别发达,占胸部的绝大部分,可分为中胸背板和中胸侧板。翅1对,有瓣蝇类的翅,靠近胸部有上腋瓣和下腋瓣2对。翅脉较为简单,通常翅脉上有前缘脉、亚前缘脉及1～6纵脉。脉序及中胸背板上的条纹和鬃毛具有分类意义。有足3对,分别为前足、中足和后足,各足从基部至端部依次分为基节、转节、股节、胫节和跗节。跗节分5节,其末端有爪和爪垫各1对,中间有爪间突,爪垫上密布黏毛。蝇足的结构适宜携带多种病原体。

3. 腹部　理论上由11节组成,末端数节不发达或退化,雄性主要有9节组成,雌性有8节组成,通常外观可见的1～5腹节,合称为前腹节,其余均特化为外生殖器。雌性外生殖器通常藏于腹部,雄性外生殖器特别复杂,其形态特征在种类鉴定上尤为重要。

(二) 生活史

蝇属于全变态昆虫,一生分为卵、幼虫、蛹和成蝇4期,人类居住区的蝇类多数是产卵,但少数如麻蝇科种类是产幼虫。

1. 卵　呈椭圆形或纺锤形,乳白色,长约1 mm,卵粒常堆积成块。约1日孵化出幼虫。

2. 幼虫　俗称蛆,呈圆柱形,前尖后钝,无足无眼,乳白色。分为3龄,从卵孵化出的幼虫为1龄幼虫,经生长发育脱皮后为2龄,经大量摄食发育脱皮后为3龄幼虫。成熟幼虫分为14节,头1节,胸部3节,腹部10节,但外观可见仅为8节。

3. 蛹　第3龄幼虫发育成熟表皮硬化后成蛹,蛹呈棕色至暗棕色,有时略具金属光泽,蛹期是蝇类变态最激烈的虫期。成熟幼虫离开滋生地钻到附近疏松的泥土或缝隙中化蛹,夏季需3～4日羽化成蝇。

4. 成蝇　蝇一旦变态成蝇便开始羽化,羽化后性成熟期约为1日,蝇性成熟后进行交配。雄蝇一生中只交配1次,雌蝇交配后精子储存于受精囊,交配1次可终生受精并产卵。家蝇每次可产约100粒卵,一生约产卵600粒。雄蝇寿命较雌蝇为短,雌蝇寿命为1～2个月。

在适宜条件下,卵期1日,幼虫期4～8日,蛹期3～6日,完成一个世代需8～10日,一年中可有10～12代(图3-4-2)。

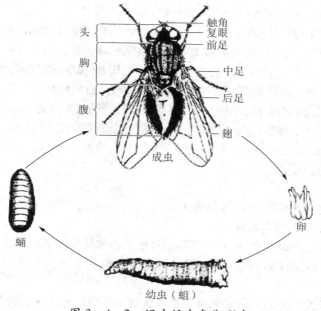

图3-4-2 蝇生活史各期形态

（三）生理与生态

1. 滋生地　蝇幼虫以有机物为食。滋生习性因虫而异，不同蝇种对滋生地的选择主要取决于对营养物质、温度和湿度等条件，可将其分为粪便类、垃圾类、植物质类和动物质类4类。蝇类适应性较强，尤其是居住区内的蝇类，对滋生地的要求不太严格。

2. 食性　蝇类食性非常复杂，不尽相同，有嗜食香甜食品、腐烂食品和动物的分泌物、排泄物等。如舍蝇、丽蝇、腐蝇等喜食粪便，舍蝇、绿蝇等喜食垃圾，绿蝇、厕蝇、舍蝇等喜食滋生于腐败的动植物。蝇取食频繁，且有边食、边吐、边排泄的习性。

3. 栖息与活动　蝇类活动受蝇种、季节、温度和地区温度的影响较大，多数具有趋光性，善飞翔。白天活动，光线较暗或夜间时则静止栖息，夜间常停落于天花板、电线或悬空的绳索上。如家蝇活动范围在1～2 km，可随车、船、飞机等交通工具扩散。

4. 季节消长　蝇对气候有相对严格的选择性，一般可将蝇类分为春秋型、夏秋型、夏型和秋型。

5. 越冬　大部分蝇类以蛹越冬，如大头金蝇；少数蝇类以幼虫和成虫越冬，如绿蝇和厩腐蝇。

由于蝇的食性特点、滋生习性和特有的形态结构，如滋生于粪便、垃圾；体表具细毛、鬃毛，唇瓣、爪的结构，以及分泌的黏液等，使成蝇可黏附携带大量的病原体，而成为重要的传病媒介。

（四）我国常见蝇种

1. 家蝇　体长5～8 mm，灰褐色，胸背部有4条黑色纵纹，翅第4纵脉末端向上弯曲，腹部为橙黄色。

2. 丝光绿蝇　体长5～10 mm，体带有绿色金属光泽，颊部银灰色。

3. 大头金蝇　体长8～11 mm，体躯肥大，呈蓝绿色金属光泽，复眼深红，颊部橘黄。

4. 尾黑麻蝇　体长6～12 mm，体灰色，胸背有3条黑纵纹，腹背有黑白相间棋盘状斑。

5. 巨尾阿丽蝇　体长5～12 mm，呈暗蓝色金属光泽，全身多毛。

（五）与疾病的关系

蝇类是重要的医学昆虫，除骚扰人类外，主要通过成虫机械性携带病原体和生物性传播病原体而致病，幼虫还可直接寄生于人体内引起蝇蛆症。

1. 机械性传播　是蝇类主要的传病方式。蝇喜取食于粪便、垃圾或腐败物质，具有边吃、边吐、边排的习性，通过停落、舔食、呕吐和排泄等活动将病原体传播。据报道蝇体带有140多种病原体，可传播痢疾、霍乱、伤寒、副伤寒、脊髓灰质炎、阿米巴病、蠕虫病、结核病、皮肤病、眼病等。

2. 生物性传播　吸血蝇类是某些寄生虫病的传播媒介，有的蝇种可作为眼结膜吸吮线虫的中间宿主，如变色纵眼果蝇；非洲流行的锥虫病（睡眠病）系由舌蝇（采采蝇）传播的。

3. 蝇蛆病　主要是由蝇类幼虫（蛆）寄生于人畜的组织或器官、腔道和伤口等处引起的疾病，临床上以寄生部位可将蝇蛆病分为胃肠蝇蛆病，眼蝇蛆病，皮肤蝇蛆病，口腔、耳、鼻咽蝇蛆病，泌尿生殖道蝇蛆病，创伤蝇蛆病等。

（六）防制原则

1. 环境防制　基本环节是消除蝇的滋生场所，如搞好环境卫生，彻底清除垃圾、粪便和污物等，是控制蝇类滋生密度的根本措施。

2. 物理防制　包括防蝇和灭蝇两个方面，是环境防制和化学防制的辅助措施，采用纱门、纱窗防蝇等。利用蝇类有趋光性的特点，采用诱蝇笼诱捕黏蝇纸黏捕及灯光诱杀等，可收到良好的效果。

3. 化学防制　应用化学杀虫剂杀灭蝇幼虫和成蝇是目前最为普遍的蝇类防制方法，如采用菊酯类杀虫剂滞留喷洒及毒饵诱杀，可快速有效地降低成蝇密度，达到控制传染病流行的目的。

4. 生物防制　主要是利用天敌及其产物控制有害蝇类,蝇类的天敌包括捕食类昆虫和螨类、致病性微生物、寄生蜂等。如蜻蜓捕食蝇幼虫或蝇蛹,部分天敌如食虫虻科可捕食成蝇等。

三、其他常见医学昆虫

主要有白蛉、蚤、虱、蜚蠊,其生物学特性和致病性见表 3-4-4。

表 3-4-4　其他常见医学昆虫

媒介种类	主要生物学特性	致病性	防制原则
白蛉	为小型吸血昆虫,成虫长 1.5～4 mm,体灰黄,全身密布细毛。胸部驼背状,有翅 1 对,停落时向后上方展开,与躯体形成约 45°的角度。白蛉飞力弱,常跳跃式飞扑,活动范围较局限。为全变态,交配后产卵于人房畜舍的阴暗潮湿处,幼虫和蛹生活于土质疏松、有机物丰富的泥土中	主要传播黑热病	药物杀灭成蛉可获良好效果,常用有溴氰菊酯、马拉硫磷和杀蝇松等
蚤	雌蚤体长 3 mm 左右,雄蚤稍短,体侧扁,呈棕黄色或棕黑色,体表具毛、鬃、刺,某些种类腹侧边缘还具栉,头部较小,似三角形,具刺吸式口器,无翅,有足 3 对,极善跳跃,是哺乳动物或鸟类的体表寄生虫	1. 叮刺骚扰因致痒而影响休息,甚至瘙痒而感染 2. 皮下寄生 3. 传播疾病 (1) 鼠疫:为鼠疫杆菌所致的烈性传染病 (2) 鼠型斑疹伤寒:亦称地方性斑疹伤寒 (3) 绦虫病:可作为微小膜壳绦虫,缩小膜壳绦虫和犬复孔绦虫的中间宿主	1. 灭鼠　灭蚤必须处理蚤的滋生场所,堵塞鼠洞是灭蚤重要措施,应搞好防鼠灭鼠 2. 灭蚤　采用烧燎法、抹垫法,保持住房及犬、猫窝清洁,并结合采用杀虫剂灭蚤
虱	虱为人体永久性体外寄生虫,寄生于人体的虱有人虱和耻阴虱,人虱又分人头虱和人体虱两个亚种。人虱成虫灰黑或灰白色,体长约 4.4 mm,无翅,足 3 对,口器为刺吸式。耻阴虱体形似蟹,灰白色。雌虫长 1.5～2 mm。胸腹相连而宽短,足 3 对。虱为不完全变态,若虫、雌雄成虫均吸人血	虱传播的疾病主要为流行性斑疹伤寒和流行性回归热等	注意个人卫生、保持衣被清洁是预防生虱的重要措施。灭虱可用灭虱灵、0.02%二氯苯醚菊酯或0.01%氯氰酯醇剂等药物
蜚蠊	成虫椭圆形,背腹扁平,棕褐色或红褐色,体长 10～30 mm。头小,口器为咀嚼式,向下弯曲。触角细长,有复眼 1 对。胸部有翅 2 对,足 3 对。蜚蠊为不完全变态。蜚蠊分布甚广,喜群居,白天隐藏于有食物、水、温暖而黑暗的夹缝里。为杂食性昆虫,嗜食含糖和淀粉的食物,也食人畜排泄分泌物和腐败的食物	(1) 可携带致病菌、寄生虫卵和包囊,主要通过污染食物、食具等机械性地传播病原体 (2) 可作为美丽简线虫、念珠棘头虫和长膜壳绦虫等寄生虫的中间宿主	(1) 搞好室内外卫生和饮食卫生、清除卵荚 (2) 及时清除垃圾污物、谨防蜚蠊出入厨房污染食物是防制蜚蠊的重要措施 (3) 可用菊酯类杀虫剂滞留喷洒,杀灭成虫和若虫

第三节　蛛　形　纲

蛛形纲的虫体特征是躯体分头胸部及腹部或头胸腹愈合为一体,无触角,无翅。幼虫有足 3 对,若虫和成虫有足 4 对。蛛形纲中有医学意义的是蝎亚纲、蜘蛛亚纲和蜱螨亚纲等,其中蜱螨亚纲与人类关系最为密切,可以传播多种疾病,是医学节肢动物中的重要类群。

蜱螨属于小型节肢动物,外形多呈圆形或椭圆形,小的仅 0.1 mm,大的 1 cm 以上。虫体由颚体和躯体两部分组成。

颚体由螯肢、口下板、须肢和颚基组成。躯体呈囊状体,表皮较柔软,形成不同程度的骨化背板。成虫足 4 对,每足分基、转、股、膝、胫和跗 6 节,跗节末端有爪和爪间突或爪垫。表皮上有刚毛、皮刺和各种条纹等。大多数蜱螨有 1~2 对单眼,气门或有或无,位于第 4 对足基节的前或后外侧,生殖孔位于躯体前半部,肛门位于躯体后半部。

蜱螨生活史为不完全变态,生活史过程中有卵、幼虫、若虫和成虫等发育阶段。若虫与成虫形态很相似,但生殖器官未成熟。幼虫有前幼虫期,有些若虫有多个龄期。医学上重要的有蜱、疥螨、蠕形螨、恙螨、革螨和尘螨等。

一、蜱

蜱属于蜱螨亚纲的寄螨目、蜱总科。成虫在躯体背面有壳质化较强的盾板称为硬蜱,背面无盾板称为软蜱,皆营寄生生活,是多种人兽共患病的传播媒介和储存宿主。

(一) 形态与结构

虫体呈椭圆形,表皮革质,黄色、淡灰色或褐色。未吸血时腹背扁平,背部稍隆起,体长 2~10 mm,吸饱血后虫体胀大如蓖麻子,体长可达 30 mm。

1. 硬蜱　颚体显露于躯体前端,由颚基、螯肢、口下板及须肢组成。颚基与躯体的前端相连,是一个界限分明的骨化区,呈矩形、梯形或三角形等。1 对长杆状螯肢从颚基背面中央伸出,顶端有向外的锯齿状倒钩,是重要的刺割器。1 块口下板位于螯肢腹面,与螯肢合拢时形成口腔。口下板腹面有倒齿,是吸血时穿刺和附着器官。螯肢的两侧为 4 节须肢,不能活动,吸血时起到固定和支持虫体的作用。躯体褐色袋状,两侧对称,有背板。雄虫背板几乎覆盖整个躯体背面,雌虫背板仅覆盖躯体背前一部分。有 1 个生殖孔位于躯体腹面前部,肛门位于躯体的后部,常有肛沟。雄虫腹面有骨板,数目因种而异。成虫足 4 对,第 1 对足跗节背缘有哈氏器,有嗅觉功能,第 4 对足基节气门 1 对。主要种类有全沟硬蜱、草原革蜱等。

2. 软蜱　颚体隐藏于躯体腹面前部,从背面难以看见。螯肢与硬蜱的相似,口下板齿较小。有活动自如的 4 节长须肢。颚基背面无孔区,躯体背面无盾板,体表多呈颗粒状小疣,或具皱纹、盘状凹陷。肛门位于体中后部。雌、雄外观相似,生殖孔位于腹面的前部,雄虫生殖孔为半月形,雌虫为横沟状。多数无眼。成虫及若虫足基节 1~2 节间有基节腺的开口,基节腺有调节水分和电解质及血淋巴成分的作用。在吸血时,病原体也随基节腺液的分泌污染宿主伤口而造成感染。主要种类有乳突钝缘蜱、波斯锐缘蜱等。

硬蜱和软蜱鉴别见表 3-4-5。

表 3-4-5　硬蜱与软蜱形态特征的主要鉴别

主要鉴别点	硬　蜱	软　蜱
颚体	在体前端,自背面可见	在虫体腹面,自背面不可见
须肢	较短,不能运动	较长,运动自如
背板	有,雄者大,雌者小	无
气门	在第 4 对足基节后方	在第 3、第 4 对足基节之间
雌雄区别	外貌不同,容易区别	外貌相似,不易区别

(二) 生活史

发育过程分卵、幼虫、若虫和成虫 4 个时期。成虫吸血交配后,爬行在草根、树根和畜舍等处,在表层缝隙中产卵。产卵后雌蜱常干死,雄蜱一生可交配数次。卵为球形或椭圆形,大小为 0.5～1 mm,色淡黄至褐色,常堆集成团。在适宜条件下,卵经 2～4 周发育孵出幼虫。幼虫吸血后蜕皮为若虫,若虫再吸血蜕皮为成虫。硬蜱具有 1 期若虫,软蜱有 1～6 期不等。蜱类宿主广泛,包括陆生哺乳类、鸟类、爬行类等,有些种类侵袭人。

(三)生理与生态

1. 滋生地　硬蜱多栖息于森林、牧场、草原,一生产卵 1 次,可产数百至数千个,寿命数个月至 1 年;软蜱栖息于家畜的圈舍、洞穴、鸟巢等隐蔽的场所,一生产卵多次,一次产卵 50～200 个,总数可达千个,寿命为 5～6 年。

2. 食性　蜱的幼虫、若虫和成虫都吸食哺乳类、鸟类、爬行类和两栖类宿主的血液,有些种类吸嗜人血。硬蜱多在白天侵袭宿主,吸血时间多达数日;软蜱常在夜间侵袭宿主,吸血时间短,一般数分钟至 1 小时,吸完血即离开宿主。蜱的吸血量很大,各发育期吸饱血后虫体可胀大数倍至数十倍,雌硬蜱甚至可胀大 100 多倍。蜱寄生人体部位有一定的选择性,一般在颈部、腋窝、阴部和大腿内侧等皮肤薄嫩处。

3. 栖息与活动　蜱的分布与气候、土壤、植被和宿主有关,硬蜱多分布在开阔的地带,软蜱多栖息在隐蔽的场所。蜱的嗅觉敏锐,对动物的汗臭和二氧化碳很敏感,当与宿主相距 15 米时,即可感知,开始向宿主运动并爬附宿主。如全沟硬蜱,成虫多聚集在小路两旁的草尖及灌木枝叶的顶端等候宿主,当宿主经过时即爬附宿主;再如亚东璃眼蜱,多在地面活动,主动寻找宿主;而栖息在牲畜圈舍的蜱类,多在地面或爬上墙壁和木柱寻找宿主。蜱的活动范围不大,一般为数十米,但宿主的活动与迁移,对蜱的散布起重要作用。

4. 季节消长和越冬　受到温度、湿度、土壤、植被和宿主等影响,硬蜱常在 4～8 月活动,软蜱多在宿主洞穴内,全年都可活动。

蜱多在栖息场所越冬,硬蜱可在动物的洞穴、土壤、枯枝落叶或宿主身体上越冬,软蜱主要在宿主住处附近越冬。越冬虫期因种类而异,有的各虫期均可越冬。

(四)我国常见蜱种

1. 全沟硬蜱　盾板褐色,须肢为细长圆筒状,颚基的耳状突呈钝齿状,肛沟在肛门之前呈倒"U"字形,足 I 基节具一细长内距。

2. 草原革蜱　盾板有珐琅样斑,有眼和缘垛,须肢宽短,颚基矩形,足 I 转节的背距短而圆钝。

3. 亚东璃眼蜱　盾板红褐色,有眼和缘垛,须肢为长圆筒状,第二节显著伸长,足淡黄色,各关节处有明显的淡色环,雄虫颈沟明显呈深沟状,气门板呈烟斗状。

4. 乳突钝缘蜱　体表颗粒状,肛后横沟与肛后中沟几乎成直角,生活于荒漠和半荒漠地带,为多宿主蜱。

(五)与疾病的关系

1. 直接危害　蜱在叮刺吸血时多无痛感,但由于螯肢和口下板同时刺入宿主皮肤可损伤宿主局部组织,造成组织充血、水肿、急性炎症反应等。某些硬蜱唾液内含有麻痹神经的神经毒素,可导致宿主运动神经纤维的传导障碍,引起上行性肌肉麻痹,导致蜱瘫痪,严重时可导致呼吸衰竭而死亡。

2. 传播疾病　蜱是人兽共患病的重要传播媒介,所传播的病原体有病毒、立克次体、细菌、螺旋体等。我国已知蜱媒性疾病主要有森林脑炎、新疆出血热、蜱媒回归热、Q 热、北亚蜱媒斑疹伤寒、莱姆病、埃立克体病等。值得注意的是,蜱不仅为传病媒介,而且蜱能将多种病原体整合到卵内,经卵传递给下一代,在流行病学上起到储存病原的作用。

311

（六）防制原则

1. 环境防制　利用垦荒,清除杂草和灌木丛。清理家畜、家禽厩舍,堵洞嵌缝等防止蜱滋生越冬,牧区可采取轮换牧场放牧,使蜱失去寄生吸血机会而死亡。

2. 化学防制　用倍硫磷、马拉硫磷、合成菊酯、伊维菌素、三氯杀螨醇等喷洒蜱滋生地,牧畜可定期药浴杀蜱。

3. 个人防制　进入林区、草原、荒漠地区等蜱的滋生地,要穿五紧服,长裤长靴,戴防护帽,皮肤外露部位要涂擦驱避剂,离开蜱滋生地时要互检,以防蜱被带出疫区。

二、螨

螨虫是一种肉眼不易看见的微型害虫,全世界已知有 5 万多种螨虫,数量仅次于昆虫。其中,与人体健康有关的有 10 多种,最常见的有疥螨、蠕形螨、革螨、恙螨、粉螨和尘螨等。

（一）疥螨

疥螨寄生于人和哺乳动物的皮肤表皮角质层内,是一种永久性寄生螨,寄生在人体的为人疥螨,可引起疥疮。

1. 形态与结构　成虫呈类圆形,背面隆起,乳白色或淡黄色,雌螨体长 0.3~0.5 mm,雄螨略小。颚体短小,颚基陷于躯体颚基窝内,螯肢钳状,尖端具小齿。须肢分 3 节,无眼和气门。躯体背面有许多横皱纹、皮棘和刚毛等。腹面光滑,有足 4 对,圆锥形足粗而短,前 2 对足末端有长柄,端部有吸垫,第 3 对足末端为长鬃,第 4 对足末端雌雄螨不同,雌螨为长鬃,而雄螨为吸垫。

2. 生活史　疥螨的发育过程分为卵、幼虫、前若虫、后若虫和成虫 5 期。卵产在宿主皮肤角质层其自掘的"隧道"内,经 3~4 日孵出幼虫,又经 3~4 日幼虫蜕皮为前若虫,前若虫形似成虫,但生殖器尚未成熟,再经 3~4 日前若虫蜕皮为后若虫,最后发育为成虫。完成一代需 8~17 日。

疥螨交配发生在雄虫与雌性后若虫之间,多于夜间在人体皮肤表面进行,交配后雄螨不久死亡,雌性后若虫在体表爬行,此时最为活跃,最易感染新宿主。当找到适宜部位,即开掘隧道钻入皮内,蜕皮为雌虫,2~3 日后,雌虫即在隧道内产卵,每日产卵 2~4 个,一生产卵 40~50 个。产卵后雌螨死于隧道中,寿命 6~8 周。

3. 生理与生态　疥螨寄生于人体皮肤薄嫩处,常见于手指间、肘窝、腋窝、腹股沟、外生殖器等处。婴幼儿可波及全身皮肤。雌螨在表皮角质层深部开凿一条与体表平行的蜿蜒隧道,以角质组织和淋巴液为食。隧道一般 2~16 mm,最长可达 1~2 cm,每隔一段距离有小纵向通道通至表皮。雄螨和后若虫亦可单独挖掘。温度、湿度影响雌螨离开宿主后的活动、寿命及感染能力。温度较低、湿度高时寿命较长,而温度高、湿度低时不利其生存。

4. 与疾病的关系　疥螨对人体的致病作用主要是雌螨开掘隧道时对皮肤的机械性刺激和局部损伤,以及其分泌物、排泄物及死亡螨体裂解物等变应原刺激所引起的超敏反应。感染初期,局部皮肤出现针尖大的丘疹小疱,以后皮内出现灰白色或浅黑色弧形或波折线状隧道。疥螨最突出的症状是剧烈瘙痒,尤其是夜间睡眠时虫体活动增强,以致奇痒难忍。患者常搔破皮肤而继发细菌感染,形成脓疱疮。

5. 实验室诊断　根据患者接触史及丘疹、疱疹、奇痒等临床表现,可作出疑似诊断,然后用消毒针头或手术刀尖挑出隧道盲端,进地行虫体检查,查见疥螨即可确诊。

6. 防制原则　疥螨多为直接传播,此外亦可通过患者的衣物、用具等间接传播。预防感染的措施主要是加强卫生宣传教育,注意个人卫生,避免与疥疮患者直接接触及使用其衣物。患者的衣物要用蒸汽或煮沸消毒。

治疗疥疮常用5％～10％硫黄软膏、10％苯甲酸苄酯、疥宁霜、菌疥散、优力肤、伊维菌素,疗效均较好。用药前用温水将患处洗净,或全身用温水淋浴,除去患处脓痂,然后擦药效果更好。一般治疗2个疗程即可痊愈。

(二) 蠕形螨

蠕形螨俗称毛囊虫,属真螨目蠕形螨科,寄生于人和哺乳动物的毛囊和皮脂腺内,是一种永久性寄生螨。已知有140余种和亚种。寄生于人体的仅有毛囊蠕形螨和皮脂蠕形螨两种。

1. 形态与结构　螨体细长呈蠕虫状,长0.1～0.4mm,雌螨比雄螨略大,乳白色,半透明。颚体呈梯形,位于虫体前端。躯体分足体和末体两部分,足体约占虫体1/4,腹面有足4对,呈粗短牙突状。雄螨的阴茎位于足体背面的第2对足之间,雌螨的生殖孔在腹面第4对足之间。末体细长,有明显的环状横纹,末端钝圆。毛囊蠕形螨形较细长,末体占躯体长度的2/3～3/4,末端钝圆。皮脂蠕形螨略粗短,末体占躯体的1/2,末端尖细呈锥状。

2. 生活史　两种蠕形螨的生活史相似,分卵、幼虫、前若虫、若虫和成虫5期。雌雄成虫均寄生于毛囊内,交配后雌虫产卵于毛囊或皮脂腺内。卵无色半透明,呈蘑菇状或蝌蚪状,约经60小时孵出幼虫。幼虫体细长,有足3对,以皮脂为食,再经36小时,幼虫蜕皮变为前若虫。前若虫有足4对,经72小时发育蜕皮为若虫。若虫有足4对,形态似成虫,唯有生殖器官未发育成熟,不食不动,静止约60小时发育为成虫。成虫在毛囊口交配后,雌螨即进入毛囊或皮脂腺内产卵,雄螨在交配后即死亡。由卵发育至成虫约需14.5日。雌螨寿命约4个月以上。发育最适宜的温度为37℃,其活动力可随温度上升而增强,45℃是其活动高峰,54℃为致死温度。皮脂蠕形螨的运动能力明显比毛囊蠕形螨强,这可能与前者虫体短小、足爪发达有关。

3. 生理与生态　蠕形螨生活史各期的发育必须在人体上进行,寄生在人体皮肤皮脂腺较发达的部位,尤以鼻翼、鼻尖及眼周围、颊、颏、前额、外耳道等处感染率较高,其次是头皮、颈、乳头、胸、背部等处。蠕形螨寄生于毛囊和皮脂腺内,以上皮细胞、腺细胞和皮脂为食。毛囊蠕形螨多群居,皮脂蠕形螨多单个寄生。蠕形螨生活史各期均不需光。皮脂蠕形螨的运动能力比毛囊蠕形螨强,相对湿度较高有利虫体生存,干燥易使虫体死亡。

蠕形螨分布广泛,遍及世界各地。国外报道感染率为27％～100％,国内各地的感染率不同,一般在20％以上,最高达97.86％。蠕形螨昼夜均可爬至皮肤表面,但以夜间为多。人与人之间通常是直接接触而感染,也可通过公用毛巾、脸盆、衣物等间接接触而传播。

4. 与疾病的关系　蠕形螨的致病性多年来一直有所争论。近年来的研究表明,它属条件致病螨,可吞食毛囊上皮细胞,引起毛囊扩张、上皮变性,虫多时可引起角化过度或角化不全,真皮层毛细血管增生扩张,皮脂腺分泌阻塞。此外,虫体的代谢产物可引起超敏反应,虫体的进出活动可携带病原微生物,引起毛囊周围细胞浸润和纤维组织增生等。感染者多无自觉症状,或仅有轻微痒感或烧灼感。症状与患者免疫状态、虫种及感染程度有关,并发细菌感染可加重症状。临床调查证实酒渣鼻、毛囊炎、痤疮及脂溢性皮炎和睑缘炎等患者蠕形螨的感染率和感染度均高于正常人,表明这些现象可能与蠕形螨的感染有关。

5. 实验室诊断　从皮肤取材,镜检查见蠕形螨即可确诊。皮肤感染常用皮肤刮拭法或透明胶纸法检查。透明胶纸法为睡眠前将透明胶纸贴在受检部位,次晨揭下,贴载玻片上进行镜检。外耳道感染可取材外耳道分泌物和耵聍,眼睑感染可取眼睑管状分泌物及患者睫毛。镜检时取受检物置载玻片上,滴70％的甘油少许,覆以盖片即可。

6. 防制原则

(1) 个人防护:蠕形螨通过直接或间接接触而感染,对外界环境抵抗力较强,对酸碱度的适应范围也较大,日常生活中使用的肥皂、化妆品等均不能杀死虫体。因此,要注意个人卫生,尽量不使

313

用别人尤其是患者和带螨者的毛巾、脸盆、枕巾等,避免与带螨者及患者直接接触,以防蠕形螨感染。

(2) 治疗:可外用10%硫黄软膏、20%苯甲酸苄酯乳剂和2%甲硝唑霜等,也可口服甲硝唑,均有一定疗效。

(张学敏)

附 录

常用术语缩略语英汉对照

Ab antibody 抗体

ADCC antibody dependent cell-mediated cytotoxicity 抗体依赖细胞介导的细胞毒作用

Ag antigen 抗原

AID autoimmune disease 自身免疫病

AIDD acquired immunodeficiency disease 获得性免疫缺陷病

AIDS acquired immunodeficiency syndrome 获得性免疫缺陷综合征

AM adhesion molecules 黏附分子

APC antigen-presenting cell 抗原提呈细胞

ASO antistreptolysin O 抗链球菌溶素"O"抗体

AVP antiviral protein 抗病毒蛋白

C complement 补体

CD cluster of differentiation 分化群

CDR complementarity determining region 互补决定区

C4bp C4 binding protein C4 结合蛋白

CF colonization factor 定植因子

CIC circulating immune complex 循环免疫复合物

CIE counter immunoelectrophoresis 对流免疫电泳

C1 INH C1 inhibitor C1 抑制分子

CJD creutzfeld-Jakob disease 克-雅病

CK cytokine 细胞因子

CMV *cytomegalovirus* 巨细胞病毒

CNS coagulase-negative *staphylococci* 凝固酶阴性葡萄球菌

ConA concanavalin A 刀豆蛋白 A

CPE cytopathic effect 细胞病变效应

CTL、Tc cytotoxic T lymphocyte 细胞毒性 T 细胞

CTLA - 4 CTL activation antigen-4 细胞毒性 T 细胞活化抗原 4

DAEC diffusely adherent *E. coli* 弥散黏附性大肠埃希菌

DC dendritic cell 树突状细胞

DF dengue fever 登革热

DHF dengue hemorrhagic fever 登革出血热

DIM defective interference mutant 缺陷型干扰突变株

DPA dipicolinic acid 吡啶二羧酸

DSS dengue shock syndrome 登革休克综合征

DTH delayed type hypersensitivity 迟发型超敏反应

DTP pertussis-diphtheria-tetanus vaccine 百白破三联疫苗

EAEC enteroaggregative *E. coli* 肠集聚性大肠埃希菌

EB elementary body 原体

EBV epstein-Bar virus EB 病毒

ECM extracellular matrix 胞外多聚基质

EHEC enterohemorrhagic *E. coli* 肠出血性大肠埃希菌

EIEC enteroinvasive *E. coli* 肠侵袭型大肠埃希菌

EPEC enteropathogenic *E. coli* 肠致病性大肠埃希菌

ETEC enterotoxigenic *E. coli* 肠产毒性大肠埃希菌

FFI fatal familial insomnia 致死性家族失眠症

FR framework region 骨架区

GF growth factor 生长因子

GSS Grestmann-Straussler Syndrome 格斯特曼-斯召斯列综合征

GVHR graft versus host reation 移植物抗宿主反应

HA hemagglutinin 血凝素

HFRS hemorrhagic fever with renal syndrome 肾综合征出血热

315

HIV human immunodeficiency virus 人类免疫缺陷病毒

HLA human leukocyte antigen 人类白细胞抗原

HPV Human papillomavirus 人乳头瘤病毒

HSV herpes simplex virus 单纯疱疹病毒

HTLV human T-lymphotropic viruses 人类嗜T细胞病毒

HVGR host versus graft reaction 宿主抗移植物反应

HVR hypervariable region 高变区

JEV Japanese encephalitis virus 日本脑炎病毒

IC immune complex 免疫复合物

IDD immunodeficiency disease 免疫缺陷病

ID_{50} median infective dose 半数感染量

IFN interferon 干扰素

IgSF immunoglobulin superfamily 免疫球蛋白超家族

IL interleukin 白细胞介素

ILLs innate-like lymphocytes 固有样淋巴细胞

ITAM immunoreceptor tyrosine-based activation motif 免疫受体酪氨酸活化基序

ITIM immunoreceptor tyrosine-based inhibition motif 免疫受体酪氨酸抑制基序

iTreg inducible Treg 诱导性调节性T细胞

KAR killer activatory receptor NK细胞活化受体

KIR killer inhibitory receptor NK细胞抑制性受体

LDA leukocyte differentiation antigen 白细胞分化抗原

LD_{50} median lethal dose 半数致死量

LFA-2 lymphocyte function associated antigen-2 淋巴细胞功能相关抗原

LHR lymphocyte homing receptor 淋巴细胞归巢受体

LOS lipooligosaccharide 脂寡糖

LPS lipopolysaccharide 脂多糖

mAb monoclonal antibody 单克隆抗体

MAC membrane attack complex 膜攻击复合物

MASP MBL-associated serine protease MBL相关丝氨酸蛋白酶

MBL mannan-binding lectin 甘露聚糖结合凝聚素

MCP-1 monocyte chemoattractant protein 1 单核细胞趋化蛋白-1

MΦ macrophage 巨噬细胞

MG myasthenia gravis 重症肌无力

MHC major histocompatibility complex 主要组织相容性复合体

mIg membrane Ig 膜型免疫球蛋白

Mo monocyte 单核细胞

MPS mononuclear phagocyte system 单核-吞噬细胞系统

MRSA methicillin-resistant S. *aureus* 耐甲氧西林金黄色葡萄球菌

NA neuraminidase 神经氨酸酶

NK cell natural killer cell 自然杀伤细胞

NP nucleoprotein 核蛋白

nTreg natural Treg 自然调节性T细胞

PAMP pathogen associated molecular pattern 病原相关分子模式

PHA phytohaemagglutinin 植物血凝素

PIDD primary immunodeficiency disease 原发性免疫缺陷病

PRR Pattern recognition receptor 模式识别受体

PWM pokeweed glucosamine 美洲商陆有丝分裂原

RB reticulate body 网状体

RNP ribonucleoprotein 核糖核蛋白

SAg superantigen 超抗原

SARS severe acute respiratory syndrome 严重急性呼吸窘迫综合征

SD streptodornase 链道酶

SIDD secondary immunodeficiency disease 继发性免疫缺陷病

SIg secreted Ig 分泌型免疫球蛋白

SK streptokinase 链激酶

SLO streptolysin O 链球菌溶血素O

SLS streptolysin S 链球菌溶血素S

SP secretory piece 分泌片

SPA staphylococcal protein A 金黄色葡萄球菌的A蛋白

TAA tumor associated antigen 肿瘤相关抗原

TAT tetanus antitoxin 破伤风抗毒素

TCR/BCR T/B cell receptor T/B细胞抗原受体

TD-Ag thymus-dependent antigen 胸腺依赖性抗原

TI-Ag thymus-independent antigen 非胸腺依赖

性抗原

TNF　tumor necrosis factor　肿瘤坏死因子

Treg　regulatory T cell　调节性 T 细胞

TSA　tumor specific antigen　肿瘤特异性抗原

TSE　transmissible spongiform encephalopathy　传染性海绵状脑病

TSH‐R　thyroid stimulating hormone receptor　甲状腺刺激素受体

TSST‐1　toxic shock syndrome toxin 1　毒性休克综合征毒素‐1

XHFV　Xinjiang hemorrhagic fever virus　新疆出血热病毒

VZV　varicella-zoster virus　水痘‐带状疱疹病毒